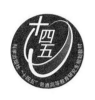 科学出版社"十四五"普通高等教育研究生规划教材

医学基础研究技术

主　编　喻　红
副主编　张百芳　杜　芬　陈　娟　汪　琳　陈洪雷
编　者（以姓氏笔画为序）

王燕舞（武汉大学）	刘　军（武汉大学）
刘　俊（武汉大学）	刘　琳（华中科技大学）
齐炜炜（中山大学）	杜　芬（武汉大学）
李　珊（湖北医药学院）	李冬民（西安交通大学）
汪　琳（武汉大学）	张　鹏（武汉大学）
张百芳（武汉大学）	张晓晶（武汉大学）
张瑞霖（武汉大学）	陈　娟（华中科技大学）
陈洪雷（武汉大学）	林　佳（四川大学）
罗洪斌（湖北民族大学）	徐延勇（复旦大学）
曹　佳（武汉大学）	喻　红（武汉大学）

科　学　出　版　社
北　京

内 容 简 介

本教材系统性介绍了分子生物学、细胞培养与现代组织形态学的基本技术与研究方法，强调整合性实验技术指导的基本风格和主要内容。本教材以"分子—细胞—组织"的顺序，按学科特点分为三篇，共十三章内容。第一篇从分子水平重点介绍核酸、蛋白质的分离纯化与分析技术、酶学研究技术，以及基因工程；第二篇从细胞水平主要介绍细胞培养基本技术、培养细胞的活性与细胞功能检测技术、干细胞与干细胞培养及细胞工程；第三篇介绍现代组织形态学研究技术及应用，包括组织制片、组织化学和细胞化学与免疫组织化学技术及组织形态学的分析技术及其应用。以全面培养研究生创新性思维与实践技能为目标，每篇均引入基础性、实用性、代表性的经典实验方案及操作要点分析。本教材立足基础研究、跟踪先进技术新进展，语言流畅、条理清晰、图文并茂。

本教材可作为基础医学、临床医学等专业研究生的教学用书，也可作为专业教学/科研人员的参考书。

图书在版编目（CIP）数据

医学基础研究技术/喻红主编. —北京：科学出版社，2023.7
科学出版社"十四五"普通高等教育研究生规划教材
ISBN 978-7-03-074087-8

Ⅰ. ①医… Ⅱ. ①喻… Ⅲ. ①医学–研究生–教材 Ⅳ. ① R

中国版本图书馆 CIP 数据核字（2022）第 231388 号

责任编辑：钟　慧/责任校对：宁辉彩
责任印制：李　彤/封面设计：陈　敬

科学出版社 出版
北京东黄城根北街 16 号
邮政编码：100717
http://www.sciencep.com
固安县铭成印刷有限公司 印刷
科学出版社发行　各地新华书店经销
*
2023 年 7 月第 一 版　　开本：787×1092 1/16
2023 年 11 月第二次印刷　印张：15 1/2　插页：2
字数：458 000
定价：98.00 元
（如有印装质量问题，我社负责调换）

前　言

　　21 世纪是生命科学的世纪，以生命科学及生物技术为引领的高科技发展，代表了现代科学进展的前沿方向。生命科学领域的丰硕成果离不开医学基础研究技术的应用与发展。分子生物学技术、细胞培养技术与现代组织形态学研究技术已成为生命科学尤其是医学研究的基石与支柱。顺应基础医学和临床医学各专业科研的共同需求与发展，整体性、系统化地掌握应用性医学基础研究技术是医学科研人员必不可少的能力之一。

　　本教材充分贯彻党的二十大报告中关于教育、科技、人才是全面建设社会主义现代化国家的基础性、战略性支撑思想。

　　基于现代医学"从形态到功能、从分子到整体、从正常到异常"的认知规律以及国际医学教育改革的发展趋势，本教材将医学相关基础学科的研究技术与方法，包括分子生物学技术、细胞培养技术和组织形态学研究的组织化学及免疫组织化学技术，进行了有机整合，组成了三篇共十三章内容，形成融为一体的《医学基础研究技术》。第一篇从分子水平重点介绍核酸、蛋白质的分离纯化与分析技术、酶学研究技术，以及基因工程；第二篇从细胞水平主要介绍细胞培养基本技术、培养细胞的活性与细胞功能检测技术、干细胞与干细胞培养及细胞工程；第三篇主要介绍现代组织形态学研究技术及应用，包括组织制片、组织化学和细胞化学、免疫组织化学与组织形态学的分析技术及其应用。按照"分子—细胞—组织"的顺序，体现综合医学基础研究不同层面的整体性特点，每篇均以基础性、实用性、代表性的技术原理引导入门，分类介绍实用的研究技术设计原则与方案、典型实例方法的技术指导和操作要点分析，辅以前沿研究领域的技术、科研成果应用和进展的介绍。

　　本教材服务于高等院校医学研究生。以培养研究生创新性思维与技能为宗旨，力求深入浅出、突出研究应用需求，具有系统性、科学性、实用性的特点，不仅满足不同来源、不同层次医学研究生基础研究技术的学习，更适于创新性科研的整体性设计及应用的需要，为今后的科研工作起到"导航仪"的作用，可作为基础医学、临床医学等专业研究生的教学及科研用书，也可作为相关学科教学/科研人员的参考书。

　　本教材的编写人员来自国内 8 所高等院校，均为工作在医学教学及科研一线的教师和专家。本教材的编写得到了武汉大学研究生院、教材中心和医学部及基础医学院的重视与大力支持，武汉大学"教育教学改革"建设引导专项及"武汉大学核心规划教材"项目为本教材的编写提供了资助。同时，我们也对本教材能成为科学出版社"十四五"普通高等教育研究生规划教材感到欣慰，在此，谨向各位编者和所有支持本教材编写、审校的单位与个人表示衷心的感谢！

　　医学基础研究技术日新月异，我们愿共同努力，不断整理和完善本教材的内容，同时也衷心希望广大医学研究生和研究者为本教材的日臻完善提出宝贵的意见。

喻　红

2023 年 5 月

目　录

第三篇 现代组织形态学研究技术及应用

绪　　论

医学是人类在同疾病斗争过程中，随着对机体的生理、疾病机制与病理特征的认识而逐渐发展起来的，技术与工具的发明和改进是促进医学水平不断提高的关键推动力。历经 400 多年近现代医学的发展，一些开创性基础实验研究与发明填补了医学学科的空白：解剖实验提出血液循环动力理论，继而建立了病理解剖学、实验生理学；显微镜的出现与应用发展了组织学、细胞学、细胞病理学；化学家将生命现象解释为化学变化；化学提取技术促进了药理学的建立；以进化论、细胞学说、能量守恒与转化定律为代表的自然科学三大发现有力地推进了医学科学的发展，为现代基础医学与临床医学奠定了基础。

20 世纪 40 年代，第三次科技革命极大地推动了科学技术与医学的紧密结合，先进技术的融入促进了现代医学基础理论体系和临床诊疗策略的突破性发展。例如，化学合成药物的开创与抗生素的发现带动了药物治疗学的飞跃；分子生物学的诞生与发展推动了基础医学从细胞水平到分子水平更先进、更精确的研究，启动了分子诊断与基因治疗；人类基因组学及蛋白质组学更全面、深入地解析功能基因、疾病基因以及疾病分子机制；基因工程技术生产的生物制剂与药物变革了医学研究和药物疗法等，这些均说明开辟现代医学的新局面离不开科学研究技术的进步与应用。

第一节　医学基础研究技术的主要内容

随着现代医学的不断发展，更明确、精细地划分了基础医学和临床医学各学科。基础医学是研究人的生命和疾病的现象与本质及其变化规律的基础研究性学科，是临床医学的理论基石。基础医学以研究生命体的形态和功能特征为主，为临床医学提供人体正常和疾病状态下的形态结构、功能活动及其机制，引起疾病的因素及其机制，以及药物在人体的作用机制等研究成果。基础医学的实践性很强，各学科新技术新方法的不断涌现，促使医学基础研究更加深入，能够更全面地揭示疾病的机制，更好地服务于临床诊疗实践。因此，本教材按照不同学科的特点，重点从功能学研究和形态学研究两方面介绍常用并不断发展的医学基础研究技术与方法。

一、功能学研究技术与方法

基础医学中的生理学、病理生理学、药理学、免疫学、生物化学与分子生物学等，是研究机体功能活动规律的实验性学科。各学科的理论来自整体、组织、细胞和分子等不同层面的实验性研究成果。通常利用在体（in vivo）实验和离体（in vitro）实验的系列技术方法研究正常和病理状况下机体功能活动、生理效应及其机制。

（一）整体水平研究技术与方法

机体的功能学研究主要是在动物模型上进行在体实验或离体实验，研究实验因素对机体器官、组织的功能活性和物质代谢等的影响，以及药物的作用机制等。根据不同组织器官的功能特点进行解剖学以及功能活性的观察，如观察交感神经对心脏活动的影响，可以在改变神经刺激状态下利用超声心动图、血流动力学测定、心室有效不应期测定、心室颤动阈值测量等评估心功能、心率及心脏电生理的变化。

（二）细胞水平研究技术与方法

细胞水平的功能性研究是指观察各种细胞组成成分的理化性质与细胞细微结构功能变化的关系，以阐明正常、疾病和药物处理下细胞生命活动的变化规律。

早期的细胞学研究主要是应用固定和染色技术，在显微镜下进行观察研究，20 世纪中期后，采用细胞分离和细胞培养技术、结合分子生物学技术、流式细胞仪、同位素标记技术等开始对细胞的生长、增殖、代谢、凋亡等功能状态进行研究。以细胞杂交技术、细胞融合技术、胚胎干细胞技术、核移植技术为代表的细胞工程也是当今基础研究的热点领域。

（三）分子水平研究技术与方法

随着医学技术的进步，医学认知从细胞水平推进到分子水平，分子医学利用分子生物学和生物工程技术，研究正常及疾病状态下生物大分子结构与功能、物质代谢及其调节、基因表达与调控等，代表当今极为前沿的医学研究领域。

分子生物学技术主要包括核酸/蛋白质的分离纯化技术、核酸分子杂交技术、聚合酶链反应（PCR）技术、蛋白质印迹法（Western blotting）、脱氧核糖核酸（DNA）测序、生物芯片、蛋白质结构分析及生物大分子相互作用分析技术等，免疫组织化学也是检测蛋白质表达的一种定位与定量方法。基因操作是分子生物学技术的核心，DNA 重组技术可进行目的基因克隆、定点突变以及基因打靶动物构建，开展基因功能及调控的研究，基因工程技术使外源表达蛋白的研究与应用有了可能。基因编辑技术以及基因组学、转录组学、蛋白质组学技术也成为当今分子医学的前沿基础研究技术。

二、形态学研究技术与方法

基础医学中研究生命体形态学特征的主要学科有人体解剖学、组织学与胚胎学、病理学、细胞生物学等。形态学研究是观察性的研究，包括大体形态和显微形态观察，主要是在大体和微观的层面对观察的结果进行定性、定位和定量描述以及对比分析。

（一）大体形态研究方法

大体形态观察是依赖肉眼对人体形态结构进行观察，包括人体解剖学及病理学等学科的基本研究方法，主要是客观描述大体标本中各器官系统的形态、大小、重量、位置、结构等以及对病变组织性状与特征等进行细致的观察和检测。

（二）显微形态研究方法

显微形态观察是借助光学显微镜或电子显微镜观察人体的微观形态结构，是组织学与胚胎学、细胞生物学、病理学等学科的基本研究方法。组织细胞经过固定、切片或适当的染色与化学显色反应等，可在显微镜下观察组织细胞的细微结构，包括常见的苏木精和伊红染色以及特殊染色。利用组织和细胞对染料亲和力的差异进行不同组织的特殊染色，可对正常和病理组织细胞中黏液、纤维结缔组织、神经组织、脂质、糖类、核酸等某些特定成分进行定位、定量分析，常见的有过碘酸希夫（PAS）染色、马森（Masson）染色、中性脂肪染色、嗜银染色和抗酸染色等。免疫组织化学技术是结合免疫学原理，利用荧光素、酶或金属标记的抗体对组织细胞中特殊的化学成分（抗原或抗体）进行定性、定位和定量分析。常用的技术有免疫酶法、免疫荧光法、免疫电镜技术等，其中一些特殊显微镜，如荧光显微镜、激光扫描共聚焦显微镜技术在免疫组织化学中用于特殊目标的精细观察。

尽管按基础学科的特点从机能学和形态学两方面介绍基础医学的主要研究方法，但值得注意的是，一些学科既会采用形态学观察，也会采用功能学的实验研究，因此，在进行基础医学研究时，应根据不同的目的，运用不同的研究技术与方法，从不同角度、不同层面去揭示机体组织的结构、功能及其疾病状态下的变化规律和机制。

第二节　医学基础研究技术的发展简史

一、细胞生物学研究技术的发展史

细胞生物学是随着研究技术的建立与改进，不断积累认识而逐渐形成和发展起来的。1665 年，英国人罗伯特·胡克（Robert Hooke）利用自己设计的显微镜第一次观察并描述了软木组织中的细胞结构。其后，人们从微观上进一步观察到动物体内的细微结构如细胞核的结构、毛细血管内的红细胞流动等。1838～1839 年，根据前人和自己的研究工作，施万（Schwann）和施莱登（Schleiden）建立了细胞学说，认为"生物都是由细胞构成的，细胞是生物体形态结构和功能活动的基本单位"，成为 19 世纪自然科学的三大发现之一。

19 世纪中期，人们开始应用固定和染色技术，在光学显微镜下观察细胞的形态结构和细胞染色体在分裂中的变化。自 20 世纪初至 20 世纪中期，科学家们开始借助多种实验手段研究细胞的代谢和生理功能，美国动物学家哈里森（Harrison）建立了无菌操作技术程序，发明了悬滴培养法，观察到培养的神经元及轴突生长，因而被称为组织培养之父。之后美国学者伯罗斯（Burrows）在悬滴培养法中使用鸡血浆组织营养物；法国医生卡雷尔（Carrel）发明了体外哺乳细胞培养的胚胎提取液和血浆混合的培养基；美国科学家路易斯（Lewis）等开发了合成培养基，取代了天然培养基。卡雷尔发明了"卡式培养瓶"，马克西莫（Maximow）创造了"马克西莫双盖玻片培养法"，均利于防止培养过程中的偶然污染。此外，克洛德（Claude）建立了高速离心机法分离细胞核和细胞器，利于细胞组分和生理功能的研究。

1933 年电子显微镜的发明和 20 世纪中期分子生物学的起步，开启了以亚显微结构与分子水平相结合的细胞生物学研究，逐步观察了内质网、溶酶体、核糖体等细胞器的显微结构。其次，20 世纪中叶细胞培养技术开始快速发展，1952 年杜尔贝科（Dulbecco）建立了胰蛋白酶消化技术，盖（Gey）等从宫颈癌患者亨利埃塔·拉克斯（Henrietta Lacks）体内分离活检组织的癌细胞，并培养建立了第一个永生的人类细胞系，即人宫颈癌海拉（HeLa）细胞系，该细胞系广泛用于研究各种因素对癌细胞生长的影响。20 世纪 60 年代，托达罗（Todaro）和格林（Green）建立了来自小鼠胚胎的 3T3 成纤维细胞系，并证明培养细胞可发生自发性转化；克莱因史密斯（Kleinsmith）和皮尔斯（Pierce）同期证实了胚胎干细胞的多能性；1998 年托马森（Thomason）等首次成功获得并培养了人胚胎干细胞系；2006 年山中伸弥（Shinya Yamanaka）建立了诱导多能干细胞的培养技术，高桥雅代（Masayo Takahashi）于 2014 年将其首次应用于临床试验。

我国不少著名科学家为组织培养研究及应用也作出了重要贡献。20 世纪 30 年代解剖学家张鋆首先开展软骨鱼血细胞培养，1934 年发表《培养组织之创伤治疗》；其后又进行了脂肪细胞培养的研究。1955 年细胞学家鲍鉴清出版了我国第一部《组织培养技术》专著。

细胞工程是以细胞为研究对象，进行细胞遗传性状改造，以获得特定的细胞、组织产品或新物种的一门综合性技术。20 世纪 70 年代开始，细胞工程中细胞杂交技术、细胞融合技术、胚胎干细胞技术、核移植技术等不断发展完善。1963 年，被誉为"中国克隆之父"的科学家童第周研究并培育出世界第一条克隆鱼；1984 年维拉德森（Villadsen）利用胚胎细胞成功克隆出绵羊；1996 年绵羊"多莉"（Dolly）作为首个成体细胞克隆出来的哺乳动物，成为又一个里程碑事件；2018 年中国科学院神经科学研究所孙强团队成功用体细胞克隆了两只猕猴（"中中"和"华华"）。21 世纪细胞工程已是现代生物技术与生命科学的前沿热点领域之一。

二、组织形态学研究技术的发展史

19 世纪初期，法国植物学家拉斯帕伊（Raspail）发现了碘与淀粉的显色反应，其将化学技术与显微镜结合起来，成为组织化学技术的奠基者。1858 年德国病理学家菲尔绍（Virchow）出版了

《细胞病理学》，记载了亚铁氰化钾溶液处理组织的普鲁士蓝反应，显示陈旧性出血中铁的存在。此后也陆续建立了许多组织化学显色方法，如甲苯胺蓝染色法、染色质的甲基绿-派洛宁染色法。1909 年曼（Mann）建立了较完善的组织冷冻切片技术，弥补了石蜡包埋组织制片技术的缺陷，扩大了组织化学的研究。

20 世纪 30 年代，利松（Lison）的《动物的组织化学》和赫特维希（Hertwig）的《组织化学方法》等专著的出版，推动了组织化学的复兴与发展。至 20 纪世 50 年代，已针对细胞组分建立了经典的组织化学显色法。例如，显示蛋白质的偶氮色素四唑盐法以及改进的精氨酸法，显示网状纤维的银浸技术，以及胶原显示法、弹力纤维染色法；显示细胞核内 DNA 的福尔根-希夫（Feulgan-Schiff）反应和显示细胞核糖核酸（RNA）的甲基绿-派洛宁染色法；显示组织细胞内多糖、糖蛋白的过碘酸希夫反应法和显示酸性黏多糖和透明质酸的阿尔新蓝染色法；以及利用苏丹Ⅲ、苏丹Ⅳ、油红 O、苏丹黑等脂溶性染料进行的脂类组织化学染色法。1939 年，高松（Takamatsu）和戈莫里（Gomori）开发了碱性磷酸酶的化学显色法，标志着酶组织化学的开始。其后相继出现了酶定位的偶氮色素法、脱氢酶检测的偶氮色素四唑盐法等显示酶的方法。随着电子显微镜和超薄切片技术的发展，开创了电镜组织化学的新领域，可以在电镜下观察亚细胞水平酶的定位，如溶酶体内的酸性磷酸酶。

1941 年，美国微生物学家孔斯（Coons）首次将一种异硫氰酸荧光素标记在肺炎球菌抗体上，示踪小鼠组织的肺炎球菌，开启了免疫组织化学技术的新纪元。1950 年孔斯又提出了荧光抗体法，1966 年中根（Nakane）等建立了酶标抗体技术，1970 年施特恩贝格尔（Sternberger）等建立了过氧化物酶-抗过氧化物酶（PAP）染色法，1978 年发明了抗生物素蛋白-生物素-过氧化物酶复合物（ABC）技术，1981 年鲍曼（Bauman）利用荧光素标记建立了荧光原位杂交（FISH）技术，以及其后建立的免疫金-银染色法、免疫电镜技术等，均体现出免疫组织化学技术发展到了一个新的水平。我国的组织化学和免疫组织化学研究也起步于 20 世纪 50～60 年代，组织化学家李肇特、张作干、汪堃仁教授等是我国组织化学发展的奠基者。

早期的组织化学仅能进行组织细胞成分的定性和定位观察。随着显微分光光度计、图像分析仪等的运用，开始了定量组织化学；流式细胞仪、激光扫描共聚焦显微镜的发展与应用又显著提升了定量组织化学的分析精度。21 世纪，组织化学从定性到定量、从细胞到分子，从固定标本到活组织的动态观察，组织化学与免疫组织化学进入了一个飞速发展的时期。

三、分子生物学技术的发展史

20 世纪中期，生物化学发展进入分子生物学时期，即从分子水平研究生命活动和现象的本质。分子生物学的核心是核酸（DNA 和 RNA）、蛋白质及酶分子的结构及其相互作用的规律。自从 1953 年詹姆斯·沃森（James Watson）和弗朗西斯·克里克（Francis Crick）提出 DNA 双螺旋结构以来，分子生物学技术以超乎想象的速度飞速发展，并渗透到医学每一个领域，丰硕的研究成果为揭示疾病机制、疾病的诊断和防治提供了全新的手段。

1956 年，阿瑟·科恩伯格（Arthur Kornberg）从细菌提取物中分离出了第一个 DNA 聚合酶（DNA 聚合酶Ⅰ），并首次在体外成功合成 DNA。1971 年，赫伯特·韦恩·伯耶（Herbert Wayne Boyer）研究小组分离得到了限制性核酸内切酶 *Eco*R Ⅰ；斯坦利·诺曼·科恩（Stanley Norman Cohen）分离获得了质粒，并将其重新整合到大肠埃希菌内，从而实现了质粒的克隆。在此基础上，保罗·伯格（Paul Berg）实验室将噬菌体 λ 的 DNA 片段插入猿猴空泡病毒 40（SV40 病毒）的基因组中，于 1972 年成功构建了第一个重组 DNA 分子；1982 年第一个基因工程药物——合成胰岛素上市，此后，以重组 DNA 技术为主导的基因工程产品（生物技术药物、疫苗、抗体）和基因打靶动物的构建得到快速发展与应用。2012 年，埃玛纽埃勒·沙尔庞捷（Emmanuelle Charpentier）和珍妮弗·杜德纳（Jennifer Doudna）阐明了细菌规律性间隔成簇短回文重复序列（clustered regularly interspaced short palindromic repeat, CRISPR）的工作原理，华人科学家张锋进一步将此基因编辑技术应用于真核细胞，极大地提高了对真核细胞基因组进行高效和精准修饰的能力，也促使了基因治疗技术的迅速发展。

分子生物学研究中，DNA 序列测定是研究和改造目的基因的基础。20 世纪 70 年代，弗雷德里克·桑格（Frederick Sanger）发明了链终止法，瓦尔特·吉尔伯特（Walter Gilbert）等发明了化学降解法。1973 年，中国台湾科学家钱嘉韵发现了 *Taq* DNA 聚合酶，在此基础上，考里·穆利斯（Kary Mullis）提出并于 1985 年成功实现聚合酶链反应（polymerase chain reaction, PCR）技术，该技术诞生标志着分子生物学技术的又一分水岭。1991 年福多尔（Fodor）等基于核酸分子杂交原理建立了基因芯片（gene chip）技术，基于 PCR 和基因芯片的高通量测序（第二代测序技术）已成为目前核酸序列分析最便利的方法，为基因组学、转录组学的发展和疾病的基因诊断等领域奠定了重要基础。近年，汤富酬教授在国际上率先系统发展了单细胞功能基因组学研究体系，开启了单细胞转录组测序时代，在我国自主建设的研究技术平台上解析人类早期胚胎以及生殖系细胞发育过程中基因表达网络的重要表观遗传学调控机制，推动了医学重大问题的探索步伐。其次，蛋白芯片、细胞芯片、组织芯片等生物芯片技术的发展与应用也给整个生命科学研究带来了新的变革。

蛋白质研究可以追溯到 19 世纪初，最初是应用电泳、层析等技术研究蛋白质纯化及其基本理化性质。1949 年，弗雷德里克·桑格发明氨基酸测序法检测了牛胰岛素；佩尔·埃德曼（Pehr Edman）发明了循环化学反应的氨基酸测序法。1965 年，王应睐组织我国科学家率先合成有生物活性的牛胰岛素，其后，结合基因工程、蛋白质工程技术的不断发展应用，拓展了蛋白质的结构与功能分析、蛋白质设计及改造等研究。此外，20 世纪 60 年代利用 X 射线晶体学解析原子分辨率的蛋白质结构；80 年代磁共振和冷冻电子显微镜也被应用于蛋白质结构的解析；90 年代质谱技术逐渐成为蛋白质测序和检测翻译后修饰的首选方法。

检测生物大分子间的相互作用也是分子生物学研究的重要领域，1902 年伍德（Wood）首次在表面等离子体共振（surface plasmon resonance, SPR）基础上建立了 SPR 技术。福斯特（Forster）于 1948 年建立了荧光共振能量转移（FRET）技术；70 年代中期发展起来的免疫共沉淀技术、1989 年菲尔茨（Fields）等提出的酵母双杂交系统都是分析蛋白质与蛋白间相互作用的经典方法。20 世纪 80 年代初期出现的电泳迁移率变动分析（EMSA），奥兰多（Orlando）等在 1997 年创立的染色质免疫沉淀（ChIP）技术成为分析 DNA/RNA 与蛋白质间相互作用的常用方法。此外，2001 年谭洪开发的生物膜干涉技术可检测实时的、非标记的生物分子间相互作用。

当前，新一轮科技革命和产业变革突飞猛进，科学研究范式发生深刻变革，医学各学科的快速发展依赖于科学研究技术的创建和革新以及深度融入，基础研究转化周期明显缩短，国际科技竞争向基础前沿前移。因此，了解医学基础研究技术的发展史，有助于从一系列重要的实验技术创新中学习先贤们巧妙的实验设计、严谨的科研思维、探索求真的科学精神；悉知中国科学家们在科技领域的成就与贡献，从而建立文化自信、学术自信和道路自信，促使我们从源头和底层加强基础研究关键技术的创新与运用，这是实现高水平科技自立自强的迫切要求，也是建设世界科技强国的必由之路。

（喻　红）

第一篇 分子生物学技术及应用

20 世纪中期 DNA 双螺旋结构的提出，标志着生命科学研究进入分子生物学时代，细胞内两类主要的生物大分子——核酸、蛋白质，成为人类认识生物体各种生命现象与活动规律的焦点大分子。分子生物学研究最初以揭示 DNA 复制、RNA 转录及蛋白质翻译的遗传信息传递之中心法则为重心。20 世纪 70 年代以来，随着重组 DNA 技术的建立与发展，分子杂交、DNA 测序、聚合酶链反应（PCR）技术的发明与应用，转基因与基因沉默技术的创新，各种分子生物学技术日新月异，不仅大大推动了基因信息传递与调控机制的研究，实施了人类基因组计划、蛋白质组学、RNA 组学、代谢组学，也使人类有能力主动操控基因、生产基因工程产品、改造生物体、创造转基因动物或基因敲除动物模型，掀起了现代生物工程的热潮。分子生物学理论和技术不仅成为生命科学研究中发展极快的前沿领域，也给现代医学各个领域带来了根本性变革，开创了"分子医学"时代。

本篇将着重介绍基本与常用的分子生物学技术及应用，包括核酸的分离纯化及其定性定量分析、常用的核酸结构与功能分析技术、基因工程、蛋白质分离纯化及结构与功能分析、细胞分子生物学研究应用等相关内容。

第一章 核酸的制备及质量鉴定方法

核酸是生物体遗传的物质基础，基因的结构与功能、遗传信息的传递及调控是分子生物学研究的重要内容，因此，核酸的制备成为分子生物学研究中最重要的基础实验技术之一。随着技术手段的不断进步，核酸的分离纯化已涉及多种经典实验方法的建立与优化，经历了密度梯度离心、酚/氯仿抽提、玻璃珠、硅化膜吸附等化学或物理方法阶段，最近又发明了磁珠法。根据实验目的和条件，这些制备方法仍被不同实验室广泛选择及应用。

核酸包括 DNA、RNA 两种分子，在细胞中都以与蛋白质结合的状态存在。真核生物染色体 DNA 为双链线性分子，原核生物的染色质、质粒及真核细胞器 DNA 为双链环状分子；有些噬菌体 DNA 为单链环状分子。大多数生物体内 RNA 分子均为单链线性分子并具有不同的结构特点，如真核生物 mRNA 分子多数在 3′端带有 poly（A）结构。95% 的真核生物 DNA 主要存在于细胞核内，其他 5% 为细胞器 DNA，如线粒体、叶绿体等。RNA 分子主要存在于细胞质中，约占 75%，另有 10% 在细胞核中，15% 在细胞器中。

应用分子生物学技术分析复杂的基因组、RNA 组，了解基因表达的调控特性，必须首先利用有效的提取方法获得高质量的 DNA 或 RNA，序列完整、均一及足够纯度的核酸是进行结构与功能研究的最基本要求。

分离纯化核酸总原则包括：①应保证核酸一级结构的相对完整性；②排除蛋白质、脂类、糖类等其他分子的污染（纯化的核酸样品不应存在对酶有抑制作用的有机溶剂或过高浓度的金属离子，蛋白质、脂类、多糖分子的污染应降低到最低程度；无其他核酸分子的污染，如提取 DNA 分子时，应去除 RNA 分子）。

在实验过程中应注意以下条件及要求：①减少化学因素对核酸的降解：避免过碱、过酸对磷酸二酯键的破坏，操作多在 pH 4～10 条件下进行；②减少物理因素对核酸的降解：强烈振荡、搅拌，将细胞置于低渗溶液中裂解，反复冻融等造成的机械剪切力以及高温煮沸等条件都能明显破坏大分子量的线性 DNA 分子，对于分子量小的环状质粒 DNA 及 RNA 分子，威胁相对小一些；③防止核酸的生物降解：细胞内、外各种核酸酶作用于磷酸二酯键，直接破坏核酸的一级结构。DNA酶需要 Mg^{2+}、Ca^{2+} 的激活，因此实验中常利用金属二价离子螯合剂乙二胺四乙酸（EDTA）、柠檬酸盐，可基本抑制 DNA 酶的活性；而 RNA 酶不但分布广泛，极易污染，而且耐高温、耐酸碱，不易失活，所以生物降解是 RNA 提取过程的主要危害因素。进行核酸分离时最好用新鲜生物组织或细胞样品，若不能马上进行提取，应将材料储存于液氮或–80℃冰箱中。

核酸提取的主要步骤，无外乎破碎细胞，去除与核酸结合的蛋白质以及多糖、脂类等生物大分子，去除其他种类的核酸分子，最后清除盐及溶质、溶剂分子等杂质，得到纯化的目标核酸。采用多种方法制备核酸，目的是提高纯度，同时为保证目标序列的完整性，则应尽量简化操作步骤，缩短操作时间，以减少各种不利因素对核酸的破坏。核酸提取的方案应根据具体生物材料和待提取的核酸分子的特点而定，下面分别介绍不同来源的 DNA、RNA 分子的分离纯化/提取方案及核酸的定性定量与鉴定分析。

第一节　DNA 的分离纯化

研究基因或基因组的结构与功能，进行 DNA 测序、基因表达、文库构建、DNA 重组等实验，获得高纯度及结构相对完整的目的基因或基因组 DNA 是非常重要的前提，因此 DNA 的提取也是分子生物学实验技术中的基本操作之一。

DNA 是惰性的化学物质，双链由氢键紧密相连形成碱基对，其外侧受磷酸和戊糖的保护，并由于其内部的碱基堆积力而进一步加强，使 DNA 在细胞内比其他成分更具化学耐久性。尽管如此，高分子量 DNA 在物理上仍是易碎的，在溶液中，长而弯曲的 DNA 分子随机卷曲，并因碱基堆积力和磷酸基团间的静电排斥力变得黏滞，容易受到吸液、振荡、搅拌等引起的流体剪切力作用而断裂，因此，高分子量的基因组 DNA 制备较为困难，容易成片段获取，大于 150kb 的 DNA 分子在常规分离方法中多被切断；而质粒（plasmid）是一些双链、独立于细菌染色体之外的小分子环状 DNA，具备相对较小及共价闭合环状的性质，常利用质粒 DNA 变性而又易于复性的特点进行分离制备。

DNA 提取基本方法的建立与选择主要包含两部分，一是样本材料及细胞裂解方式的选择，二是采用不同分离纯化方法提取目的 DNA。

一、样品预处理和细胞裂解

一般而言，选材要尽可能新鲜。根据实验目的的不同，从各种来源的样品（如细菌、酵母、动/植物组织细胞、血液等）中提取高质量的目的 DNA，因细胞结构及成分不同，细胞破碎的难易程度不同，样品预处理方式也就不同，表 1-1 列举了部分常用提取材料的预处理方式。

表 1-1　部分常用提取材料的预处理方式

常用提取材料类型	预处理方式
细菌	溶菌酶处理
酵母	裂解酶破壁、玻璃珠研磨
植物材料	液氮研磨
动物材料	匀浆、液氮研磨
培养细胞	蛋白酶 K 处理
血液	红细胞裂解液去红细胞

细胞裂解常用的方法包括物理学、化学及酶学方法。物理学方法有机械剪切、超声波破碎、

研磨匀浆、液氮破碎、低渗法等。化学方法常用的有：①适用于真菌、植物组织等的十六烷基三甲基溴化铵（cetyltrimethylammonium bromide, CTAB）法，CTAB 是一种阳离子去污剂，可溶解细胞膜，并与核酸形成复合物。该复合物在高盐溶液中（＞0.7mol/L NaCl）是可溶的，通过有机溶剂抽提，去除蛋白质、多糖、多酚等杂质后加入乙醇沉淀即可将核酸分离出来。②适用于细菌、酵母、血液、动物细胞/组织等的十二烷基硫酸钠（sodium dodecylsulfate, SDS）法，SDS 是一种阴离子去污剂，可溶解细胞膜，裂解细胞，使蛋白质变性、染色体解开。③其他裂解方法还有异硫氰酸胍、碱裂解等。酶学方法主要采用蛋白酶 K 降解。

二、基因组 DNA 分离纯化

基因组 DNA 是与蛋白质紧密结合的线性长链分子，提取基因组 DNA 的条件应尽可能温和，避免强烈的机械剪切作用破坏 DNA。通常可在含 SDS、蛋白酶 K 等成分的裂解液中充分破碎细胞，并变性蛋白质、破坏染色体结构，释放出游离的 DNA，再采用密度梯度离心、酚/氯仿抽提、有机试剂沉淀等方法去除蛋白质、脂质等杂质和纯化 DNA，反复酚/氯仿抽提操作对 DNA 链的机械剪切机会较多，因此有人使用 80% 甲酰胺解聚核蛋白联合透析的方法，可得＞200kb 的 DNA 片段。

近年来又发展了使用吸附柱结合离心法进一步纯化 DNA 的方法，其利用的主要吸附材料有硅基质、阴离子交换树脂和磁珠等。因为硅基质材料可特异性吸附核酸 DNA，使用方便、快捷，不需要使用有毒溶剂如苯酚、氯仿等，使基因组 DNA 的提取像过滤一样简单，因此硅基质材料成为大规模分离纯化 DNA 的通用方法。硅基质材料提取核酸的原理是利用 DNA 在高盐低酸碱值（pH）环境下与硅基质材料相结合，在低盐高 pH 环境下与硅基质材料分离的特征，主要机制可能是高浓度盐离子破坏了硅基质水分子结构，形成阳离子桥，当盐被清除后，再水化的硅石破坏了基质和 DNA 之间的吸引力，因而 DNA 从硅基质上被洗脱下来。

三、质粒 DNA 的分离纯化

质粒是细菌内依赖于宿主编码的酶和蛋白质而进行复制和转录的共生型遗传因子，它能在细菌中独立垂直遗传并赋予宿主细胞一些表型（包括对抗生素的抗性、限制酶等），大小为 1～200kb，为双链、闭环的 DNA 分子。

质粒按其在细胞内的复制特点分为严紧控制（stringent control）和松弛控制（relaxed control）两种类型。前者只在细胞周期的一定阶段进行复制，每个细胞内质粒的拷贝（copy）数低。后者的质粒在整个细胞周期中随时可复制，在细胞中有高拷贝数（＞20 个以上）。质粒是携带外源基因进入细菌中扩增或表达的重要工具，其中松弛控制型已被用作基因克隆载体，在基因工程中具有极广泛的应用价值。常用的质粒载体有 pBR322、pUC 系列质粒等。质粒 DNA 的提取作为 DNA 克隆的必备技术，提取方法很多，均包含以下 3 个主要步骤。

（一）培养细菌使质粒扩增

从琼脂平板上挑取单菌落，接种到含适当抗生素的培养基中扩增，对于松弛控制型质粒（如 pBR322），在细菌对数生长后期，加入氯霉素可抑制宿主蛋白质的合成和染色体 DNA 的复制，而质粒仍大量扩增。新一代质粒如 pUC、pGEX 系列等都有很高的拷贝数，宿主对它们的复制控制不严，利用氯霉素对质粒 DNA 的选择性扩增并不十分必要。

（二）收集与裂解细菌

离心收集细菌，因细菌生长中产生大量代谢产物，为提高质粒 DNA 的纯度，离心弃上清液，沉淀最好用缓冲液（pH 8）或生理盐水漂洗 1～2 次。细胞的裂解可采用多种方法中的任意一种，如去污剂法、有机溶剂法、碱变性法、沸水热裂法、溶菌酶法和超声处理等。一般要根据质粒的大小、宿主菌菌株及裂解后的纯化方法等因素综合考虑后加以选择。

大于 15kb 的质粒 DNA 易受损，故应采用化学降解法如 SDS 法，细菌悬于含 10% 蔗糖等渗溶液中，减轻细菌裂解时 DNA 遭受的机械剪切力，在溶菌酶、EDTA 破坏细胞壁与外膜后，再加 SDS 破坏质膜，解聚蛋白质与 DNA 的结合，这种方法最大限度地减小了物理剪切力。而对小质粒则可用更剧烈的方法，在加入 EDTA、溶菌酶后让细菌暴露于去污剂，通过煮沸或碱处理使之裂解，这样可破坏碱基配对，使宿主的线状染色体 DNA 变性，而闭环质粒 DNA 处于拓扑缠绕状态不能彼此分开，当条件恢复正常时，质粒 DNA 互补链迅速得到准确配置，重新形成完全天然的超螺旋分子。

一些大肠埃希菌菌株（HB101，TG1 等）富含糖类，在煮沸或去污剂裂解细菌时大量释放出来，在随后用氯化铯（CsCl）梯度平衡超速离心法进行质粒纯化时，糖类与闭环共价质粒 DNA 非常邻近，因此很难避免质粒 DNA 不被糖类污染，而糖类可抑制多种限制酶的活性。另外，HB101 及其他含有 endA$^+$ 基因型而表达核酸内切酶 A 的菌株，建议不使用沸水热裂法制备质粒。因煮沸不能完全灭活核酸内切酶 A，以后在 Mg^{2+} 存在下，就可降解质粒 DNA。

（三）质粒 DNA 的纯化

通常小量或中量制备的纯化质粒 DNA，均可直接用作 PCR 的模板及 DNA 片段酶切回收、细菌转化、限制酶图谱分析、常规亚克隆及探针标记等实验。但在转基因动物、真核细胞转染及 DNA 外切酶删除缺失突变体等实验中，对闭合环状构型的质粒 DNA 要求较高。CsCl 梯度平衡超速离心法一直是大量制备质粒的首选经典方法，尤其适用于纯化：①容易带上切口的特大质粒；②转染哺乳动物细胞的闭环质粒；③生物物理学测定的质粒。然而过程费时而成本较高，目前已有许多替代方法，其中包括离子交换层析、凝胶过滤层析、分级聚乙二醇沉淀等方法。在小量制备方法中，碱裂解法因其简单、成本低廉、有效而最受欢迎，已商品化发展了碱裂解法结合吸附柱纯化质粒 DNA 的试剂盒（kit）。而对于大量制备，首选方法是碱裂解后用聚乙二醇分级沉淀 DNA，得到的 DNA 纯度足以用于转染哺乳动物细胞、酶切反应及 DNA 测序。

四、DNA 的储存

DNA 为两性解离分子，在碱性条件下较稳定，因此一般用 pH 8 的 TE 缓冲液保存。TE 的成分为 Tris-HCl［三羟甲基氨基甲烷（Tris）与盐酸形成的缓冲对］和 EDTA。EDTA 能螯合二价金属阳离子，抑制 DNA 酶（DNase）的活性。pH 8 的碱性条件可减少 DNA 的脱氨作用，防止 DNA 降解。实验室制备的双蒸水呈酸性（pH < 7），可作为 DNA 的储存液，但长时间酸性保存可能导致 DNA 发生降解，因此建议用 TE 缓冲液作为 DNA 的长期储存液。同时注意避免反复冻融造成 DNA 降解，提取的 DNA 可先进行分装，然后置于 −20℃ 或 −70℃ 环境中保存。

第二节 组织细胞总 RNA 的提取

真核生物的 RNA 包括信使 RNA（mRNA）、转运 RNA（tRNA）、核糖体 RNA（rRNA）、核小 RNA（snRNA）、核仁小 RNA（snoRNA）、双链 RNA（dsRNA）、微 RNA（miRNA）等。目前在上述 RNA 研究中，以 mRNA 的研究最为基本，它的研究可以提示基因的结构、基因的活性或基因的变异等。从细胞中分离纯净、完整的 RNA 对于许多分子生物学实验是至关重要的，而且是进行基因表达分析的基础。如 RNA 印迹法（Northern blotting）、寡（dT）［oligo（dT）］纤维素选择分离 mRNA、cDNA 合成及体外翻译等实验的成败，在很大程度上取决于 RNA 的质量。

一个典型的哺乳动物细胞约含 10^{-5}μg RNA，其中 80%～85% 为 rRNA（主要有 28S、18S、5.8S 和 5S 四种），15%～20% 主要为各种类型的低分子量 RNA（如 tRNA、snRNA 等），mRNA 只有 1%～5%。高丰度的 RNA 之间同源性大，分子量变化不大，可根据它们的密度和分子大小，用密度梯度离心、凝胶电泳、阴离子交换层析和高压液相层析加以分离。而 mRNA 分子种类繁多，分子量大小和核苷酸序列各不相同，其长度可从几百到几千碱基不等，但绝大多数真核 mRNA（除血红蛋白及有些组蛋白 mRNA 以外）3′ 端存在 20～250 个多聚腺苷酸残基 poly（A）。利用此特征，可用寡（dT）纤维素亲和层析柱分离 mRNA。尽管近年来在总 RNA、mRNA 及特异 RNA 的分离纯化方法上不断建立起简便、快速、有效的新方法，但其一般步骤仍然包括样本的裂解及 RNA 的释放、杂质的去除及 RNA 进一步沉淀或吸附纯化。

核糖残基在 2′,3′ 位带有羟基，RNA 比 DNA 的化学性质活跃，易于受 RNA 酶（RNase）的切割。除细胞内 RNase 以外，环境灰尘、各种实验器皿和试剂、人体的汗液以及唾液中均存在 RNase。RNase 尤其是胰 RNase 是一类生物活性非常稳定的酶类，这类酶耐热、耐酸、耐碱，煮沸也不能使之完全失去活性，蛋白质变性剂可使之暂时失活，但变性剂去除后，又可恢复活性。RNase 活性不需要辅因子，二价金属离子螯合剂对它的活性无任何影响。因此，RNA 分离的最关键因素是必须严格控制 RNase 的污染，制备过程中尽量创造一个无 RNase 的环境，即极力避免外源 RNase 的污染和尽力抑制内源性 RNase 的活性，前者主要来源于操作者的手、实验的器皿和试剂；后者主要来源于样品中的组织细胞。所有操作均应在冰浴中进行，低温条件可减低 RNase 活性。

（一）去除外源性 RNase 的污染

1. 环境　研究人员的手、唾液，空气中飞扬的细胞、霉菌等是 RNase 主要的潜在污染源，故全部操作过程中最好戴一次性口罩和手套，并在洁净的环境中进行。

2. 器皿处理　灭菌的玻璃器皿和塑料制品不能有效灭活 RNase，所有玻璃器皿常规洗净后，均应在使用前于 180℃干烤 3h 以上，或用 0.1% 焦碳酸二乙酯（diethyl pyrocarbonate, DEPC）溶液浸泡处理（37℃，1～2h），高压消毒去除 DEPC。塑料制品最好使用无 RNase 的一次性塑料用品［如小型离心管（EP 管）、微量加样吸头］，或用 DEPC 处理后，使用前进行高压消毒。移液器应保证专用。电泳槽经常规洗净后，用乙醇干燥，再浸泡于 3% H_2O_2 溶液中 10min，然后用 0.1% DEPC 溶液处理水彻底冲洗。最好留置 RNA 专用实验器皿及电泳槽。

3. 溶液处理　所有溶液应加 DEPC 至 0.05%～0.1%，室温处理过夜，或搅拌 20min，然后高压处理（15lbf/in², 15～30min）；或加热至 70℃ 1h 或 60℃过夜，以去除所有残留的 DEPC。不能高压灭菌的试剂，用经 DEPC 处理过的灭菌蒸馏水配制，然后用 0.22μm 滤膜过滤除菌，溶液尽可能小量分装保存。DEPC 易与 Tris 等胺类迅速发生化学反应，分解成为 CO_2 和乙醇，半衰期仅为 1.25min，不能用来处理含 Tris 的缓冲液，配制 Tris 溶液应用 0.1% DEPC 溶液处理并高压灭菌过的蒸馏水及新的、未开封的 Tris 晶体。RNA 提取所使用的苯酚应该单独配制和使用，酚饱和后，加入 8-羟基喹啉至 0.1%，8-羟基喹啉不但抗氧化，且有一定的 RNase 抑制作用。

（二）抑制内源性 RNase 的活性

细胞裂解的同时，内源性 RNase 的释放是降解 RNA 的主要危险之一。不同组织细胞中内源性 RNase 的数量不同，胰腺、脾组织细胞中 RNase 的含量极为丰富，因此 RNA 提取时原则上需要尽可能早地去除细胞内蛋白（酶），并联合不同 RNase 抑制剂（特异性及非特异性 RNase 抑制剂），力争在起始阶段即对 RNase 活性进行有效的抑制。

1. 低特异性 RNase 抑制物　皂土（bentone）、硅藻土（diatomite）、肝素、多胺等均可不同程度地抑制 RNase 的活性。皂土可结合金属离子及包括 RNase 在内的碱性蛋白质。其在偏酸性环境中可有效地抑制 RNase（pH 6，仅用 35μg 皂土/ml；而 pH 7.4，则需 3500μg 皂土/ml 才有同等效能）。硅藻土是利用带负电荷性质吸附 RNase（也包括 DNase）通过离心而除去酶。肝素在浓度为 0.1～10mg/ml 37℃时，能抑制 95% 的 RNase 活力。

DEPC 是一种高活性的烷化剂，具有强烈但不彻底的 RNase 抑制作用，通过与 RNase 的活性基团组氨酸的咪唑环反应从而抑制酶的活性。DEPC 也能与 RNA 或单链 DNA 反应，破坏单链核酸中大部分腺嘌呤环，故不能在分离与纯化 RNA 中使用 DEPC。凡不能高温处理的材料、器皿以及试剂均可用 DEPC 处理，然后用 DEPC 处理的蒸馏水冲净，或高压灭菌 15min 以除去残存的 DEPC，以防 DEPC 通过羧甲基化作用对 RNA 的嘌呤进行修饰。DEPC 不能于聚苯乙烯器皿内存放，在溶液中迅速水解为 CO_2 和乙醇。在 pH 6 的磷酸缓冲液中半衰期为 20min，在 pH 7 的磷酸缓冲液中半衰期为 10min，加热可加速 DEPC 降解。DEPC 与 $0.1\sim1mg/ml$ 的肝素联合使用，具有极强的 RNase 抑制效果。

2. RNase 的特异抑制剂

（1）RNase 抑制蛋白（RNasin）：是从大鼠肝或人胎盘中提取出的一类约 50kDa 的酸性糖蛋白，能与多种 RNase 非共价结合而抑制它们的活力。RNasin 作为 RNase 的一种非竞争性抑制剂，与 RNase 的亲和力是已知最高的。1mmol/L 的 β-巯基乙醇对于 RNasin 发挥抑制作用的最大活性非常重要。RNasin 最好不要与某些蛋白质变性剂（如 SDS、胍盐、7mol/L 尿素）同时使用，也不宜反复冻融或置于氧化条件下，因为上述条件能使 RNasin-RNase 复合物分离，而释放出活性的 RNase。RNasin 储存于 50% 甘油或 5mmol/L β-巯基乙醇溶液中，于 -20℃ 下保存。RNasin 对其他核酸工具酶无影响，对 RNase 有强的特异性抑制效果，很容易被酚抽提除去，故日益被广泛采用。常用于体外翻译体系，mRNA 逆转录合成 cDNA 及体外转录实验。

（2）氧钒核糖核苷复合物（vanadyl-ribonucleoside complex）：是由氧化钒离子与 4 种核苷之一形成的复合物。它们与多种 RNase 活性位点结合后几乎可完全抑制 RNase 的活性，但其不能共价修饰 RNase，在提取纯化 RNA 的各步骤中都必须应用，使用浓度一般为 10mmol/L。所得到的 mRNA 能满足逆转录实验，还可直接在蛙卵细胞中进行翻译，但其对 mRNA 的无细胞翻译系统具有很强的抑制作用，必须用含 8-羟基喹啉饱和酚进行反复多次抽提以去除。

3. 去除蛋白质物质　蛋白质变性剂和阴离子去污剂常与 RNase 抑制物联用，加强对 RNase 活力的抑制。

（1）酚、氯仿等蛋白质变性剂：这类有机溶剂不但能使核蛋白与核酸解聚，而且可以利用其对蛋白质的变性作用抑制 RNase 的活力。酚不能完全抑制 RNase 的活性，但可溶解一定数量 3′端带有 poly（A）的结构 RNA 分子，其中加入 0.1% 8-羟基喹啉溶液，与氯仿联合使用可增强对 RNase 的抑制。重蒸酚在使用前需用相应缓冲液饱和，以减少核酸（尤其是 mRNA）的丢失。其他蛋白质变性剂（如尿素）也能抑制 RNase 的活性。

（2）去污剂：SDS、十二烷基肌氨酸钠（SLS）、脱氧胆酸钠（DOC）等阴离子去污剂不但能解聚核蛋白，还可与蛋白质带正电荷的侧链结合，在高浓度 K^+ 存在下，形成 SDS-蛋白质复合物而沉淀。SDS 在 Na^+ 浓度大于摩尔水平及高浓度 CsCl 溶液中难溶，因此在 RNA 提取时可采用 SLS 替代 SDS，以避免 SDS 的析出。

（3）解偶联剂（胍盐）：异硫氰酸胍和盐酸胍是目前最有效的 RNase 抑制剂。胍盐可破坏蛋白质三维结构，可使多数蛋白质转换为随机的卷曲状态，使组织、细胞结构降解，核酸从核蛋白中解离出来，所以称为解偶联剂。在 4mol/L 异硫氰酸胍和还原剂如 β-巯基乙醇存在下可断裂 RNase 氢键及二硫键，在有去污剂（如 SLS）存在的情况下可破坏疏水作用，使 RNase 的活性极度受抑，它们的使用能从胰腺这样富含 RNase 的组织细胞中分离出完整的 RNA 分子，故目前这类物质成为制备 RNA 的常规试剂。

第三节　核酸的定性定量与鉴定分析

用各种方法分离纯化核酸之后均需进行定性定量和鉴定分析。核酸的定量测定是研究核酸的基础，在生命科学、临床医学和食品检验的研究中有着重要的意义。根据核酸的定量测定，我们可以研究核酸与小分子配体的作用机制、核酸结构与功能的关系等。

测定核酸含量的方法有很多种，早期有定磷法、地衣酚法等比色测定法，目前使用较广泛的常规方法有紫外分光光度法、荧光分光光度法。新发展起来的共振光散射法、电化学发光法、毛细管电泳法等灵敏、快速、准确的分析方法在核酸测定中也有较多应用。

凝胶电泳法既可以进行核酸的分离，也可以进行鉴定和分析，根据分离核酸片段的大小可选择不同参数和条件的琼脂糖凝胶电泳和聚丙烯酰胺凝胶电泳（polyacrylamide gel electrophoresis, PAGE）。常用的凝胶电泳技术的应用包括双链 DNA 及单链 RNA、DNA 的分离，经凝胶电泳分级分离后回收纯化特定分子量的 DNA 片段。利用 DNA 定性、定量分析可从不同角度对基因和基因组进行研究。

一、分光光度法

1. 紫外分光光度法　DNA 和 RNA 都有吸收紫外线的特性，最大吸收峰在 260nm 波长处。紫外线吸收是嘌呤环和嘧啶环的共轭双键系统所具有的性质，所以一切含有嘌呤和嘧啶的物质，不论是核苷、核苷酸或核酸都有吸收紫外线的特性。不同形式的核酸分子其紫外线吸光度是不同的，根据此性质可用紫外分光光度法对核酸进行定量、定性测定。$A_{260}=1$ 时相当于双链 DNA 浓度为 50μg/ml，单链 DNA 或 RNA 约为 40μg/ml，单链寡核苷酸约为 20μg/ml。此外，通过测定 260nm 和 280nm 的紫外线吸光度的比值（A_{260}/A_{280}）及 A_{260}/A_{230} 可估计核酸的纯度。紫外分光光度法只用于测定浓度＞0.25μg/ml 的核酸溶液。对于很稀的核酸溶液，则可用荧光分光光度法估计核酸的浓度。

2. 荧光分光光度法　某些荧光探针试剂，如溴化乙锭在溶液中的荧光量子产率很低，但它与 DNA 结合后，产生很强的荧光，激发波长显著红移，可用于 DNA 的测定。荧光分光光度法的最大特征是具有很高的绝对灵敏度，比紫外分光光度法高 2～4 个数量级。荧光分光光度法的另一特征是选择性高。荧光是由于物质分子吸收一定波长的辐射能后，从基态向激发态跃迁时发出的光。然而能吸收光的物质并不一定都能产生荧光，而且在一定波长光的激发下，能产生荧光的物质所发射荧光的波长也不尽相同。因此，控制激发光的波长和荧光单色器的波长，通过前后两次波长的选择，可得到比吸收光度法更强的选择性。荧光分光光度法虽有灵敏度高、选择性高及方便快速等优点，但因为许多物质本身是不会产生荧光的，荧光分析的应用还是受到限制，与紫外分光光度法相比应用还不够广泛。另外，荧光分光光度法对环境因素极为敏感，如温度、酸度、溶解氧及污染物等都会干扰结果。

二、核酸凝胶电泳

核酸是带均匀负电荷的分子，在电场中向正极移动，不同大小和构象的核酸分子的电荷密度大致相同，在自由泳动时，各核酸分子的迁移率区别很小，难以分开。以适当浓度的凝胶介质作为电泳支持介质，具有分子筛效应，使得分子大小和构象不同的核酸分子泳动率出现较大差异，达到分离的目的，此为分离、鉴定和纯化核酸片段的标准方法。

（一）核酸凝胶电泳的支持介质

常用的电泳支持介质包括琼脂糖凝胶和聚丙烯酰胺凝胶（polyacrylamide gel, PAG）。琼脂糖主要从海洋植物琼脂中提取出来，为一种聚合链线性分子，一般含有多糖、蛋白质和盐等杂质，每个厂商和批号的产品中杂质的含量不尽相同，对 DNA 电泳迁移率的影响也不一样。经化学修饰后熔点降低的琼脂糖叫低熔点琼脂糖，其机械强度无明显变化，主要应用于 DNA 的限制酶原位消化、DNA 片段回收以及小 DNA 片段（10～500bp）的分离。另外，变性凝胶电泳可用于分离和纯化单链核酸。

超过一定大小的线性双链 DNA 分子在琼脂糖凝胶中以相同的速率迁移，大于 40kb 的 DNA 就不能在电场强度恒定的水平琼脂糖凝胶电泳中分离，因为此时线性双链 DNA 的半径已超过凝胶的孔径达到其分辨率的极限，DNA 不再被凝胶按其大小筛分，而以一端在前的方式在凝胶中"蠕行"。但在交替变换方向的脉冲场凝胶电泳（pulsed field gel electrophoresis, PFGE）中这些大分子

DNA 可被分离开来,其原理是利用两个不同方向的电场周期性交替地作用于凝胶,脉冲时间从 0.1s 到 1000s,甚至更长,每次电场方向变换时,"蠕行"的大分子 DNA 需沿新的电场轴重新定向后才能在凝胶中进一步前进。DNA 分子越大,重新组合过程所需时间越长。重新定向时间小于脉冲周期时间的 DNA 分子将按其大小被分离。PFGE 技术分离的 DNA 分子可达 6Mb,适用于克隆和分析大的基因片段,尤其适用于单向电泳难以分辨的 DNA 物理图谱的制作。

PAG 是通过丙烯酰胺和交联剂甲叉双丙烯酰胺在适当的自由基催化作用下共聚合而成的高分子多孔化合物。PAG 常规灌制于两块封闭的平板之间,进行垂直电泳,其制备及电泳都比琼脂糖凝胶更费事,但相比之下具有以下优点:①分辨率很高,相差 1bp 的 DNA 分子也可分辨出来;②样品槽装载 DNA 量大,可多达 10μg 的 DNA 而不明显影响分辨率;③回收 DNA 纯度极高,可用于要求极高的实验;④无色透明,紫外线吸收性低、抗腐蚀性强、机械强度高、韧性好。常用的 PAG 有两种:①用于分离和纯化双链 DNA 片段的非变性 PAG;②用于分离和纯化单链 DNA(RNA)片段的变性 PAG,是在核苷酸碱基配对抑制剂(尿素或甲酰胺)存在的情况下聚合而成,核酸的迁移率和碱基的组成及序列无关,常用于分离同位素标记的探针、分析 S1 核酸酶的产物和 DNA 测序等。

(二)影响核酸电泳的因素

1. 核酸的性质 核酸的电荷量、分子大小、分子空间构象等决定了核酸的迁移率。双链线状 DNA 分子一般不存在影响迁移率的复杂构象,在凝胶电泳中,其分子量的常用对数与迁移率呈反比关系;但分子的空间构象也影响迁移率,如分子量相同的质粒 DNA 迁移率是:闭环型>线性>单链开环型。

对于单链 RNA 或 DNA,在凝胶电泳中的迁移率受碱基组成和序列的影响,同等大小的核酸可因空间构象差异而使迁移率不同,故可利用变性凝胶电泳分离纯化单链核酸。

2. 凝胶孔径的大小 琼脂糖和 PAG 通过改变支持介质的浓度导致凝胶的分子筛网孔大小不同,能分离不同分子量的核酸片段。琼脂糖凝胶的孔径大,分辨率低,但分离范围广,100bp~50kb 的 DNA,小片段 DNA(<20kb)最适合在恒定强度和方向的电场中进行水平凝胶电泳分离,更大些的 DNA 分子则需在特殊的 PFGE 中才得以分离;PAG 的孔径小,分离小片段(5~500bp)DNA 效果较好,甚至可以分辨相差 1bp 的 DNA 片段。凝胶孔径的大小是影响核酸在凝胶电泳中迁移率的最基本因素,它决定了能被分离的片段的大小。表 1-2 列出了不同凝胶浓度与其对应的线状 DNA 分子的有效分离范围。

表 1-2 凝胶浓度和线状 DNA 分子的有效分离范围

凝胶	浓度(%)	线状 DNA 分子的有效分离范围(bp*)	溴酚蓝(bp)
琼脂糖	0.3	5 000~60 000	
	0.7	800~10 000	1 000
	0.9	500~7 000	600
	1.2	400~6 000	
	1.5	200~4 000	
	2.0	100~3 000	150
PAG	3.5	100~2 000	100
	5.0	80~500	65
	8.0	60~400	45
	12.0	40~200	20
	15.0	25~150	15
	20.0	6~100	12

* 指迁移率与染料相同的双链 DNA 片段的粗略大小(碱基对,bp)

3. 电场强度和电场方向 低电压时，线状 DNA 片段的电泳速度与所加电压成正比，通常电泳的电场强度不超过 5V/cm 凝胶，随其增加，高分子量 DNA 片段的迁移率将以不同的幅度增加，使凝胶的有效分离范围缩小。对于大分子量 DNA 片段，常采用 0.5～1.0V/cm 电泳过夜，以取得较好的分辨率和整齐的带型，而电场周期交替进行的 PFGE 则用于分离极大片段的 DNA。

4. 电泳环境 缓冲液的组成和离子强度直接影响迁移率。Tris-HCl 缓冲体系中，由于 Cl⁻的泳动速度比样品分子快得多，易引起带型不均一现象，所以常采用含 EDTA 的 Tris-乙酸（TAE）、Tris-硼酸（TBE）和 Tris-磷酸（TPE）三种缓冲体系。EDTA 的作用是螯合二价离子，抑制 DNase 以保护核酸。传统最常用的是 TAE，但其缓冲能力很低，长时间电泳需要正、负电极贮液槽之间进行缓冲液循环，并经常更新 TAE。TBE 与 TPE 有较高的缓冲能力，但因 TBE 中硼酸易与琼脂糖形成复合物，在短时间（＜5h）琼脂糖凝胶电泳时仍用 TAE，而在 PAGE 中常用 TBE。双链线状 DNA 在 TAE 中迁移率比 TBE 或 TPE 中快将近 10%，但各个缓冲体系的分辨率几乎相同（对超螺旋 DNA，在 TAE 中的分辨率比在 TBE 中的更好）。若凝胶电泳后要回收 DNA 片段，不宜采用 TPE 缓冲体系，因 DNA 片段含较高的磷酸盐，易与 DNA 一起沉淀，而影响一些酶反应。

缓冲液的离子强度与样品泳动速度成反比，电泳的最适离子强度一般为 0.02～0.2。在高离子强度下（如误加 10×电泳缓冲液），溶液导电性极高并明显产热，可能引起凝胶熔化及 DNA 变性。缓冲液的 pH 直接影响 DNA 迁移率，溶液的 pH 远离样品等电点时，样品荷电量越多，泳动越快。电泳缓冲液常采用偏碱性或中性条件，使核酸带负电荷，向正极泳动。

（三）核酸电泳的指示剂与染色剂

1. 指示剂 电泳过程中，在电泳上样缓冲液里常有一种有颜色的标记物以指示样品的迁移过程，核酸电泳常用的指示剂有两种：溴酚蓝，呈蓝紫色；二甲苯青，呈蓝色。溴酚蓝分子量为 670Da，在 0.6%、1%、2% 不同浓度琼脂糖凝胶电泳中，其迁移率分别与 1kb、0.6kb、0.15kb 的双链线性 DNA 片段大致相同。在 5% PAG 和含 7～8mol/L 尿素 PAG 中，分别与 65bp 和 35nt 的寡核苷酸迁移率相同。二甲苯青的分子量为 554.6Da，其荷电量比溴酚蓝少，在凝胶中迁移率较慢，在 1.0% 琼脂糖凝胶电泳中迁移率相当于 4kb 的双链线性 DNA 片段。在 5% PAG 和含 7～8mol/L 尿素 PAG 中迁移率分别相当于 260bp 和 130nt 的寡聚核苷酸。

2. 染色剂 电泳后，核酸需经染色才能显出带型，常用以下核酸染色剂：

（1）溴化乙锭（ethidium bromide, EB）：为极为常用的核酸荧光染料，可嵌入核酸双链的配对碱基之间，在紫外线激发下发出橘红色荧光。EB-DNA 复合物中 EB 发出的荧光比游离的凝胶中 EB 的荧光强度大 10 倍，无须洗净背景即可清楚观察核酸带型。若 EB 背景太深，可将凝胶浸泡于 1mmol/L MgSO₄ 中 1h 或 10mmol/L MgCl₂ 中 5min，使非结合的 EB 褪色，这样可检查到 10ng 的 DNA 样品。EB 也可用于检测单链 DNA/RNA，但对单链核酸的亲和力相对较低，荧光产率也相对较低。

在凝胶中加入终浓度为 0.5μg/ml 的 EB，染色可在电泳过程中进行，能随时观察核酸的迁移情况。但 EB 带正电荷，嵌入碱基后增加线状和开环 DNA 的长度，使其刚性更强，并会使线状 DNA 的迁移率下降 15%，故不宜用于测定核酸分子量的大小，也可在电泳后将凝胶浸入 0.5μg/ml EB 溶液中 10min 进行染色。EB 见光易分解，应于 4℃避光保存。

（2）荧光染料 SYBR：是一类高灵敏的具有绿色激发波长的染料，SYBR Green Ⅰ 适合双链 DNA 染色，SYBR Green Ⅱ 适合对 RNA 和单链 DNA 染色，而 SYBR Gold 可以检测双链 DNA、单链 DNA 和 RNA。SYBR Green Ⅰ 能插入到 DNA 双链中，最大激发波长约为 497nm，次激发波长约为 290nm 和 380nm，最大发射波长约为 520nm，既可以用于电泳后的结果观察，也可以用于定量 PCR（qPCR）中的扩增结果检测。SYBR Green Ⅱ 不是插入型染料，更加安全，与 EB 相比，致癌性更低，可用于 RNA 变性电泳后的染色检测。SYBR Gold 染料-核酸复合物的最大激发波长为 495nm 和 300nm，最大发射波长约为 537nm，被激发后的荧光强度是 EB 的 25～100 倍，是

SYBR Green Ⅰ 的十多倍，可以用于一些对灵敏度要求极高的检测，如单链构象分析。SYBR Gold 染料无致癌性，并且能通过乙醇沉淀的方法简单快捷地清除，缺点是价格昂贵。

（3）吖啶橙（acridine orange, AO）：可嵌入双链核酸碱基对之间，在 254nm 紫外线激发下发出 530nm 的绿色荧光；还可通过静电与单链核酸的磷酸基结合，在 254nm 紫外线激发下产生 640nm 的橙色荧光。因此可区分单链和双链核酸，灵敏度分别为 0.1μg 和 0.05μg。但其染色操作要求严格，应在 22℃ 0.01mol/L 磷酸钠缓冲液（pH 7）中避光浸泡 30min，然后用该缓冲液于 4℃脱色过夜或 22℃脱色 1～2h。

（4）亚甲蓝（methylene blue）：可将 RNA 染成蓝色，但灵敏度不高，且操作时间长。染色过程为胶浸泡于 0.02% 的亚甲蓝或 10mmol/L Tris-HAc（pH 8.3）中，4℃放置 1～2h，用净水洗 5～8h（反复换水），带型肉眼可见，最低检测量为 250ng。

（5）银（Ag^+）试剂：Ag^+ 与核酸形成稳定复合物，然后用甲醛使 Ag^+ 还原成银颗粒。$AgNO_3$ 等试剂可使 PAG 上的 DNA 及 RNA 都染成黑褐色。银染法的灵敏度比 EB 染色高 200 倍左右，比亚甲基染色高 100～1000 倍，在小于 0.5mm 厚的凝胶中，能检测出 0.5ng 的 RNA，其缺点是专一性不强，能与蛋白质、去污剂反应产生褐色，而且对 DNA 的染色定量不准确。银与 DNA 稳定结合，对 DNA 有破坏作用，不适于 DNA 片段回收的制备。

实验 1.1　真核组织/细胞基因组 DNA 提取及鉴定

基因组 DNA 是与蛋白质紧密结合的线性长链分子，提取基因组 DNA 的条件应尽可能温和，避免强烈的机械剪切作用破坏 DNA。通常采用含蛋白酶 K 的裂解液充分破碎细胞，破坏染色体结构，释放出游离的 DNA 后再用酚/氯仿抽提法或吸附柱结合离心法提取 DNA。用各种方法分离纯化基因组 DNA 之后均需进行鉴定和定性定量分析。

（一）基因组 DNA 提取

【原理】真核生物组织/细胞在 EDTA（螯合二价阳离子抑制 DNase 的活性）存在的情况下使用蛋白酶 K 消化分解蛋白质和阴离子去污剂 SDS 共同裂解细胞膜、核膜，并使基因组 DNA 与细胞蛋白质分离而以可溶形式存在于溶液中，再用酚、氯仿/异戊醇抽提除去蛋白质（氯仿可除去 DNA 溶液中微量酚的污染，异戊醇可降低变性蛋白质泡沫化形成），得到的含 DNA 上清液经乙醇沉淀而进一步纯化。为获得高纯度 DNA，操作中常加入 RNase 除去 RNA。此法可从 $5×10^7$ 个培养的细胞中获得约 200μg 长度为 100～150kb 的 DNA 片段，适用于构建真核基因组 DNA 文库、DNA 印迹法（Southern blotting）分析及用作 PCR 的模板。

除了传统的酚/氯仿抽提法，还可以采用特异性结合 DNA 的离心吸附柱来获得基因组 DNA。离心吸附柱中采用的硅基质材料可以在高盐、低 pH 环境下高效、特异性吸附 DNA，最大程度洗涤去除杂质蛋白及细胞中其他有机化合物，再在低盐、高 pH 环境下从硅基质材料上将 DNA 洗脱下来。此法提取的基因组 DNA 片段大，纯度高。

【试剂】
（1）组织细胞裂解液：10mmol/L Tris-HCl（pH 8），0.1mol/L EDTA（pH 8），0.5% SDS，20μg/ml 无 DNase 的胰 RNase A。裂解液中前三种成分可预先混合于室温保存，加 RNase 后于 4℃保存。

（2）20mg/ml 蛋白酶 K 溶液（无 DNase 活性的基因组级，使用前可做预实验，明确其活性）。

（3）平衡酚溶液（用 0.5mol/L Tris-HCl 饱和，pH 8）。

（4）氯仿/异戊醇（24：1）。

（5）3mol/L 乙酸钠溶液（NaAc, pH 5.2）。

（6）预冷无水乙醇[分析纯试剂（analytical reagent, AR）]及 70% 预冷乙醇溶液（-20℃静置）。

（7）磷酸缓冲盐溶液（PBS）。

（8）TE 缓冲液（pH 8）：10mmol/L Tris-HCl，1mmol/L EDTA。

（9）Tris 缓冲液（Tris buffered saline，TBS，pH 7.4）：800ml 双蒸水（ddH$_2$O）中溶解 8g NaCl，0.2g KCl 和 3g Tris 碱，用 HCl 调 pH 至 7.4，定容至 1L，于 15Ibf/in^2 高压蒸汽灭菌 20min。

（10）柠檬酸葡萄糖溶液：柠檬酸 0.48g，柠檬酸钠 1.32g，葡萄糖 1.47g，溶解于 100ml ddH$_2$O 中，高压灭菌备用。

（11）若用 DNA 吸附法时，采用商品化试剂盒。

【操作步骤】

（1）根据样品类型，采用以下方法之一收获细胞：

1）细胞样品：贴壁培养细胞约 10^7 个，用冰预冷的 TBS 冲洗 2 次，以细胞刮棒收集于 TBS 中。1500g 离心 10min，弃上清液。或用胰蛋白酶消化后再离心收集，以 TE 缓冲液（pH 8）重悬细胞离心洗涤 1～2 次。悬浮生长的细胞，于 4℃ 1500g 离心 10min 收获细胞，以 TBS 重悬细胞离心洗涤 1～2 次，再用 TE 缓冲液（pH 8）重悬洗涤一次（细胞数约为 10^7 个）。

2）组织标本：取新鲜或冰冻组织块 0.3～0.5cm^3，剪碎，加 TE 缓冲液 400μl 进行匀浆，转入 1.5ml EP 管中，加等体积 2× 组织细胞裂解液混匀。或从液氮中取出组织于陶瓷研钵中，加少许液氮研碎，将粉末转入 1.5ml EP 管（液氮操作应注意自我防护，避免冻伤）。

3）血液标本：新鲜血液与柠檬酸葡萄糖溶液按 6∶1 进行混匀（即 ACD 抗凝剂），0℃ 以下可保存数天或–70℃ 长期冻存。抗凝血 0.5～1ml 1500g 离心 10min，弃上清液（血浆），取淡黄色细胞层于新 EP 管中（冷藏血液于室温水浴中融化后用等体积 PBS 稀释，3500g 离心 15min，弃上清液）。

（2）将以上各种来源的组织细胞加组织细胞裂解液 400～500μl 及蛋白酶 K 至终浓度为 100μg/ml，温和混匀，37℃ 温浴 12～24h，或 37℃ 温浴 1h 后转为 50℃ 水浴 3h（裂解细胞、消化蛋白），并经常摇动。

（3）反应液冷却至室温加 500μl 平衡酚溶液，缓慢颠倒 10min 混匀两相。

（4）5000g 离心 15min，转上层水相于新 EP 管中（应小心使用移液器以防搅动界面并要使水的剪切力降到最低，必要时重复酚抽提一次）。

（5）加氯仿/异戊醇（24∶1）450μl，混匀后 5000g 离心 10min。

（6）转上层水相于新 EP 管中，加 1/10 体积 3mol/L NaAc 和 2.5 倍体积预冷的无水乙醇，彻底混匀，静置 2～5min 后 10 000g 离心 15min，弃上清液。

（7）以 70% 预冷乙醇溶液洗涤 1～2 次，离心收集沉淀 DNA（可敞口置于超净工作台或用真空抽吸，使痕量乙醇挥发殆尽，勿使 DNA 沉淀完全干燥，否则极难溶解）。

（8）沉淀溶于 80～100μl TE 缓冲液，–20℃ 保存。

（9）自第 3 步开始也可采用商品化的 DNA 吸附柱提取 DNA，在溶液中加入一个吸附柱（吸附柱放入收集管中），12 000g 离心 30s，倒掉废液，将吸附柱放回收集管中。

（10）向吸附柱中加入 600μl 吸附柱专用漂洗液（使用前请先检查是否已加入无水乙醇），12 000g 离心 30s，弃废液，将吸附柱放入收集管中。重复操作一次。

（11）将吸附柱放回收集管中，12 000g 离心 2min，倒掉废液。将吸附柱置于室温放置数分钟，以彻底晾干吸附材料中残余的漂洗液。这一步的目的是将吸附柱中残余的漂洗液去除，漂洗液中乙醇的残留会影响后续的酶反应（酶切、PCR 等）试验。

（12）将吸附柱转入一个干净的离心管中，向吸附膜的中间部位悬空滴加 50～200μl TE 缓冲液，室温放置 2～5min，12 000g 离心 2min，将溶液收集到离心管中。可进行二次或三次洗脱，即将前次洗脱下来的洗脱液再上吸附柱、室温放置，使尚未洗脱的 DNA 再次溶解，离心可提高 DNA 的产量。DNA 产物应保存在–20℃，以防 DNA 降解。

【注意事项】

（1）标本宜新鲜，避免反复冻融，否则会导致提取的 DNA 片段较小且得率也下降。

（2）所配试剂 pH 要准确，否则影响结果，酚的 pH 必须接近 8，以防离心后 DNA 滞留于水酚双相的交界面（主要为蛋白质）上。

（3）在细胞裂解时加入 RNase A，可省去传统方法中 DNA 制备后期加 RNase A 处理的步骤。0.5% SDS 存在情况下 RNase A 活性不高，故须加入较高浓度（20μg/ml）才足以降解大多细胞 RNA。

（4）DNA 抽提液的 EDTA 浓度宜为 0.1mol/L，可有效抑制 DNase，且易于使水和酚两相分层。

（5）DNA 在低盐、高 pH 条件下从硅基质膜洗脱下来，洗脱液 pH 对于洗脱效率有很大影响。pH 为 7.0～8.5 洗脱效率较高，若用 ddH₂O（pH 低于 7），会大大降低洗脱效率。试剂盒中的洗脱缓冲液通常就是 TE 缓冲液（pH 8），既为 DNA 从硅基质膜上洗脱下来提供良好的 pH 环境，其中的 EDTA 又能保证 DNA 不被 DNase 降解，同时由于 EDTA 浓度非常低，对核酸内切酶、DNA 聚合酶的影响非常微弱，不影响后续试验。

（6）洗脱液体积一般控制在 50～200μl，洗脱效率可稳定在 80%～90%，并可保证得到最大产量。100～200μl 洗脱液能完全覆盖硅基质膜，DNA 的洗脱量可得到保证，但当洗脱液体积较少（如 30～50μl 时），须在膜中间部分悬空滴加洗脱液，以确保少量的洗脱液能完全覆盖硅胶膜，当洗脱缓冲液体积过小（少于 30μl），洗脱效率很低且不稳定。在加洗脱液之前，先将洗脱液在 60～75℃水浴中预热 10min，膜上加入预热的洗脱液可有效提高 DNA 洗脱效率。

（二）DNA 的质量鉴定

1. 紫外分光光度法分析核酸的纯度及浓度

【原理】　核酸在 260nm 波长处具有紫外吸收特性（最大吸收峰）。此法快速、简便且不破坏样品，是定量测定浓度较高的纯 DNA 和 RNA 溶液的首选方法。

【材料与仪器】

（1）ddH₂O。

（2）紫外分光光度计，使用前开机预热稳定 10min。

【操作步骤】

（1）用 1ml ddH₂O 校正紫外分光光度计的零点。分别于 260nm、280nm、230nm 处读取吸光度（A）值。

（2）吸取 5μl DNA 样品，加 ddH₂O 至 1ml 混匀，转入石英比色杯中。

（3）纯度分析：若为 DNA 纯品，则 $A_{260}/A_{280}=1.8$。若 DNA 样品 $A_{260}/A_{280}>1.9$，说明仍有 RNA，可用 RNase 处理样品；若 DNA 样品 $A_{260}/A_{280}<1.75$，说明样品中存在蛋白质，应再用酚/氯仿抽提，乙醇沉淀纯化 DNA。若 DNA 样品 $A_{260}/A_{230}<2.0$，考虑有盐或微量酚未除尽。

（4）如纯度分析确定核酸是纯品，则可对核酸溶液进行定量分析（$1A_{260}\approx50\mu g/ml\ DNA$）。

$$DNA\ 浓度=A_{260}\times50/1000\times核酸稀释倍数=A_{260}\times50/1000\times（1000/5）$$
$$=10\times A_{260}（\mu g/\mu l）$$

（5）若采用 NanoDrop 分光光度计，则吸取 1～2μl DNA 样品，加到检测基座上。使用仪器配备的软件进行吸光度和浓度测定。

【注意事项】

（1）本法不能区分 DNA 和 RNA，也不能用于核酸粗制品的测定。

（2）用 A_{260}/A_{280} 比值估计核酸纯度仅在没有苯酚时才准确，因其 A_{260}/A_{280} 比值也为 2.0。水饱和酚在 270nm 波长处有特征性吸收峰，无酚的核酸制品 A_{260}/A_{270} 比值约为 1.2。

（3）测定 DNA 样品在 260nm 和 280nm 处的吸光度，A_{260}/A_{280} 之比应大于 1.75，低于此值则表明制备物中存留有显著量的蛋白质。但 A_{260} 很难准确测定高分子量 DNA 如基因组 DNA 的浓度，主要因为高分子量 DNA 溶液常不均一并十分黏滞。可取 10～20μl 样品于 0.5ml TE 中剧烈振荡 1～2min 后再测吸光度。

2. DNA 琼脂糖凝胶电泳

【原理】 DNA 分子带负电荷，在电场中受到电荷效应、分子筛效应向正极移动，因 DNA 分子的大小及构象差别而在此过程中呈现迁移位置上的差异，对于线状 DNA 分子，其电场中的迁移率与其分子量的对数值成反比。电泳时加溴化乙锭（EB），其与 DNA 结合形成一种荧光络合物，在 254～365nm 紫外线照射下可产生橘红色的荧光，可用于检测 DNA。也可在上样缓冲液中加入 SYBR Green I，其与双链 DNA 结合后在紫外线照射下可产生绿色的荧光。如有必要可从凝胶中回收 DNA 片段，用于分子克隆或探针标记等操作。

【试剂】

（1）5×TBE 缓冲液（pH 8.3）：54g Tris 碱，27.5g 硼酸，20ml 0.5mol/L EDTA（pH 8），加纯水定容至 1L。使用的工作液常为 0.5×TBE 缓冲液。

（2）1%～2% 琼脂糖凝胶：取琼脂糖 1～2g，加入 0.5×TBE 缓冲液至 100ml，加热熔化至透明备用。

（3）10× 凝胶上样缓冲液：0.25% 溴酚蓝溶液 25mg，0.25% 二甲苯青溶液 25mg，0.5mol/L EDTA（pH 8）200μl，50% 甘油 5ml 溶于 10ml ddH$_2$O，4℃保存。

（4）DNA 分子量标准。

（5）溴化乙锭（EB）储存液（用 0.1mol/L NH$_4$Ac 配制）：5mg/ml。

（6）SYBR Green I 储存液 [10 000×，二甲基亚砜（DMSO）配制]。

【操作步骤】

（1）琼脂糖凝胶板的制备：将 1%～2% 琼脂糖凝胶加热熔化均匀，冷却到 60～70℃（若使用 EB，加入至终浓度 0.5μg/ml），倒入封好的凝胶槽，厚度为 3～5mm，在距底板 0.5～1mm 的位置放置样品梳，检查确认样品梳齿间无气泡，待冷却成形后取出梳子及隔板，放入水平电泳槽中，缓冲液没过凝胶 1～2mm。

（2）加样：样品中加 1/9 体积的 10×凝胶上样缓冲液、1/9 体积的 SYBR Green I 稀释液（100×）混匀，室温避光放置 15min（若使用 EB 则不加 SYBR Green I）。取 10～15μl DNA 样品加入凝胶点样孔中，同时要设立合适的 DNA 分子量标准物。

（3）电泳：电压 2～10V/cm，待溴酚蓝移至凝胶的 2/3 距离时，关闭电源。

（4）结果观察：取出凝胶块，置紫外透射反射分析仪上，即可见橘红色（EB 染色）或绿色（SYBR Green I 染色）的 DNA 区带。

【注意事项】

（1）加样时勿破坏样品孔，否则 DNA 带型不整齐。大多情况下，加样时不必更换吸头，可在阴极槽中反复吸打电泳缓冲液清洗。但需回收 DNA 时，每个样品应使用新的吸头，以避免交叉污染。

（2）上样缓冲液中适量的甘油、蔗糖或聚蔗糖 400 可增加样品密度，使样品均匀沉到样孔底，而溴酚蓝可使样品带色，便于上样及估计电泳时间和判断电泳位置。

（3）EB 是一种中度毒性的强烈诱变剂，应戴手套操作，EB 溶液用后应妥善净化处理。

（4）电泳中 EB 向阴极移动（与 DNA 相反），延长电泳时间，EB 会从凝胶中迁移出来，从而使小片段 DNA 难于检测，可将凝胶浸在 0.5μg/ml EB 溶液中重新染色后检测。

（5）加样孔的加样量依 DNA 样品中片段的数量及大小而定，通常对 0.5cm 宽的加样孔，DNA 上样量在 0.1～0.5μg 即可有良好的观察效果。如样品为酶切产物（由大小不同的 DNA 片段组成），则每孔加 20～30μg DNA 也不致明显影响分辨率。SYBR Green I 灵敏度高于 EB，仅需 5ng 的 DNA 就有很好的效果，可低至 20pg。

（6）采用 SYBR Green I 染色时电泳时间不要超过 2h，否则 SYBR Green I 会从 DNA 上分离出来，形成弥散状的条带。

【思考题】

（1）DNA 提取时如何除去蛋白质和脂类物质？

（2）如何判断提取的基因组 DNA 有无 RNA 污染？

实验 1.2 TRIzol 试剂法提取组织细胞总 RNA 及鉴定

细胞内大部分 RNA 均与蛋白质结合在一起，以核蛋白形式存在。由于 RNase 广泛存在，为获得高质量未降解的 RNA，必须使用 RNase 抑制剂或采用破碎细胞和灭活 RNase 同步进行的方法。本实验采用 TRIzol 试剂法提取组织细胞 RNA。分离纯化 RNA 之后还须进行鉴定和定性定量分析。

（一）组织细胞总 RNA 提取

【原理】 TRIzol 是一种含有异硫氰酸胍和酚的单相液，能迅速破碎细胞并抑制细胞释放出的核酸酶。解偶联剂异硫氰酸胍是一类强力的蛋白质变性剂，可溶解蛋白质，并使蛋白质二级结构消失，细胞结构降解，核蛋白解离。酚裂解细胞，使细胞中的蛋白质和核酸解聚。酚还可使蛋白质变性，部分抑制 RNase 活性。β-巯基乙醇主要破坏 RNase 蛋白质中的二硫键。

TRIzol 试剂使细胞裂解，溶解细胞内含物，所含的 RNase 抑制剂可保持 RNA 的完整性。在加入氯仿离心后，溶液分为水相和有机相，pH 4 的酚使 DNA 沉淀到中间相，而 RNA 分布在水相中。最后经异丙醇沉淀水相中的 RNA，溶解得到纯化的细胞总 RNA。

该法的另一优点是可同时分离一个样品的 RNA、DNA 和蛋白质。存在于有机相的 DNA 和蛋白质用乙醇和异丙醇连续沉淀而分别分离，得到的 DNA 大小约 20kb，适用于 PCR 的模板；回收的蛋白质主要用于免疫印迹分析。

【试剂】

（1）TRIzol 试剂。

（2）氯仿/异戊醇（24∶1）。

（3）异丙醇（AR 级）。

（4）75% 预冷乙醇溶液（用 DEPC 处理水配制）。

（5）0.1% DEPC 处理过的无 RNase ddH_2O。

【操作步骤】

（1）采用不同方式裂解组织细胞：①取组织 50～100mg 置于匀浆器中，加入 1.0ml TRIzol 试剂，冰上匀浆，将匀浆液 1ml 转至 EP 管中，室温放置 5min，使核蛋白复合物充分解离。②培养的真核组织细胞（3.5cm 直径的培养皿或 10cm² 的培养瓶，或 $5×10^6～10×10^6$ 个细胞），经 PBS 洗涤后加入 1.0ml TRIzol 试剂，利用微量进样器反复吹打溶液多次，静置 5min，使细胞裂解充分。

（2）两相分离：加入 0.2ml 氯仿（chloroform），振荡 15s，静置 2min。

（3）2～8℃，12 000g 离心 10min，取上清液 500μl 转至新 EP 管。

（4）RNA 沉淀：加入 0.5ml 纯异丙醇，混匀，室温静置 10min 或低温放置 5min。

（5）2～8℃，12 000g 离心 10min，弃上清液。RNA 沉淀通常不可见，也可能在管底或侧面形成胶样沉淀。

（6）RNA 洗涤：加入 1ml 75% 预冷乙醇溶液，轻摇洗涤 RNA 沉淀。7500g 离心 5min，弃上清液，于室温下 5～10min 空气晾干或真空抽干，挥发掉微量乙醇（RNA 不可完全干燥，否则会大大降低其溶解度，部分溶解 RNA 沉淀，其 $A_{260}/A_{280}<1.6$）。

（7）重新溶解 RNA：加入 50～80μl 无酶水溶解，辅以吹打及 55～60℃水浴 10min 助溶。

（8）提取的 RNA 有三种储存方法：①用去离子甲酰胺溶解并储存于 –70℃。可直接用于凝胶电泳分析、逆转录 PCR 或 RNase 保护实验。如有必要，可用 4 倍体积的乙醇溶液沉淀回收 RNA。②用含 0.1%～0.5% SDS 的 TE 溶液（pH 7.6）或含 0.1mmol/L EDTA（pH 7.5）的 DEPC 处理过的去离子水溶解，并储存于–80℃。在使用前，需用氯仿抽提和乙醇沉淀除去 SDS。③将第 6 步洗涤的 RNA 沉淀置于 75% 预冷乙醇溶液储存于–20℃，使用前用无酶水重新溶解。

【注意事项】

（1）TRIzol 试剂含酚有腐蚀性，使用中应戴手套，并注意眼部防护。如皮肤接触 TRIzol，请立即用大量去污剂和水冲洗。

（2）为避免 RNA 降解，提取 RNA 的样本最好是新鲜组织或培养细胞，或分离的组织即刻储存于–80℃。细胞用胰蛋白酶消化后要用 PBS 洗涤。实验中均采用无酶的溶液和 EP 管。

（3）本法可用于 1～10mg 组织或 10^2～10^6 个细胞 RNA 的提取，RNA 得率为 1～10μg/mg 组织或 1～15μg/10^6 细胞。样本的不完全裂解或 RNA 的不完全重溶可导致 RNA 得率过低。

（4）本法制备的 RNA 应无 DNA 和蛋白质污染，可直接用于 RNA 印迹法分析、互补 DNA（cDNA）合成和体外转录。纯化 RNA 的 A_{260}/A_{280} 通常为 1.9～2.1。如低于 1.8，则需要进一步纯化。如用于分离的样本含有机溶剂（乙醇、DMSO 等），强离子溶液或碱性溶液，则容易引起 DNA 污染。以下几种情况会使 $A_{260}/A_{280} < 1.65$：① RNA 样本溶于水而非 TE 中，则低离子强度和 pH 会造成 A_{280} 的值升高；②组织细胞样本裂解时 TRIzol 试剂过少，以及匀浆后样本未在室温中静置 5min；③两相分离时，水相中还含有微量酚。

（二）RNA 的质量鉴定

1. 紫外分光光度法分析核酸的纯度及浓度　原理与操作同实验 1.1 的相关部分。

用纯水校正紫外分光光度计的零点，在 260nm、280nm、230nm 处分别读出 A 值。

（1）纯度分析：若为 RNA 纯品，则 $A_{260}/A_{280}=2.0$。若 $A_{260}/A_{280} < 1.8$，说明仍有蛋白质，应考虑再用酚/氯仿抽提。若核酸样品 $A_{260}/A_{230} < 2.0$，考虑有盐未除尽。

（2）如确定 RNA 是纯品，则行定量分析：RNA 浓度（μg/μl）$=A_{260}\times40/1000\times$ 稀释倍数。

【注意事项】

（1）分析 RNA 时，比色杯用前和用后须在盐酸/甲醇（1:1）溶液中浸泡至少 30min，并用 DEPC 处理过的去离子水完全洗净。

（2）本法不能区分 DNA 和 RNA，也不能用于核酸粗制品的测定。

2. RNA 的甲醛变性凝胶电泳

【原理】　变性凝胶电泳可用于分离和纯化单链核酸，在核苷酸碱基配对抑制剂（甲醛、甲酰胺或尿素等）存在的情况下，RNA（或 DNA）的迁移率和碱基的组成及构象无关，其电泳迁移率与分子量的对数成反比，可用于 RNA 的分级分离、RNA 印迹法、测定 RNA（或 DNA）的长度及回收寡核苷酸。

【试剂】

（1）5×MOPS 电泳缓冲液：0.1mol/L 3-(N-玛琳代) 丙磺酸（3-N-malinyl-propanesulfonic acid, MOPS）（pH 7），40mmol/L NaAc，5mmol/L EDTA（pH 8）。将 20.6g MOPS 溶于 800ml 经 DEPC 处理的 50mmol/L NaAc 溶液中，用 2mol/L NaOH 溶液调 pH 至 7，加 10ml 0.5mol/L EDTA（pH 8），再加 ddH$_2$O 定容至 1L。用 0.2μm 微孔滤膜过滤除菌，室温避光保存，或高压消毒灭菌。

（2）37% 甲醛溶液（12.3mol/L）（AR 级，pH＞4）。

（3）去离子甲酰胺（AR 级，小量分装，–20℃保存）。

（4）10×甲醛凝胶加样缓冲液：0.25% 溴酚蓝 25mg，0.5mol/L EDTA（pH 8）200μl，50% 甘油 5ml 溶于 10ml ddH$_2$O，经 DEPC 处理后高压灭菌，4℃保存。

（5）溴化乙锭（EB）储存液：5mg/ml。

（6）SYBR Green II 储存液（10 000×，DMSO 配制）。

【操作步骤】

（1）配制 1% 琼脂糖变性凝胶（含 2.2mol/L 甲醛）：

　　5×MOPS 电泳缓冲液：热熔（60℃）的 2% 琼脂糖凝胶：37% 甲醛溶液 =1.1 : 3.5 : 1

　　（2）在 EP 管中混合下列液体，以制备变性的 RNA（总体积 20μl）：① RNA 样品（最高可达 30μg）4.5μl，② 5×MOPS 电泳缓冲液 2μl，③ 37% 甲醛溶液 3.5μl，④甲酰胺 10μl。65℃ 温育 15min 后冰浴速冷 10min，离心使液体集中于管底。

　　（3）于 EP 管中加 1/9 体积的 10×甲醛凝胶加样缓冲液、1/9 体积的 SYBR Green Ⅱ 稀释液（100×）混匀，室温避光放置 15～30min（若电泳结束后使用 EB 染色则不加 SYBR Green Ⅱ）。

　　（4）凝胶预电泳 5min（5V/cm），加样，电泳 1～2h（3～4V/cm）。

　　（5）电泳结束后（溴酚蓝迁移出约 5cm），取下凝胶浸入 EB 溶液（0.5μg/ml）中染色 30～45min（若使用 SYBR Green Ⅱ 预染可直接观察结果）。

　　（6）结果观察：取出凝胶块，置紫外透射反射分析仪上，即可见绿色（SYBR Green Ⅱ 染色）或橘红色（EB 染色）的 RNA 区带。

【注意事项】

　　（1）甲醛有毒，配制处理时应在化学通风橱中进行。

　　（2）电泳结果可检验 RNA 的完整性，28S 和 18S 真核细胞 RNA 比值约为 2 : 1，表明无 RNA 降解。电泳同时可设置 RNA 分子量标准物或以 28S rRNA（约 5kb）和 18S rRNA（约 2kb）作分子量标准物。

　　（3）用于琼脂糖凝胶电泳的甲醛 pH 应大于 3.5，否则易导致 RNA 降解；在含有甲醛的琼脂糖凝胶上，DNA 与 RNA 的电泳迁移率互不相同：RNA 比等长的 DNA 迁移得快。

【思考题】

　　（1）RNA 提取过程中如何防止内源性及外源性 RNase 对 RNA 的降解？

　　（2）如何判断提取 RNA 的纯度和完整性？若 RNA 样品中存在基因组 DNA 污染，应该如何处理？

（张百芳　张　鹏）

第二章 核酸结构与功能研究的分析技术

科学家完成了人类基因组序列图谱的测定，现在的主要研究任务是挑战所有未知和已知基因的结构及功能，目前估算人类基因组中有 2.0 万～2.5 万个蛋白质编码基因，已能明确功能的基因仅占 10% 左右，因此，现代生命科学的工作重心是功能基因组学的研究。

多年来已建立并不断优化许多重要的分子生物学技术，从基因一级结构和功能区的测定、染色体定位、基因的表达和功能特性等方面对一个已知或未知基因进行结构与功能的分析研究，包括核酸分子杂交（nucleic acid hybridization）技术、DNA 测序、PCR 及实时定量 PCR、DNA 足迹法、染色质免疫沉淀、S1 核酸酶分析、基因芯片、基因失活、转基因和基因打靶技术等。随着大量数据库的诞生和发展，生物信息学预测结合实验验证成为现代基因结构与功能分析的基本策略，有助于我们全面研究复杂的基因组，了解基因表达的调控特性。

第一节 核酸分子杂交、DNA 芯片技术与 DNA 测序

一、核酸分子杂交

核酸分子杂交技术是利用具有一定同源性的两条核苷酸链在适宜条件下按碱基互补原则退火形成双链而建立的核酸分析方法。检测的核酸序列可以是克隆的基因片段，也可以是未克隆的基因组 DNA 和细胞总 RNA。核酸分子杂交技术可将核酸从细胞中分离纯化后在体外与标记的探针杂交进行检测（膜上印迹杂交），也可直接在细胞内进行检测（细胞原位杂交）。

印迹技术是指将待测核酸序列片段结合到一定的固相支持物上。将 DNA 片段先进行凝胶电泳分离，再从凝胶中转移并固定到一定的固相支持物上，称 DNA 印迹法（Southern blotting）；将凝胶分离后的 RNA 转移至固相支持物上称为 RNA 印迹法（Northern blotting）；也可不进行电泳分离而直接点样于固相支持物上，用于斑点或狭缝印迹。结合到固相支持物上的核酸片段可与和碱基互补的核酸探针（probe）杂交，即对 DNA/RNA 靶分子进行检测。膜上印迹杂交的基本过程通常包括以下几个衔接的实验内容：核酸的制备、电泳分离、转印、探针标记、杂交和检测。核酸原位杂交（nucleic acid *in situ* hybridization）是利用标记的探针对细胞或组织切片中的核酸进行杂交，不需要从组织中提取核酸，在保持组织与细胞形态的前提下，能准确地反映出组织细胞中基因的定位及基因表达状态。

由于核酸分子杂交的高度特异性及检测方法的高度灵敏性，核酸分子杂交技术在分子生物学领域中早期就被广泛应用。DNA 印迹法主要应用于基因克隆的筛选和酶切图谱的分析，基因组中特定基因序列的定量和定性检测，基因突变分析，限制性片段长度多态性分析等；RNA 印迹法主要检测特定 RNA 分子的量与大小，在基因表达、基因功能的分析及疾病的诊断方面发挥重要作用。

（一）核酸的制备及电泳分离

DNA 印迹法首先须分离纯化 DNA 样品。分离的基因组 DNA 可经限制性内切酶酶切，大小不同的 DNA 片段进行 0.5%～1.5% 的琼脂糖凝胶电泳分离，可方便获知目的 DNA 的大小，并提高分辨范围，同时印迹前需将 DNA 片段碱变性，使凝胶中 DNA 以单链形式转移到膜上。

RNA 印迹法制备的是 RNA 样品，在操作中要特别注意防止 RNA 被细胞内源性或环境中存在的 RNase 降解。为排除二级结构的干扰，RNA 印迹法检测的 RNA 样本也应先在含甲酰胺和甲醛的变性溶液中变性处理后，再于变性琼脂糖凝胶电泳中按分子量大小进行分离。

（二）印迹

固相支持物与有效的转移方法是此项技术成败的两个关键因素。常用的固相支持物有硝酸纤维素膜（NC 膜）、尼龙膜和化学活化膜等。良好的固相支持物应具备以下特性：①与核酸分子的结合稳定牢固，能经受杂交、洗膜等操作过程而不至于脱落或脱落极少；②与核酸分子结合后，不影响其与探针分子的杂交反应；③非特异性吸附少，杂交信号背景较低；④具有良好的机械性能、抗张强度等。

印迹的方法也有多种，常用的印迹法有毛细管虹吸转移法、真空转移法和电转移法。虹吸转移法是容器中的转移缓冲液利用上层吸水纸的毛细管虹吸作用向上运动，带动凝胶中的核酸分子垂直向上转移到膜上。真空转移法是以滤膜在下、凝胶在上的方式，利用真空泵将转移缓冲液从上层容器中通过凝胶抽到下层真空室中，同时带动核酸分子转移到凝胶下面的滤膜上。如果将酶切后的 DNA 进行聚丙烯酰胺凝胶电泳（PAGE），由于聚丙烯酰胺凝胶孔径太小，DNA 不易在其横截面上有效扩散，不适用于毛细管虹吸法转移，常在低离子强度的缓冲液中用电转移法进行印迹，利用电场的电泳作用将凝胶中的 DNA 转移到尼龙膜上，一般只需 2～3h，至多 6～8h 即可完成转移过程。

（三）探针标记与杂交检测

变性后的 DNA/RNA 单链在适当条件下可按碱基互补配对原则重新缔合形成双链，此复性过程即为核酸分子杂交的基本原理。采用一段已知序列并有特殊标记的核酸单链作为探针，当待测核酸样品中存在与所加探针互补的序列，一定条件下能以复性的方式形成异源 DNA-DNA、RNA-DNA、RNA-RNA 双链。复性并不是变性的简单逆反应，复性速度与 DNA 的浓度和分子量、DNA 的复杂性、温度及溶液的离子强度有密切关系。

探针是一段有特殊标记的已知核酸片段，常用 DNA 探针或人工合成的寡核苷酸探针等，按标记物的不同，可分为放射性（同位素）标记的探针和非放射性（非同位素）标记的探针。标记方法有以下两种：①预先将标记物连接于核苷三磷酸（NTP）或脱氧核苷三磷酸（dNTP）上，可以采用酶促反应使标记物掺入核酸探针中；②直接与核酸进行化学反应将标记物连接于核酸上，形成标记核酸探针。杂交信号的检测方法因探针种类不同而不同，放射性同位素（^{32}P、^{3}H、^{35}S、^{14}C、^{125}I 等）标记的核酸探针采用放射自显影（autoradiography）检测，灵敏度高但操作不安全；非同位素化学物［生物素、地高辛、异硫氰酸荧光素（FITC）等］标记或金属标记的探针多采用酶法显色和荧光显微镜下直接观察，无放射性污染，操作安全，稳定性好，但灵敏度较低。最近推出的增强化学发光（enhanced chemiluminescence, ECL）法克服了上述方法的不足，不仅具有同位素的高灵敏度，可以直接对 X 射线胶片曝光，而且安全性好。

核酸样品转印到固相膜上后，需利用非特异 DNA 分子（鲑精 DNA 或小牛胸腺 DNA 等）通过预杂交将膜上非特异性结合位点封闭，再在杂交液中加入标记好的单链探针进行杂交，故称为固液杂交形式。进行杂交体系的建立一般应注意以下因素：①杂交缓冲液和甲酰胺的浓度：一般为 5×或 6×柠檬酸钠缓冲液（SSC），甲酰胺达 50%。② DNA/RNA 浓度：DNA 浓度越高，复性速度越快。③探针长度：探针片段越大，扩散速度越慢，因而复性速度越慢。④温度：选择适当的杂交和洗膜温度是核酸分子杂交成败的关键因素之一。通常杂交反应在低于 T_m 值15～25℃温度下进行。杂交后的最终洗膜温度应低于 T_m 值5～12℃。⑤为减少非特异性杂交反应，在杂交前应进行预杂交，即封闭非特异性 DNA 位点。预杂交及杂交过程中洗膜的关键是洗涤液的盐浓度和温度。

二、DNA 芯片技术

DNA 芯片（DNA chip）又称基因芯片（gene chip）或 DNA 微阵列（DNA microarray），是1991 年由福多尔（Fodor）等基于核酸分子杂交原理、以类似斑点杂交的方式建立的一种高通量测序和功能的综合性高新技术。

DNA 芯片的基本流程包括芯片微阵列制备、样品制备、分子杂交、信号检测与分析等技术环节，即利用点样机在固相载体（如硅片、玻璃和塑料等）上有序包埋高密度 DNA、cDNA、寡核苷酸等形成微阵列芯片，然后将样本用荧光染料标记制备成探针与芯片杂交，由于核酸片段上已有荧光素，激发后产生的荧光强度就与样品中所含有的相应核酸片段的量成正比，经激光扫描共聚焦显微镜荧光检测系统等扫描后，所获得的信息经专用软件分析处理，即可对大量的生物样品进行平行、快速、敏感、高效的基因分析。

DNA 芯片按其应用可分为表达谱基因芯片、诊断芯片、检测芯片等，可应用于定性、定量分析待测样品的基因表达谱、大规模筛查由基因突变所引起的疾病，在 DNA 序列多态性分析、基因组分析和后基因组研究、基因诊断以及高通量药物筛选、新药发现等方面均得到了广泛应用。

三、DNA 测序

DNA 测序（DNA sequencing）于 20 世纪 70 年代中期建立并逐渐完善起来，弗雷德里克·桑格（Frederick Sanger）、保罗·伯格（Paul Berg）和瓦尔特·吉尔伯特（Walter Gilbert）等为此分享了 1980 年诺贝尔化学奖。20 世纪 80 年代后，这种最初须使用同位素、仅在少数实验室进行手工操作的技术得以自动化推广，现已广泛应用荧光检测系统，由计算机、绘图仪结合高分辨率电泳设备组成 DNA 自动测序仪。人类基因组计划得以提前完成，与大规模自动化 DNA 测序技术是分不开的。在分子生物学实验室，DNA 测序主要用于鉴定新的 DNA 克隆、确证克隆与突变、检测 PCR 产物的准确序列，以及分析基因的非编码区序列等。此外，DNA 测序还可作为鉴别多态性和感兴趣基因突变的筛选工具。

（一）第一代测序技术

DNA 测序的基础是在变性 PAG（测序胶）中进行高分辨率的电泳过程。这种测序胶能够在长达 300～500 个碱基中分辨一个碱基差异的单链寡核苷酸，对于待测的 DNA 片段，先使其转变成一套标记寡核苷酸的单链，它们有固定的起点，而终点端分别随机地终止于不同位置的 A、G、C 和 T 碱基，无论是化学法还是酶促法，在 4 种反应体系中产生所有可能的不同大小的寡核苷酸，分别上样于相邻的样品孔进行电泳分离，DNA 的序列就能从 4 个寡核苷酸"阶梯"图谱中依次读出。

目前最常用的 DNA 测序技术是桑格（Sanger）等 1977 年建立的链终止法和马克萨姆（Maxam）与吉尔伯特（Gilbert）于同年提出的化学降解法，两者在产生寡核苷酸"阶梯"的原理上截然不同。化学降解法是一套碱基专一的化学试剂作用于标记好的 DNA 链，该法的优点是：只需简单的化学试剂，所测序列结果来源于原 DNA 分子而不是酶促反应所产生的拷贝，还可用来分析 DNA 甲基化等修饰情况；对合成的寡核苷酸进行测序；通过化学保护及修饰干扰实验来研究 DNA 二级结构及蛋白质与 DNA 的相互作用等。但缺点是试剂毒性较大；需大量使用放射性同位素；测序结果较难读，所需的 DNA 量较多，以致化学降解法逐步走向衰落。链终止法是利用 DNA 聚合酶合成与模板互补的标记拷贝，目前大多数测序策略都是以链终止法的原理设计的。

除传统的链终止法和化学降解法外，还有其他的一些测序方法，如 DNA 杂交测序法。DNA 杂交测序法是 20 世纪 90 年代依据核酸杂交原理建立的一种方法，该法首先将待测的靶 DNA 分子与一组序列已知的寡核苷酸探针进行杂交；然后对能够与靶 DNA 完全形成双链 DNA 分子的寡核苷酸探针之间的碱基重叠关系进行分析，从而得出靶 DNA 的碱基序列。这是一种理想化的状态，实际上的杂交模式远比这个复杂。但是，DNA 杂交测序法操作简单快捷，在几分钟甚至几秒内就可以得到结果。

（二）第二代测序技术

随着科学技术的发展，操作简单、结果清晰、易于解读的自动测序技术于 20 世纪 80 年代末发展并成熟起来，当 PCR 技术被利用到链终止法中，循环测序便向前跳跃了一大步，此外，20

世纪90年代染料化学和DNA聚合酶修饰技术上的提高也成为它巨大进步的源泉。高通量测序是基于PCR和基因芯片发展而来的DNA测序技术，属于二代测序（next-generation sequencing, NGS），开创性地引入了可逆终止末端，进而有了边合成边测序的方式。

能够进行自动测序的关键是采用荧光分子标记代替放射性同位素标记在DNA复制过程中捕捉新添加的碱基。利用4种荧光发色基团在激光的激发下可以产生不同波长的荧光，分别标记4种核苷酸。同时，荧光基团的结合能使DNA合成暂停。通过激光照射，对于某一条固定在芯片上的DNA片段，每进行一个循环的测序反应，DNA片段所在位置对应的探头就能读取一个荧光信号。随后用化学方法切断荧光基团，核苷酸的化学结构发生改变，DNA合成得以继续进行。随着测序反应的进行，将得到一系列的荧光信号，即得到DNA片段的碱基序列。把每个位置的DNA片段的序列进行拼接，就能还原出原始DNA的完整序列。但由于在DNA扩增阶段，并非DNA文库中所有的DNA都能顺利结合到芯片上，因此实际操作中通常会进行多次测序反应，再把各次测序结果进行汇总拼接，提高DNA文库的覆盖度。

二代测序具有多方面的优势，如成本低、测序速度快、产出高，已成为目前DNA序列分析最便利的方法。然而，第二代测序技术也存在明显的缺点，如RNA需逆转录转换为DNA才能测序；甲基化等DNA修饰不能直接测序；读长偏短（数百个核苷酸），限制了遗传信息解析的承载量，不利于基因组组装和转录组研究。

（三）第三代测序技术

随着基因测序上游技术的变革，DNA测序技术开始迈入第三代，核心理念是以单分子为目标，不需要进行PCR扩增。其中，最具代表性的是美国加州太平洋生物科学公司（Pacific Biosciences of California, PACB）和英国牛津纳米孔科技有限公司（Oxford Nanopore Technologies Ltd, ONT）独立建立起来的两种测序技术和平台。

PACB采用边合成边测序的方式，以cDNA中的一条链为模板，在聚合酶的催化下合成另外一条链。用4色荧光分别标记4种dNTP，在碱基配对阶段，不同碱基加入时在检测激光照射下会发出不同光，根据光的波长与峰值可判断进入的碱基类型。在反应管（单分子实时反应孔）中有许多圆形纳米小孔，即零模波导孔，外径百多纳米，比检测激光波长（数百纳米）小，激光从底部打上去后不能穿透小孔进入上方溶液区，能量被限制在一个小范围（体积20×10^{-21}L）里，正好足够覆盖需要检测的部分，使得信号仅来自这个小反应区域，孔外过多游离核苷酸单体依然留在黑暗中，从而将背景亮度降到最低。另外，可以通过检测相邻两个碱基之间的测序时间，来检测一些碱基修饰情况，如果碱基存在修饰，则通过聚合酶时的速度会减慢，相邻两峰之间的距离增大，可以通过这个来检测甲基化等修饰。

ONT建立了单分子纳米孔测序，其主要原理是在纳米孔内共价结合分子接头，将纳米孔蛋白固定在电阻膜上，再利用动力蛋白牵引核酸穿过纳米孔。当单链核酸通过纳米孔时使电荷发生变化，从而引起电阻膜上电流的变化。由于纳米孔的直径非常细小，仅允许单个核苷酸通过，而ATCG单个碱基的带电性质不一样，因此不同碱基通过蛋白纳米孔时对电流产生的干扰不同，通过实时监测并解码这些电流信号便可确定碱基序列，从而实现测序。相比第二代测序技术，第三代测序技术有明显优势：可直接对单个分子进行测序；具有长读长优势（读取长度超过1Mb）；样品制备简单，测序成本进一步降低；可直接读取RNA的序列和包括甲基化在内的DNA修饰。这些优势可以大大改善临床基因测序的成本、速度和质量，部分已经开始商业化推广。

从1977年第一代测序技术发展至今的四十多年时间，测序技术取得了相当大的发展，从第一代到第三代乃至第四代，测序读取时间（读长）从长到短，再从短到长。虽然目前第二代短读长测序技术在全球测序市场上仍然占据着绝对的优势位置，但第三和第四代测序技术已在快速发展中。测序技术的每一次变革，都对基因组研究、疾病医疗研究、药物研发等领域产生了巨大的推动作用。

第二节　聚合酶链反应与定点诱变

聚合酶链反应（polymerase chain reaction, PCR）技术是 20 世纪 80 年代中期发展起来的一种在体外扩增特异 DNA 片段的技术。人们只需在试管内进行 DNA 复制，就可在短时间内从生物材料中获得数百万个某一特异 DNA 序列的拷贝，以进行目的基因的扩增、分离、筛选、序列分析或鉴定。PCR 技术具有的快速（数小时）、灵敏（ng 级）、操作简便（自动化）等优点，使其问世仅十几年，便已迅速渗透到生命科学的各个领域，在分子克隆、遗传病的基因诊断、法医学、考古学等方面得到了广泛的应用。

一、PCR 技术

（一）PCR 的原理

PCR 实际上是一种在模板 DNA、引物（模板片段两端的已知序列）和 4 种脱氧核苷酸等存在的情况下，DNA 聚合酶依赖的酶促反应，扩增的特异性取决于引物与模板 DNA 的特异性结合。整个扩增过程分三步，①变性（denaturation）：加热使模板 DNA 双链间的氢键断裂而形成两条单链；②退火（annealing）：突然降温后模板 DNA 与引物按碱基配对原则互补结合，也存在两条模板链之间的结合，但由于引物的高浓度、结构简单等特点，主要的结合发生在模板与引物之间；③延伸（extension）：DNA 聚合酶催化，从引物的 3′ 端开始结合单核苷酸，形成与模板链互补的新 DNA 链。上述三步为一次循环，每一次循环形成的链又可成为新一轮循环的模板，经过 25～30 次循环后，目的 DNA 可扩增 10^6～10^9 倍（图 2-1）。PCR 的实际操作包括模板 DNA（或 RNA）的制备、引物的设计合成、酶促反应、反应产物的检测等。

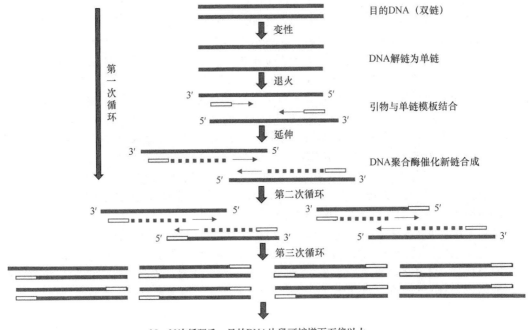

25～30次循环后，目的DNA片段可扩增百万倍以上

图 2-1　PCR 基本原理

（二）PCR 的反应体系

各种 PCR 基本建立在一个标准的 PCR 条件上，反应体积一般为 50～100μl，其中基本组成包括：25～50mmol/L KCl，10～50mmol/L Tris-HCl（pH 8.4），1.5～2.0mmol/L $MgCl_2$，0.1mg/ml 明胶或

牛血清白蛋白（bovine serum albumin, BSA），2个引物（用去离子水配制，终浓度各 0.25μmol/L），dNTP（4种脱氧核糖核酸，各 0.2mmol/L）（有商品化的 10×混合液），模板 DNA（0.1~2μg）（用量须根据其分子量的多少加以调整，一般含 10^2~10^5kb 的 DNA），DNA 聚合酶 1~5U/μl。反应体系用 ddH$_2$O 补足体积，即可进行 PCR。反应条件一般为 94~97℃变性 30~60s，50~55℃退火 30~90s，70~74℃延伸 30~120s，共进行 25~30 次循环。

（三）PCR 条件的优化

1. 温度循环参数

（1）变性温度和时间：保证双链模板 DNA 解离为单链，使之有效地与引物结合是整个 PCR 扩增成功的关键。一般 95℃ 30s 或 97℃ 15s，足以使任何复杂的 DNA 双链分子解离为单链，根据模板 DNA 的复杂程度，同时考虑反应管的传温过程，有时应调整变性温度和时间。实际常采用 94~95℃变性 30~60s，且最初在加 Taq DNA 聚合酶之前先于 95℃充分变性 5~10min。质粒 DNA 因复性快，作 PCR 扩增时最好酶切线性化。

（2）复性温度和时间：PCR 的特异性取决于复性过程中引物与模板的结合。复性温度可以根据引物的长度及其 G+C 含量确定，最适温度为有效起始温度（T_p）值±（2~5）℃，T_p=22+1.46[2(C+G)+(A+T)]，一般在 40~60℃。引物的长度为 15~25bp 时，退火温度可通过 T_m=4(G+C)+2(A+T) 计算得到。在 T_m 允许的范围内，选择较高的退火温度可大大减少引物和模板之间的非特异性结合，而退火时间设为 30s，足以使引物和模板之间完全结合。

（3）延伸温度和时间：一般 PCR 的延伸温度为 70~75℃，此时，DNA 聚合酶具有最高活性。当引物在 16 个核苷酸以下时，过高的延伸温度不利于引物和模板结合，可缓慢升温。PCR 延伸时间可根据待扩增片段的长度而定。一般 1kb 以内的片段，延伸时间 1~2min 足够。而扩增 10kb 片段时则需 15min 或更长。延伸时间过长也是出现非特异性扩增的一个因素。

（4）循环次数：PCR 循环次数主要取决于模板 DNA 的浓度。理论上，25~30 次循环 PCR 产物的积累即可达最大值，实际每步反应的产率不可能达到 100%，因此不管模板浓度是多少，20~30 次是比较合理的循环次数。

2. PCR 产物积累规律

PCR 中，DNA 的扩增遵循酶的催化动力学原理。反应初期目的 DNA 片段呈指数增加，当 DNA 产物逐渐增加，与引物、DNA 聚合酶达到一定比例时，酶的催化反应趋于饱和，即出现"停滞效应"，又称"平台期"。到达平台期所需 PCR 循环次数取决于样品中模板的拷贝数、PCR 扩增效率、DNA 聚合酶的种类和活性以及非特异性产物的竞争等因素。一般达到"停滞效应"阶段之前，合成的目的基因片段的数量足以满足实验需要，用克列诺（Klenow）酶进行 20 次左右的循环，积累约 $3×10^5$ 个目的基因拷贝。而用 Taq DNA 聚合酶则可进行 25 次以上 PCR 循环，积累 $4×10^8$ 目的基因拷贝，这是因为 Taq DNA 聚合酶的高效及高特异性。为提高检测灵敏度或产量而一味增加循环次数是不可取的，这只会增加非特异性扩增。

3. 预防假阳性结果

自从 Taq DNA 聚合酶应用于 PCR 后，人们可以利用自动化机械来完成整个循环反应过程。目前国内外已有多种 PCR 自动扩增仪，为 PCR 技术的广泛应用提供了极大的便利。PCR 的强大扩增能力和极高的检测灵敏度，使极微量的污染即可导致假阳性结果，且在扩增过程中发生单核苷酸的错配，因而其最大的缺憾就在于灵敏度过高和非特异性扩增所带来的假阳性结果。实验中预防假阳性结果的产生，应考虑：

（1）尽可能保证反应的忠实性：①4 种 dNTP 要等量且浓度合适；②选择合适的循环次数；③勿使复性温度过低。

（2）减少结构相近的异源 DNA 在 PCR 操作过程中的污染，应采取预防及处理措施：①专门设置 PCR 室，配制反应液最好有超净工作台，模板制备、扩增体系的加液要相对隔离。②所有试剂都要分装成小份，在一定的冰箱位置保存，使用从未接触过 DNA 的一次性器皿。③操作时戴一次性手套。④多份样品同时扩增时，最后加模板。⑤设置阳性对照（用已知阳性模板）、阴性对照（不加模板 DNA）；重要的实验结果进行重复试验。⑥污染的器件可用稀盐酸擦拭或浸泡，可促使 DNA 脱嘌呤；对经常使用的超净台要常打开紫外线灯照射 30min，促使 DNA 形成二聚体，阻止链的延伸。

（3）其他因素

1）热启动：*Taq* DNA 聚合酶在低温下仍有活性，故当所有的反应成分混合后进入循环前，*Taq* DNA 聚合酶可导致非特异性扩增。采用热启动（在温度达到 70℃以上时再加酶或模板 DNA）可克服这个问题。先将不含酶的反应混合物于 94℃变性 5～10min，立即置冰浴中，再加酶进入循环，不但可保护酶活性，而且是热启动的一种方法。

2）PCR 促进剂：某些化学物质对 PCR 的特异性有利，如 10% 二甲基亚砜（DMSO），虽然 DMSO 对聚合酶活性有一定抑制作用，但它能影响引物的 T_m 及变性 DNA 的作用，可减少模板二级结构，提高 PCR 特异性。5%～20% 的甘油可加速变性过程，对 G+C 含量高，二级结构多的靶序列和在扩增片段长（＞1.5kb）时更适用；四甲基氯化铵（TMAC）[(0.1～1)×10^5mol/L] 可减少非特异性扩增而不抑制 *Taq* DNA 聚合酶。

3）*Taq* DNA 聚合酶抑制剂：不同浓度的变性剂（尿素、DMSO、DMF、甲酰胺等）对酶活性的影响不一样，许多离子型表面活性剂在极低浓度下（脱氧胆酸＜0.06%，SDS＜0.01%，SLS＜0.02%）也可抑制 *Taq* DNA 聚合酶活性，而低浓度的乙基苯基聚乙二醇（NP-40，0.05%）和吐温-20（Tween-20）可增强 *Taq* DNA 聚合酶活性。应用中，0.5% 的 NP-40/Tween-20 可迅速纠正 SDS 对 *Taq* DNA 聚合酶的抑制作用。

（四）几种常见的 PCR 衍生技术

1. 逆转录 PCR（reverse transcription PCR，RT-PCR） 是一种将 RNA 逆转录合成互补 DNA 与 PCR 技术结合起来、分析基因表达的一种快速灵敏的方法。该反应包括两步：①提取总 RNA，加入与 mRNA 3′ 端互补的引物，在逆转录酶作用下合成互补 DNA（complementary DNA，cDNA）；②以 cDNA 为模板，再加入与 cDNA 互补的另一引物进行常规 PCR。RT-PCR 技术非常灵敏，现广泛用于外源基因表达的检测或定量分析，以及构建 cDNA 文库和进行 cDNA 克隆，可用于鉴定已转录序列是否发生突变及呈现多态性。RT-PCR 进行定量检测目的 mRNA 的表达水平时，需在实验中设置管家基因的表达作为内参照，如 β-肌动蛋白（β-actin）、3-磷酸甘油醛脱氢酶（GAPDH）使用极为普遍，以此观察待测基因扩增产物的相对量变化。

2. 实时定量 PCR（real time quantitative PCR） PCR 对特定核苷酸片段进行指数级扩增后，通过凝胶电泳的方法可对扩增产物进行定性或定量分析，但分析的都是 PCR 终产物，无法知道未经 PCR 信号放大之前的起始模板量。实时定量 PCR 引入荧光标记分子，通过对 PCR 扩增反应中每一个循环产物荧光信号的实时检测，计算 PCR 产物量，从而实现对起始模板的定量分析。

（1）基本原理：根据实时定量 PCR 所使用的荧光物质可以分为荧光染料法和荧光探针法。荧光染料法是指 SYBR Green I 法，荧光探针法包括 Taqman 探针法、LightCycler 法和分子信标法。目前最常用的方法是 SYBR Green I 法，在 PCR 体系中加入过量 SYBR 荧光染料，SYBR 荧光染料特异性地掺入 DNA 双链后，发射荧光信号，而不掺入链中的 SYBR 染料分子不会发射任何荧光信号，从而保证荧光信号的增加与 PCR 产物的增加完全同步。SYBR Green I 仅与双链 DNA 进行结合，可以通过熔解曲线确定 PCR 是否特异。SYBR Green I 法优点是方法步骤简单，试剂成本相对较低，缺点是特异性差。由于染料结合双链 DNA 没有任何序列特异性，因此 SYBR Green I 既可以结合目标基因的扩增产物，也可以结合非特异性扩增的产物如引物二聚体，因此引物设计非常关键，应避免形成二聚体或发夹结构。

（2）荧光扩增曲线：在 PCR 扩增过程中任一点收集荧光强度信号，经过若干个循环后，可以得到一条以循环次数为横坐标、荧光强度变化为纵坐标的"S"形荧光扩增曲线（图 2-2），可分为三个阶段：①背景期，扩增的荧光信号被背景信号所掩盖，无法判断产物量的变化；②指数增长期，

PCR 产物量的对数值与起始模板量之间存在线性关系；③平台期，扩增产物已不再呈指数级的增加，PCR 产物量与起始模板量之间没有线性关系。因此，可在这个阶段进行定量分析。在指数扩增期任意位置上人为设定一个荧光阈值，每个反应管内的荧光信号到达设定的阈值时所经历的循环次数被称为 Ct 值（cycle threshold value）。每个模板的 Ct 值与该模板的起始拷贝数的对数存在线性关系，起始拷贝数越多，Ct 值越小。利用已知起始拷贝数的标准品绘制标准曲线，只要获得未知样品的 Ct 值，即可从标准曲线上计算出该样品的起始拷贝数。

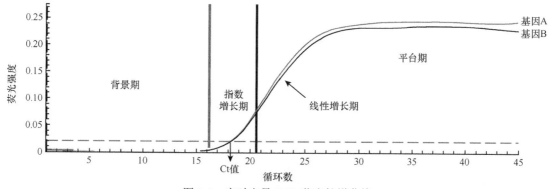

图 2-2　实时定量 PCR 荧光扩增曲线

　　由于荧光染料及荧光探针的应用，实时定量 PCR 具有高灵敏性、高特异性和高精确性、能实现多重反应、自动化程度高、实时和准确等特点，对 mRNA 的检测较 RNA 印迹法、RT-PCR 法等要快速、准确得多，实现了从定性到定量分析的质的飞跃。目前，该项技术已被应用于丙型肝炎病毒、人乳头瘤病毒、结核分枝杆菌和食品中大肠埃希菌等病原体的检测，肿瘤相关基因表达的检测，基因表达、突变及其多态性的研究等多个领域。

　　3. 锚定 PCR（anchored PCR）　一般进行 PCR 必须知道欲扩增 DNA 或 RNA 片段两侧的序列，而某些情况下对研究序列本身或其旁侧序列并不清楚，这就需要利用"锚定 PCR"解决未知序列扩增。主要过程为分离细胞总 RNA，在逆转录酶作用下从 mRNA 合成 cDNA，通过 DNA 末端转移酶在 cDNA 3′ 末端加上 poly（dG）尾。然后利用锚定引物 poly（dC）（最好在十二聚以上，引物的 5′ 端可带上某些限制酶序列或其他序列信息），在一特异引物的参与下，扩增具有同源多聚物尾巴的 cDNA 序列。

　　4. 不对称 PCR（asymmetric PCR）　典型的 PCR 产生特定的双链 DNA 拷贝，但在基因分析中，常需要提取单链模板进行序列测定。于伦斯滕（Gyllensten）和埃尔利赫（Erlich）改进了 PCR 方案，在扩增循环中引入不同的引物浓度，最终得到单链 DNA。采用比例（50～100）∶1 的引物浓度，在最初 10～15 次循环中主要产物还是双链 DNA，但当低浓度引物被耗尽后，高浓度引物介导的 PCR 就会产生大量单链 DNA（ssDNA）。分离扩增产物中的单链 DNA 可用原引物或第三条内部引物直接测序，也可用于制备单链探针。

　　5. 反向 PCR（inverse PCR）　PCR 允许扩增 DNA 片段位于已知序列的两个引物之间。反向 PCR 则可对一个已知的 DNA 片段两侧的未知序列进行扩增和分析。选择已知序列内部没有酶切位点的限制酶对此段 DNA 进行酶切（只能切断未知序列）；在连接酶的作用下使 DNA 环化，此时选择合适方向的与已知序列两末端互补的引物，经 PCR 扩增后，则未知序列包含在扩增产物中，可构建基因组步移文库，进行测序或其他分析，在分子生物学研究上是非常有意义的。

　　6. 多重 PCR（multiplex PCR）　PCR 技术的一个重要应用领域是检测特定序列的存在或缺失。如果待检测的基因片段存在，经 PCR 可以产生扩增区带；如果这一片段缺失，PCR 后没有扩增区带出现。这一方法已在缺失型地中海贫血的基因诊断中得到广泛应用。在许多情况下，与疾病相关的基因十分庞大，这些基因上常有多处发生缺失或突变，而且这些改变发生在相邻数十至数百

kb 的距离。这就超出了 PCR 技术所能扩增的有效长度。对此有些人采用了多重 PCR 技术，即在反应体系中加入多对引物，扩增同一模板的几个区域。如果基因的某一区段缺失，则相应地电泳图谱上这一区带就会消失。多重 PCR 和 DNA 印迹法一样可靠，但显然要简便得多。其特点是一个临床标本、一次样品制备、一次扩增反应，根据需要可达到多种检测的目的。

7. 数字 PCR（digital PCR, dPCR） 是一种新兴的核酸检测技术，也称单分子 PCR，通过将每个核酸分子分配到一个独立的空间内，避免选择性扩增对扩增结果的干扰，可实现核酸模板绝对定量、稀有突变检测、拷贝数变异、DNA 甲基化、基因重排等检测功能。由于数字 PCR 可以实现直接定量分析，被称为第三代 PCR。通过稀释样品 DNA 到对应的检测孔中，经过 PCR 扩增之后，向每个孔里加入特异性荧光探针与产物杂交，然后直接计数样本中突变型和野生型等位子的数量。dPCR 常用于大量正常细胞群中检测少数含突变的细胞，主要应用于突变分析、等位基因缺失、混杂 DNA 的癌症检测等。

（五）PCR 在医学中的应用

PCR 技术于 1985 年由美国年轻科学家考里·穆利斯（Kary Mullis）创建，当年该技术即被应用于人 β-珠蛋白 DNA 的扩增及镰状细胞贫血的产前诊断。随着 *Taq* DNA 聚合酶的发现和多种规格 PCR 仪的推出，该技术的自动化将基因诊断提高到一个崭新的阶段。以 PCR 技术为基础的各种分子生物学技术迅速应用于医学领域，如遗传病、肿瘤的基因诊断、感染性疾病等。

1. 遗传病的基因诊断 遗传病是由于人体遗传物质发生改变而引起的疾病，包括单基因遗传病、多基因遗传病和染色体遗传病等。到目前为止已发现的遗传病有 7000 多种。点突变、缺失是人类遗传病的主要基因突变类型，最早是采用限制性片段长度多态性（restriction fragment length polymorphism, RFLP）连锁分析结合寡核苷酸探针杂交技术进行检测，因涉及同位素标记，样本需求量大，操作复杂，在临床应用中受到限制。PCR 技术的出现为遗传病的诊断开辟了新途径。目前有近 200 种遗传病可直接通过以 PCR 为基础的各种分子生物学技术进行诊断。PCR 方法标本用量少，可在妊娠早期取得少量样品（如羊水、绒毛）进行操作，实现极早的产前诊断，为优生提供了有效的方法。目前遗传病的诊断方法都是在 PCR 之后结合其他技术进行基因诊断，主要有三种不同的方法。

（1）PCR 后直接电泳，根据特异性扩增带做出诊断：主要用于基因缺失的检测，也可通过特殊的引物设计用于基因突变的检测。如 α 地中海贫血的巴氏（Bart）胎儿水肿综合征和 β 地中海贫血的产前诊断就可以利用该方法进行。针对基因突变位点设计引物，特异性扩增后，若没有出现正常序列产物或长度异常，表明该基因缺失，在反应体系中加入另一对引物扩增其他非缺失序列作为内对照，可确保诊断正确性。

（2）PCR 结合 RFLP 基因连锁分析做出诊断：主要用于基因突变的检测。突变往往会产生新的或消除原有的限制酶识别位点，因此，分析基因组 DNA 上多态性位点及酶切位点改变引起的限制性片段长度变化，对某些遗传病的诊断有重要意义。设计的引物使扩增片段包含多态性的限制酶识别序列，PCR 后，用该特异性限制酶酶切 PCR 产物，根据电泳后酶切片段长度的变化，即可做出诊断。

如图 2-3 所示，PCR 产物酶切后有三种情况，①泳道 1、2：正常 PCR 扩增产物，不含某限制酶酶切位点（−/−）；② 泳道 3：属于（+/−）型，即一条染色体上有此酶切点，被切为两条链，而另一条无酶切位点，长度无变化；③泳道 4：PCR 产物全部被切开，两条染色体为纯合状态（+/+）。结合家系分析，如果该家系某一遗传病基因与这一酶切位点的存在有连锁关系，即判断受检者是否含有致病基因，是来自父方还是来自母方。此法在部分突变所致 β 地中海贫血、甲型血友病等方面得到广泛应用。

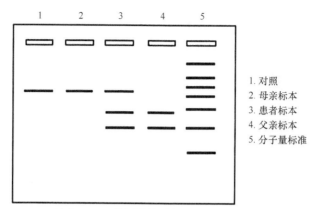

图 2-3　PCR 结合 RFLP 基因连锁分析（PCR 产物酶切后电泳结果）

（3）PCR 结合特异寡核苷酸（specific oligonucleotide, SSO）探针斑点杂交进行基因诊断：对于单纯的碱基突变（替代、缺失、插入）引起的遗传病，可采用 PCR-SSO 法进行诊断。针对各种基因突变合成一系列具有正常序列或突变序列的寡核苷酸片段，经标记后作为探针。正常人的扩增产物仅与正常序列探针杂交，若与突变序列探针有杂交信号，则提示基因有突变。严格控制杂交和洗膜条件，可以检测到 1 个碱基的错配。

2. 肿瘤的基因诊断　肿瘤组织形成后采用形态学分析诊断及一些无组织定位特异性的肿瘤血清学标志物的检测，都不利于临床上对肿瘤的早诊早治。肿瘤的演变和恶性转化中，基因改变可能潜在出现，比任何形态学改变都早，因此最早的癌基因和抑癌基因突变可以作为筛选和早期诊断癌症的指标。PCR 技术具有检测 10 000 个正常细胞中 1 个突变细胞的潜在能力，故可用于患者各种体液中突变基因的检测，无须活组织，而且灵敏度高，假阳性率低，对癌症的早期诊断极有意义。

3. 感染性疾病的基因诊断　临床上对于病毒、细菌、寄生虫等病原体的感染，大多采用免疫学、生化学或形态学方法进行判断，但这些方法仍存在灵敏度不够、特异性不高或费时费力等缺点。病原体都有各自种族特异性的基因，因此可应用 PCR 扩增病原体基因的保守序列，对大多病原体可明确检测，且能诊断出病原体携带者和潜伏性感染，并对病原体进行分类，有利于临床上及早诊断和有目的的治疗。

二、定点诱变技术

定点诱变（site-directed mutagenesis），又称定点突变、位点专一诱变，是在体外特异性地取代、插入或缺失 DNA 序列中特定碱基的技术，这一技术可将 DNA 基因组或 RNA 基因组的任何既定部位的核苷酸替换，或者使之缺失，或者插入另一段核苷酸。定点诱变技术简单易行、重复性高，现已发展成为基因操作的一种基本技术，可用于研究 DNA 的结构与功能、定点改造目的基因、探索蛋白质的结构与功能等。

（一）盒式诱变

盒式诱变（cassette mutagenesis）是利用一段人工合成的具有突变序列的双链寡核苷酸片段，即所谓的寡核苷酸盒取代野生型基因中的相应序列。首先将目的基因克隆到适当的载体上，接着在准备诱变的目的密码子两侧各引入一个单酶切位点，再连接到同一载体上，然后将此载体用新引进的两个酶切位点切开成线形。诱变的寡核苷酸片段是人工合成的只有目的密码子发生了变化的双链 DNA，按照设计要求产生出克隆需要的黏性末端。双链寡核苷酸诱变盒和线性化载体进行连接，再转化筛选所需的突变子。

盒式诱变简单易行，突变效率高，而且由于指定的突变区域 DNA 是人工合成的，可以得到任何可能的突变，而又不会产生任何混合的或非目的位点的突变。在这些突变体中各种不同的序列被集中在目的基因的一个特定区域，对于蛋白质特定结构区域或特定结构域的结构和功能的研究尤为有利。盒式诱变的缺点是需要在突变位点两侧具有唯一的限制性酶切位点，实际应用中符合这一条件的情况不多见，因此受到很大限制。

（二）寡核苷酸引物诱变

寡核苷酸引物诱变（oligonucleotide primer mutagenesis）是通过人工合成的、少量密码子发生变化的寡核苷酸介导，得到诱变的目的基因。其基本原理是合成一小段带突变碱基的寡脱氧核糖核苷酸作为引物，使其与带有目的基因的单链 DNA 配对，合成的引物除短的错配区外，与目的基因完全互补，二者可以形成一小段碱基错配的异源双链 DNA。然后在 DNA 聚合酶的催化下，使寡脱氧核糖核苷酸引物延伸，完成目的基因单链 DNA 的复制。由此产生的双链 DNA 分子，一条链为野生型亲代链，另一条链为突变型子代链，将获得的双链 DNA 分子导入宿主细胞，产生野生型、突变型的同源双链 DNA 分子，再用限制性酶切法、斑点杂交法和生物学方法来初步筛选突变的基因。该方法保真度高，但操作过程复杂、周期长，而且在克隆待突变基因时会受到限制性酶切位点的限制。

（三）PCR 介导的定点诱变

通过设计特定的引物和 PCR 技术，可以在体外对目的基因进行点突变、缺失、嵌合等改造。近几年来，以 PCR 为基础的定点诱变得到不断创新和改进，使得定点诱变越来越省时省力，简单易行，所以应用广泛。PCR 介导定点诱变的优点主要有：①突变体的回收率高；②能以双链 DNA 为模板，几乎可以在任何位点引入突变；③高温可以降低模板 DNA 形成二级结构的能力，这些结构会使单链 DNA 模板的延伸反应效率降低；④可利用商业试剂盒，快速、简便、准确。

PCR 定点诱变也存在不足之处：① PCR 产物有相对高的错误率，除目的突变外，常包含一些非预定突变。通过限制扩增的循环次数，以及应用更好的热稳定 DNA 聚合酶如 Pfu 酶等将错误率降到最低。②每个诱变实验需大量的引物和扩增反应，进行 PCR 的每套引物和模板的条件都需要优化。③以亲本野生型 DNA 为模板的 PCR 中，污染可导致高比例的非突变的克隆。④标准 PCR 不能有效扩增大于 2~3kb 大小的片段。在具体运用时须充分考虑各种方法的优缺点以便选择最适宜的方法，达到最佳的效果。

第三节　基因结构研究的技术策略

基因是指含有特定遗传信息的核苷酸序列，是合成蛋白质或 RNA 所必需的 DNA 片段（部分 RNA 病毒例外），由编码区和调控区组成。编码区是编码氨基酸多肽链的核苷酸序列，含有可读框（open reading frame, ORF）。真核生物基因编码区的结构特征是外显子中间插有非编码的 DNA 间隔区（内含子），是鉴定基因编码区特殊结构与功能的基础；调控区是指影响基因转录活性的特异 DNA 序列，包含启动子、增强子、沉默子等调控基因转录的非编码区，其中启动子转录活性的调控及转录开始位点（transcription start site, TSS）的确定是基因调控区结构分析的关键。本节主要从生物信息学分析和实验方法两方面介绍基因调控序列和编码区结构分析的研究策略。

一、基因结构的生物信息学分析

自从人类基因组计划实施并取得成功之后，日新月异的高通量测序技术使得生物学数据，尤其是基因组、转录组以及蛋白质组等组学数据以前所未有的速度积累，生物信息学（bioinformatics）取得了蓬勃的发展，成为基因组范围内高通量筛选、分析基因结构与预测基因功能的重要手段。常见的基因结构的生物信息学分析包括基因结构预测、同源基因分析、多序列比对、启动子及转录开始位点的预测和序列分析等。

（一）利用核苷酸数据库进行基因序列的同源性分析

核酸序列比对最常见的是序列相似性的比对，可用于一组相关基因或不同生物种属间的基因或基因组的比较，通过数据库对核酸序列进行相似性搜索，可分析相似性序列碱基及氨基酸之间的对应位置关系，相似性高的序列说明被比较序列可能是来源于共同祖先的同源序列。同源性多序列比对不仅利于新基因或非编码序列新元件的发现，还可对真核基因组的进化机制进行推论并绘制进化系统树。利用某一特征性序列进行多序列比对可方便地确定基因家族新成员，如在数据库中对哺乳动物血小板衍生生长因子的编码基因序列进行相似性比对，发现其与腺病毒癌基因 *v-sis* 具有同源性，并依此定名为细胞癌基因 *c-sis*。

BLAST 是目前应用最广泛的一个核苷酸数据库和蛋白质数据库搜索程序家族，其中包括许多有特定用途的程序，如 BLASTn、BLASTx、tBLASTx 等，选择合适的 BLAST 程序可以进行核苷酸序列相似性搜索（表 2-1），还可作为鉴别基因和遗传特点的手段。

表 2-1　BLAST 序列数据库搜索程序家族

程序	查询序列	数据库类型	备注
BLASTn	核苷酸	核苷酸	搜索相似的核苷酸序列
BLASTp	蛋白质	蛋白质	搜索相似的蛋白质序列
BLASTx	翻译核苷酸	蛋白质	将核酸序列按阅读框翻译成蛋白质序列，在数据库中进行蛋白质序列比对
tBLASTn	蛋白质	翻译核苷酸	将核酸序列翻译成蛋白质序列，用于寻找数据库中没有标注的基因编码区
tBLASTx	翻译核苷酸	翻译核苷酸	无论是待搜索的核酸序列还是数据库中核酸序列都按阅读框翻译成蛋白质序列，然后比对

（二）利用基因数据库查找和定位基因序列

利用基因数据库查找已知基因序列，或搜寻、预测未知基因序列，以及确定基因序列在染色体上的定位都是基因结构分析的常见情况。对于已知基因，可根据基因名称到美国国立卫生研究院官方网站的 GenBank 中搜寻数据库中的基因序列，或通过文献提供的基因 ID 号从 GenBank 中"Nucleotide"栏检索。如果是分析克隆操作获得的目的基因序列是否与基因数据库中的基因一致，可先将该基因序列从数据库中查找出来，再利用 BLAST 直接进行两两比对即可。

对于未知 DNA 序列，通过查找/检索基因数据库确定其是否为一个基因，需要有多个证据的支持。基因的启动子、转录开始位点以及编码序列的重要结构特征均是重要的靶标。通常综合运用不同的查找方式：①可将未知 DNA 序列输入不同种属生物的基因数据库中进行同源性比对，再根据一定的同源性关系进行定向搜索。②可利用 GenBank 的表达序列标签（expressed sequence tag, EST）数据库对未知 DNA 序列进行相似性搜索，EST 是从 cDNA 文库中随机挑取克隆并测序后获得的 DNA 序列，由于不同 EST 序列之间可能存在部分序列重叠，如在 EST 数据库中找到具有一定同源序列的 EST，然后根据 EST 重叠部分的旁侧序列进行延长、人工拼接，并反复在数据库中搜索比对，最后经过聚类分析等可能发现 EST 所代表的新基因序列。③若未知 DNA 序列的可读框或其序列的推导产物与蛋白质数据库比对发现有较高相似性，该 DNA 序列极有可能是基因的外显子。

确定已知基因的染色体定位可通过"Genome view"进行基因作图及定位，推测此基因在染色体中的位置，再观察基因组图谱中其上下游的相关基因信息，进行精确定位分析。

（三）利用生物信息学预测启动子及转录开始位点

启动子（promoter）是基因表达调控的重要结构单元，利用生物信息学方法预测启动子及 TSS 对于辨识新基因、指导实验鉴定和研究启动子结构、研究基因表达调控有着重要作用。真核生物典型启动子一般为 Ⅱ 型启动子，拥有特征性的共有序列，包括三部分，①核心启动子：是控制基因转录起始准确性及频率的序列，包括 TSS 上游-30～-25bp 区域的 TATA 盒、TSS 附近的起始子等；②启动子上游元件：是调节基因的转录效率与专一性的序列，一般位于 TSS 上游的有几百个碱基，常见的调控元件有 GC 盒、CAAT 盒等；③启动子远端调控序列：主要是增强子（enhancer）和沉默子（silencer）等活化或抑制基因转录的调控元件。此外，TSS 附近的 CpG 岛经常出现在启动子中。

根据共有序列结构及其位置等特征进行生物信息学预测，可获得启动子结构的相关信息。此外，可根据转录因子结合特性来预测启动子的序列特征。常见的启动子预测软件有：Promoter 2.0 Prediction Server；Softberry 提供的启动子预测工具 TSSW、TSSP、TSSG、FPROM。

由于真核启动子的共有序列结构并不十分固定，根据序列特征预测的结果并不十分理想，遗漏和假阳性都比较严重。实际工作中结合 TSS 附近的 CpG 比率、DNA 理化特性、转录因子结合位点密度等相关的结构特征，对于核心启动子的辅助预测也是常用手段。其次，基因 TSS 的鉴定也是分析基因表达及调控的重要内容，真核启动子的 TSS 无明确的保守序列，日本学者利用寡核苷酸帽法构建 cDNA 文库，通过大量测序构建了 TSS 数据库（database of transcription start site, DBTSS），可为基因 TSS 的鉴定提供重要参考，也成为预测其上游启动子位置的辅助工具。采用生物信息学的综合分析方法预测基因启动子及 TSS 等调控序列是一条方便快捷、实用的研究途径，为进一步实验研究基因表达调控提供了基础。

二、基因启动子及转录开始位点结构分析的实验方法

启动子是基因的重要组成部分，是 RNA 聚合酶直接或间接结合，并启动特定基因转录的一段特异 DNA 序列，包含一组转录调控的功能元件。原核启动子能直接与 RNA 聚合酶结合，而真核启动子通常先与多种转录因子结合再协调与 RNA 聚合酶结合。无论原核生物还是真核生物，RNA 聚合酶通过识别及结合启动子在基因的转录开始位点启动基因转录。启动子及转录开始位点的结构分析是基因表达调控领域中的重要内容，通过生物信息学进行搜索、比对及预测之后，需要进一步通过实验进行研究。

（一）研究启动子结构的实验方法

研究启动子结构的常用实验方法有克隆法、足迹法、电泳迁移率变动分析、报告基因分析等。

1. 启动子克隆法 根据预测的基因启动子序列，设计引物，利用 PCR 技术扩增、克隆启动子，可测序分析启动子序列。启动子克隆一般分为两种类型：一种是已知启动子序列，可以直接采用 PCR 扩增进行基因克隆；另一种是未知启动子序列，只知道转录组或部分编码序列，这个时候就可以采用特殊的扩增方法——染色体步移进行未知序列的扩增。基于 PCR 技术的染色体步移可以克隆已知序列的侧翼未知序列，目前最常用的是交错式热不对称 PCR 技术（thermal asymmetric interlaced PCR, TAIL-PCR），其基本原理是利用目标序列附近的已知序列设计 3 个特异性套嵌引物（SP1，SP2，SP3），用它们分别和一个具有低 T_m 值的短的随机简并引物（AD）相结合来钓取侧翼序列，根据引物的长短和特异性差异设计不对称的温度循环，通过分级反应来扩增特异性产物。

2. 利用核酸-蛋白质相互作用方法研究启动子 启动子是一段能被蛋白质识别和结合的 DNA 序列，因此可以利用核酸-蛋白质相互作用的研究方法进行启动子的研究。

（1）足迹法

1）酶足迹法（enzymatic footprinting）：基本原理是将待分析的双链 DNA 片段进行选择性单链末端标记，再与核蛋白或可能的转录因子进行体外结合反应，然后加入适当浓度的 DNA 酶 I（DNase I）或具有 3′→5′ 外切酶活性的核酸外切酶Ⅲ进行随机酶切，通过控制反应时间产生不同长度的 DNA 片段，经变性凝胶电泳分离可形成只相差一个核苷酸的梯度 DNA 条带。与蛋白结合的 DNA 序列（含启动子）被保护而不受酶切消化，从而在凝胶电泳时出现无条带的空白区域。参照未经结合反应的 DNA，对在凝胶上空白区域的 DNA 进行克隆测序以确定蛋白质结合区的

DNA 序列。

2）化学足迹法（chemical footprinting）：利用化学试剂切断 DNA 骨架，如羟自由基可攻击 DNA 的脱氧核糖，但无法接近与蛋白质结合而被保护的 DNA 分子，也会在凝胶电泳上形成空白区域，即 DNA 结合蛋白质的结合位点。由于羟自由基分子量小，产生的足迹比酶足迹法更小，有利于精确定位蛋白质在 DNA 上的结合位点。缺点是羟自由基也可能攻击蛋白质导致蛋白降解，实验中须摸索反应时间防止蛋白质降解。

3）体内足迹法（in vivo footprinting）：采用化学试剂对活细胞进行体内处理，使 DNA 在细胞内受到化学修饰（甲基化或乙酰化）而影响与 DNA 结合蛋白的结合，然后裂解细胞，再用化学足迹法或酶足迹法检测，与未修饰的样品对照即可确定序列特异性的蛋白质结合位点。

（2）电泳迁移率变动分析（electrophoretic mobility shift assay, EMSA）：是利用结合蛋白质的 DNA 片段在凝胶中迁移滞后的特点而建立的一种方法。其基本原理是将标记的一段 DNA 分子与核抽提物或特异转录因子孵育后进行凝胶电泳分离、显影，如有 DNA-蛋白质复合物形成就会显示电泳迁移滞后的条带。该法可用于检测 DNA 结合蛋白、确定启动子中有转录因子结合的顺式作用元件或调控区域。EMSA 的不足之处是只能确定 DNA 序列中含有蛋白结合位点，不能确定目的蛋白结合的具体 DNA 序列。

（3）染色质免疫沉淀实验鉴定启动子序列：染色质免疫沉淀（chromatin immunoprecipitation, ChIP）既可真实、完整地反映细胞内结合在基因组 DNA 上的调控蛋白因子，又能确定与特定蛋白质结合的 DNA 序列（包括启动子等顺式作用元件）。在活细胞状态下将蛋白质与 DNA 进行交联，通过甲醛固定蛋白质-DNA 复合物后，采用微球菌核酸酶将其随机切断成一定长度的染色质小片段（200～2000bp），然后以目的蛋白的特异性抗体通过抗原抗体特异性结合富集、沉淀蛋白质-DNA 复合物，解除蛋白质和 DNA 交联之后纯化 DNA，再通过 PCR 扩增 DNA 片段，鉴定 DNA 的序列信息。

3. 报告基因分析研究启动子活性 报告基因是为了在细胞或动植物体内设置灵敏方便的筛检信号而采用的一些表达产物极易检测的结构基因，如荧光蛋白或酶的编码基因。常用的有绿色荧光蛋白（green fluorescent protein, GFP）基因、红色荧光蛋白基因、萤光素酶（luciferase）基因等。报告基因技术通过基因操作将无转录活性的报告基因置于被研究的 DNA 序列下游，通过检测报告基因的表达水平（荧光蛋白或酶）推测该 DNA 序列是否具有对报告基因的转录活性，也就是启动子活性，可以用于启动子的筛选与鉴定。

（二）基因转录开始位点的序列分析方法

真核生物中负责结构基因转录的主要是 II 型 RNA 聚合酶，TSS 是 RNA 聚合酶启动基因转录的关键点，因此 II 类启动子相关的 TSS 序列是分析结构基因的重要切入点。II 类启动子的 TSS 位于核心启动子 TATA 盒下游，是与 mRNA 第一个碱基相对应的 DNA 序列，以+1 位碱基为代表。TSS 为 mRNA 合成的起点，通常利用 mRNA 模板合成 cDNA，再通过 cDNA 克隆测序、cDNA 末端快速扩增法（rapid amplification of cDNA end, RACE）、5′端基因表达系列分析（5′-end serial analysis of gene expression，5′-SAGE）及帽分析基因表达（cap analysis gene expression, CAGE）等方法进行基因 TSS 的鉴定分析。

三、基因编码区（结构基因）结构分析

基因编码区是指编码功能性基因产物（多肽链或 RNA）的结构基因，通常是指能编码多肽链的核苷酸序列，包括外显子（编码序列）及内含子（非编码序列）。基因编码区具有一定的结构特征，为鉴定分析提供了线索。常用于编码序列结构分析的研究方法包括 cDNA 文库筛选、内含子/外显子分析、RNA 剪接分析、EST 序列比较、ORF 分析、基因拷贝数分析及表达谱分析等。另外，生物信息学分析也是预测基因结构的常见方法。

（一）cDNA 文库筛选编码序列

大多数真核基因 mRNA 的 3' 端存在 poly（A）尾结构，以 mRNA 为模板，用 oligo（dT）作引物，在逆转录酶催化下合成 cDNA 的第一链，并在第二链合成后将接头加到 cDNA 末端，连接到适当的载体中，经过分析、扩增及鉴定后获得 cDNA 文库（cDNA library）。cDNA 文库是指以细胞全部 mRNA 为模板逆转录合成 cDNA 的总和。构建的 cDNA 文库应考虑每条 cDNA 序列的完整性，可根据 mRNA 均包含 5' 非翻译区、编码序列、3' 非翻译区的结构特征进行判断，如基因的编码序列含有从起始密码子至终止密码子的 ORF 序列。

通过 cDNA 文库筛选可分析基因组中的编码序列，从而确定基因编码区结构，抑或发现新基因。从 cDNA 文库中钓取感兴趣的目的基因，可以利用 PCR 进行靶向扩增，通过分析 PCR 产物了解 mRNA 的不同拼接方式；如果按基因的保守序列合成 PCR 引物，还可以克隆未知基因的编码序列。采用核酸分子杂交也可从 cDNA 文库中获得特定基因编码序列的 cDNA 克隆，可根据其他生物的基因序列合成一段 DNA 探针，然后通过核酸分子杂交筛选 cDNA 文库，并对阳性克隆的 cDNA 片段进行序列分析，多用于寻找同源基因编码序列。

（二）mRNA 剪接序列分析

分析基因编码区的选择性剪接序列和位点通常采用 DNA 芯片和紫外交联免疫沉淀（crosslinking-immunoprecipitation, CLIP）测序对 mRNA 剪接进行高通量分析。DNA 芯片采用代表外显子的 DNA 阵列（如 Affymetrix 外显子微阵列）或外显子/外显子交接的 DNA 片段阵列（如 ExonHit 或 Jivan 阵列），以 cDNA 为探针，通过微点阵技术筛选 RNA 剪接体，确定基因的编码序列。CLIP 测序先用紫外线将蛋白质和 RNA 交联在一起形成蛋白质-RNA 复合物，然后用蛋白特异性抗体将蛋白质-RNA 复合物进行免疫沉淀，再分析蛋白质结合的 RNA 序列，确定 mRNA 的剪接位点，以推导基因编码序列与内含子交界区的序列。

（三）基因拷贝数分析

基因拷贝数是指某一种基因或某一特定的 DNA 序列在单倍体基因组中出现的数目。已发现超过 10% 的人类基因组有功能基因及其调控序列的拷贝数变异（copy number variant, CNV），大小可以从 kb 到 Mb，其中在群体中分布频率 >1% 的 CNV 可称为拷贝数多态性。基因 CNV 可导致不同程度的基因表达差异，对生物个体的表型特征、疾病发生等产生一定影响，利用全基因组 CNV 比较分析不同来源（正常与疾病状态下）样品在全基因组上的拷贝数情况，寻找和疾病发生发展相关的区域，可进一步确定致病基因或疾病易感性基因。基因拷贝数分析也可用于个体识别、药物反应性鉴定。

基因拷贝数检测的常用技术主要有 DNA 印迹法、实时定量 PCR、荧光原位杂交（fluorescent *in situ* hybridization, FISH）和多重连接探针扩增技术（multiplex ligation-dependent probe amplification, MAPH）等方法。DNA 印迹法对基因拷贝数的检测是相对定量分析，且在操作中通过酶切处理提取的基因组易导致拷贝数的丢失，目前并不常用。FISH 的优点是可以直接准确定位，并能高分辨率探究 DNA 拷贝数改变。近年随着全基因组测序技术的发展与应用，可以高通量分析全基因组 CNV。测序技术的优点是不需要知道更多的背景知识和设计工作，并能鉴定出复杂的结构变化，同时克服了杂交固有的一些缺点，因此随着测序成本的降低，此方法有着很好的发展前景。

第四节　基因表达与功能研究的技术策略

随着人类基因组计划序列图谱的完成，生命科学的研究进入后基因组时代，即明确所有未知新基因和已知基因的结构及在生物体中的功能成为主要研究任务。目前从已知的基因组序列估计人类编码蛋白质的基因有 2.0 万～2.5 万个，其中已明确体内生理功能的基因仅占 10% 左右。人类既要了解各个基因序列中重复片段、启动子、转录调控因子结合位点、编码区、内含子/外显子等结构信息，还要对基因在生物体中的功能特性有全面深入的认识。多年来已建立许多重要的实验技术方法用于研究基因的结构与功能，近年来随着大量数据库的诞生和发展，通过计算机模拟和计算在各种基因序列与功能的预测及分析中获得了大量信息，生物信息学预测与实验室检测相结合成为基因表达与功能分析的基本策略。

一、利用生物信息学方法预测基因功能

利用结构基因组学提供的信息，以高通量、大规模实验方法及统计与计算机分析为特征，在基因组水平上阐明 DNA 序列的功能，从整体水平上对基因的表达和调控规律进行系统研究是功能基因组学的主要任务。目前生物信息学分析已成为功能基因组学研究中不可缺少的环节，利用生物信息学对目的基因的功能进行预测，可以简便、快速地获得功能相关的重要信息，为进一步制定实验研究方案奠定基础。

（一）基因功能注释

基因功能注释是指在对基因功能进行实验验证之前，利用生物信息学数据库进行高通量分析及功能预测。同源性比较是采用生物信息学方法预测基因功能的重要依据，除了直接比较 DNA 序列外，还可采用基因表达的氨基酸序列进行数据库比对。若搜索到某个功能已知的基因或蛋白质与未知基因或氨基酸序列高度同源，即可从进化的相关性推测未知基因的功能。同源性分析可以给出整个基因或某一区域功能的信息，还可以预测蛋白质理化性质。例如，利用 BLAST 搜索程序进行氨基酸序列同源性分析，在此基础上还可预测其高级结构及未知基因的生物学功能。

若序列比对未见明显整体同源性，而在两个无明显亲缘关系的基因之间出现局部氨基酸序列相似的区段，有可能是与特定生物学功能相关的功能核心区域，通过一些常用的蛋白质序列模体数据库搜寻未知序列是否存在可能的模体或结构域，可推导未知蛋白质的相关功能。与特定生物学功能相关的结构域和模体序列在进化中经过基因组重排可分布于不同基因中，因此，对蛋白质局部结构功能域的分析可以对预测未知基因的功能提供有价值的信息。

（二）利用生物网络系统预测和研究基因功能

细胞的生物学功能是由 DNA、RNA、蛋白质、糖类、脂类和其他小分子物质共同构成的复杂生物网络实现的。因此，全面解析基因的功能必须了解生物体内复杂的相互作用网络以及它们的动态特征。目前建立的各种生物网络数据库和网站可以提供基因表达调控、信号转导、代谢途径、蛋白质相互作用等方面的海量数据，已成为研究基因功能的重要部分。

基因功能研究的基本任务是分析基因表达及调控的模式，利用生物信息学方法构建基因调控网络模型，可对某一物种或组织的基因表达及调控进行整体性研究，揭示基因表达和功能的基本规律。此外，机体内各种信号分子之间相互作用、交叉联络构成的复杂的信号转导网络与基因表达调控密切相关，信号转导的许多中间环节和终点效应都涉及基因表达的调控。生物信息学方法可利用已知的实验数据和生物学知识进行信号通路推断，建立细胞信号转导过程的模型，辅助实验设计，阐明其在基因表达调控、正常生理活动和疾病发生中的作用。物质代谢的有序调节和蛋白质之间的相互作用是细胞生命活动的基础，阐明代谢网络中所有化合物与酶之间的相互作用以及蛋白质相互作用的完整网络结构，有助于从系统的角度加深对基因结构和功能的认识。

总而言之，对基因功能的预测要利用多种信息和不同分析工具进行综合分析，以提高预测的可靠性；也要利用生物网络从整体的角度解析基因的功能，尤其对癌症、糖尿病、高血压等复杂疾病中基因的特征、疾病基因型与表型之间的关系、遗传与环境的关系等，不能通过单基因、单通路、单层次的变化解释，而应构建相关基因网络，从疾病的基因组合与相互作用中提取信息，进行融合性的生物信息分析及数学建模，以深入揭示基因的特征及其涉及的发病机制。

二、基因功能分析的实验方法

生物信息学可为预测基因功能提供重要的信息，为实验室研究方案的制定进行指导。通过生物信息学分析对新基因的功能进行合理预测之后，最终必须采用分子水平、细胞水平以及整体水平的不同实验手段来确证新基因的功能。阐明基因功能最有效的方法是在动物个体或细胞中采用基因失活与基因获得的策略来研究基因表达产物的降低与过量对细胞生物学行为或个体表型遗传性状的影响，从而鉴定基因的功能。基因转移、基因打靶等技术可特异性改变目标基因的表达状态，导致细胞及生物体特定基因功能的获得和（或）缺失，是研究靶基因生物学功能的常用实验手段。此外，一些新的技术如基因编辑技术、反义技术、随机突变筛选技术等也是研究基因功能的重要方法。

（一）基因表达谱是基因功能分析的前提

基因表达存在时空特异性，即使拥有相同的基因组，在个体发育的不同阶段及不同组织和细胞中基因表达却不相同，个体或组织的任何细胞在特定的时空有特定的基因表达模式，称为基因表达谱。因此，基因的功能体现与其表达水平密切相关，研究基因的功能之前，应首先对基因的时空表达谱进行分析，包括 mRNA 转录谱和蛋白表达谱分析，看其在各种不同的正常或突变体中是否表达以及表达水平的高低等，从而摸清基因在体内的表达规律。

1. mRNA 转录谱检测　特定基因 mRNA 表达水平的检测常用 RNA 印迹法、原位杂交、逆转录 PCR（RT-PCR）等方法，主要是针对某一基因转录产物 mRNA 的定性、定量和定位检测。虽然采用实时定量 RT-PCR 技术可高特异性地对 mRNA 进行绝对定量，但不具备规模化特征，不能用于基因表达谱的分析。近年来建立与发展的 cDNA 文库及芯片技术可应用于大规模快速检测基因差异表达或基因组表达谱，如基因芯片、基因表达系列分析（serial analysis of gene expression, SAGE）。基因芯片采用 cDNA 作为探针，SAGE 是一种快速、可同时检测大量基因转录产物的方法，可用于基因表达谱的分析。SAGE 的优点是无需特定结构探针，可对未知基因转录水平进行研究。目前已构建了多种 SAGE 文库，通过检索文库中的标签数据及对应到基因后的注释，可对基因表达谱进行分析比较。

2. 蛋白质水平的表达谱分析　基因表达的终产物是蛋白质，检测特定蛋白质表达水平的常用方法有：①蛋白质法，是根据抗原抗体特异性结合检测凝胶电泳分离的样品中特定蛋白质的方法，不仅可以进行定量分析，还可以检测蛋白质的分子量大小及聚体形式。②免疫组化技术能够准确地检测蛋白质在特定生物体或组织、细胞中的具体表达位置，是研究蛋白质定位、定量的重要方法，特异性强，灵敏度高。③蛋白质芯片/微阵列（protein chip/microarray）技术能高通量检测蛋白质表达谱，也是研究基因表达的主要手段。蛋白质芯片是蛋白质组学研究的重要方法之一，也广泛应用于蛋白质功能、蛋白质间相互作用的研究。

（二）基因打靶技术通过定向修饰基因进行功能分析

基因打靶（gene targeting）技术是一种利用同源重组的方法定向修饰生物体特定基因从而改变相关性状的实验技术，主要包括基因敲除、基因敲入和基因敲减技术以及人工染色体技术。该技术通过基因灭活、缺失突变、点突变引入、染色体大片段删除、外源基因定位引入等途径使特定的基因敲除或敲减或新基因敲入，使修饰后的遗传信息在生物活体内遗传，并表达突变的性状，从而进行基因功能的研究。基因打靶技术的发展使得对特定细胞、组织或动物个体的遗传物质进行定向修饰成为可能，在建立人类疾病动物模型、改良动物品系及提供相关疾病治疗手段、药物评价模型等方面有广泛应用。

基因打靶的基本原理是针对目的基因构建重组载体，利用同源重组筛选获得中靶的胚胎干细胞（embryonic stem cell, ESC）。通过显微注射或胚胎融合等方法将经过遗传修饰的 ESC 引入受体胚胎内，ESC 经过分化、发育为嵌合体动物，使得经过修饰的遗传信息经生殖系统遗传。通过条件性和诱导性打靶系统可将特定的遗传修饰限制在某一组织中或某一特定的时间内，更准确地研究基因的功能。目前，通过基因打靶获得的突变小鼠已经超过千种，对这些突变小鼠表型的分析使许多疾病相关基因的功能已得到阐明，并产生了生物学中许多突破性的进展。

1. 基因敲除（gene knockout）　指有目的地去除（剔除）实验动物体内某个特定基因，又称基因剔除或基因靶向灭活。20 世纪 80 年代初，成功分离并体外培养 ESC 为这项技术奠定了基础。1987 年，汤普森（Thompsson）首次采用设计的同源片段替代靶基因片段，使特定的基因失活/缺失，建立了完整的 ESC 基因敲除小鼠模型。目前，利用基因同源重组构建基因敲除小鼠是最主要的动物模型。随着基因敲除技术的发展，除同源重组外，新的原理和技术也逐渐被应用。

（1）同源重组法基因敲除

1）构建基因敲除重组载体：构建一个靶基因的替换型载体（基因敲除载体），设计一段与靶基因两端同源的序列，其内插入新霉素抗性基因（neomycin resistance gene, neo^r），使靶基因不能表达，并用于新霉素（或其类似物 G418）进行 ESC 筛选；同时在同源序列之外的 3' 端插入不含启动子的单纯疱疹病毒胸苷激酶基因（herpes simplex virus thymidine kinase gene, *HSV-tk*），作为负性筛选标志。

2）同源重组：目前基因敲除最常用的靶细胞是小鼠的 ESC，兔、猪、鸡等的 ESC 也有使用。从小鼠囊胚中分离出未分化的 ESC，用电穿孔法或显微注射等方法将靶基因的替换型载体导入小鼠的 ESC 中，使靶基因的替换序列与 ESC 靶基因序列发生同源重组，重组之后载体中灭活的靶基因（含 neo^r）取代并破坏了小鼠基因组中原有靶基因。

3）筛选靶基因敲除的 ESC：外源 DNA 在高等真核细胞内自然发生同源重组的概率很低，需要通过"正负筛选"（positive and negative screening, PNS）、标记基因的特异位点表达法以及 PCR 法等筛选真正发生同源重组的 ESC。目前常用的方法是 PNS 法，利用载体中含有的 neo^r 为正选择标志，*HSV-tk* 为负选择标志。neo^r 基因表达使 ESC 获得抗新霉素或 G418 的能力；而 *tk* 基因不能表达，使细胞可以在环氧丙苷（gancidovir, GCV）存在时仍可生长。因此，发生特异性同源重组后 ESC 基因表达具有 neo^{r+}/tk^- 特征，在同时有 G418 和 GCV 存在的培养基中能够成活，从而筛选获得靶基因敲除成功的 ESC。

4）获得基因敲除小鼠：通过显微注射将 ESC 注射入囊胚并植入假孕小鼠的子宫中参与胚胎发育，获得嵌合体（chimera）小鼠，即小鼠的一条染色体上是正常基因，一条染色体上是失活基因。嵌合体小鼠进一步杂交交配，可获得两个等位基因都被敲除的纯合体小鼠。通过观察嵌合体和纯合体基因敲除小鼠体内目的基因敲减及灭活前后的生物学性状的变化，即可达到研究靶基因功能的目的（图 2-4）。

由基因敲除后的 ESC 发育成的小鼠，所有组织和器官中靶基因均被灭活，可以从整体水平观察某个基因对于生命活动的影响，但也存在一定的问题：如果某些基因在不同的细胞类型中执行不同的功能，完全敲除会导致突变小鼠出现复杂的表型，很难判断异常表型是由一种细胞引起的，还是由几种细胞共同引起的。此外，某些在胚胎发育阶段非常重要的功能基因在敲除后常导致个体不能生存和发育，无法对该基因进行深入研究。

（2）条件性基因敲除（conditional gene knockout）：是将某个基因的敲除局限于模式动物某些特定类型的细胞或某一特定的发育阶段。条件性基因敲除主要是通过染色体位点特异性重组酶系统 Cre-loxP、FLP-Frt 和 Dre-Rox 来实现的，其中最为常用的是 Cre-loxP 系统。

1）Cre-loxP 系统的基本原理：Cre 重组酶（cyclization recombination enzyme）能够特异性识别 *loxP* 位点，*loxP* 位点长度为 34bp，包括两个 13bp 的反向重复序列和一个 8bp 的间隔区域（5'-ATAACTTCGTATA-GCATACAT-TATACGAAGTTAT-3'）。其中，反向重复序列是 Cre 重组酶的特异识别位点，而间隔区域决定 *loxP* 位点的方向性。通过 Cre 重组酶与 *loxP* 位点的相互作用能够使 *loxP* 旁侧的 DNA 片段发生缺失（敲除）、插入、重复、易位和倒位等多种形式的基因重组。通过控制 Cre 重组酶表达的启动子活性或所表达的 Cre 重组酶活性的可诱导性，可对动物基因重

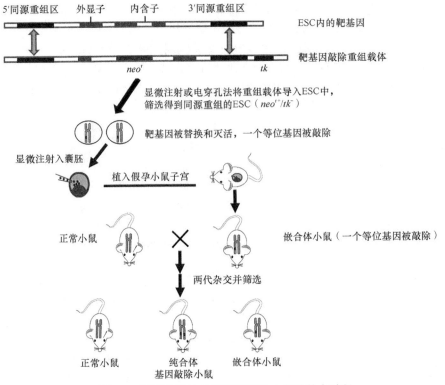

图 2-4　同源重组法构建基因敲除小鼠的基本过程

ESC：胚胎干细胞

组的时空特异性进行人为控制或诱导，因此只要控制 Cre 重组酶的表达特异性和表达水平就可实现对靶基因的特异性修饰。

2）通过 Cre-loxP 系统构建条件性基因敲除小鼠的基本步骤：先培育两种转基因小鼠，①在特定组织或细胞表达 Cre 重组酶的转基因小鼠；②靶基因两侧内含子区域各插入一个同向排列的 *loxP* 位点的转基因小鼠。当两个 *loxP* 位点位于同一条 DNA 链上且方向相同时，Cre 重组酶特异性结合并切除 *loxP* 位点间的序列。将两种小鼠进行交配繁育，可产生同时带有 *loxP* 和 *Cre* 基因的子代，在特定组织细胞中 *Cre* 基因表达产生的 Cre 重组酶就会介导靶基因两侧的 *loxP* 间发生切除反应，将一个 *loxP* 和靶基因切除（图 2-5）。因此，Cre 重组酶的表达决定了靶基因的特异性敲除，即 Cre 重组酶在哪一种组织细胞中表达，靶基因的切除就发生在哪种组织细胞中。

以 Cre-loxP 系统为基础，在条件性基因敲除中利用 *cre* 表达启动子的不同活性或 Cre 重组酶活性的可诱导性，进一步控制诱导剂的给予时间或 *cre* 基因表达载体系统的转移时间等，可在 *loxP* 动物的一定发育阶段和一定组织细胞中实现诱导性基因敲除。常见的诱导性类型有四环素诱导型、干扰素诱导型、激素诱导型和腺病毒介导型，可通过预设诱导时间来控制动物基因敲除的时空特异性，以避免死胎或动物出生后不久即死亡的现象。

（3）基因敲除的优缺点：基因敲除既可以用突变基因或其他基因敲除相应的正常基因，也可以用正常基因敲除相应的突变基因。条件性基因敲除使得对靶基因时间和空间上的操作更加明确，效果更加精确可靠，已达到对任何基因在不同发育阶段和不同器官、组织的选择性敲除，避免了重要基因被完全敲除所致的胚胎发育障碍，并能客观、系统地研究基因在组织器官发生发育以及疾病发生、治疗过程中的作用和机制。基因敲除技术的缺点是费用高、周期长，并始终存在一个难以克服的问题：当得到特定基因失活后的品系或个体后，由于生物表型范畴很广，具有综合性，突变体表型效应不易分辨。许多基因在敲除后并未产生明显的表型改变，这可能是相关基因的功能代偿所致，也有可能是敲掉一个在功能上冗余的基因，并不能造成容易识别的表型，因此明确

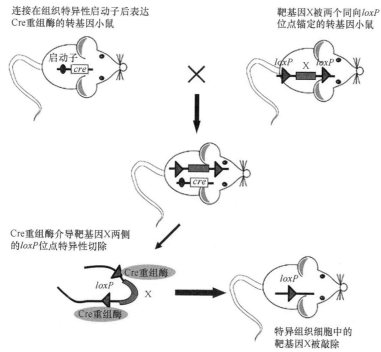

连接在组织特异性启动子后表达
Cre重组酶的转基因小鼠

靶基因X被两个同向loxP
位点锚定的转基因小鼠

Cre重组酶介导靶基因X两侧
的loxP位点特异性切除

特异组织细胞中的
靶基因X被敲除

图 2-5　Cre-loxP 系统条件性基因敲除的基本步骤

基因的具体功能并非易事。

2. 基因敲入（gene knock-in） 也是基因打靶技术的一种，与基因敲除相反，基因敲入是通过同源重组的方法，将外源基因引入到细胞（包括 ESC、体细胞）基因组的特定位置，使新基因表达并能随细胞繁殖而传代的技术。通过表达敲入的靶基因发挥作用，可研究特定基因在体内的功能；也可以与之前的基因功能进行比较，或将正常基因引入基因组中置换突变基因以达到靶向基因治疗的目的。

3. 基因敲减（gene knock-down） 是使用 RNA 干扰、反义寡核苷酸或基因重组等方法降解靶基因 mRNA 或阻断靶基因翻译，抑制靶基因表达或引起基因沉默，从而导致基因功能部分缺失或减弱的技术。

（1）RNA 干扰导致基因沉默：RNA 干扰（RNA interference, RNAi）是指小的双链 RNA（dsRNA）介导同源序列的 mRNA 特异性降解，导致转录后的基因沉默。干扰小 RNA（small interfering RNA, siRNA）为 21~23nt 的小分子片段，目前有多种制备方法，包括化学合成法、体外转录法、长链 dsRNA 的 RNase Ⅲ 体外消化法、siRNA 表达载体法、siRNA 表达框架法等（详见本章第五节）。RNAi 技术既可在细胞水平，又可在转基因动物体内导入 siRNA，特异、稳定、长期地抑制靶基因的表达，是体内外研究基因功能的一种简便和有力的工具。

（2）反义寡核苷酸（antisense oligonucleotide, ASO）引发基因沉默：是指能与 mRNA 互补的短链核酸分子，长度一般为 15~25nt。ASO 引发基因沉默的可能机制是：①通过与靶 mRNA 互补结合抑制靶基因的翻译或 mRNA 的定向运输；②通过与双链 DNA 结合形成三股螺旋而抑制转录；③通过激活细胞内的 Dicer 酶进入 RNAi 途径而降解靶 mRNA。研究基因的功能时可以针对特定的 mRNA 人工设计合成 ASO 抑制靶基因表达。

（三）基因编辑技术通过定点改造基因进行功能分析

基因编辑技术是指通过核酸酶对靶基因进行定点改造，实现特定 DNA 的定点敲除、敲入及突变等，最终下调或上调靶基因的表达，以使细胞获得新表型的一种新型技术。目前基因编辑技术主要包括锌指核酸酶（zinc finger nuclease, ZFN）技术、转录激活子样效应因子核酸酶技术

（transcription activator-like effector nuclease, TALEN）、规律性间隔成簇短回文重复序列（clustered regularly interspaced short palindromic repeat, CRISPR）/Cas 技术、碱基编辑（base editing, BE）和引导编辑（prime editing, PE）技术。基因编辑技术的快速发展极大地提高了对真核细胞基因组进行精准改变的能力，尤其是编辑效率更高、操作简单、成本低的 CRISPR/Cas 系统，彻底改变了我们对基因组功能的研究，目前也广泛应用于遗传性疾病、艾滋病、肿瘤等的基因治疗。

1. CRISPR/Cas9 系统的基本原理　CRISPR/Cas9 系统主要由核酸酶 Cas9 蛋白和单链向导 RNA（single-guide RNA, sgRNA）所组成，其中 Cas9 蛋白起切割 DNA 双链的作用；sgRNA 起向导的作用，其 5′ 端一段短的指导序列（约 20nt）与目标 DNA 序列互补匹配，并决定了 Cas9 蛋白定向切割的特异性，3′ 端有用于结合 Cas9 蛋白的骨架结构。在 sgRNA 的向导下，Cas9 蛋白可对不同的靶部位进行切割，导致 DNA 双链的断裂。随后通过非同源末端连接修复（non-homologous end joining repair, NHEJR）和同源定向修复（homology directed repair, HDR）实现目标 DNA 的基因编辑如定点敲除、敲入或突变（图 2-6）。

与传统的利用小鼠 ESC 打靶获得基因工程小鼠模型的方法相比，CRISPR/Cas9 技术跳过了小鼠 ESC 的操作与筛选，直接对小鼠受精卵进行操作，消除了基因修饰小鼠品系的选择受到小鼠 ESC 品系限制的弊端，不仅显著缩短了获得首建鼠（F0）的周期，同时也大大降低了成本。与其他核酸酶系统（ZFN 和 TALEN）相比，CRISPR 系统也具有一些独特的优势，CRISPR/Cas9 系统的靶点在基因组中分布频率高，可以同时对多个靶点进行基因操作，系统简单，制备方便，节约大量的时间和经济成本。

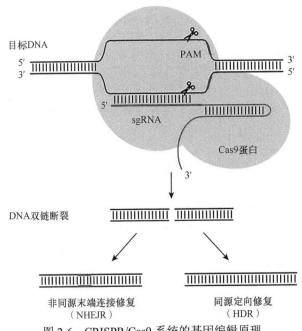

图 2-6　CRISPR/Cas9 系统的基因编辑原理
PAM: 前间区序列邻近基序

2. 利用 CRISPR/Cas9 系统进行小鼠基因编辑的基本过程

（1）根据目标基因靶序列设计合成 sgRNA：目标基因靶序列可以是长度为 20 个核苷酸左右的任何 DNA 序列，只需要符合两个条件：①靶序列在细胞基因组中具有独特性，②前间区序列邻近基序（protospacer adjacent motif, PAM）位点（5′-NGG）。

（2）通过显微注射造成目标基因靶 DNA 的双链断裂：sgRNA 与 Cas9 mRNA 共同注射到小鼠受精卵，使小鼠受精卵中共表达 Cas9 核酸酶和 sgRNA。通过 sgRNA 指导序列与目标基因靶序列的特异性匹配，Cas9 蛋白结合到指定基因的靶 DNA 上，其核酸酶结构域在 PAM 序列上游 3～4

个核苷酸的位置分别切割 DNA 的两条互补链，造成目标基因靶 DNA 双链断裂（double strand break, DSB）。

（3）通过不同的修复方式实现特定 DNA 的定点敲除、敲入或突变：DSB 通常有两种修复方式，即 NHEJR 和 HDR，NHEJR 途径效率高但容易出错，易造成靶基因的移码突变或片段敲除，可建立基因敲除模型；HDR 途径效率较低但高保真，可以将特定的外源突变引入到目标基因 DNA 中（需要将含有外源序列的 DNA 修复模板与 sgRNA 和 Cas9 一起注射到小鼠受精卵中），通常用于建立点突变、基因敲入小鼠模型。

（4）获得特定等位基因生殖系遗传的小鼠：在小鼠受精卵接受显微注射后 19 天左右可以获得首建鼠（F0），将首建鼠与野生型小鼠交配，获得特定等位基因稳定遗传的 F1 代杂合子小鼠，再继续繁育得到纯合子小鼠。

（四）利用基因转染细胞模型和转基因动物进行基因功能分析

将外源性基因导入到一个细胞或动物体内，以研究该基因转入后的表达和功能的技术称为基因转移技术。最初是细胞水平的操作，转移后的基因能够继续被传递给子代细胞。随着技术的发展，目前已利用载体稳定地将外源目的基因整合入受精卵细胞或 ESC，然后导入模拟的胚胎发育生长环境，发育成带有目的基因的新个体，这些携带并能遗传外源基因的动物个体或品系称为转基因动物（transgenic animal）。现已建立了转基因鼠、转基因羊等多种动物模型。这些转基因动物通过人为地造成外源基因在活体动物生长发育过程中的高度表达，可以从表型上或者机体整体层面上研究基因产物的正常功能。

1. 基因转染细胞模型用于基因功能研究　基因转染技术是将目的基因插入真核表达载体如腺病毒、逆转录病毒载体，转入某一细胞使基因高表达，通过细胞生物学行为的变化真实反映基因编码产物对细胞功能的影响，是目前最常用的基因功能研究方法。

研究靶基因功能时可采用不同的细胞内表达方式，第一种策略是采用不表达该基因的细胞，进行靶基因转染后分析细胞的功能变化或分析相关的细胞内分子改变，从而确定基因编码产物的功能。此策略可能的问题是不表达靶基因的细胞即使转染靶基因也可能不表达与其作用相关的蛋白质，因此细胞功能可能不发生变化，基因表达与功能体现之间缺乏真实联系。第二种策略是采用低表达该基因的细胞，进行靶基因转染后通过增加基因的拷贝数或导入强启动子促使基因过表达（overexpression），观察细胞功能的改变，从而分析基因的功能。

2. 转基因动物可在整体水平研究基因的功能　研究基因的功能，从分子水平和细胞水平阐明相关的作用机制非常重要，但最终仍需阐明特定基因在生物体内产生的生物学效应。除了分析特定基因在特定的生理学过程或病理学过程中的表达变化、病理分布特征，从整体水平研究基因生物学功能的一个重要策略是观察基因表达被阻断或基因开始表达后机体产生的表型变化。

基因敲除或基因敲入技术为转基因动物的产生奠定了基础，转基因动物是指利用转基因技术培育的在基因组中稳定地整合并能遗传外源基因的动物。转基因技术不仅用于转入功能明确的基因以培育优良的动物品种，另一个重要的应用是，转基因动物可在活体水平从分子到个体多层次、多方位研究目标基因的功能。产生转基因动物的过程以前文所述的利用基因同源重组制备基因敲除小鼠为例，包括：转基因表达载体的构建，外源基因的导入，鉴定外源基因表达及转基因动物品系的获得和建立。转基因动物能够接近真实地再现外源基因在整体水平的调控规律及其表达所致的表型变化，使人们能有效地从系统性和独立性角度研究外源基因的功能，是目前层次最高的实验体系。

利用转基因技术建立的动物模型具有遗传背景清楚、遗传物质改变简单等优点，但仍然存在一些问题，如外源基因随机插入宿主基因组可能产生插入突变；外源基因整合于染色体上拷贝数不等；也可能整合的外源基因发生遗传丢失而导致转基因动物症状的不稳定遗传等。随着转基因技术的不断完善，包括已利用调控系统建立的条件性转基因动物实现了基因时空特异性表达，酵母/人类人工染色体（yeast or human artificial chromosome, YAC/HAC）载体应用于大片段 DNA、多基因或基因簇的转基因等，其在医学及生物学研究领域中必将有更加广泛的应用。

（五）随机突变筛选策略研究基因功能

基因敲除、基因转移等技术是目前基因功能研究的主要策略，是从基因改造推导表型的"反向遗传学"，存在一定的局限性：①"反向遗传学"只能对已知基因进行研究，而人类基因组中尚有 90% 左右的序列处于未知状态；②目前用于构建条件性"基因功能缺失或获得"的特异性启动子还很有限，阻碍了目标基因在成体动物不同细胞类型中的功能分析；③生物体的代偿机制可能使基因修饰动物的表型未发生明显改变，此外，特定基因在不同位点上的突变可能产生不同的表型，单一的"功能缺失"方法难以发现不同的异常表型。基于"正向遗传学"的、从异常表型推论特定基因突变的随机突变筛选法从另一角度补充了基因功能研究思路，这种"表型驱动"的研究策略为基因功能研究不断提供新材料和人类遗传性疾病的新模型，有可能成为功能基因组研究最有潜力的手段。

随机突变筛选法的基本原理是采用物理、化学方法或病毒、噬菌体载体等在目标细胞基因组引入随机突变，通过标记进行筛选获得相应基因突变的细胞，可建立一个携带随机插入突变的细胞库。如乙基亚硝基脲（ethylnitrosourea, ENU）是一种可烷基化修饰 DNA 碱基、诱发单碱基突变的化学诱变剂，ENU 处理雄鼠精子基因组，可诱导 DNA 复制时错配，使后代小鼠有可能出现突变表型，经筛选及遗传试验即可得到突变系小鼠。ENU 诱变接近于人类遗传性疾病的基因突变情况，且突变效率高，可达 0.2%。通过对突变小鼠的深入研究、对突变基因定位及通过位置候选法克隆突变碱基就会得到突变基因的功能信息。

第五节　表观遗传学研究技术

随着对遗传信息研究的深入，人们发现生物个体的子代从亲代基因组中获得的生长、发育和进化信息并不仅仅取决于基因序列，基因表达过程中的变化对子代表型也有着重要影响。因此，表观遗传学（epigenetics）成为近年研究的热点。表观遗传学是指在基因的核苷酸序列不发生改变的情况下，基因功能发生可逆的、可遗传的改变。表观遗传有 3 个密切相关的含义：①可遗传的，即这类改变通过有丝分裂或减数分裂能在细胞或个体世代间遗传；②可逆性的基因表达调节；③没有 DNA 序列的变化，或不能用 DNA 序列变化来解释。表观遗传密码构成了基因（DNA 序列）和表型（由基因表达和环境因素所决定）之间的关键信息界面，使经典的遗传密码中所隐藏的信息产生了意义非凡的扩展。

表观遗传主要包括基因选择性转录表达的调控、基因转录后的调控和蛋白质的翻译后修饰。基因选择性转录表达的调控主要研究作用于亲代的环境因素造成子代基因表达方式改变的原因，包括 DNA 甲基化（DNA methylation）、基因组印迹（genomic imprinting）、染色质重塑等；基因转录后的调控主要研究 RNA 的调控机制，包括基因组中的非编码 RNA、微 RNA（miRNA）、反义 RNA（antisense RNA）、核糖开关（riboswitch）等；蛋白质的翻译后修饰主要研究组蛋白的共价修饰。

一、DNA 甲基化的检测

DNA 甲基化是指在 DNA 甲基转移酶（DNA methyltransferase, DNMT）作用下，以 *S*-腺苷甲硫氨酸（SAM）为甲基供体，甲基基团合成到胞嘧啶的第 5 位碳原子上，形成 5-甲基胞嘧啶（5-methylcytosine, 5-mC）。DNA 甲基化主要是通过 DNA 甲基转移酶家族来催化，DNA 甲基转移酶分两种：一种是维持甲基化酶，另一种是重新甲基化酶。在细胞分化的过程中，基因的甲基化状态将遗传给后代细胞。个体间在 DNA 甲基化修饰水平方面的细小差异可能是由于基因突变造成的，并不是真正的表观遗传学现象。尽管如此，目前仍认为 DNA 甲基化是一种常见的主要的表观遗传修饰形式。为满足不同研究类型的需要，出现了不同的甲基化检测方法，概括起来可分为 3 类：基因组整体水平的甲基化检测、基因特异位点甲基化的检测和新甲基化位点的寻找。

　　DNA 测序技术的进步推动了甲基化组学（methylomes）的研究，可以在碱基对水平对全基因组范围内的胞嘧啶甲基化修饰情况进行检测。检测基因特异位点的甲基化和寻找新甲基化位点的方法有焦磷酸测序（pyrosequencing）、亚硫酸氢盐测序 PCR（bisulfite sequencing PCR, BSP）、甲基化特异性 PCR（methylation-specific PCR, MS-PCR）、甲基化敏感性高分辨率熔解曲线分析（methylation-specific high resolution melting curve analysis, MS-HRM）。目前认为焦磷酸测序技术是甲基化检测的金标准，作为一种新的序列分析技术，焦磷酸测序技术能够快速地检测甲基化的频率，对样品中的甲基化位点进行定性及定量检测。在序列延伸过程中，根据 C 和 T 的掺入量来定量确定单个位点的 C—T 比例。因此，不同位点的甲基化变异就能被准确检测，从而进行单个 CpG 位点甲基化程度的精确定量。

　　随着技术的不断改进，还可以利用质谱平台进行甲基化检测，对甲基化进行精确检测并能进行高通量筛选。研究甲基化的方法很多，面对具体问题，选择最适合的解决方法显得尤为重要。DNA 甲基化的检测大体分为两个步骤：一是待检测样品的前期处理；二是目标序列的定位和甲基化状态的量化。首先，应该根据研究目的来选择是研究整体水平的甲基化还是特定位点的甲基化，或是要对全基因组中新的甲基化位点进行寻找；其次，根据客观条件进行筛选，如目标序列是否已知，研究是否要求定量，样本来源及数量如何，是否需要高通量的样本检测方法；最后，全面分析，选取敏感、可靠、经济、简便的方法，以达到理想的效果。

二、组蛋白修饰的检测

　　组蛋白是真核细胞染色体的结构蛋白，与 DNA 共同组成核小体，组蛋白共有 H1、H2A、H2B、H3、H4 五种，均带有正电荷，能与带负电荷的 DNA 磷酸基团相互作用形成较紧密的结构。在 5 种组蛋白中，H1 的 N 端富含疏水氨基酸，C 端富含碱性氨基酸；H2A、H2B、H3 和 H4 都是 N 端富含碱性氨基酸（如精氨酸、赖氨酸），C 端富含疏水氨基酸（如缬氨酸、异亮氨酸）。组蛋白 N 端的 15～38 个氨基酸残基是翻译后修饰的主要位点，可与其他调节蛋白和 DNA 相互作用，调节 DNA 的生物学功能。组蛋白修饰包括组蛋白的乙酰化、甲基化、磷酸化及泛素化等，这些修饰因素通过单一或共同作用来调节基因表达。

（一）组蛋白乙酰化的检测

　　近年来，组蛋白乙酰化及去乙酰化的研究越来越引起生命科学研究者的关注。组蛋白乙酰化是可逆的动态过程，在组蛋白乙酰转移酶（histone acetyltransferase, HAT）作用下将乙酰辅酶 A 的乙酰基转移到核心组蛋白氨基末端特定赖氨酸残基的 ε-氨基基团上。乙酰化修饰大多发生在组蛋白 H3 赖氨酸的 9、14、18、23 和 H4 赖氨酸的 5、8、12、16 等氨基酸位点上。组蛋白去乙酰化由组蛋白脱乙酰酶（histone deacetylase, HDAC）移去赖氨酸残基上的乙酰基，恢复组蛋白的正电性。组蛋白乙酰化/去乙酰化循环参与了真核基因组整体表达水平的调控，基因组具备较低的基础乙酰化水平有两个明显的好处：一是方便开启或关闭基因转录，二是实现基因组水平上复制和 DNA 损伤修复在内的整体调控。

　　整体组蛋白乙酰化检测可用乙酰化 H3/H4 高亲和性抗体进行酶联免疫吸附试验（ELISA），检测基因组特定区域染色质中组蛋白的乙酰化状态可采用染色质免疫沉淀（ChIP）技术：先用 1% 甲醛溶液将核小体与 DNA 轻微交联；再分离染色质，并用超声仪处理切割到平均 3 个核小体长度；然后用抗乙酰化 N 端组蛋白序列的特异性抗体进行免疫沉淀。随后逆转交联，抽提 ChIP 中的 DNA，再进行 PCR 扩增特定的 DNA 序列，从而检测特定基因相关染色质中组蛋白乙酰化的程度。如果该染色质区域有乙酰化，DNA 就会被抗乙酰化抗体免疫沉淀，PCR 扩增才会有结果。乙酰化的水平越高，被免疫沉淀下来的 DNA 越多，则 PCR 的条带越亮。

随着蛋白质组学技术的发展，对蛋白乙酰化修饰的鉴定更为全面和精准。乙酰化蛋白质组学研究一般包括样品前处理、肽段分级、乙酰化肽段的富集、质谱分析、生物信息学分析等步骤。N 端乙酰化修饰的分离富集方法一般可分为反向选择和正向选择两类。反向选择是基于 N 端自由氨基与其他试剂反应而被去除，相对惰性的 α-N-乙酰化肽段可以从反应液中被分离富集。正向选择是利用 α-N-乙酰化肽段的 N 端氨基不发生质子化，与 N 端为自由氨基的肽段相比，所带净正电荷少 1 个，从而可以在强阳离子交换色谱的流过液中直接得到分离和富集。含有赖氨酸乙酰化修饰的肽段的富集主要采用特异性抗体进行亲和纯化。富集得到的赖氨酸乙酰化修饰肽段经过钠流液相色谱-质谱（nanoLC-MS/MS）检测，或经高 pH 反相色谱等分级后，再进行 nanoLC-MS/MS 检测。

（二）组蛋白甲基化的检测

作为经典的表观遗传修饰，组蛋白甲基化和去甲基化过程处于动态平衡，两过程分别由组蛋白甲基转移酶和组蛋白去甲基化酶催化。组蛋白的甲基化是染色质结构和基因转录活性的重要调节剂，不同位点的甲基化可能对转录产生正反不同的作用。甲基化位点通常是赖氨酸和精氨酸残基，赖氨酸甲基化根据氢原子被替换为甲基的数量分成三种，分别是单甲基化、双甲基化和三甲基化，而精氨酸的甲基化根据甲基取代次数及位置可以分为单甲基化、对称双甲基化和不对称双甲基化。精氨酸残基拥有两个胍基，因此精氨酸双甲基划分为两种类型：取代发生在同一个胍基上的不对称双甲基化和取代发生在不同胍基上的对称双甲基化。目前，组蛋白上已知的甲基化位点有 24 个，其中赖氨酸修饰位点有 17 个。

组蛋白甲基化位点的鉴定是组蛋白功能研究的基础，从整体水平上进行组蛋白甲基化的检测可提取蛋白质用组蛋白甲基化 H3/H4 高亲和性抗体进行蛋白质印迹法，也可采用精氨酸、赖氨酸位点甲基化基序抗体进行甲基化蛋白质组学鉴定。检测基因组特定区域染色质中组蛋白的甲基化状态可采用非变性染色质免疫沉淀（nChIP）技术，先用微球菌酶消化细胞核，释放出来的染色质通过蔗糖梯度离心获得单个核小体和双联核小体。然后利用抗组蛋白甲基化的特异性抗体将含有蛋白质或者修饰后蛋白质的染色质片段进行免疫沉淀，对特定位点基因或者位点上的组蛋白甲基化进行精确的基因定位。ChIP 中抽提出的 DNA 序列内含物可以通过 DNA 印迹法或 PCR 分析甲基化组蛋白的靶序列 DNA。

由于蛋白质翻译后修饰的传统鉴定成本居高不下，而诸如质谱等新型鉴定手段又无法提供翻译后修饰位点对应的修饰酶的信息，随着生物信息学的发展，许多研究人员将目光投向计算预测。通过高精度的预测算法，预测出大量潜在的组蛋白乙酰化和甲基化位点。这些预测的位点为进一步的实验研究大大缩小了筛选的范畴，对于加速组蛋白研究进展、拓展研究内容都提供了巨大的帮助。

三、RNA 干扰

RNA 干扰（RNAi）是指一些小的双链 RNA 可以高效、特异地阻断体内特定基因表达。这类小 RNA 与 mRNA（经常是 3′非翻译区）相互作用，导致 mRNA 降解或者翻译抑制，使 mRNA 及其相应基因无法表达而沉默。RNA 干扰可以控制某些生物体的适时发育，它也是一种保护生物体免受 RNA 病毒侵袭和控制转座子活性的机制。参与 RNA 干扰的小 RNA 包括干扰小 RNA（small interfering RNA, siRNA）和微 RNA（miRNA）。

（一）siRNA 制备

siRNA 通过载体导入人体内或细胞后，与 RNA 诱导沉默复合物（RNA-induced silencing complex, RISC）结合，将其激活进而使双链 siRNA 解链，其中的一条链将去识别与其序列互补的特异性 mRNA，然后对其进行酶切，阻断相应蛋白的翻译，抑制相关基因的表达。siRNA 的制备方法很多，可根据不同的实验需要进行选择。

1. 体外制备　需要转染试剂将 siRNA 转到细胞内。

（1）化学合成：许多公司可以根据用户要求提供高质量的化学合成 siRNA，但是为一个基因合成 3～4 对 siRNA 的成本比较高，比较常见的做法是用其他方法筛选出最有效的序列再进行化学合成。

（2）体外转录：以 DNA 为模板，通过体外转录合成 siRNA，成本相对化学合成法而言比较低，而且稳定性好、效率高，适用于筛选 siRNA。缺点是实验规模受到限制，虽然一次体外转录合成能提供足够做数百次转染的 siRNA，但是反应规模和量始终有一定的限制。

（3）用 RNase Ⅲ 消化长片段双链 RNA 制备 siRNA：选择 200～1000 个碱基的靶 mRNA 模板，先用体外转录的方法制备长片段 dsRNA，然后用 RNase Ⅲ（或 Dicer 酶）在体外消化，得到 siRNA 混合物。在除掉没有被消化的 dsRNA 后，这个 siRNA 混合物就可以直接转染细胞，方法和单一的 siRNA 转染一样。由于 siRNA 混合物中有许多不同的 siRNA，通常能够保证目的基因被有效地抑制。用 RNase Ⅲ 消化长片段双链 RNA 来制备 siRNA 的主要优点是可以跳过检测和筛选有效 siRNA 序列的步骤，为研究人员节省时间和金钱；缺点是可能引发非特异的基因沉默，特别是同源或者是密切相关的基因。

2. 体内表达

（1）短发夹 RNA（short hairpin RNA, shRNA）表达载体：根据 siRNA 靶序列设计 siRNA 正义链和反义链，即两个短反向重复序列（其中一个与目的基因互补），中间以环（loop 序列）相连组成发卡样结构，称为 shRNA。构建 shRNA 的表达载体可以在细胞内直接转录出 shRNA，再生成相应的 siRNA。由于涉及克隆，这个过程需要几周甚至数月的时间，同时也需要测序以保证序列的正确性。shRNA 表达载体的优点在于可以在细胞中持续抑制靶基因的表达，持续数周甚至更久。若采用病毒载体则可以直接高效率感染细胞进行基因沉默的研究，避免由于质粒转染效率低而带来的种种不便，而且转染效果更加稳定。

（2）siRNA 表达组件（siRNA expression cassette, SEC）：是一种由 PCR 得到的 siRNA 表达模板，包括一个 RNA pol Ⅲ 启动子，一段发夹结构 siRNA，一个 RNA pol Ⅲ 终止位点，能够直接导入细胞进行表达而无须事先克隆到载体中。因此，SEC 成为筛选 siRNA 的最有效工具，甚至可以用来筛选在特定的研究体系中启动子和 siRNA 的最适搭配。主要缺点是 PCR 产物很难转染到细胞中，且 DNA 合成时可能产生错误。如果在 PCR 两端添加酶切位点，通过 SEC 筛选出最有效的 siRNA 后，可以直接克隆到载体中构建 shRNA 表达载体。构建好的载体可以用于稳定表达 siRNA 和长效抑制的研究。

（二）miRNA 检测和功能研究

miRNA 在真核细胞中广泛存在，没有可读框，是一类非编码 RNA。成熟的 miRNA 5′ 端有磷酸基团，3′ 端有羟基。miRNA 序列有高度保守性，表达水平具有时空性和组织特异性。成熟的单链 miRNA 与 RISC 结合，并参与 RNA 干扰。在动物中，结合在复合物上的 miRNA 以一种目前尚未完全清楚的机制结合到序列基本互补的 mRNA 上，但这种结合往往不像 RNAi 反应那样参与 mRNA 降解，而是阻止所结合的 mRNA 的翻译，导致相应基因表达水平的下降。miRNA 序列较短，且许多 miRNA 表达量很低，因此检测和分析 miRNA 并非易事。目前主要的研究技术如下：

1. miRNA 检测

（1）miRNA 芯片：是基于核酸杂交的原理来检测 miRNA，采用高密度的荧光标记探针与 RNA 样本杂交，通过荧光扫描获得表达图谱，借助相应软件进行 miRNA 的表达分析。由于在设计探针时可以包含所有可用 miRNA 序列，因此 miRNA 芯片可以高通量分析 miRNA 表达的时空特异性以及不同样本中 miRNA 的差异表达，再进一步进行靶基因分析、功能注释、通路分析、网络分析等，了解 miRNA 在疾病发生中的作用。miRNA 芯片是针对已知的 miRNA 进行研究，筛选到的差异 miRNA 可以利用定量 PCR 进行验证。不足之处是需要足够的 RNA 初始样本，大约为每个微点阵 5μg；此外，miRNA 芯片以杂交为基础，因此很难区分序列差异很小的 miRNA、具有相同序列的前体 miRNA 和成熟的活性 miRNA。

（2）定量 PCR：可以用来检测 miRNA 及其靶 mRNA 和相关 mRNA 等，由于成熟 miRNA 序列较短，无法使用常规方法进行逆转录，因此需要延长成熟 miRNA 序列，主要方法有茎环法和加尾法。①茎环法：使用一段可以自身形成茎-环结构的序列加上 6～8 个 miRNA 3′ 端反向互补碱基组成引物，进行 miRNA 的特异性逆转录（一次逆转录只检测一个 miRNA），获得 cDNA 产物；然后采用实时定量 PCR 检测 miRNA 的表达水平。PCR 上游引物是以成熟 miRNA 序列 3′ 端 6～8 个碱基之外的序列进行设计，下游引物与茎-环结构的一段相匹配，属于通用引物。茎环法特异性好、灵敏度高，然而成本较高。②加尾法：先通过 poly（A）聚合酶在 miRNA 3′ 端添加 poly（A）尾，增加其长度，再利用逆转录酶及 oligo（dT）引物对 poly（A）化的 RNA 进行高通量逆转录，可获得多种 miRNA 的 cDNA 产物，最后采用实时定量 PCR 对目标 miRNA 进行特异性检测。

（3）深度测序：实时定量 PCR 及 miRNA 芯片技术检测 miRNA 的表达和定量有一定的局限，只能研究序列信息或二级茎-环结构信息已知的 miRNA，无法寻找和发现新的 miRNA 分子。基于高通量测序技术的 miRNA 深度测序是鉴定和定量解析 miRNA 的新方法和有力工具，主要优势有：①可以直接从核苷酸水平上研究 miRNA 分子；②可以对任意物种进行高通量分析，无须任何预先的序列信息以及二级结构信息；③灵敏度高，测序通量大，测序产生的原始数据可以与多种分析软件兼容；④深度测序结合生物信息学分析可以对海量数据进行分析，分别统计出已知的 miRNA、新的 miRNA 以及可能新的 miRNA，并对新发现的 miRNA 进行靶基因分析和功能预测等，为进一步的深入研究奠定基础。miRNA 的测序分析一般与 mRNA-seq 同时进行，可以进一步揭示 mRNA 差异表达原因和相关功能机制。

2. miRNA 的功能研究　　miRNA 类似物/抑制剂是人工合成的化学修饰核苷酸，目前已经发展到第二代，半衰期长达 5 天左右，可以进行体内体外试验来验证 miRNA 的功能。

（1）miRNA 的体外功能研究：通过导入化学合成的小分子 miRNA 模拟物（mimic）或 miRNA 的抑制剂（inhibitor），观察靶 mRNA 及编码蛋白的表达状况以及细胞水平的表型变化，进行 miRNA 的功能研究。

（2）miRNA 的体内功能研究：miRNA agomir 是特殊化学修饰的 miRNA 激动剂，适用于进行体内功能获得性研究。miRNA antagomir 是特殊化学修饰的 miRNA 拮抗剂，适用于进行体内功能缺失性研究。

（3）3′ 非翻译区（3′-UTR）萤光素酶报告系统：主要目的是寻找靶 mRNA 中位于 3′-UTR 的 miRNA 结合位点，首先通过生物信息学分析获得候选的 miRNA 结合区域，将野生型和结合位点突变的 3′-UTR 序列克隆入萤光素酶报告载体中，通过观察 miRNA 对发光强度的影响对结合位点加以验证。

实验 2.1　PCR 扩增目的基因

【原理】　以基因组或质粒 DNA 为模板进行 PCR，主要用于扩增位于两段已知序列之间的 DNA 区段。用一对寡核苷酸分别作为上游和下游引物，通过加温变性→退火→DNA 合成的多次循环，使目的 DNA 片段得到扩增。扩增的特异性取决于引物与模板 DNA 的特异性结合，DNA 聚合酶通常采用耐热的 *Taq* DNA 聚合酶。

【试剂】
（1）无 DNase 的水。
（2）5×PCR 缓冲液。

（3）dNTP 混合液（四种 dNTP 均为 10mmol/L）。

（4）目的 DNA 上游引物 P$_1$ 和下游引物 P$_2$：均为 50μmol/L。

（5）*Taq* DNA 聚合酶（5U/μl）。

（6）25mmol/L MgSO$_4$。

【操作步骤】

（1）将 0.2ml 薄壁反应管置于冰上，于不同点贴壁依次加入下列试剂（总体积 50μl）：

试剂	体积（μl）
无 DNase 的水	26.0
5×PCR 缓冲液	10.0
dNTP 混合液	5.0
目的 DNA 下游引物	2.0
上游引物	2.0
25mmol/L MgSO$_4$	2.0
Taq DNA 聚合酶（5U/μl）	1.0
模板 DNA	2.0

用吸头轻轻吹打混匀后盖紧反应管，离心 10s，使液体集中于管底。

（2）将反应管放入 PCR 仪，按预定程序进行 PCR。

94℃　　　　5min　　　　　　DNA 变性

35 次循环 $\begin{cases} 94℃ & 30s & 变性 \\ 58℃ & 1min & 退火 \\ 68℃ & 1min & 延伸 \end{cases}$

68℃　　　　7min

4℃　　　　　20min 或更长时间

（3）反应程序结束后，短暂离心反应管，取 5μl 产物进行琼脂糖凝胶电泳分析（详见实验 1.1 第二部分），其余置于 –20℃保存备用。

【注意事项】

（1）dNTP 混合液和 MgSO$_4$ 用前应摇匀。

（2）操作多份样品时可以制备反应混合液，将水、dNTP、缓冲液、引物和酶混合好后分装，再分别加入 DNA 模板，这样可以减少操作、降低误差，也可避免交叉污染。

（3）通过琼脂糖凝胶电泳检测 PCR 所产生的片段大小，以及有无预期特定片段的 DNA 扩增产物生成，从而分析 PCR 的效果和特异性，或者是判断有无特异的扩增反应进行，以达到基因分析的目的。

【思考题】

（1）PCR 引物设计的主要原则是什么？如何进行 PCR 体系的优化？

（2）若 PCR 出现假阴性或假阳性结果，可能的原因是什么？

实验 2.2　实时荧光定量 PCR 分析目的基因 mRNA 表达水平

【原理】 提取总 RNA 后以 mRNA 为模板，采用 oligo（dT）为引物，在逆转录酶的作用下合成 cDNA 链，再以新合成的 cDNA 链作为模板进行目的基因的 PCR 扩增，在 PCR 体系中加入 SYBR Green 荧光基团，利用荧光信号积累实时监测整个 PCR 进程，最后以参照基因为标准对目的基因进行相对定量分析。

【试剂】

（1）RNA 提取试剂见实验 1.2。

（2）无 RNase 的水。

（3）基因组 DNA 移除液（gDNA Eraser）。

（4）5×基因组 DNA 移除缓冲液（gDNA Eraser buffer）。

（5）10μmol/L oligo（dT）$_{15}$。

（6）AMV 逆转录酶（5U/μl）。

（7）5×逆转录酶缓冲液。

（8）适用于实时 PCR 的 SYBR Green 荧光染料。

（9）参照 RNA 上游引物 P_1 和下游引物 P_2：各 0.2～0.6μmol/L。

（10）目的 RNA 上游引物 P_1 和下游引物 P_2：各 0.2～0.6μmol/L。

（11）DNA 聚合酶（1～5U/μl）。

（12）10×DNA 聚合酶缓冲液（含 Mg^{2+}）。

【操作步骤】

（1）RNA 提取详见实验 1.2，将 RNA 样品于 60～65℃中孵育 10min，迅速冰浴 10min。

（2）将 0.2ml 薄壁反应管、实时定量 RT-PCR 试剂置于冰上。

（3）在 0.2ml 反应管中依次加入下列试剂，移除 RNA 提取过程中可能残留的基因组 DNA：

试剂	体积（μl）
5× 基因组 DNA 移除缓冲液	2.0
基因组 DNA 移除液	1.0
总 RNA 样品	1.0～3.0（1μg）
无 RNase 的水	补足至总体积 10μl

注：42℃孵育 2min（或者室温放置 5min）

（4）在 0.2ml 薄壁反应管依次加入下列试剂，进行逆转录反应（总体积 20μl）：

试剂	体积（μl）
步骤（3）中的反应液	10.0
oligo（dT）$_{15}$	1.0
AMV 逆转录酶	1.0
5×逆转录酶缓冲液	4.0
无 RNase 的水	4.0

注：42℃孵育 15min，85℃放置 5s，冰浴速冷

（5）在 0.2ml 薄壁反应管依次加入下列试剂，进行实时定量 PCR（总体积 20μl）：

	参照管	样品管
无 RNase 的水	13μl	13μl
SYBR Green 荧光染料	1μl	1μl
10×DNA 聚合酶缓冲液（含 Mg^{2+}）	2μl	2μl
参照 RNA 下游引物	1μl	
上游引物	1μl	
目的 RNA 下游引物		1μl
上游引物		1μl
DNA 聚合酶	1μl	1μl
步骤（4）的反应液	1μl	1μl

（6）将反应管放入实时定量 PCR 仪，按预定程序进行 PCR。

94℃　　　　5min　　　　　DNA 变性

$$35 次循环 \begin{cases} 94℃ & 30s & 变性 \\ 60℃ & 30s & 退火 \\ 72℃ & 30s & 延伸 \end{cases}$$

72℃　　　　2min

4℃　　　　　20min 或更长时间

（7）反应程序结束后，根据软件给出的扩增曲线、标准曲线和熔解曲线判断荧光定量 PCR 体系的优劣，有无非特异性扩增，Ct 值是否合适（一般为 15～35），若满足条件则以参照基因作为标准采用 $2^{-\Delta\Delta Ct}$ 法对目的基因的表达进行半定量分析。

	试验样本（test）	校准样本（calibrator, cal）
目的基因（target gene, tar）	$Ct_{tar, test}$	$Ct_{tar, cal}$
参照基因（reference gene, ref）	$Ct_{ref, test}$	$Ct_{ref, cal}$

相对基因表达分析采用 $2^{-\Delta\Delta Ct}$ 法：

$$\Delta Ct_{test} = Ct_{tar, test} - Ct_{ref, test}$$
$$\Delta Ct_{cal} = Ct_{tar, cal} - Ct_{ref, cal}$$
$$\Delta\Delta Ct = \Delta Ct_{test} - \Delta Ct_{cal}$$
表达量的比值 $= 2^{-\Delta\Delta Ct}$

【注意事项】

（1）于反应管不同点贴壁滴加各试剂后，用吸头轻轻吹打混匀，盖紧反应管，离心 10s，使液体集中于管底后再进行各步反应。

（2）模板的初始浓度越低，结果的重复性越差。初始浓度太高，超出了反应体系的线性范围，则需要对模板进行稀释，否则随着底物的过早耗尽，可能出现假阴性结果。为了正确评估 PCR 扩增效率，至少需要做 3 次平行重复及 5 个数量级倍数（5logs）连续梯度稀释模板浓度。

（3）若标准曲线线性关系不佳，可能的原因是加样存在误差；标准品出现降解；引物或探针不佳；模板中存在抑制物；或模板浓度过高。

（4）若熔解曲线不止一个主峰，可能的原因是存在引物二聚体和发夹结构；引物浓度或 Mg^{2+} 浓度过高；模板有基因组的污染。

（5）若 Ct 值出现过晚（>38），可能的原因是扩增效率低；PCR 成分降解或加样量不足；PCR 产物太长，一般采用 80～150bp 的产物长度。

【思考题】

（1）为什么实时荧光定量 PCR 可以分析未经扩增之前的起始模板含量（即起始模板的定量分析）？

（2）如果提取的 RNA 中有基因组 DNA 的污染，对实时定量 RT-PCR 的结果会有什么影响？

（张百芳　徐延勇）

第三章　蛋白质的分离纯化与分析技术

蛋白质是生命活动的执行者，在体内参与各种反应，包括调节代谢、机体免疫防御、调控遗传信息等。人类基因组计划完成后，生命科学开启了后基因组时代，也代表对基因表达产物——蛋白质的结构、功能调节、相互作用、蛋白质组学等方面的研究更广泛深入，从蛋白质水平全面揭示生命活动本质。尽管蛋白质的组成只有二十几种氨基酸，但复杂的翻译后修饰、蛋白质构象变化以及蛋白质相互作用等问题，使蛋白质有可变性和多样性的特殊性质，因此，需要利用蛋白质的自身性质特点建立或选择蛋白质分离纯化的方法，需要利用不断进步的技术方法和体系全面研究蛋白质的结构与功能，这将在分子水平为阐明人类重大疾病的发生发展机制、防治疾病及开发靶向药物提供重要的理论基础。

第一节　蛋白质的分离纯化与鉴定技术

对蛋白质进行研究首先要获得高纯度的蛋白质分子，蛋白质的提纯是从复杂混合物中分离纯化出目的蛋白的过程。蛋白质纯化前常常要考虑几个问题，如纯化蛋白质的目的是什么，所需蛋白质的纯度如何，是否需要正确折叠修饰的蛋白质，其功能研究是否需要辅因子等，根据这些问题选择合适原料进行蛋白质纯化。其次，分析蛋白质自身的理化性质特点，包括蛋白质分子量、等电点（isoelectric point, pI）、溶解性与疏水性、密度、翻译后修饰、最适 pH 和温度、稳定性、与配体和金属的结合能力、是否有纯化标志、储存条件等，根据这些特点设计合理的纯化方案。

蛋白质的制备过程一般包括：选择并处理材料、细胞裂解并溶解蛋白质、蛋白质的提取与分离纯化、蛋白质的鉴定与保存。

一、选择并处理材料

了解目的蛋白的基本特征后，根据文献进行初步筛选，确定合适的原材料。①非重组蛋白质选择有效成分含量丰富的组织或细胞为原材料，同时要考虑常见问题：终产物的功能、取材是否方便、材料的致病性或可提取性、组织细胞中蛋白质含量是否会随生长条件发生变化、材料储存条件和放置时间对量的影响等；②对于机体组织细胞中含量少，或原材料不易获得，或进行重组突变的蛋白质，可用重组 DNA 技术构建重组质粒，在宿主中表达并纯化重组蛋白质。材料可以是原核生物大肠埃希菌，也可以是培养的酵母或真核细胞系。

样本处理及其后的分离纯化中须特别注意保持蛋白质的完整性，避免蛋白质的降解和失活。对于组织细胞中易分解的蛋白质，应尽量选取新鲜材料制备。一般选择好的材料，若不立即进行实验，收集后也应置于液氮中速冻再转至-80℃保存，避免蛋白酶对目的蛋白的降解。获取的组织材料应快速将易于去掉的其他物质如脂类去除，可人工剥离脏器外的脂肪组织，利用油脂分离器使油脂与水溶液分离等。

二、蛋白质的初级分离提取

获得材料后破碎细胞，将待纯化蛋白质释放并溶入缓冲液中，是蛋白质初级分离纯化的关键，影响后续产物的回收率及纯度。蛋白质的初级分离提取常包括细胞破碎、蛋白质沉淀和蛋白质溶解三个主要过程，需要遵循以下原则：①方法要简单化；②目的蛋白所含比例要高；③蛋白质样品需处于溶解状态；④减少可能造成蛋白质人为修饰的操作；⑤制备中需注意某些试剂对后续实验的影响，如金属螯合剂及其离子浓度的影响。

（一）细胞破碎

材料初步清洗后将组织或细胞置于特定的裂解液中破碎，使细胞内蛋白质完全释放出来，才能继续后期的分离过程。

1. 常用细胞破碎方法 细胞破碎的方式有温和的方式，如反复冻融法、渗透法、化学破膜法、酶裂解法，也有较为强烈的方式，如研磨法、匀浆法、超声破碎法及高压破碎法。

（1）反复冻融（freeze-thaw）法：是利用液氮将细胞迅速冷冻，室温融解，反复快速冰冻和融解细胞，细胞内冰晶的形成和剩余细胞液的盐浓度增高引起溶胀，使细胞膜破碎的方法。但此方法仅适用于提取非常稳定的蛋白质。

（2）渗透法：将细胞悬浮于低渗溶液中，细胞溶胀，细胞膜通过渗透张力作用而破坏。低渗溶液可选用蒸馏水、稀盐或含少量有机溶剂的溶液等。

（3）化学破膜法：常采用表面活性剂如阴离子型的 SDS，非离子型的 Triton X-100、NP-40 等破坏细胞膜的磷脂双分子层，以及脂溶性溶剂，如丙酮、氯仿、甲苯等溶解细胞膜。

（4）酶裂解法：将细胞悬于含有特定酶（如溶菌酶）的等渗液中，酶可专一破坏细菌细胞壁，适于多种微生物细胞的破碎，如大肠埃希菌可用 1mg/ml 溶菌酶于 37℃ 中温育 10～20min，或者增加至 10mg/ml，能更快裂解细菌。由于酶的价格较高，故一般小量破菌时采用。

（5）研磨法：将组织或细胞液氮冷冻，研钵中研磨成粉末，再以裂解液溶解。加入氧化铝、石英砂或玻璃粉等可提高研磨效果。

（6）匀浆（homogenization）法：将组织切成小块加入冷裂解液，置于玻璃匀浆器或组织匀浆机中匀浆，离心后收集。

（7）超声破碎法：利用高频（15kHz～25kHz）超声波产生的空化效应和剪切力使细胞破裂的方法。操作时应注意控制超声波的频率和间隔时间，一般是超声 5～10s，停止 5～10s，超声功率在 200～600W；并保持样品低温，勿产生泡沫和高温。

（8）高压破碎法：低温下将细胞悬液置于高压细胞破碎仪，超高压使样品急速通过狭缝瞬间喷射，产生撞击剪切等效应，循环 3～4 次，即可高效破碎细胞，并保持蛋白质活性。

2. 细胞裂解时的注意事项

（1）选择合适的裂解方法：需要考虑细胞的类型以及蛋白质的类型和特点。①血细胞和组织培养细胞：可以用渗透法、反复冻融法等方法裂解细胞；②原核细胞：大肠埃希菌等可用反复冻融法、酶裂解法，或高压破碎法、超声破碎法等方法，多用 5～10 倍体积的裂解液；③动物组织：动物脏器必须进行绞碎、脱脂等预处理。绞碎的目的是使有效成分能很快被提取。某些动物脏器可以用丙酮处理制成丙酮粉，其含水量很低，性质稳定，可以密封保存，同时，脱脂处理后的样品利于其分离纯化。

（2）选择合适的裂解液：选用蛋白质提取液时，尤应注意溶剂 pH 和盐浓度的影响。水、稀酸、稀碱、稀盐及其缓冲液是裂解细胞时常用的蛋白质提取溶剂。①稀盐及其缓冲溶液对蛋白质稳定性好、溶解度大，是最常用的蛋白质提取溶剂，稀盐溶液可促进蛋白质的溶解，同时因其盐离子与蛋白质部分结合，具有保护蛋白质不易变性的作用，蛋白质提取液中常常加入少量 NaCl 等中性盐（一般浓度为 0.15mol/L）。缓冲液常采用等渗盐溶液，如 0.02～0.05mol/L 磷酸盐和碳酸盐。提取液用量通常是原料体积的 1～5 倍。②用稀酸或稀碱提取时，提取液的 pH 应选择在蛋白质稳定的 pH 范围内，防止过酸或过碱引起蛋白质可解离基团发生变化，从而导致蛋白质构象的不可逆变化。一般来说，碱性蛋白质用偏酸性的提取液提取，而酸性蛋白质用偏碱性的提取液提取。

（3）注意抑制蛋白质降解：裂解液中需加入蛋白酶抑制剂混合物，避免蛋白质降解。混合物包括蛋白酶抑制剂、35μg/ml 苯甲基磺酰氟（phenylmethylsulfonyl fluoride, PMSF），0.3mg/ml EDTA、0.7μg/ml 抑肽素和 0.5μg/ml 亮肽素。

（4）避免蛋白质变性失活：一般蛋白质制备时，全程采用 4℃ 低温条件操作。

（二）蛋白质的沉淀

获得蛋白质混合物粗提液后，可首先用沉淀法（precipitation）将目的蛋白与杂蛋白粗分离开来。蛋白质在溶剂中的溶解度与其分子结构及溶剂的性质有关，因为溶液中蛋白质的溶解度与其表面有水化层相关，分子表面的疏水基团和亲水基团间的比例决定水化层的性质；其次，溶液的pH、极性、离子强度、金属离子浓度及有机溶剂成分等均可影响水化层，因此蛋白质在不同溶剂中溶解度不同，不同的蛋白质在同一溶剂中的溶解度也不同。选择合适的溶液条件可使不同蛋白质溶解或沉淀，从而分离获得目的蛋白。该法简便、处理量大，既能除去大量杂蛋白，又能浓缩目的蛋白溶液。缺点是多为粗分离，分辨率较低。以下介绍常用的几种沉淀法。

1. 盐析（salting out）法 在低盐溶液中蛋白质的溶解度随盐浓度升高而增加，但在高盐浓度溶液中由于蛋白质分子表面水化膜的破坏，分子间通过疏水相互作用而聚集，从溶液中析出，称为盐析。盐析法是非变性条件下的沉淀，常采用硫酸铵、氯化钠等中性盐。硫酸铵溶解度大，受温度影响小，分级效果好，对大部分蛋白质无毒副作用，且在浓度较高时还具有稳定蛋白质结构的作用，易通过透析等脱盐除去，故绝大多数盐析中都用硫酸铵。

2. 聚乙二醇（polyethylene glycol, PEG）沉淀法 分子量为 400～6000 的 PEG 是水溶性非离子型聚合物，是最常用的分离核酸和蛋白质的沉淀剂。在部分纯化的蛋白质溶液中，缓慢加入PEG，使溶液达到混浊，可以使某些蛋白质以结晶形式沉淀下来。该法可使蛋白质的提纯效果提高 3～5 倍，且很少引起蛋白质失活。其分离蛋白质的效果与硫酸铵的盐析法相近，但除去 PEG较硫酸铵难，使用时应注意。

3. 等电点沉淀法 蛋白质在其 pI 处呈电中性，溶解度最小，易于沉淀。沉淀的蛋白质不变性，但相当多蛋白质的 pI 很接近，蛋白质在 pI 附近范围 pH 的溶液中也可发生沉淀，故此法仅用在某些蛋白质及酶的粗分离阶段。

4. 有机溶剂沉淀法 常用的有机溶剂乙醇、丙酮和甲醇等也可作为某些蛋白质较有效的分离提纯方法。为了避免蛋白质变性，须在低温（-5～10℃）、低浓度及稀盐的缓冲液下进行分离提纯。有些多价阳离子（如 Zn^{2+}、Cu^{2+}等）可与蛋白质结合形成复合物，降低蛋白质在有机溶剂中的溶解度，可减少有机溶剂的用量。

5. 热变性沉淀法 对于热稳定的蛋白质（如酵母醇脱氢酶等），可利用温度控制使大量杂蛋白变性沉淀而被除去。该法提纯效果很好，但操作时要经常搅拌，防止局部过热，一般用比变性温度高 10℃的水浴迅速升温，在变性温度下保持一定时间后，用冰迅速冷却。

（三）蛋白质的溶解

在原核表达体系表达重组蛋白质，由于缺乏翻译后修饰，容易形成包涵体而沉淀，在进一步纯化前需进行变性溶解，即加入 8mol/L 尿素或 6mol/L 盐酸胍，使蛋白质充分变性而溶解。另外非重组蛋白质如果在组织细胞提取液中呈沉淀状态，需加入去污剂或其他试剂，如 SDS、乙醇、尿素等，使之溶解后进行分离纯化。

（四）特殊蛋白质的提取

1. 超速离心法分离膜蛋白或脂蛋白 超速离心法是根据在超离心力场作用下不同分子量蛋白质的沉降速度不同而达到分离蛋白质的目的。主要是通过超速离心机进行分离，可分为沉降速度法和沉降平衡法。

沉降速度法用于分离沉降系数（sedimentation coefficient, S）不同的物质，采用逐步分级加大离心力的差速离心法（differential centrifugation），即在密度均一的介质中先低速离心，S 大的物质先沉淀，再将上清液进行更高速离心，如此可将不同 S 的物质分级沉淀而分开，适用于细胞膜蛋白的制备。

沉降平衡法又称为密度梯度离心（density gradient centrifugation），是利用一定的介质，如溴化钾、氯化铯、蔗糖和多聚蔗糖在离心管内制备密度梯度层，高密度样品置于管底，超速离心时，分离物以一定速度沉降或上浮，当遇到介质的密度与其密度一致时，分离物停留在该区域形成区带，分部收集从而达到分离目的，适用于各类脂蛋白的高纯度分离。

2. 亚细胞器蛋白质样品制备　亚细胞器内的蛋白质包括其组成蛋白质和穿梭蛋白质以及瞬间相互作用的蛋白质，对亚细胞器内蛋白质组的动态研究是阐明细胞器功能的基础。分离纯化这类蛋白质要先进行亚细胞器的分离。

首先采用等渗低温匀浆法温和裂解细胞，可将组织或细胞放入匀浆器中加入等渗匀浆溶液，如 0.25mol/L 蔗糖及 3mmol/L 氯化钙溶液中研磨；进一步联合使用差速离心或密度梯度离心，分部收集可得到各种亚细胞器组分。差速离心的低速到高速逐级离心中，亚细胞器的沉降顺序为：细胞核、线粒体、溶酶体与过氧化物酶体、高尔基体与内质网、核糖体。同时亚细胞器不同颗粒存在沉降系数差，在密度梯度离心中各亚细胞器组分可在密度梯度不同区域上形成区带而分离。分离后的组分要进行形态和功能的鉴定，常利用电子显微镜、免疫化学法或测定标志酶的方法。

3. 周质间隙蛋白提取　周质间隙（periplasmic space）是革兰氏阴性菌内膜与外膜之间的狭窄空间（宽 12～15nm），呈胶状。周质间隙中存在着许多种周质间隙蛋白，包括水解酶类、合成酶类、具有运送作用的结合蛋白、与细胞趋化性相关的受体蛋白等。

周质间隙蛋白可通过渗透休克法（osmotic shock）释放。其原理是突然改变渗透压并使细胞外膜发生物理性裂解而内膜尚未破裂。主要步骤包括：收集细菌细胞，10mmol/L Tris-HCl（pH 8）清洗细胞，将细菌放入 pH 7.5 的 STE 缓冲液（50mmol/L Tris-HCl，20% 蔗糖，1mmol/L EDTA）中，冰上作用 10min，使其发生质壁分离，离心收集沉淀，加入 4℃预冷的 5mmol/L $MgCl_2$ 溶液或去离子水重悬细胞，冰上作用 5min，使细菌外膜突然破裂并释放周质间隙蛋白，离心后收集上清液即为周质间隙蛋白混合溶液。经进一步分离纯化可获得目的蛋白。

三、蛋白质的细分级分离

一般样品经初级的粗略分离后，大部分杂质已被除去。但若须获得合适纯度和活性形式的蛋白质供后续研究，通常选择使用层析法、电泳法，结合离心、超滤、结晶等方法进一步分级分离，可得到高纯度的蛋白质。蛋白质的细分级分离方法一般涉及的溶液体积较小，但分辨率高。

（一）层析法分离纯化蛋白质

层析（chromatography）是对复杂混合物分离能力很强的技术之一。利用蛋白质的物理化学性质（吸附力、溶解度、分子形状和大小、分子极性、分子亲和力等）的差别，可选择离子交换层析、凝胶过滤层析、疏水层析、亲和层析等方法进行目的蛋白的分离纯化。1903 年俄国科学家茨威特（Tswett）首次用碳酸钙柱分离植物色素，以石油醚洗涤时发现柱内产生了数层相互分离的色带，便用色度（chroma）和图谱（graphy）构成了"色谱"一词，故此分层分离的层析技术也称色谱法。

任何层析都有两相：固定相和流动相，两相互不相溶。层析过程中固定相相对固定不动，流动相相对于固定相作单向运动，并带动所分离的组分向前移动（推动），由于混合样本中各组分在理化性质上的差异，所受固定相的阻滞作用和受流动相的推动作用各不相同，从而使混合物各组分以不同速度移动而达到彼此分离的目的。蛋白质的分离纯化中通常采用液相层析的柱层析操作方式进行，常用的柱层析系统基本装置主要由缓冲液池、层析柱、检测器、记录仪和组分收集器组成（图 3-1）。

层析技术用于分离蛋白质可有多种方法，其基本原理是蛋白质根据功能基团或物理性质不同选择性吸附或分配在固定相，随着在流动相缓冲液中的分配差异蛋白质解吸附并移动，从而达到分离蛋白质的目的。以下介绍几种常用于蛋白质分离的层析法。

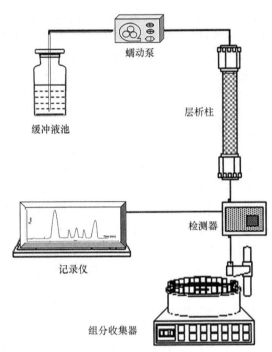

图 3-1　柱层析系统的基本装置

1. 离子交换层析（ion exchange chromatography, IEC）　利用交换剂上键合的离子对各种带电荷蛋白质的静电吸引力不同，通过可逆交换分离混合物中各种蛋白质的层析方法。IEC 的固定相是表面带有大量正电荷或负电荷的树脂或纤维素组成的载体，称为离子交换剂。根据可交换的离子及其交换性能，阳离子交换层析使用的是带负电荷的离子交换剂，阴离子交换层析则是带正电荷的离子交换剂。离子交换剂也可分为强离子交换剂和弱离子交换剂。常用的阳离子交换剂有聚苯乙烯磺化型阳离子交换树脂（强酸型）、羧甲基（carboxymethyl, CM）纤维素和 CM 葡聚糖 C-50（弱酸型）等。常用的阴离子交换剂有季铵阴离子交换树脂（强碱型）、二乙氨乙基（diethylaminoethyl, DEAE）纤维素和 DEAE 葡聚糖 A-50（弱碱型）等。

IEC 的流动相是具有一定 pH 和离子强度的电解质溶液。不同的蛋白质处于不同 pH 条件下的带电荷状态不同，当样品流经离子交换剂时，与离子交换剂带相反电荷的蛋白质被选择性吸附，被吸附的强度与其电荷密度成正比，带电荷越多，电荷密度越密集，则与离子交换剂的结合也就越紧密。通过增加流动相即洗脱液的盐浓度，将吸附的蛋白质根据结合力的强弱依次洗脱下来，或者通过改变洗脱液的 pH 使蛋白质的带电荷状态发生变化而依次洗脱。

由于强离子交换剂吸附的蛋白质需强酸性或强碱性溶液洗脱，可能破坏具有生物活性蛋白质的稳定性，通常使用弱离子交换剂进行蛋白质分离。但若纯化蛋白质的目的是测定蛋白质结构或序列时，则可不考虑蛋白质活性，而选择强离子交换剂以达到较好的分离目的。IEC 主要适用于亲水性蛋白质的分离，也可以用于浓缩蛋白质样品。

2. 凝胶层析（gel chromatography）　利用内部具有微孔网状结构的凝胶颗粒（珠）作为载体，该层析介质对不同体积和形状的蛋白质分子排阻能力不同，当含有不同大小的蛋白质样品流经凝胶层析柱时，比凝胶珠孔径大的蛋白质被排阻在凝胶珠之外，随溶剂从凝胶珠之间空隙流出层析柱先被洗脱下来；比凝胶珠孔径小的蛋白质能进入凝胶珠内部网状结构，流经路程长而后被洗脱下来，从而达到分离效果（图 3-2）。由于层析过程好似分子过滤及小分子阻滞减速，又称为凝胶过滤（gel filtration）或分子排阻层析（molecular exclusion chromatography）。通过测定标准蛋白质样品的洗脱体积，凝胶层析还可用于测定蛋白质分子量。

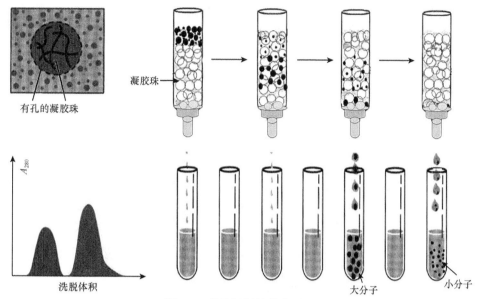

凝胶珠

有孔的凝胶珠

A_{280}

洗脱体积

大分子

小分子

图 3-2 凝胶层析的基本原理

凝胶载体作为层析介质有多种型号规格，每种型号的孔径大小可控，有特定的分离范围，要根据纯化的目的蛋白质分子量选择合适的凝胶介质。一旦蛋白质样品分子量超出范围，则载体对分子的排阻情况相同，导致蛋白质混合液不能有效分离。以下介绍常用的几种凝胶载体。

（1）葡聚糖凝胶（Sephadex）或交联葡聚糖凝胶（Sephacryl）：葡聚糖凝胶是以葡聚糖为基本骨架、含大量羟基的亲水凝胶，可以稳定存在于弱酸、弱碱、盐或有机溶剂的溶液中，对强酸不耐受。交联葡聚糖由多聚糖链与 1-氯-2,3-环氧丙烷交联而成，刚性较好，但易受强碱、强酸和氧化剂的破坏。凝胶颗粒的孔隙大小用交联度 G 值表示，G 后所附数值是指每 10g 凝胶干重的吸水量。交联度小，吸水少，孔隙小，主要用于小分子蛋白质的分离；而交联度大的凝胶主要用于大分子蛋白质的分离。

（2）交联琼脂糖凝胶（Sepharose）：其依靠糖链之间的氢键来维持凝胶的网状结构，通过琼脂糖的浓度来控制网孔大小。此种凝胶通常有 2B、4B、6B 三种，分别代表琼脂糖的浓度为 2%、4% 和 6%。其优点：①稳定性好、刚性较好；②对分离的蛋白质分子量适用范围很广；③对生物大分子的吸附性最小，故样本回收率高。Sepharose 的使用条件一般为：0～40℃，pH 7～9，不能用硼酸缓冲液，制作成珠状后不能再脱水干燥。

（3）聚丙烯酰胺凝胶：由丙烯酰胺和 *N, N*-甲叉双丙烯酰胺聚合而成。如市售的生物胶 P（Bio-gel P），其适用的 pH 范围为 2～11。控制单体和交联剂比例可得到不同孔隙的凝胶。

凝胶层析不仅用于许多物质的分离及高分子物质分子量的测定，还能用于脱盐以及除去热原物质。凝胶层析几种常用介质的分离范围及用途见表 3-1。选择凝胶层析分离蛋白质，样品需尽量浓缩，上样体积过大会影响层析分辨率。分离得到的蛋白质溶液常被稀释，需进行超滤浓缩，再进行下一步实验。

表 3-1 凝胶层析中几种常用介质的分离范围及用途

介质名称	使用范围（分子量）	用途
Sephadex G-15 / Bio-gel P-2	50～1 000	脱盐或更换缓冲液
Sephadex G-25	1 000～5 000	脱盐或更换缓冲液
Sephadex G-50 / Bio-gel P-10	1 500～30 000	小中分子蛋白质分离
Sephadex G-100	4 000～150 000	中等分子蛋白质分离

介质名称	使用范围（分子量）	用途
Sephadex G-200	5 000～250 000	较大分子蛋白质的分离
Sephacryl S300	10 000～1 500 000	大分子蛋白质、抗体分离
Sepharose 4B	60 000～20 000 000	蛋白质、多糖分离

3. 疏水作用层析（hydrophobic interaction chromatography, HIC） 蛋白质分子表面多以亲水基团为主，疏水氨基酸的含量决定了蛋白质的疏水性。疏水作用层析的分离基础就是利用蛋白质的表面疏水基团差异。HIC 的固定相是在交联琼脂糖凝胶或树脂颗粒上偶联烷基或芳香基等疏水性配基，其可与蛋白质疏水侧链基团发生疏水作用结合，通过改变流动相溶液使蛋白质表面疏水性发生变化而可逆性解离，从而分离纯化不同蛋白质的方法。

HIC 的固定相疏水性强而流动相极性较高。流动相一般是由水、有机溶剂、酸、离子对试剂等组成。疏水相互作用主要依赖于流动相溶液的盐离子强度，即高盐溶液通过离子作用增强了样品中蛋白质与疏水性配基的相互作用。流动相一般选择 1mol/L $(NH_4)_2SO_4$ 或 2mol/L NaCl 溶液，然后通过降低盐浓度或提高有机溶剂调节蛋白质疏水性，使吸附的蛋白质逐渐解离，蛋白质样品不同疏水性的组分逐个按极性从高到低的顺序被洗脱而得到纯化。

HIC 的应用与离子交换层析的应用刚好互补，因此，可以用于离子交换层析很难分离或不能分离的物质，而且相对温和的洗脱条件可以保护蛋白质的折叠结构和活性，也是硫酸铵盐析后理想的下游纯化步骤。此外，HIC 常用高压系统操作，又称反相层析（reversed phase chromatography, RPC），可提供最高分辨率进行蛋白质分离或分析，也可与质谱联用，进行鉴定和性质鉴别或蛋白质产品纯度的检测。但注意，RPC 用于蛋白质精细分离时，要明确其流动相中有机溶剂的存在不会影响生物活性或三级结构的恢复，因此，该法比较适合纯化由化学合成或大分子蛋白质酶解得到的小肽。

4. 亲和层析（affinity chromatography） 这是利用生物分子间专一而可逆的结合而建立的蛋白质分离纯化方法。蛋白质可以与某些生物分子进行特异性的非共价结合，如酶和底物或抑制剂、蛋白质与金属、抗原与抗体、激素与其受体、酶蛋白与辅酶、相互作用的蛋白质分子等，将与蛋白质分子特异相互作用的分子作为配基，通过共价键连接固定在载体上。当混合物样品通过亲和层析柱时，待纯化的目的蛋白会特异性结合在配基上，其他物质因不能结合而直接流出。最后，目的蛋白分子可通过改变缓冲液的 pH 或离子强度，减弱分子与配基间的非共价相互作用而被洗脱出来，或者通过添加竞争性结合剂而被洗脱出来。简而言之，亲和层析就是利用分子间亲和力的特异性和可逆性，将相互作用的一个分子固定在载体上而对蛋白质分离纯化的方法。

亲和层析是蛋白质分离纯化最有效的方法之一，适于从大量的混合物中分离小量的蛋白质，且杂质与目的蛋白之间的溶解度、分子大小、电荷分布等物化性质差异较小，采用其他分离方法有困难的情况。亲和层析专一性高、操作简便、条件温和、时间短、得率高，基本上一步纯化操作即可得到高纯度的目的蛋白，因此对分离某些不稳定的高分子物质极为有效。但其缺点是，基本上每种层析介质都需要一种特有的配基，纯化成本高。

亲和层析常用的载体有聚丙烯酰胺凝胶、交联葡聚糖凝胶、琼脂糖凝胶珠（agarose beads）、交联琼脂糖凝胶珠（Sepharose 4B beads）以及多孔性的玻璃珠，以琼脂糖凝胶珠使用最为广泛。通常在载体上以一条 6 个碳原子的烃链化合物作为连接臂与配基结合，确保配基与目的蛋白的最大程度的亲和结合。目前常见的固定化亲和层析介质主要有：

（1）金属螯合介质：通过螯合剂（如亚胺二乙酸、IDA 或 NTA）将金属离子如 Ni^{2+}、Co^{2+}、Zn^{2+}、Cu^{2+}、Fe^{3+} 等共价连接固定在载体上。蛋白质分子中组氨酸的咪唑基团、半胱氨酸的巯基、色氨酸的吲哚基团可提供电子并与金属离子结合，通过冲洗去掉非特异性结合蛋白，以含 EDTA、高浓度咪唑或乙酸溶液破坏结合，洗脱目的蛋白，纯化过程中蛋白质的生物活性不受影响。固定

化 Ni^{2+} 亲和层析主要用于分离含有组氨酸标签的重组蛋白质，还可用于分离细胞内金属蛋白。

（2）凝集素介质：如伴刀豆球蛋白，能可逆地结合特定的糖基，如 α-D-甘露糖、α-D-葡聚糖，通过与—OH 基团的相互作用连接。可分离纯化含糖基的生物大分子如糖蛋白、血清脂蛋白及膜蛋白受体等。凝集素有多种，不同的凝集素有不同的特异性。

（3）谷胱甘肽结合介质：谷胱甘肽是谷胱甘肽硫转移酶（glutathione S-transferase, GST）的天然底物，可与柱子共价连接，分离含有 GST 的融合蛋白。

（4）蛋白 A/G 结合介质：蛋白 A/G 结合在微珠基质上，它们具有特异性结合不同种属来源及不同亚类的抗体不变区（Fc）的能力，可用于不同免疫球蛋白（immunoglobulin, Ig）的分离纯化。

（5）抗体亲和介质：即免疫亲和介质，利用化学偶联方式将抗体 Fc 端固定在支持基质上，抗体的 Fab 片段可与特定抗原（蛋白质）发生可逆结合，从而用于分离蛋白质分子。

（6）硫醇基介质：将硫醇基固定在基质上，可与含有—SH 基团的蛋白质形成二硫键，最后以过量的硫醇或其他还原剂洗脱目的蛋白，可用于纯化半胱氨酸蛋白酶。

5. 高效液相层析（high performance liquid chromatography, HPLC）　亦称高效液相色谱，是20 世纪 70 年代初发展起来的一种以液体为流动相的高压层析技术。HPLC 利用金属柱内填充均一的、不可压缩的小颗粒层析介质，如硅胶、硬质凝胶等，同时采用高压输液泵（10MPa）驱动流动相高速稳定通过层析柱，以达到高效、快速、精确分离的效果，具有重现性好、灵敏度高的特点，可以测定极低含量的物质（μg/ml～ng/ml）。HPLC 可根据被分离物质的理化性质（分子量、吸附力、亲和力、疏水性、溶解度和荷电性等）不同而进行分离。按照固定相性质，HPLC 可分为高效凝胶色谱、吸附色谱、离子交换色谱、反相液相色谱等。现已广泛应用于氨基酸、蛋白质、同工酶、多肽激素受体、核酸及各种手性药物等的鉴定分析。HPLC 装置主要由色谱柱、高压泵、进样器、检测器、温度控制器、记录仪及数据处理系统等部分组成。因涉及高压且色谱柱昂贵，样品须用 0.22μm 滤器过滤后才能使用。流动相的纯度要求极高，并应在使用前预先除去溶解的气体（脱气）。

以上常用的各种层析技术在分离制备生物活性蛋白质的过程中可合理搭配使用。若搭配方法选择不当，将导致失败或仅得到低活性、低收率的产品。下面以尿激酶（urokinase, UK）的分离纯化为例，简述层析介质选择的一般原则。首先，信息检索以明确 UK 的分子量、等电点、溶解度及稳定性等基本性质。一般采用 $(NH_4)_2SO_4$ 盐析开始第一级粗制样品分离（比活为 200～600IU/mg 蛋白）；精细分离纯化时，粗制样品进行亲和层析并结合离子交换层析的效果较好，如分离 UK 先用苯甲醚-Sepharose 4B 亲和柱（纯化倍数 18 倍），再用 Sephadex G-100 层析（纯化倍数 4 倍）得到 UK 比活高达 12.7 万 IU/mg 的蛋白质。如仅采用亲和层析，则难以分开不同分子大小而有相同亲和性的酶。工业生产上，UK 产品比活达 3 万 IU/mg 的蛋白质就可制成针剂，可先将粗品经 CM-Sephadex G-50 分离得 UK 比活 1 万 IU/mg 蛋白质，再用苯甲醚-Sepharose 4B 亲和柱纯化，可获得 UK 比活达 3 万～4 万 IU/mg 的蛋白质。

层析过程中洗脱液 pH 和盐浓度的合理选择也是需要注意的问题。一般条件下，碱性蛋白或碱性酶、肽等在酸性条件下较碱性条件稳定，因而在操作过程中，应尽量使用酸性条件；反之，酸性蛋白、酶等尽可能采用碱性条件；其次，低盐溶液保护蛋白质稳定性，而高盐溶液会影响蛋白质的溶解度，也需根据目的蛋白特点合理设计盐浓度范围。

（二）电泳法分级分离蛋白质

电泳法（electrophoresis）是利用电泳现象对带电的颗粒进行分级分离的常见技术。蛋白质表面带有电荷，在电场中向与其电荷相反的电极方向移动，根据蛋白质的荷电性、分子大小和形状等特点表现出不同的迁移率，从而达到分离目的。不同类型的电泳对蛋白质的精细分离在蛋白质的纯度检测、分子量和 pI 的测定，以及活性分析中有非常重要的应用；也常使用容量大的盘状聚丙烯酰胺凝胶电泳（PAGE）、等电聚焦电泳等分离纯化特定蛋白质。分离蛋白质常用的电泳方法有以下几种。

1. SDS-PAGE 聚丙烯酰胺凝胶（polyacrylamide gel, PAG）是最常用的分离蛋白质的支持介质。过硫酸铵（ammonium persulfate, AP）在溶液中形成过硫酸自由基，催化激活四甲基乙二胺（tetramethylethylenediamine, TEMED）提供未配对电子，将丙烯酰胺（acrylamide, Acr）单体激活聚合，通过甲叉双丙烯酰胺（Bis）交联成为网状结构的凝胶。蛋白质所带净电荷、分子大小和形状等各不相同，在凝胶中受到不同程度的阻滞作用，在电场中表现出不同的迁移率而得以分离。凝胶孔径的大小可通过控制单体和交联剂的浓度来调节，从而以分子筛效应提升不同大小蛋白质的分辨率。目前常用的为垂直板型电泳，可配制两层凝胶，即上层低浓度的浓缩胶和下层高浓度的分离胶。因此，蛋白质在凝胶中电泳不仅有电荷效应和分子筛效应，还具有浓缩效应，从而其分离区带清晰度及分辨率得到极大提高。

SDS-PAGE 是指在电泳体系中加入一种阴离子去污剂：SDS。SDS 在溶液中带大量负电荷，破坏蛋白质分子的氢键，使蛋白质变性解聚成单一多肽链，并且 SDS 将蛋白质包裹其中，遮盖了蛋白质分子表面原有的荷电性而带上均质的负电荷，形成蛋白质-SDS 棒状胶束，同时加入 β-巯基乙醇或 1,4-二硫苏糖醇（1,4-dithiothreitol, DTT）还原二硫键，又使蛋白质处于还原状态。因此，SDS-蛋白复合物在 PAGE 中的迁移率就仅与蛋白质分子量（molecular weight, MW）大小有关，可与 logMW 呈线性关系，而与所带的净电荷及分子形状无关，这种 SDS-PAGE 最常用于蛋白质的分离及鉴定中。

2. 等电聚焦（isoelectrofocusing, IEF）电泳 其是利用 pH 梯度的介质分离 pI 不同的蛋白质的电泳技术，也可用于测定蛋白质 pI。介质的 pH 梯度是由小分子量的两性电解质形成的，通常是脂肪族多氨基多羧酸（或磺酸型、羧酸磺酸混合型），电泳 pH 范围可在 3~10、4~6.6、6~8 以及 8~10 等。常用的 pH 梯度支持介质有 PAG、琼脂糖凝胶、葡聚糖凝胶等。电场中，被分离的各蛋白质组分在具有 pH 梯度的介质中向与其 pI 相等的 pH 处移动，并停止在与该处形成分离的蛋白质区带。目前有商品预制固相 pH 梯度胶条，使 IEF 的分辨率可达 0.001pH 单位的差别，适合分离和制备分子量相近而 pI 不同的蛋白质，同时也可达到浓缩蛋白质的效果。

3. 毛细管电泳（capillary electrophoresis, CE） 亦称高效毛细管电泳（high performance capillary electrophoresis, HPCE），是 20 世纪 80 年代中后期发展起来的、在具有高压电场的毛细管内进行蛋白质电泳分离的技术。CE 的支持介质是石英毛细管柱，在 pH>3 条件下管柱内表面带负电，与溶液接触时形成一双电层。双电层中的水合阳离子在高压电场作用下引起液体整体地朝负极方向移动（电渗），带电粒子在毛细管内电解质中的迁移速度等于电泳和电渗流两种速度的矢量和，因此带电粒子的泳动速度由快到慢依次为带正电荷粒子＞中性粒子＞带负电荷粒子，从而达到分离蛋白质的目的。CE 的最大优点是灵敏度高，同时还具有分离效率极高、分析速度快、样品用量少、易于自动化等优点，可广泛用于氨基酸、多肽、蛋白质等的分离分析。

四、蛋白质的脱盐和浓缩

蛋白质分离纯化中采用不同方法时常需要添加一些小分子化合物，如盐析中高浓度的硫酸铵、超速离心的密度梯度制备试剂溴化钾、层析洗脱液中的无机盐等，需要进行脱盐（desalting）处理或更换缓冲液成分。蛋白质样品的脱盐处理一般可选用透析、超滤或凝胶过滤的方法。前述的凝胶层析不仅用于不同分子量大小的蛋白质分离，也常利用 Sephadex G-25 凝胶柱进行脱盐，但层析洗脱出的蛋白质溶液往往被稀释，需进一步浓缩。分离纯化后的蛋白质溶液浓度通常很低，也需进行浓缩（concentration）处理，以便于保存。

1. 透析（dialysis） 由于小分子物质可自由通过半透膜，而大分子的蛋白质无法透过，故将蛋白质溶液盛装于半透膜制成的透析袋中（两端封闭），置于透析液里并缓慢搅拌溶液，可使透析袋内外溶液中的小分子通过自由扩散与交换达到内外平衡（图 3-3A），而蛋白质留在透析袋，从而去除蛋白质样品中的小分子盐类或交换样品的缓冲液成分。半透膜的膜孔可制成不同规格型号，需根据目的蛋白的大小选择合适型号的透析袋。

蛋白质溶液的透析是一逐步平衡的过程，需要保证透析液足够大的体积，并在一定时间间隔更换新的透析液，建议 3～6h 更换一次，至少更换 3 次，同时在 4℃冷柜中进行以保证蛋白质活性。扎紧透析袋口，覆盖吸水性强的吸收剂，也可起到浓缩蛋白质样品的作用。吸收剂必须与溶液不起化学反应，对蛋白质不起作用，常用的有 PEG20000 或甘油。

2. 超滤（ultrafiltration） 是利用离心力或压力推动下的膜过滤技术，利用特制的超滤膜对溶液中各种溶质分子进行选择性过滤。当溶液在一定的压力下通过超滤膜时，选择性截留不同分子量的蛋白质，而小分子透过超滤膜被除去（图 3-3B）。该法尤其适用于蛋白质的浓缩、脱盐或更换缓冲液等，具有较好地保持蛋白质生物活性、操作方便、条件温和、回收率高等优点。超滤后的蛋白质稀溶液一般可浓缩到原体积的 10%～15%，回收率高达 90%。

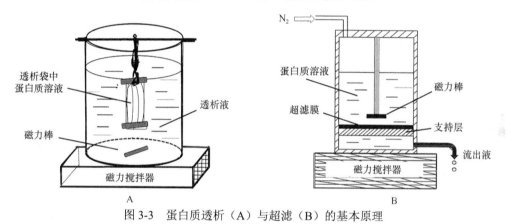

图 3-3 蛋白质透析（A）与超滤（B）的基本原理

3. 减压蒸发浓缩 其原理是通过降低液面压力使液体沸点降低而蒸发。减压的真空度越高，液体沸点降得越快。此法适用于一些不耐热的蛋白质制品的浓缩。

五、蛋白质的鉴定分析

纯化的蛋白质是进一步研究蛋白质结构和功能的基础，蛋白质产品也应用于多种商业用途，如生物制药。不同的应用目标可选择不同的分离纯化方法组合，为了明确蛋白质纯化方案的效果，既要检测特定蛋白又要在分离纯化的步骤中对蛋白质进行浓度测量与活性鉴定，以评估蛋白质的得率和比活性。同时，纯化蛋白质分子量、寡聚状态以及修饰特征也是需要鉴定的重要性质。

（一）蛋白质的鉴定与纯度分析

完成整个纯化方案后鉴定特定蛋白质的纯度与性质很重要，可选用电泳、HPLC、质谱等方法评价蛋白质产品的纯度及相关性质。常用于蛋白质分离的有琼脂糖凝胶电泳和 PAGE，在电场中利用不同蛋白质带电荷、分子大小、形状不同等特点，达到分离目的。利用天然 PAGE 和 SDS-PAGE，可检测杂带的存在比例判断蛋白质产品的纯度，并分析蛋白质的寡聚或亚基状态。凝胶过滤或反相 HPLC 对蛋白质的纯度鉴别比 PAGE 更为精细，质谱则是目前最敏感的蛋白质纯度与分子量检测方法，检测蛋白质分子量准确度高，误差仅 ±0.01%，并可用于修饰蛋白质的检测。如果蛋白质具有显著的光谱特征，也可用于检测和量化特定的蛋白质及鉴别蛋白质的寡聚状态（如静态激光光散射）。如果有针对该蛋白的抗体，可利用蛋白质印迹法和 ELISA 进行特异性抗原鉴定和定量目的蛋白。以下介绍蛋白质鉴定及纯度分析中最常用的 SDS-PAGE 与免疫印迹法。

1. SDS-PAGE 分析 该法常用于蛋白质纯度分析以及分子量的估算。操作方法方便、耗时少、分辨率高，重复性好，在蛋白质鉴定及纯化中有着非常广泛的应用。分子量（molecular weight，MW）在 15～200kDa 的蛋白质，其电泳迁移率与 MW 的对数呈直线负相关，因此，根据一组蛋白质的已知标准 MW 的对数与电泳迁移率作出标准曲线，也可估算出未知蛋白质 MW。

2. 免疫印迹法检测特定蛋白质 蛋白质的免疫印迹法（immunoblotting），又称蛋白质印迹法（Western blotting），是利用 SDS-PAGE 分离样本蛋白质后，将凝胶上的蛋白质电转印至固相支持膜上，如硝酸纤维素（nitrocellulose, NC）膜和 PVDF（polyvinylidene-fluoride）膜，再用特异性抗体作为探针，对目的蛋白进行检测的方法，可用于混合样本中特定靶蛋白的鉴定及半定量分析。由于该法结合了 PAGE 的高分辨率和抗原抗体免疫结合的高特异性等多种优点，可检测到低至 $1\sim5ng$ 的靶蛋白。

（二）蛋白质的定量分析

蛋白质分离过程中及最后的纯化产品，均需对蛋白质的浓度进行定量分析，以便计算蛋白质纯化产量及评价分离方案中各步骤的效率。蛋白质定量依据的方法是分光光度法（spectrophotometry），这是基于物质对不同波长的光具有选择性吸收而建立起来的一种对物质进行定性定量分析的方法。根据光吸收的朗伯-比尔（Lambert-Beer）定律，通过测定溶液中特殊物质对一定波长的光波吸收的吸光度（absorbance, A），与已知浓度的标准品进行比较，可计算出蛋白质的含量。目前测定蛋白质浓度的方法很多，如酚试剂法、双缩脲法、二辛可宁酸法、考马斯亮蓝染色法、紫外吸收法，各有其特点和局限性，并且在纯化过程中使用的一些试剂可能会干扰定量，如咪唑通常用于纯化 His 标签的重组蛋白质，但咪唑是一种氨基酸类似物，在低浓度时会干扰 BCA 法的检测。

1. 酚试剂法（Lowry method） 碱性条件下蛋白质与铜作用生成蛋白质-铜复合物，蛋白质中含有酚基的酪氨酸，可使酚试剂中的磷钨酸-磷钼酸还原而呈蓝色，颜色深浅与蛋白质含量成正比。此蓝色化合物的最大吸收峰在 650nm 处，故测量 A_{650} 值可计算蛋白质含量。

2. 双缩脲法 蛋白质的肽键（—CO—NH—）与双缩脲（H_2N—CO—NH—CO—NH_2）结构类似，可在碱性溶液中与 Cu^{2+} 作用生成稳定的紫红色络合物，其在 540nm 波长处有最大吸收峰。在一定浓度范围内，紫红色络合物颜色的深浅与蛋白质的含量成正比。

3. 二辛可宁酸（bicinchoninic acid, BCA）法 利用 BCA 对一价铜离子（Cu^+）的高敏感性及特异性结合的特点测定蛋白质含量。碱性溶液中蛋白质将二价铜离子（Cu^{2+}）还原成单价 Cu^+，并与 BCA 试剂生成在 562nm 处具有最大吸收峰的紫色复合物，复合物的吸光度与蛋白质浓度在 $20\sim1000\mu g/ml$ 范围内成正比。

4. 考马斯亮蓝染色法 又称布拉德福德（Bradford）法，利用考马斯亮蓝 G-250 染料在酸性溶液中游离状态下呈棕红色，而蛋白质具有氨基（—NH_3^+），可与染料的阴离子结合，并使棕红色的考马斯亮蓝变成蓝色，其蓝色深浅与蛋白质浓度在一定范围内成正比，可测定蓝色染料在 595nm 处的 A 值，计算蛋白质的含量。该法简单、迅速、干扰物质少、灵敏度比酚试剂法高 4 倍，但误差较大。

5. 紫外吸收法 蛋白质中酪氨酸和色氨酸残基的苯环含有共轭双键，可使蛋白质在紫外光波长 280nm 处具有最大吸收峰，纯蛋白质的 A_{280} 值与其含量呈正比关系，从而利用蛋白质的紫外吸收特征进行含量测定。紫外吸收法具有简便、快速、样品可回收、低浓度盐不干扰测定等优点。但不同蛋白质中酪氨酸和色氨酸残基含量有差异，其紫外光吸收能力不同，故不能用于蛋白质混合溶液的浓度测定。其次，核酸在 280nm 波长处也有光吸收，对蛋白质的定量也产生干扰，因此，本法常作为定性及初步定量的依据。纯蛋白质溶液浓度可利用已知蛋白质的特定消光系数 ε 进行准确计算。

（三）蛋白质的活性分析

蛋白质纯化后的产品，最重要的是保证蛋白质的生物活性或酶活性。如果蛋白质是一种酶，就需要一种测定酶活性的方法监测分离过程中的比活性。如果有些蛋白质是受体，在纯化过程中可通过配体结合试验检测其生物活性。

六、蛋白质的结晶和保存

（一）蛋白质的结晶

高纯度蛋白质可从溶液中缓慢析出，并按照一定的晶格排列，形成晶体。蛋白质结晶既是一种纯化的方式，也是利用 X 射线衍射解析蛋白质结构的必备方法。

大多数蛋白质第一次结晶后，还可进行多次重结晶，每次重结晶的纯度均有一定提高。蛋白质结晶是一个有序化过程，首先要形成晶核，因此必须使蛋白质溶液达到过饱和，逐步稳定减少水分，使溶液中处于随机状态的分子失去自由运动的能量，转变为有规则排列状态的固体，开始晶体生长。蛋白质溶液越浓越易结晶，故样品浓缩至一定浓度或沉淀溶解至合适浓度后，缓慢地加入盐溶液或有机溶剂至呈现微弱混浊或达到过饱和状态，然后在一定温度下放置，待其静态缓慢地析出结晶。蛋白质的饱和度与蛋白质浓度、溶液离子强度有关，还受温度、pH、添加剂或者去污剂等因素影响。一般选择低温条件（置于 4～10℃的冷房）、溶液 pH 选择在被结晶的蛋白质pI 处，以利于蛋白质的结晶。若蛋白质不易结晶，可进行"种晶"，即在溶液中加入少量该蛋白的结晶体，引发大量结晶的形成。蛋白质结晶方法包括气相扩散法、平衡透析法、液-液扩散法等。常用的结晶剂有盐类（如硫酸铵）、高分子直链化合物（如聚乙二醇）、小分子多元醇（如丙二醇）、有机溶剂类（如乙醇、异丙醇）、糖类（如葡萄糖、木糖）及高分子的羧甲基纤维素。

（二）蛋白质的保存

蛋白质的保存主要是保护蛋白质稳定性及生物活性，分为湿性保存和干粉保存两类。

1. 溶液冷藏　以不冻的溶液形式保存在冰箱 4℃是最方便的蛋白质保存方式，适用于短期保存或性质特别稳定的蛋白质的保存。但蛋白质会渐进地化学降解，特别是氧化，导致样品的变质或失活。可以在蛋白质溶液中加入特异性配体，如钙离子或辅因子，或加入非特异性稳定剂如蔗糖，保持蛋白质天然状态的稳定性。

2. 蛋白质沉淀　以盐析沉淀物形式保存的蛋白质，其稳定性高于溶液冷藏保存的，是商品酶运输和保存的常用方法。以高浓度（70% 饱和度）硫酸铵沉淀蛋白质后，置于冰箱 4℃以下保存，蛋白质沉淀能稳定保持几个月。沉淀中蛋白质分子结构维持天然状态，稀释或透析脱盐后蛋白质分子溶解，仍保持天然结构并具有生物活性。

3. 冷冻储存　蛋白质以冻结溶液形式保存于–20℃或–80℃低温中。须注意低温冷冻可引起蛋白质变性，加入冷冻保护剂或表面活性剂有一定防护作用。常用的冷冻保护剂包括甘油、盐析化合物、二糖（需要浓度高于 0.3mol/L）、0.1% 的聚山梨醇酯和聚乙二醇等。样品蛋白质要注意避免反复冻融，否则会增加蛋白质变性。

4. 冻干粉保存　蛋白质以冻干粉形式能够在几年内保持稳定。利用冷冻真空干燥的原理，在低温、低压（真空）中，将蛋白质溶液中的水分去除，形成干粉制剂。操作时，先将蛋白质液体冷冻到冰点以下（如液氮中），使水分变成固态冰，然后快速移入冷冻真空干燥机内，在低温（–30～–10℃）、真空度（13.3～40Pa）下，冰升华为气体，直接用真空泵抽走。可在样品中加入蔗糖和海藻糖保护蛋白质，防止其在冻干和干燥期间的变性。此法干燥后的蛋白质产品具有疏松、溶解度好、保持天然结构等优点。

七、蛋白质纯化的设计策略

纯化的蛋白质产品对于蛋白质结构、功能、翻译后修饰和与相关蛋白质相互作用的特征研究至关重要，而蛋白质的分离纯化是一项设计性强的实验实践过程，因此，在开始纯化蛋白质之前，需要考虑目的蛋白的用途（所需的产量、纯度与功能活性等）、所选原材料中的蛋白质定位、蛋白质的理化性质（如大小、形状、等电点、溶解度和疏水性）以及敏感性等，并选择适当的分离技术与方法，设计一组合理、经济、快速、高效的分离纯化方案与流程，以获得纯化的目的蛋白，同时也采用适当的分析手段进行纯度、产率的检测。在此，根据蛋白质的不同理化性质列出常备选的相关技术与方法（表3-2）。

表3-2 蛋白质分离的备选方法

理化性质	分离方法
溶解度	沉淀法（硫酸铵、丙酮、等电点、PEG等）
大小与形状	凝胶电泳；凝胶过滤；透析与超滤；离心
密度	密度梯度超速离心
电荷	凝胶电泳；离子交换层析
等电点	等电聚焦电泳；层析聚焦
疏水性	疏水作用层析；反相HPLC
特异性分子相互作用	亲和层析

下面以蛋白质在分离过程中的分布与溶解性特征为例，根据目的蛋白来源的原材料是组织细胞标本的特定蛋白还是工程菌中的重组蛋白质，是可溶性还是不溶性的，综合得出实验流程图（图3-4），反映了分离不同类型蛋白质的途径选择与设计策略。

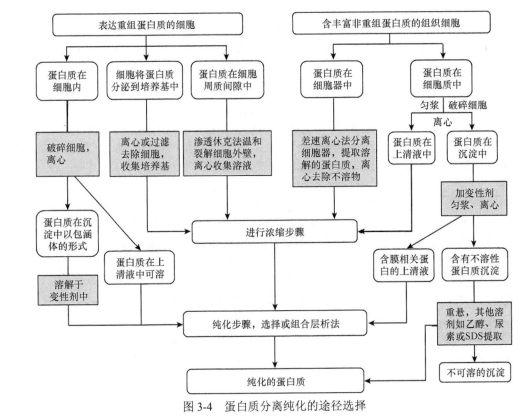

图3-4 蛋白质分离纯化的途径选择

第二节 蛋白质的结构与功能分析技术

蛋白质是生命活动的功能执行者，蛋白质以其特有的空间结构决定了其生物学功能。揭示各种各样蛋白质的结构与功能是从分子水平阐明生命活动规律的关键内容。纯化蛋白质的最终目的是研究蛋白质结构与功能的关系。

一、蛋白质结构研究技术

蛋白质的分子结构可以分为一级结构和二、三、四级空间结构。蛋白质的一级结构是多肽链中氨基酸的排列顺序，二级结构是指局部的主链构象，三级结构是一条完整多肽链折叠成的三维空间结构，有的蛋白质由不同亚基组成则具有四级结构。蛋白质分子的氨基酸序列是决定其空间结构和功能的基础，蛋白质的功能与三维结构密切相关，通过解析蛋白质的结构，可深入了解该蛋白质如何行使其生物学功能及机制；同时，解析蛋白质结构还可以帮助发现新的药物靶点，并设计相应的药物。蛋白质结构的研究方法与技术主要包括：生物信息学分析预测蛋白质结构、紫外可见光谱技术、圆二色谱技术、荧光光谱技术、微量热技术、质谱技术、扫描隧道显微镜等，其中研究蛋白质结构的高分辨率技术有 X 射线衍射分析、核磁共振技术、低温电镜三维重构技术，以下简介常用的研究方法与技术。

（一）生物信息学分析预测蛋白质结构

随着生物信息学的发展，建立了大量的蛋白质数据库，如基于序列的蛋白质家族数据库 Pfam、ProDom、SBASE 和蛋白质直系同源簇数据库 COG；基于结构比较的结构家族数据库 CATH（蛋白质结构域层析分类数据库）、FSSP（全链分类、序列邻域、多结构对比）等。其中蛋白质信息数据库（Protein Data Bank, PDB）是对蛋白质结构处理和分配的最重要的储存数据库。PDB 中蛋白质结构大都通过 X 射线衍射分析和核磁共振技术确定。根据蛋白质的氨基酸序列，结合已完成的蛋白质结构数据库，从理论上可预测其相应的结构特点。

1. 分析蛋白质相应氨基酸序列的疏水和亲水区域　通过翻译 cDNA 或蛋白质测序获得蛋白质氨基酸序列，利用特定的亲/疏水量表推测单个氨基酸的疏水性和亲水性，并与蛋白质序列上邻近的残基的值进行平均或组合，将局部的平均值或总和对氨基酸序列作图，即可构建蛋白质的亲/疏水分布图。其用于预测蛋白质整体的亲/疏水性，利用疏水区域鉴定潜在的亚基相互作用；局部亲/疏水值的分布状态可帮助了解蛋白质的整体折叠模式；辅助描述蛋白质三维结构的抗原结构和表面特性；还可用于预测蛋白质的二级结构或蛋白质的跨膜区。

2. BLAST 程序进行序列相似性分析　美国国立生物技术信息中心（NCBI）网站拥有 BLAST 程序组。目前与蛋白质有关的 BLAST 程序中，BLSATP 用于蛋白质序列和蛋白质数据库的比较；BLASTX 是将待查的核苷酸序列翻译后与蛋白质数据库比较；TBLASTN 能比较待查询蛋白质序列与一个核苷酸序列数据库的可读框翻译结果，用于蛋白质比较的较为复杂的评分系统；PSI-BLAST 是在常规 BLAST 后使用最有意义的点在内部计算的一种分布图。

3. 蛋白质二级结构的预测　通过对一些已知结构的蛋白质分子进行分析、归纳，推导出一套预测规则而进行未知蛋白质二级结构的预测。Chou-Fasman 方法是目前最流行的统计学方法之一，该法基于蛋白质结构数据库，根据在每种蛋白质内某种特定氨基酸类型的相对频率和在某种二级结构内的出现率，以及每种类型的二级结构内出现的氨基酸残基片段三方面，对每个氨基酸的构象偏好性参数集进行计算，推论出预测二级结构的经验规则，可用于 α 螺旋、β 折叠、β 转角、无规卷曲以及蛋白质类别的结构预测。该方法的优点是其构象参数的物理意义明确，并可以用手工完成一个蛋白质分子的二级结构预测，但成功率不高于 60%。GOR 法结合了 Chou-Fasman 法和信息理论基础，考虑了序列中与待研究残基相距较远的残基的影响。EMBL 分布图神经网络法是将神经网络方法与蛋白质的多序列比对信息结合起来的二级结构预测，其特点是考虑了局部序列和整体蛋白质长度、氨基酸频率等性质，准确性可达 70%。蛋白质序列分析法可在不清楚任何同源蛋白质序列或结构信息的情况下，计算某个已知氨基酸是否属于某个特定二级结构元件。

4. 蛋白质三级结构预测　蛋白质三级结构的预测可使用同源性模型、折叠子识别和从头结构预测三种方法。蛋白质三维结构建模可以利用结构预测工具的网站，如 SWISS-MODEL。

（二）蛋白质一级结构分析技术

除了利用基因的 cDNA 序列进行推测分析，蛋白质一级结构的分析技术就是蛋白质的氨基酸序列测定。目前氨基酸测序主要有埃德曼（Edman）降解法和质谱法。Edman 降解法是先将肽段与异硫氰酸苯酯反应，生成苯氨基硫甲酰肽，经冷盐酸水解产生衍生物-苯乙酰硫脲氨基酸和 N 端少了一个氨基酸的肽段，利用色谱分离可鉴定苯乙酰硫脲氨基酸种类，如此不断循环，以依次确定从 N 端到 C 端的氨基酸序列。但 Edman 降解法不能够对环形肽和 N 端被封闭的多肽进行测序，也不能测定某些被修饰的氨基酸。质谱法使蛋白质水解的肽段通过高速电子轰击后，测定各个碎片的质荷比，推导出相应的分子量，然后组合和叠加，分析出氨基酸序列。

（三）蛋白质空间结构分析技术

1. 圆二色（circular dichroism, CD）光谱法 蛋白质是一种手性分子，具有旋光性，对左右旋圆偏振光的吸收率有差别，吸收的差值即为蛋白质的圆二色性。CD 光谱法就是利用电子跃迁引起的 CD 现象及紫外 CD 光谱分析蛋白质二级或三级结构的技术。此外，还可比较特殊条件下蛋白质 CD 光谱特征获得结构与功能相关性的信息；比较天然和修饰后的蛋白质结构、监测蛋白质的热稳定性或变性条件下的折叠与解折叠的结构变化特点。

（1）CD 光谱法的基本原理：蛋白质的主要光学活性生色基团是肽链骨架中的肽键、芳香族氨基酸残基、二硫键以及蛋白质辅基，并结合蛋白质折叠而共同决定了蛋白质的 CD 光谱。其根据波长范围分为三类：远紫外区 CD 光谱（波长范围 250nm 以下）反映肽键的 CD，用于解析蛋白质的二级结构；近紫外 CD 光谱（波长范围 250～300nm）分析蛋白质三级结构信息；紫外-可见光 CD 光谱（波长范围 300～700nm）用于辅基的偶合分析。

不同蛋白质的二级结构显示不同特征的 CD 谱峰：α 螺旋结构在 222nm 处和 208nm 处呈两个负峰谱带，在 192nm 处呈正谱峰；β 折叠的 CD 光谱，在 216nm 处有一负谱峰，在 185～200nm 有一强的正谱峰；β 转角在 206nm 附近有一个正谱峰；无规卷曲的 CD 谱在 198nm 有个负峰，在 220nm 附近有一个小而宽的正峰。因此，蛋白质中二级结构产生的 CD 谱线信号反映蛋白质的 α 螺旋、β 折叠和无规卷曲等 CD 谱线的叠加，故由样品的 CD 谱形状、谱峰位置等参量，可以由 CD 光谱仪自动分析出对应蛋白二级结构的百分比。

蛋白质近紫外 CD 光谱特征主要取决于芳香族氨基酸残基，如色氨酸、酪氨酸、苯丙氨酸在不同波长处表现的特征 CD 峰，以及二硫键的 CD 谱。利用蛋白质的近紫外 CD 谱分析可得到蛋白质空间结构的特点，如其中芳香族氨基酸的种类和含量，以及环境因素、氢键、极性基团及极化率等变化。

（2）CD 光谱法的测定条件：CD 谱具有信息量大、不易受背景溶剂干扰等优点，同时也是一种灵敏定量的光谱技术，样品的准备和测量条件决定了蛋白质结构计算的准确性。CD 谱测量的蛋白质浓度由样品的性质、测量的波长范围等因素决定。样品中不应有其他具有光吸收的物质，应选用磷酸缓冲液或 Tris-HCl 缓冲液，尽量避免 EDTA。蛋白质浓度在 0.01～0.2g/L 均可，但溶液的 A_{280} 值不超过 2。蛋白质浓度的精确度是影响 CD 谱推导结构的关键因素，因 A_{280} 的吸收信号与蛋白质构象有关，故不建议利用 A_{280} 的消光系数来计算蛋白质浓度。

2. X 射线衍射（X-ray diffraction）分析 解析蛋白质二、三、四级空间结构最直接、最有效的方法就是 X 射线衍射技术。其可在原子或接近原子的水平上分析蛋白质的三维结构。晶体结构提供的是静态但精准的蛋白质分子在空间上周期性地排列，不同晶体对折光率具有各向异性，当 X 射线照射晶体后可产生不同的衍射图谱，利用计算机分析绘制电子密度图，通过建模确定蛋白质各原子的空间位置，最后得到蛋白质三维结构模型。

蛋白质的分离纯化是获得结晶体的必要手段，蛋白质纯度越高，结晶效果越好；蛋白的结晶是 X 衍射结构分析的瓶颈，是一种有序的分子聚集，受到 pH、温度、缓冲剂及分子本身结构等因素的影响。X 射线衍射分析不仅可以确定蛋白质空间结构，分辨氨基酸侧链基团的构象及各向异性，还可以用于研究生物分子的相互作用。但也有其局限性，该技术测定的样品必须是单晶，其次，一些难以结晶的膜蛋白不能用此法解析。

3. 核磁共振技术 1979 年，伍斯里奇（Wüthrich）等利用二维核磁共振（nuclear magnetic resonance, NMR）技术测定蛋白质完整的三维结构获得成功。该技术可用于研究原子水平上蛋白质多位点的动力学特征，提供分子的化学结构和分子动力学信息。目前，蛋白质和核酸等生物大分子的结构分析中，NMR 与 X 射线衍射分析是互为补充的两种最重要和应用最广泛的测定方法。

和 X 射线衍射分析不同，NMR 技术是在溶液中测定非晶态蛋白质的三维结构及其动态变化，因此研究蛋白质的结构状态可以更接近生理环境，而且可分析蛋白质结构变化的动力学性质、蛋白质的柔性与运动性。NMR 可以研究蛋白质折叠过程的结构演变，也可研究蛋白质和小分子（药物等）的相互作用、复合物的溶液结构和动力学等。

随着蛋白质标记和磁脉冲技术的出现以及三维、四维 NMR 的发展和超导核磁共振仪的发明，目前 NMR 技术可以研究大分子量的蛋白质或蛋白质复合物的结构（MW 可达几百 kDa）。常用的蛋白质标记是 ^2H、^{13}C 和 ^{15}N，较大分子量蛋白质研究时需三种同时标记。NMR 技术的局限性在于其实验时间较长、分辨率较低，对蛋白质随时间的稳定性要求较高，分子量越大对蛋白质浓度要求越高，一般在毫摩尔数量级。

4. 低温电镜三维重构技术（electron microscope three-dimensional structure rebuilding） 是结合电子显微术、电子衍射与计算机图像处理技术，解析难以形成三维晶体的膜蛋白以及病毒、蛋白质-核酸复合物等大分子复合体的三维空间结构。冷冻电镜三维重构技术是将样品快速冷冻于液氮或液氢中，利用透射电镜进行生物样品不同倾角的成像，电镜的二维图像再经傅里叶变换法计算分析，建立三维结构的电子密度图进行三维结构重构，在确定结构组成和大分子复合物的结构层次方面有较好应用。目前常应用的方法有单颗粒分析、电子断层成像术、电子晶体学。

（1）单颗粒分析（single particle analysis）：主要研究病毒或螺旋对称结构、核糖体等大的可溶性复合物以及溶解状态的膜蛋白结构。其基本原理是通过对生物大分子某方向的投影显微像在时空中经调整后进行叠加，从而提高信噪比，最后将不同投影方向的单颗粒显微像在三维空间进行重构，获得单颗粒大分子的三维结构信息。冷冻电镜可以捕捉到生物分子在不同活性状态下的瞬时构象，了解生物大分子和大复合物的反应机制，如 mRNA 剪接与移位。冷冻电镜获得的生物大分子复合物的结构信息中包含了单个蛋白质成分或结构域的生物信息，能够指导形成一种完整的复合物的折叠模型。

（2）电子断层成像术（electron tomography）：用来观察细胞器或细胞结构，以及一些巨大的超分子复合物在细胞内天然状态下的三维空间状态。其得到的细胞结构已能到 5nm 左右的分辨率，分子量大于 400 的结构可以精确定位在细胞中。

（3）电子晶体学（electron crystallography）：是由 X 射线衍射与生物电镜成像的结合形成的方法，通过获得结构规则的二维晶体或螺旋晶体的高分辨率电子密度图，解析蛋白质的原子水平三维空间结构。可得到天然膜环境中的膜蛋白和水溶性蛋白的结构信息，反映生理状态下的真实结构。

此外，扫描隧道显微镜（scanning tunneling microscope, STM）是一种分子表面分析仪器，能在较高分辨率下观察样品的三维表面结构。其应用于不同探测环境的蛋白质与核酸结构、生物膜结构以及超分子水平不同层次生命结构的研究中。原子力显微镜（atomic force microscope, AFM）是在 STM 基础上发展起来的一种新型显微镜，可测定那些导电性能不理想的核酸和蛋白质样品的结构，或应用于研究单个蛋白分子去折叠的信息。

5. 其他分析蛋白质结构变化的方法 除了上述直接获得并解析蛋白质结构的研究方法，质谱可通过改变离子化分子电荷分布检测到蛋白质构象的变化，也可捕捉蛋白质折叠中间体，已经广泛应用于研究生物分子非共价复合物以及蛋白质的折叠/去折叠研究。此外，蛋白质折叠的热力学研究也能帮助解析蛋白质的结构与稳定性关系及蛋白质折叠机制，研究蛋白质折叠热力学的主要方法有微量热法和荧光光谱法。

（1）微量热法：该法通过高灵敏度、高自动化的微量热仪连续监测并精确记录生物分子变化过程能量变化的量热曲线，提供热力学和动力学信息。该法样品用量小，灵敏度高，蛋白质样品还可以用于后续生化分析，但缺乏特异性。目前主要包括等温滴定量热法（isothermal titration calorimetry, ITC）和差示扫描量热法（differential scanning calorimetry, DSC）。

ITC通过滴定反应物到另一底物溶液中，记录每次滴定后反应热的放出或吸收，通过反应相关能量变化特征的各种热力学参数的测量，用于蛋白质折叠/去折叠的结构分析，也可用于检测酶促反应，以及研究分子间的相互作用。

DSC是指在程序性温控样品和参比物的条件下，测量流入或流出样品和参比物的热量差与温度关系的一种技术。这种热量差与蛋白质构象能量的不同有关。通过测量不同温度下构象转变的发生及伴随的热变化，可以获得蛋白质结构方面的信息，通过程序降温也可以获得有关变性过程可逆性的相关信息。主要用于蛋白质折叠和稳定性研究等。

（2）荧光光谱法：蛋白质吸收紫外光或波长较短的可见光后，可发出波长较长的紫外荧光或可见荧光。荧光光谱包括激发光谱和发射光谱两种，激发光谱是荧光物质在不同波长的激发光作用下某一波长处荧光强度的变化，也就是不同波长激发光的相对效率；而发射光谱则是某一激发光作用下不同波长处荧光强度的分布情况，也就是荧光中不同波长的光成分的相对强度。荧光分析法具有灵敏度高、选择性强、方法简便等优点。荧光光谱法常用于研究蛋白质结构变化，如蛋白质变性或复性中整体空间构象的变化。具体分析方法有内源荧光法、外源荧光法和荧光相图法。

1）内源荧光法：组织蛋白质的色氨酸、酪氨酸和苯丙氨酸是天然荧光生色基团。对蛋白质以295nm波长激发时，其发射峰最大值在320～350nm处，表现为以色氨酸残基发出的荧光占主要地位；但以280nm波长激发时，发射峰最大值在313nm和350nm处，分别表现为酪氨酸和色氨酸发出的荧光。天然蛋白质中芳香族氨基酸残基多处于蛋白质内部，当蛋白质的结构发生改变，如蛋白质变性时，芳香族氨基酸残基逐渐暴露于水溶液中，表现为蛋白质荧光发射光谱的改变，包括最大发射峰位 λ_{max} 的红移（峰位增大）以及荧光强度的改变，可以反映蛋白质构象变化的程度；反之，蛋白质复性过程中，芳香族氨基酸分子的侧链逐渐内埋于蛋白质内部，蛋白质荧光发射峰 λ_{max} 蓝移（峰位减小），因此，可以推算其整体构象变化的程度。

2）外源荧光法：借助一类能产生稳定而强烈荧光的小分子探针，可以结合或插入蛋白质分子中，通过其性质的改变分析蛋白质的结构变化。例如，荧光探针1-苯胺基-8-萘磺酸（1-anilino-8-naphthalene sulfonic acid, ANS）非共价结合于蛋白质分子的非极性区域，其荧光强度可随ANS所处环境非极性的增加而发生峰位移动。

3）荧光相图法：该法是根据蛋白质内源荧光发射谱特定部位的荧光强度作图，分析蛋白质折叠和去折叠过程中蛋白质结构变化特点。

二、蛋白质功能分析技术

蛋白质结构是其行使生物活性功能的基础，蛋白质的功能才是体现生命活动的关键。在特定时间和空间，蛋白质的有序分布和动态平衡是保证精细生物学功能的前提，因此，蛋白质的功能发挥与其组织细胞定位以及亚细胞定位密切相关，并需通过与其他蛋白质或生物大分子的相互作用而实现。蛋白质的功能分析主要包括：蛋白质的细胞定位、蛋白质相互作用研究、蛋白质功能调节和质量控制，以及特殊功能蛋白质的活性研究，如酶的催化活性（见第四章第二节）。

（一）蛋白质的细胞定位研究

蛋白质在细胞质或线粒体的核糖体上合成，其后可存留于细胞质，或靶向运输到质膜与亚细胞器，或分泌到细胞外。研究生物体内蛋白质的表达定位能更好地理解蛋白质的功能及其生物学意义。利用酶标记的特异性抗体结合组织细胞原位的蛋白抗原，通过免疫组织化学法进行显色，可在光学显微镜或荧光显微镜下对目的蛋白进行定性、定位分析。目前，研究蛋白质的精确细胞定位主要是结合高分辨率的显微镜与特定蛋白质标记的检测方法，同时借助不断发展的生物信息学与定位研究方法结合使用，相互补充与验证。当前已建立一些生物细胞亚细胞定位数据库，部分网站可提供亚细胞定位分析及预测的在线服务。定位组就是利用遗传学方法进行大规模蛋白质定位研究，通过融合表达绿色荧光蛋白（green fluorescent protein, GFP）的 cDNA，进行蛋白质定位分析，称为 GFP-cDNA 定位计划。

1. 激光扫描共聚焦显微镜（laser scanning confocal microscope, LSCM）技术 简称共聚焦显微镜技术，该技术是目前生物医学领域中最先进的荧光成像和细胞分析工具之一。其在传统荧光显微镜成像基础上采用共轭聚焦装置，利用激光束扫描的聚焦点在聚焦平面上经过探测针孔成像，通过计算机分析获得细胞样品不同平面层次的立体结构荧光图像。LSCM 技术的优势是可以显现组织和细胞中各种荧光标记分子的三维立体图像，成像分辨率高达 100~200nm。还可选择红外波长激发，增加对样品的穿透力。若是进行非侵入性断层扫描，纵向分辨率可达 500nm。LSCM 技术也可结合其他技术，如荧光漂白恢复技术、荧光共振能量转移技术及全内反射荧光显微术等，尤其是配合焦点稳定系统和维持细胞生长的 CO_2 培养箱，可以长时间观察活细胞动态。

正置式 LSCM 可以观察固定在载玻片上的细胞爬片和组织切片，倒置式 LSCM 则是观察培养皿内的活细胞样品。样品必须能发出荧光（自发荧光或荧光探针标记）才可以观察。常用的荧光蛋白探针有 GFP、蓝色荧光蛋白、红色荧光蛋白等。可通过构建融合蛋白使目的蛋白带上荧光标记，或采用免疫荧光标记法，即一抗+荧光探针、二抗+荧光探针等。常见的特殊亚细胞器荧光探针有：线粒体绿色或橘色荧光探针（Mito-Tracker, DA SPMI 等）、高尔基体胆固醇敏感的绿色荧光探针，内质网的长链羰花菁染料 Dil、溶酶体的绿色/蓝色/红色荧光探针 Lyso-Tracker、细胞膜荧光探针 NBC-PC，细胞核蓝色荧光探针 DAPI，细胞骨架绿色荧光探针 ActinGreen 等。结合蛋白质荧光和细胞器标记荧光的成像分布，可以准确分析蛋白质的细胞内定位。

2. 免疫电镜技术（immuno-electron microscopy） 这是利用抗原抗体的特异性结合，通过电镜在超微结构水平对标记蛋白质进行定位、定性及半定量的方法。目前主要的抗原抗体结合的标记物是胶体金。胶体金是由氯金酸在还原剂作用下聚合成的特定大小的颗粒，其在水溶液中呈溶胶状态。蛋白质可吸附到胶体金颗粒表面而被标记。胶体金可以标记 Ig、牛血清白蛋白（BSA）、葡萄球菌 A 蛋白、糖蛋白、激素、酶和抗生素等。免疫金标记技术的原理是高电子密度的金颗粒在显微镜下呈黑褐色，当金颗粒在抗原处大量聚集时，肉眼可见红色或粉红色斑点。此法主要用于研究细胞表面抗原、细胞内抗原及组织抗原的定性或半定量的快速分析。

3. 免疫印迹法结合差速离心法 通过差速离心法分离各亚细胞结构，分别进行蛋白质印迹法检测目的蛋白，从而获得蛋白质的亚细胞定位信息。

（二）蛋白质相互作用的研究技术

蛋白质执行其生物学功能的主要方式是不同蛋白质分子之间相互作用。蛋白质-蛋白质相互作用（protein-protein interaction, PPI）是指两个或以上蛋白质分子通过非共价键相互作用并发挥功能的过程。在一定时空下若干蛋白质分子进行有序的可调控的相互作用，控制着细胞增殖、分化、物质代谢、信号转导、衰老、凋亡等复杂的生命活动过程。因此，研究各种蛋白质的相互作用，有助于解析蛋白质在生长发育机制、疾病发生机制、药物研发等众多生命医学科学问题。目前常用于 PPI 的研究方法有免疫共沉淀、酵母双杂交、标签融合蛋白结合试验、噬菌体展示技术，以及荧光共振能量转移等物理学技术。

1. 免疫共沉淀（coimmunoprecipitation, CoIP） 是建立在免疫沉淀（immunoprecipitation, IP）技术上、以抗原抗体特异性结合为基础，研究生理条件下 PPI 的常见方法。IP 是利用抗原抗体特异性结合的原理而用于纯化和富集目的蛋白的一种方法。CoIP 的原理是，在非变性条件下裂解细胞以保留细胞内蛋白质之间的相互作用，加入已知蛋白质的特异性抗体与其结合为免疫复合物的情况下，用固定在琼脂糖珠/磁珠上的细菌蛋白 A/蛋白 G（蛋白 A/G）进一步特异性结合抗体（Ig）

的 Fc 片段，则形成蛋白 A/G 珠-已知抗体-已知抗原-互作蛋白的沉淀复合物，离心后可通过 SDS-PAGE 分离鉴定混合物中与已知抗原有相互作用的目的蛋白，再结合蛋白质印迹和质谱分析可确定目的蛋白种类（图 3-5）。这种方法常分别使用两种互作蛋白质的相应抗体进行 CoIP 的互相印证；也可发展二次免疫共沉淀技术方法，使用两种不同的特异性标签抗体检测细胞内 3 种蛋白质分子是否形成复合物。

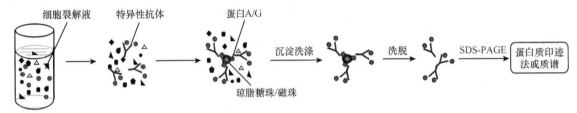

图 3-5　免疫共沉淀的基本原理

CoIP 的优点是鉴定天然状态下的蛋白质复合物，但也需要注意：①其结果依赖于高特异性的适合做 IP 的单克隆抗体应用，且蛋白 A/G 对不同种属的 Ig 亲和力不同，需要选择抗体类型以尽力避免非特异性蛋白或假阴性结果（可先在细胞裂解液中加入蛋白 A/G 珠以去除非特异性结合蛋白质）；②有可能检测不到低亲和力或瞬时 PPI；③不能证明是两种蛋白质的直接结合，有可能是其他分子的桥梁作用；④实验中细胞裂解液的成分也很关键，一般要加入蛋白酶抑制剂，并且裂解液的强度应足以充分裂解细胞或组织，释放蛋白质复合物，但也不能过于强烈，破坏蛋白质复合体。一般使用温和的非离子型变性剂，如 1% 的 NP-40 或 Triton X-100，配合低浓度离子型变性剂，如 0.2% SDS。裂解液的 NaCl 或 KCl 等盐离子浓度以 120～1000mmol/L 为宜。

2. 酵母双杂交（yeast two-hybrid）技术　该技术是目前蛋白质相互作用分析，尤其是筛选未知互作蛋白的最有力的工具之一。其可以对细胞 cDNA 文库进行大规模筛选，结合质谱分析，可以鉴定细胞内与某一特定蛋白有相互作用的所有未知蛋白质。酵母双杂交技术灵敏度高，对蛋白质之间微弱、瞬间的作用也能检测到。目前在双杂交系统基础上又发展了单杂交系统、三杂交系统等，在研究 PPI 以及发现新的互作蛋白中发挥着重要作用。

酵母双杂交技术是在研究真核基因转录起始的调控和报告基因的基础上建立的。该技术经典的实验是利用真核基因转录激活因子 Gal4 而设计，Gal4 含有两个不同的结构域：DNA 结合结构域（binding domain, BD）和转录激活结构域（activating domain, AD），两部分在适当部位打开，仍具有各自的功能，但两个结构域只有在空间上彼此靠近，才可重建发挥转录激活作用。因此，将编码 BD 的基因与"诱饵"（bait）蛋白 X 的基因构建在一个表达载体上，其在酵母中表达 BD-X 融合蛋白；将编码 AD 的基因和"猎物"（prey）蛋白 Y 的基因构建在另一个表达载体上，在酵母中表达 AD-Y 融合蛋白。同时将上述两种重组载体转化进入改造过的酵母（其不能产生 Gal4，又有 *LacZ* 报告基因），当两种载体表达的融合蛋白能够相互作用时，功能互补重建的转录因子可激活表达报告基因 *LacZ* 的产物（β-半乳糖苷酶），从而在培养平板中筛选到底物显色的阳性克隆菌落（图 3-6）。

酵母双杂交在实验中需要注意一些常见问题：①可能发生 BD 融合诱饵蛋白或 AD 融合靶蛋白本身存在的自激活（假阳性）问题，解决的办法是实验前使用单独载体转化，进行自激活检测，或采用多个报告基因的酵母双杂交系统，如利用报告基因产物 Leu、Trp 和 His 可分别在 Leu、Trp 和 His 等营养缺陷培养基中进行筛选；②当融合蛋白在细胞中不能稳定表达，或融合蛋白不能形成正确折叠而相互作用，或相互作用较弱时，可能发生假阴性；③酵母要经历两次转化，且其转化效率比细菌的低，成为实验成功的瓶颈。

3. 标签融合蛋白结合试验　基于亲和层析的原理，该方法利用一种带有特定蛋白序列标签（tag）的融合蛋白作为"诱饵"，在体外与待测的蛋白质样品孵育，再与能结合标签蛋白的琼脂糖

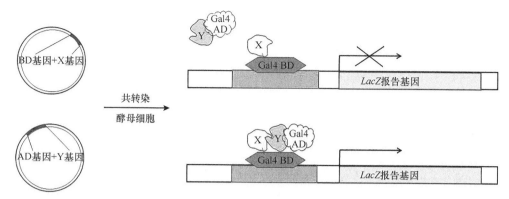

图 3-6　酵母双杂交的基本原理

亲和珠作用而使互作的蛋白质被琼脂糖珠沉淀（pull-down），最后通过电泳分离后再鉴定。其技术流程类似 CoIP。

目前最经典的是利用谷胱甘肽硫转移酶（glutathione-S-transferase, GST）作为标签蛋白进行的 GST pull-down 试验。GST 能特异性结合并催化还原型谷胱甘肽（GSH），利用商业化的谷胱甘肽-琼脂糖珠（glutathione agarose beads, Glu-Agarose）可以进行 GST 融合蛋白的（亲和层析）纯化，GST 也可用于鉴定相互作用蛋白质的标签工具。其基本步骤为：构建靶蛋白 X 与 GST 融合蛋白的表达质粒，在细胞中表达并分离纯化获得 GST-X 融合蛋白，将其固定在 Glu-Agarose 上作为诱饵蛋白，以混合样品溶液（如细胞裂解液）过柱，样品中可与 X 蛋白相互作用的猎物蛋白 Y 即可被捕获，在亲和珠上形成 GST-X-Y 复合物，洗脱后最后经蛋白质印迹法或质谱分析鉴定相应的猎物 Y 蛋白。

4. 噬菌体展示技术（phage display）　该技术是将编码外源蛋白质（或多肽）的基因片段插入到噬菌体展示载体的信号肽基因和衣壳蛋白编码基因之间，使外源蛋白与衣壳蛋白融合表达并展示在噬菌体表面。被展示的外源蛋白保持相对独立的空间结构和生物活性，以利于靶分子的识别和结合。该法表达的蛋白质不需要复杂的蛋白纯化，避免因纯化而引起的蛋白质变性和丢失，实现相互作用蛋白质的高效筛选。如 T4 噬菌体展示系统，在宿主细胞内装配，可展示各种大小的蛋白质（或多肽）。运用随机多肽文库筛选法，通过化学合成或噬菌体表达多肽文库，产生一系列多肽，利用亲和筛选法富集与目的蛋白结合的多肽，结合氨基酸测序等，可研究 PPI 的精细结构以及多亚基间的亲和特性和结构特点。

5. 蛋白质芯片（protein chip）　是指以生物分子作为配基（探针），将其固定在固相载体表面，形成蛋白质微阵列（protein microarray）。蛋白质芯片技术主要包括四个基本步骤：构建蛋白质芯片阵列介质、制备蛋白质样品、标记的样品与芯片相互作用、检测结合的蛋白质信号并利用荧光扫描或激光扫描共聚焦显微镜进行荧光强度测定。该技术结合质谱，可以同时对同一个样品相互作用的多个不同的蛋白质进行定性或定量分析，具有高通量、微型化、集成化等特点。例如，研究者将生物素标记的钙调素（calmodulin）与酵母蛋白质组芯片孵育反应，发现了 39 种与钙调素相互作用的蛋白质。

6. 荧光共振能量转移（fluorescence resonance energy transfer, FRET）技术　当两种不同的荧光基团离得较近，如 1～10nm，且其中一种（供体）生色团的荧光发射谱与另一种（受体）生色团的激发谱有相当程度的重叠，则以入射光激发供体时，受体荧光团会因供体生色团激发发生共振转移而被激发荧光，而供体分子不发射荧光或荧光强度减弱。利用这种 FRET 建立的技术可用于 PPI 以及蛋白质折叠机制的研究。

FRET 需要荧光供体和荧光受体，常用的探针有荧光探针、有机荧光染料、镧系染料和量子点。青色荧光蛋白（cyan fluorescent protein, CFP）和黄色荧光蛋白（yellow fluorescent protein, YFP）

是较常用的荧光蛋白供体受体对。例如，研究蛋白质 A 和 B 间的相互作用时，首先分别构建并获得 A-CFP 和 B-YFP 的融合蛋白纯品，CFP 与 YFP 相距很远不发生 FRET，故以激发波长 433nm 作用 A-CFP 融合蛋白，检测到的是 CFP 在 476nm 处的发射荧光；但蛋白 A 与 B 在一起发生相互作用，而使 CFP 与 YFP 充分靠近时则发生 FRET，检测到的就是 YFP 在 527nm 处的发射荧光，而 CFP 的发射荧光减弱或消失，结合荧光分光光度计或共聚焦显微镜可检测发射荧光强度，从而分析蛋白 A 和 B 的相互作用。若将这两种融合蛋白的表达质粒转入细胞内表达，可以在活细胞生理条件下研究 PPI，与基因突变技术结合应用，可以分析 PPI 所依赖的精确结构；也可实时动态检测膜受体的多聚体组装情况以及分析某些酶激活的时空特点。

7. 表面等离子体共振（surface plasmon resonance, SPR）技术 这是基于 SPR 的物理光学现象，监测生物传感芯片（biosensor chip）上分子表面折光系数的变化来检测和定量分子间结合作用的一种技术。当单色的平面偏振光以临界角入射到两种不同透明介质（从光密介质向光疏介质传播），并在光疏介质界面有一层金属薄膜（入射光波长为其厚度的整数倍），入射光的电磁波产生衰减，会引起金属薄膜表面的自由电子振荡，产生沿表面运动的等离子矢量。当入射光在某一个入射角会与等离子矢量发生共振，入射光的能量传递到等离子体，反射光能量降低，即发生 SPR。其中使反射光完全消失的入射光角度称为共振角（SPR 角），共振角的改变取决于金属薄膜表面介质的折射率变化，其与生物分子量成正比。观察共振角的动态变化就能定量监测金属薄膜表面生物分子相互作用过程的信号。

以 CM5 型传感芯片（其基质是羧甲基葡聚糖）为例，研究蛋白质 A 和 B 的相互作用。先将蛋白 A 作为"诱饵蛋白"，以合适的溶剂条件使其固定偶联在传感芯片上；以缓冲液匀速流入为平衡基线后，注入样品分子以恒定流速通过传感芯片表面，若样品分子中 B 蛋白和金属膜表面蛋白 A 发生结合反应，将导致传感芯片表面分子浓度的变化，引起表面等离子体共振角的变化，SPR 仪记录绘制 SPR 图谱；再加入改变条件的缓冲液，解离蛋白 B 与 A 的结合；传感器表面再生。最后通过 Biacore 软件分析 SPR 图谱，可获得 PPI 的动力学数据，如解离平衡常数和结合平衡常数，判断蛋白质间亲和力的大小。

该技术的优点包括：需要的蛋白质量较少，只需 1～10μg 蛋白质固相于传感器上；传感芯片还可重复使用达 50 次；实验快速灵敏，一般只需 10min 左右；可实时监控 PPI 的全过程；待测蛋白质不需特殊标记或修饰，可避免结构变化而改变蛋白质活性。该技术还可用于检测蛋白-核酸及其他生物大分子之间的相互作用。

8. 免疫荧光共定位技术 根据抗原-抗体反应，利用不同荧光基团标记的抗体与细胞内相应蛋白结合，借助激光扫描共聚焦显微镜可观察细胞内多颜色标记的蛋白之间的共定位荧光图像，可为研究蛋白质之间的相互作用提供细胞水平的实验证据。

9. 蛋白质功能预测相关数据库 近几年，生物信息学的发展和运用促进了蛋白质功能的研究，提供了预测蛋白质相互作用的方法。两个蛋白质间是否相互作用构成稳定的复合体，取决于蛋白质分子间是否有形态和电荷上形成的互补性，能否产生相连接的非共价键，因此，利用生物信息学分析数据库中蛋白质相互作用的结构特征（如结构域），对于 PPI 的研究与预测有重要意义。比较有代表性的结构域有亮氨酸拉链、SH2 结构域、PDZ 结构域以及 RING 手指。目前常用的一些数据库有：蛋白质信息源数据库（the protein information resource, PIR）、蛋白质功能联系预测数据库、相互作用的蛋白质数据库（DIP）及生物分子相互作用网络数据库（Biomolecular Interaction Network Database, BIND）。

第三节　蛋白质组学研究与新技术应用

人类基因组计划的完成是 21 世纪初生命科学领域标志性事件，但对于复杂多样的生命活动，基因组提供的信息是静态的、有限的，在基因组和转录组水平分析生命活动及疾病发生发展规律是远远不够的。蛋白质是基因的表达产物，是细胞各种代谢和活动的功能执行者和体现者。在特定细胞生长或分化的特定阶段及外界环境中，基因表达的蛋白质存在时空上的动态变化以及蛋白质翻译后修饰、相互作用等复杂的功能形式，使得人类基因组中约2万种编码基因最终表现为多达百万种行使功能的蛋白质。因此，20世纪末，以对生物体所有蛋白质进行全面定性定量与功能研究为目标的蛋白质组学（proteomics）应运而生，二十余年来，蛋白质组学已经成为后基因组时代发展迅猛的研究前沿和热点领域之一。

蛋白质组（proteome）的概念是由澳大利亚科学家威尔金斯（Wilkins）和威廉姆斯（Williams）于1994年首次提出，其名称来源于蛋白质与基因组（genome）后缀的组合，意指"一个细胞或一个生物体组织基因组所表达的全部蛋白质"，包括不同组织、器官、细胞或不同时期与环境下表达的蛋白质种类、丰度、亚细胞定位、特性乃至修饰状态。因此，产生的"蛋白质组学"这一学科的定义为：从整体水平对细胞内蛋白质的存在形式及其动态变化进行研究的科学，其科学目标包括：分析特定条件下激活基因表达的蛋白质的规模识别与定量；从蛋白质水平认识基因表达及差异表达的集群调控规律；蛋白质相互作用网络构建；认识蛋白质加工修饰规律及蛋白质复合物的组装和调节规律等。

2001年，代表和推进蛋白质组学发展的国际科学组织成立，2002年，该组织启动人类蛋白质组计划（human proteome project, HPP）。2010年，科学家们又启动了人类染色体蛋白质组计划。目前，蛋白质组学已系统地开展表达蛋白质组、亚细胞蛋白质组、定量蛋白质组、修饰蛋白质组、相互作用蛋白质组等主要内容的研究。随着双向电泳、色谱、质谱、生物信息学等新技术的发展应用，蛋白质组学在探寻疾病诊治的蛋白质标志物及药物靶标、揭示人类重要生物学功能和复杂疾病的分子机制方面极大地推动了生命科学和医药研究。

一、蛋白质组学的研究内容

蛋白质组学是从整体水平检测分析细胞内蛋白质组成、表达水平、修饰状态、亚细胞定位及蛋白质间相互作用等，以解析蛋白质组成与调控、参与的生物过程及蛋白质之间的联系规律。随着实验技术、分析工具和研究策略的不断革新，蛋白质组学的研究内容从大规模蛋白质表达定性，扩展到精准定量分析，如今已经可以从不同角度对细胞或组织甚至是细胞器的特定蛋白质组进行全面的、可重复的、精确的、量化的鉴定与分析。

（一）表达蛋白质组

表达蛋白质组就是指一个生物体或一个细胞表达的蛋白质种类及组成规律，即从整体水平上研究细胞、组织乃至生物个体蛋白质的表达模式，构建相应蛋白质表达谱或亚蛋白质组数据库，这为组织细胞的重大生命活动及基因表达调控机制提供了明确的蛋白质基础，是蛋白质组学的首要研究内容。例如，对不同生活周期的恶性疟原虫进行蛋白质组分析，约探测到2400种与生理周期相关的蛋白质；我国科学家从成人正常肝组织的蛋白质组分析中鉴定出6788种表达蛋白质及其相对丰度范围，构建了重要的人类肝脏蛋白质组数据库Liverbase。

随着定量蛋白质组学技术的发展，又衍生出差异蛋白质组学，目标在于筛选不同状态下细胞、组织或个体间的特异性生物标志物，为动态观察生理或疾病的蛋白质变化、探讨疾病的分子机制及疾病的诊断标志与靶向治疗提供了有力的支持。例如，在骨关节炎患者的血清样本中寻找正常人样本的差异蛋白，发现包括载脂蛋白（apolipoprotein, Apo）CI和同源盒D3（homeobox D3, HOXD3）等，可作为骨关节炎患者进展期或早期诊断的标志物。

（二）亚细胞蛋白质组

通过密度梯度超速离心技术分离细胞的不同细胞器，如质膜、线粒体、细胞核、内质网以及外泌体等，结合蛋白质组学分析，揭示的亚细胞蛋白质组为深入解析不同细胞器的功能奠定了基础。例如，小鼠海马组织的质膜蛋白质组分析，可发现约 60% 的总蛋白质数是离子通道和神经递质受体，为加深对质膜蛋白构成和功能蛋白质的认识提供了依据。另一典型例证是从 14 种小鼠组织中鉴定到 1098 种线粒体蛋白质，通过生物信息学预测了 19 种未知蛋白质的功能，最后验证出一个与呼吸链功能有关的新蛋白质，并揭示了其可能与一种家族性线粒体遗传病相关。此外，早期从小鼠肝细胞内质网中鉴定到 141 种蛋白质，发现两个新的蛋白质二硫键异构酶与蛋白质的折叠有关。

（三）定量蛋白质组

定量蛋白质组学（quantitative proteomics）是对特定条件下一个基因组表达的全部蛋白质进行精确定量和鉴定的研究。相对定量蛋白质组学，也称比较蛋白质组学（comparative proteomics）是指对细胞、组织或体液中的蛋白质在不同生理病理状态下表达量的相对比较分析。常用于发现生理病理过程中的重要蛋白，开发疾病诊治的蛋白质标志物。绝对定量蛋白质组学是通过在定量过程中加入已知量的核素标记肽段作为内标，测定相应蛋白质的绝对量或浓度的方法。目前常采用结合核素标记肽段与质谱多反应监测（multiple reaction monitoring, MRM）的方法进行高精确度、高灵敏度的绝对定量，但由于每个样本蛋白的绝对定量都需要昂贵的标记肽，在实际工作中相对定量更为常用。此外，基于质谱的蛋白质定量技术还可以分为靶向和非靶向定量蛋白质组学。MRM 和平行反应监测技术（parallel reaction monitoring, PRM）是目前常用的靶向定量技术。非靶向定量技术有非标记定量和体内外核素标记定量模式。更多的定量蛋白质组学技术还在不断创新。

（四）修饰蛋白质组

细胞的许多生理功能及其调控是与动态的蛋白质翻译后修饰密切相关。常见的蛋白质修饰有磷酸化、糖基化、泛素化、甲基化、乙酰化及羟基化等。修饰蛋白质组学就是鉴定修饰蛋白质、蛋白质修饰位点及其表达变化的蛋白质组学。其中，蛋白质磷酸化几乎贯穿所有的生命活动过程，因此，蛋白质磷酸化分析及其位点鉴定已成为目前蛋白质组学的研究焦点之一。首先采用抗体富集法、金属氧化物富集法、固相金属离子亲和色谱、离子交换色谱等方法进行磷酸化蛋白或肽段的富集，再联合质谱检测，可以对磷酸化蛋白质进行规模化分析。2010 年，以小鼠组织为样本鉴定到 6296 种磷酸化蛋白质的 36 000 个位点，成为当时最大的磷酸化蛋白质组数据集。而乙酰化、泛素化等修饰组学也为揭示蛋白质化学修饰在各种生理病理条件下的功能奠定了基础，成为极具前景的研究领域。

（五）相互作用蛋白质组

相互作用蛋白质组学研究的目的，是检测和认识生理/病理状态下的 PPI 网络。如前述，PPI 对于蛋白质行使正常功能十分重要，常采用酵母双杂交、免疫共沉淀、标签融合蛋白结合试验、FRET 技术、SPR 技术等测定 PPI。相互作用蛋白质组学就是采用 PPI 研究技术筛选出与特定分子结合的蛋白质群，再用质谱对这些蛋白质进行定性或定量分析，当获得一定数目的二元相互作用的蛋白质，利用生物信息学对蛋白质复合物、信号通路和相互作用网络进行分析、预测和构建，其目标就是从整体水平上及特异性功能角度构建蛋白质组的相互作用网络图谱。因此，随着研究技术的发展、研究领域的扩充，催生了 PPI 公共数据平台的建立与不断完善，为进一步揭示生物遗传进化规律以及人类各种疾病的分子机制奠定了基础。例如，哺乳动物的蛋白质相互作用网络数据库 MIPS，包括了 10 个物种的超过 900 个蛋白质的相互作用，被作为 PPI 相关研究的金标准。

二、蛋白质组学的研究技术

蛋白质组学研究的两大支撑技术是蛋白质分离技术和质谱鉴定技术。传统的蛋白质组学研究是基于蛋白质凝胶电泳分离技术结合质谱鉴定，而现在蛋白质组学更多的是采用多维液相色谱分离与质谱鉴定结合的研究技术策略，同时不断发展新的标记和非标记的定量蛋白质组学技术和蛋白质修饰组学研究技术。

　　双向凝胶电泳、高效液相色谱、生物质谱等关键技术的创建与更新，成就了近代蛋白质组学研究的迅猛发展。下面对蛋白质组学研究的主要技术作简单介绍。同时，一些蛋白质组学常用技术可直接应用于蛋白质结构与功能的其他研究，如双向电泳用于大量蛋白质的大规模分离鉴定；质谱可以快速高通量鉴定蛋白质和多肽测序；蛋白质芯片能高通量检测细胞中大量靶蛋白的相对水平以及蛋白质与生物分子间的相互作用。

（一）样本制备

　　良好的样品制备是获得蛋白质组学研究理想结果的关键一步。根据研究目的和多种多样蛋白质研究对象的特征，对生物样本的针对性处理也有所不同。但无论哪种制备方法，都需要考虑样品制备的重现性。

　　对于使用基于双向凝胶电泳-质谱研究策略的样本，要求基本无盐，样本中也不能有其他物质如核酸等。对这类样本的处理通常是先通过蛋白质的溶解、变性和还原，从而解除 PPI 或蛋白质和核酸之间的相互作用，达到除去核酸等其他物质的效果。

　　其次，基于多维液相色谱与生物质谱结合的研究技术路线在蛋白质组学的运用中日趋广泛。最常采用的经典检测是鸟枪法（shotgun）策略。鸟枪法是用位点特异性蛋白酶，如胰蛋白酶等，首先水解蛋白质混合样本为不同的肽段，然后通过强阳离子交换色谱或非凝胶电聚焦分离及反相色谱等方法完成第一维预分离，并通过 PAGE、反向萃取法进行脱溶剂脱盐处理，再进行质谱鉴定分析。

　　此外，一些高丰度蛋白质会掩盖其他蛋白质，经典的去除方法是亲和色谱法。例如，血浆中白蛋白可以用特殊的免疫吸附剂去除，血清抗体 IgG 可通过蛋白质 A 磁珠结合后去除，但这些方法可能会造成部分关联蛋白的丢失。目前有一种非目的蛋白的物理去除法，即蛋白质均衡器技术，用二十种氨基酸制备固相化的六肽库（均衡器颗粒），当样品与均衡器孵育时，丰度高的蛋白质与之结合饱和后就不再结合，可随洗脱液流出，而低丰度蛋白质会持续结合直至饱和，最后洗脱下所有结合的蛋白质形成丰度差别显著减少的混合液，从而达到富集低丰度蛋白质的目的。此方法在体液的蛋白质组研究中得到了广泛应用。

（二）双向凝胶电泳分离技术

　　1. 双向凝胶电泳（two-dimensional gel electrophoresis, 2-DE）　作为经典的蛋白质组分离方法。其原理是根据蛋白质的 pI 和分子量特性，运用 IEF 和 SDS-PAGE 在电荷和分子量两个水平上对蛋白质混合物进行分离。在 20cm×20cm 的普通凝胶上，2-DE 能够分离 3000 个蛋白质点，而在 30cm×40cm 的凝胶上分离可达到 10 000 个蛋白质点。

　　实际分离过程中，第一向是 IEF，常用的传统方法是使用小分子载体两性电解质形成 pH 梯度的凝胶，当蛋白质在电泳移动至与其 pI 相同的 pH 位置时停止移动，因此，不同 pI 的蛋白质在凝胶中得以分离。目前已有商品化的固相 pH 梯度（immobilized pH gradient, IPG）胶条，其是利用弱酸性和弱碱性的丙烯酰胺衍生物滴定，形成近似线性的 pH 梯度并参与丙烯酰胺的共价聚合，故而 IPG 胶条的 pH 梯度不随环境电场等条件影响而变化。IPG 胶条具有机械性能好、上样量大等优点，并可制备不同 pH 范围，运用 pH 范围窄的胶条可以放大蛋白质组的特定区域，方便从样品中富集或提取感兴趣的蛋白质进行分析。2-DE 的第二向电泳多采用 SDS-PAGE。使 pI 相近而分子量不同的蛋白质得以按分子量大小进一步分离（图 3-7），故 2-DE 成为目前分辨率最高的电泳方法之一。

　　当 2-DE 对蛋白质混合物进行分离后，可采用蛋白质印迹法检测某类蛋白质的存在与分布；采用考马斯亮蓝法、银染法等检测和显示全部蛋白质谱，不使用增敏剂戊二醛的银染法可以与质谱分析兼容，最后可借助图像分析系统对 2-DE 的蛋白质点进行分析比较。

　　2. 荧光双向差异凝胶电泳（two-dimensional fluorescence difference gel electrophoresis, 2D-DIGE）

2-DE 虽然分辨率好，但在比较蛋白质组学中重复性较差，灵敏度也难以达到定量要求，因此，引入高敏感的荧光标记试剂进行 2D-DIGE，如结构相近的但荧光素基团不同的 Cy2、Cy3、Cy5 花菁类化合物，分别标记不同状态下的蛋白质样品，等量混合后在同一 2-DE 凝胶上分离，根据荧光扫描仪检测到的不同信号来发现差异表达的蛋白质点。2D-DIGE 仅在一块凝胶上分离并比较对照组和实验组样品的差异蛋白质图谱，在降低样本使用量和工作量的同时，提高了分析的准确性、重复性和敏感性。不过花菁类化合物只适用于含有赖氨酸的蛋白质，实验中需要进一步通过其他荧光染料，如 SYPR/Ruby 染色确认未被标记的蛋白质。

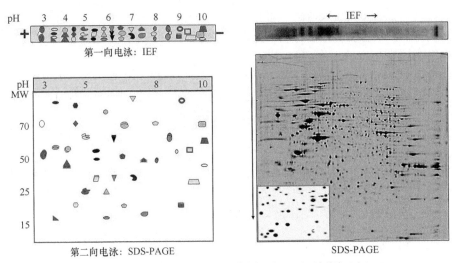

图 3-7　双向凝胶电泳原理示意图（左）及示例图（右）

（三）色谱分离技术

　　除了传统的 2-DE 分离样本蛋白质，当前的蛋白质组学更多采用多维液相色谱分离技术结合质谱的研究策略。可根据目的蛋白的基本理化性质差别，选择几种色谱分离模式组合，如反相色谱、离子交换色谱、分子排阻色谱、亲和色谱或者毛细管电泳等对样品进行分离，常见的金属螯合亲和色谱是分离带外露组氨酸的蛋白质以及磷酸化蛋白的有效方法；凝集素亲和色谱则用于复合糖与糖蛋白的分离。一般在质谱前都需要联用高分辨率的纳升级反相色谱分离酶解的肽段混合物，因此，在第一维分离中可采用与纳升级反相色谱分离原理不同的其他色谱，联合的多维色谱提高了分辨率和峰容量，并具有分离快、重现性好、自动化程度高等优点。

　　1. 强阳离子交换色谱　离子交换色谱工作原理是基于样本溶液中不同肽段所带的电荷数不同。在 pH 2.7～3 的酸性条件下，酸性氨基酸如 Asp、Glu 可呈电中性，而碱性氨基酸及肽段 N 端都带正电荷。这些带正电荷的基团能够与强阳离子交换柱上带负电的基团结合。通过逐渐提高流动相中盐离子（常常是 K^+ 或 NH_4^+）浓度，能够使肽段按碱性从低到高的顺序依次从柱上洗脱。强阳离子交换色谱主要用于分离微量复杂的样本。

　　2. 高 pH 反相色谱　这是当前蛋白质组学中很常用的一种色谱分离技术，操作简单、分离效果好。与强阳离子交换色谱不同，高 pH 反相色谱的 pH 在 7～10。因此，偏酸性的肽段会先洗脱下来。高 pH 反相色谱在分离过程中，可避免类似强阳离子交换色谱那样的大量盐溶液引入，因而可省略肽段分离后的脱盐步骤。

（四）质谱分析技术

　　质谱分析法（mass spectrometry, MS）是研究蛋白质结构的重要工具。按照离子化后的样本质荷比（m/z）对待测物质进行收集和记录，并得到质谱图。根据质谱峰的位置可进行物质的定性、分子量测定和一级结构分析，根据峰的强度还能够进行定量分析。MS 应用初期只能对小分子的目标物质进行较为灵敏和准确的分离。随着技术的发展，诞生了基质辅助激光解吸电离（matrix-assisted laser desorption ionization, MALDI）和电喷雾电离（electrospray ionization, ESI）技术，能够快速、精细分离核酸、蛋白质、多肽等生物大分子，MS 从此在生命科学研究领域得到了广泛的应用，也成为蛋白质组学研究的核心技术之一。

1. 基质辅助激光解吸飞行时间质谱仪（MALDI time of flight mass spectrometry, MALDI-TOF MS）技术　以 MALDI 作为离子源、以飞行时间作为质量分析器，检测时，将大分子样本与小分子基质物质（如芥子酸）混合并均匀分散其中，在不同波长的激光照射下，基质分子吸收能量而挥发，并使非挥发的待测分子蒸发，形成的带电离子在高压电场作用下获得动能后，进入真空飞行管漂移，离子的飞行时间与 $(m/z)^{1/2}$ 成正比，较轻的离子移动快，较重的离子移动慢，先后被飞行管末端的检测器捕获记录飞行时间及信号强度。MALDI-TOF MS 产生的质谱图的谱峰与样本组分的质量数有对应关系，可通过已知大小样品作为参比标准，精确获得未知蛋白质的分子量。该法具有操作简单、快速、高通量、高灵敏度和高准确度的特点，因此特别适合于蛋白质、多肽等生物大分子的高通量筛选。

MS 不仅用于鉴定蛋白质的分子量，还可用于进行肽质量指纹谱（peptide mass fingerprinting, PMF）鉴定。由于质谱检测的是特异性蛋白酶水解的肽段，不同蛋白质产生的肽片段序列不同，具有特征性质量数，故称为指纹谱，利用蛋白质数据库（Mascot、Phenyx、ProFound 等）进行检索、比对，是鉴定蛋白质种类与序列的常用方法。

2. 电喷雾串联质谱仪（electrospray ionization mass spectrometry mass spectrometer, ESI-MS-MS）技术　电喷雾电离（ESI）是利用强静电场从溶液直接产生气态离子化分子的一种方法。高压电场使喷出的待测样品雾化成细小的带电液滴，带电液滴在向质量分析器移动的过程中，液滴的溶剂不断蒸发，表面积不断缩小，液滴表面电荷相互排斥力超过表面张力时，液滴发生裂分，经过连续不断的溶剂蒸发、液滴裂分过程，最后产生大量带一个或多个电荷的离子，以喷雾状进入质量分析器完成质谱分析。在蛋白质组学研究中，ESI 离子源前常与纳升级反相色谱相连，其后往往紧接另一质谱系统，形成串联质谱（MS-MS），这样一个质谱负责肽段的质量过滤和选择，而另一质谱是负责离子的碎裂和检测，MS-MS 也可以用于肽段的序列测定。

由于 ESI 电离方式温和，对待测样本充分离子化的同时破坏性低，在生物样本的分析中具有特别优势。但 ESI 的局限性主要是对样品中的盐类耐受性较差，样品进样前要先脱盐，否则仪器的灵敏度明显下降。由于单种分子因带电荷情况不同会形成多种分子离子峰，因而对混合物的图谱解析比较困难。

3. 表面增强激光解吸电离-飞行时间质谱蛋白质芯片系统　该系统先利用高通量的蛋白质芯片技术捕捉特异性的蛋白质，再结合表面增强激光解吸电离-飞行时间质谱（surface-enhanced laser desorption ionization time of flight mass spectrometry, SELDI-TOF MS）进行分析。可以直接检测不经处理的尿液、血液、脑脊液、关节腔滑液、支气管洗出液、细胞裂解液和各种分泌物等，对复杂的多种生物分子混合样品进行质谱分析。其主要操作流程包括：①选择蛋白质芯片。例如，化学表面芯片主要用于检测未知蛋白质，获取指纹图谱；生物表面芯片可用于显示与之相结合的抗原或配体的不同分子量亚型；具有特征性结合表面的芯片可检测共价结合的蛋白质。②捕获样品中特异性的蛋白质分子。利用芯片上每个芯池内特定的探针或生物制剂作为诱饵分子，与待测样品中靶分子进行结合反应，再选择性清洗除去未结合和非特异性结合分子。③芯片上的蛋白质经 SELDI-TOF MS 进行检测和分析。该系统可用于研究生物大分子间的相互作用。其优点是不依赖于蛋白质的构象，因此能够筛选无法分离检测的新的疾病蛋白谱图，是一个极有应用前途的新技术。

（五）定量蛋白质组学技术

随着技术的发展，蛋白质组学研究不仅能够进行规模化的蛋白质定性分析，同时也实现了对蛋白质组各种组分差异表达的相对定量和准确定量分析。根据蛋白质分离和鉴定的方式不同，蛋白质组学定量技术主要包括基于凝胶电泳、基于同位素标记以及液质联用的定量技术。例如，在 2-DE 基础之上引入荧光试剂发展的 2D-DIGE，可有效提高蛋白质相对定量研究的准确性；可以无须标记，以肽段的色谱积分面积、质谱的信号强度得到相对丰度，或直接用质谱检测的肽段次数进行归一化处理，进行蛋白质的相对定量。目前发展的蛋白质组学定量方法多采用同位素标记法，以下介绍几种常用的标记定量技术。

1. 核素标记相对与绝对定量技术（isobaric tags for relative and absolute quantitation, iTRAQ） 该技术是对样品进行绝对和相对定量研究的方法。iTRAQ 采用化学法使氨基酸 N 端及赖氨酸侧链的胺标记上不同稳定性同位素（同重元素，isobaric），在一级质谱图中，标记的不同样本中的同一蛋白质表现为相同的质荷比。在相应串联二级质谱中，信号离子表现为不同质荷比的峰，根据波峰的高度及面积可得到蛋白质的相对与绝对定量信息。

2. 细胞培养氨基酸稳定同位素标记技术（stable isotope labeling by amino acids in cell culture, SILAC） 该技术是将天然同位素（^1H，^{12}C，^{14}N）和重稳定同位素（^2H，^{13}C，^{15}N）作为氨基酸的化学标签掺入到细胞培养液中，通过细胞代谢过程标记蛋白质样品，不同标记后的蛋白质按照细胞数或蛋白量进行等比例混合，经过分离纯化后进行质谱鉴定，通过比较标记前后同一肽段的质谱峰强度变化，实现对蛋白质的定量比较。

3. 同位素编码亲和标签（isotope-coded affinity tag, ICAT）技术 该技术是将样品和对照品分别用轻、重同位素试剂标记，然后将两种样品混合、酶解，再经过链亲和素柱，使 ICAT 标记的肽片段吸附在柱上，分离得到 ICAT 标记的肽段，利用液相色谱-MS/MS 分析，可检测并定量分析差异表达的蛋白质。

4. 基于核素标记与质谱多反应监测的绝对定量技术 该技术采用核素内标肽段结合质谱多反应监测（MRM）的方法，可进行高通量、高选择性、高灵敏度、高特异性的蛋白质组绝对定量。MRM 又称质谱选择性反应监测（selective reaction monitoring, SRM），针对二级（多级）质谱，根据蛋白质酶切多肽母离子质量数和碎片离子质量数，选择母离子-子离子对，在母离子中选择一个离子进行碰撞，记录子离子的信号，通过两次选择，降低噪声与干扰，实现目的蛋白的高灵敏度鉴定。MRM 技术可将稳定同位素标记的内标肽掺入到样品蛋白的酶切溶液中，同步进行二级质谱，根据内标肽可推算出内源性多肽及其对应蛋白质的绝对量。此外，MRM 技术还可以确定某种特定翻译后修饰的绝对量，如泛素修饰蛋白质底物形成的 K48 泛素链，被证实是真核生物蛋白质特异降解的信号。

实验 3.1　血清白蛋白、γ 球蛋白的分离纯化与鉴定

【原理】 分离和纯化蛋白质的各种方法都是基于各种蛋白质之间不同理化性质的差异，如分子的大小和形状、pI 的高低、溶解度的大小、吸附性质和对其他分子的生物学亲和力。采用的程序一般分三步，预处理→粗分级分离→细分级分离。

本实验是利用盐析（粗分级）、凝胶层析脱盐、离子交换层析（细分级）来分离、纯化血清白蛋白和 γ 球蛋白：①首先采用盐析法进行初步分离，在半饱和硫酸铵溶液中血清球蛋白沉淀下来，经离心后上清液中主要含白蛋白。②选择适宜分级范围的凝胶层析介质，利用凝胶过滤法脱盐，鉴于蛋白质分子量与硫酸铵分子的显著差异，可将蛋白质首先洗脱下来，从而除去粗分离蛋白质样品中的盐。③经 DEAE-纤维素阴离子交换柱纯化目的蛋白：以 0.02mol/L 醋酸铵缓冲液（pH 6.5）作为流动相，脱盐后的蛋白质样品溶解在其中，上样到 DEAE-纤维素（带正电荷）的层析柱上，白蛋白（pI 为 4.9）和绝大多数 α 及 β 球蛋白（pI 为 5.0～5.2）带负电荷被吸附，而带正电荷的 γ 球蛋白（pI 约 7.3）不被吸附，此时直接收集的流出液即为提纯的 γ 球蛋白；提高盐浓度（采用 0.06mol/L 醋酸铵），离子交换柱上的 β 球蛋白及部分 α 球蛋白可先被洗脱下来；进一步将盐浓度提高至 0.3mol/L 醋酸铵，则收集的洗脱液中即为较纯的白蛋白（尚混有少量 α 球蛋白）。

④分离蛋白的纯度鉴定：将分别收集的白蛋白、球蛋白各部分进行醋酸纤维素系列膜电泳，可初步鉴定纯度。

【试剂】

（1）0.3mol/L 醋酸铵（NH_4Ac）缓冲液（pH 6.5）：称取 NH_4Ac 23.13g，加入 800ml 蒸馏水，在电磁搅拌下溶解，滴加稀氨水或稀 HAc，准确调节至 pH 6.5，加蒸馏水定容至 1L。

（2）0.06mol/L NH_4Ac 缓冲液（pH 6.5）：以适量蒸馏水，将 0.3mol/L NH_4Ac 稀释 5 倍。

（3）0.02mol/L NH_4Ac 缓冲液（pH 6.5）：以适量蒸馏水，将 0.06mol/L NH_4Ac 稀释 3 倍。

（4）1.5mol/L NaCl-0.3mol/L NH_4Ac 溶液：称 NaCl 87.7g 溶于 0.3mol/L NH_4Ac 溶液中，定容至 1L。

（5）0.5mol/L HCl。

（6）0.5mol/L NaOH。

（7）饱和硫酸铵液：称 $(NH_4)_2SO_4$ 850g 溶于 1L 蒸馏水，在 70~80℃ 水浴中搅拌促溶，室温下放置过夜，瓶底析出白色结晶，上清液即为饱和硫酸铵液。

（8）20% 磺基水杨酸：200g 磺基水杨酸溶解于蒸馏水并定容至 1L。

（9）10g/L 氯化钡（$BaCl_2$）溶液：称取 10g $BaCl_2$，加入 800ml 蒸馏水溶解，定容至 1L。

（10）巴比妥缓冲液（pH 8.6，离子强度 0.06）：巴比妥钠 12.76g，巴比妥 1.66g，加入适量蒸馏水加热溶解后，再定容至 1L。

（11）氨基黑 10B 染色液：氨基黑 10B 0.5g、甲醇 50ml、冰醋酸 10ml、蒸馏水 40ml。

（12）漂洗液：95% 乙醇溶液 45ml、冰醋酸 5ml、蒸馏水 50ml。

【操作步骤】

（1）层析柱的准备

1）葡聚糖凝胶 G-25 层析柱

①凝胶的准备：称取葡聚糖凝胶 G-25（粒度 50~100 目）干胶（100ml 凝胶床需干胶 25g），按每克干胶加入蒸馏水约 50ml，轻轻摇匀，置于沸水浴中 1h 并经常摇动使气泡逸出，取出冷却。凝胶沉淀后，倾去含有细微悬浮物的上层液，加 2 倍量 0.02mol/L NH_4Ac 缓冲液混匀。静置片刻，重复处理 2 次，倾去凝胶颗粒沉降后上层液的细微悬浮。再用 0.02mol/L NH_4Ac 悬浮。

②装柱与平衡：选用细而长的层析柱（1cm×25cm），将管垂直固定于铁架台上，管内加入少量 0.02mol/L NH_4Ac，再将处理好的凝胶粒悬液连续均匀注入层析柱，直至所需凝胶床高度约 20cm。装柱时应注意凝胶粒均匀，凝胶床内不得有界面、气泡，床表面平整。装柱后，接上恒流泵，调节流速约 2ml/min，用 0.02mol/L NH_4Ac 缓冲液洗涤平衡。

③再生与保存：此凝胶层析柱可反复多次使用，每次使用完毕后用所需的缓冲液洗涤平衡后即可再用。如暂不使用，应以湿态（在柱中或倒出）保存在含 0.02% 叠氮钠的 0.02mol/L NH_4Ac 缓冲液中，以防凝胶霉变，并注意储存于 4℃ 冰箱中。

2）DEAE-纤维素层析柱

①酸碱处理层析介质：称取 DEAE 纤维素干粉，按干重 1:（10~15），浸泡于 0.5mol/L NaOH 中 30min，以蒸馏水充分洗涤至 pH 7.0，改用 0.5mol/L HCl 浸泡 30min，蒸馏水洗至 pH 4，再用 0.5mol/L NaOH 浸泡 30min，蒸馏水洗至 pH7.0。

②装柱与平衡：选用短的层析柱（1cm×15cm），将经上述酸碱处理的 DEAE 纤维素用 0.02mol/L NH_4Ac 缓冲液浸泡，滴入醋酸调节 pH 至 6.5，搅拌、放置 10min 后，并去上清液，装柱，柱床高约 6cm。装柱时应注意装得均匀，柱床内不得有裂缝、气泡，表面要平整。装柱后接上恒流泵，用 0.02mol/L NH_4Ac 缓冲液洗涤平衡。

③再生与保存：纤维素进行过一次样品分离后，可用 1.5mol/L NaCl-0.3mol/L NH_4Ac 缓冲液洗脱，再用 0.02mol/L NH_4Ac 缓冲液洗涤平衡后可重复使用。多次使用后如杂质较多或流速过慢，可将纤维素倒出，先用 1.5~2mol/L NaCl 浸泡，水洗，再如上述用酸碱处理后重新装柱。如暂不

使用,应以湿态(在柱中或倒出)保存在含 1% 正丁醇溶液的 0.02mol/L NH$_4$Ac 缓冲液中,以防霉变。

（2）盐析初分级分离

1）盐析：取 2 份 0.5ml 血清分别加入到 1.5ml 离心管中,每管缓慢滴加 0.5ml 饱和硫酸铵,边加边摇,混匀后室温下静置 10min,台式离心机 10 000g 离心 5min,用移液枪小心吸出上层液（尽量全部吸出,但不得有沉淀物）,2 份上清液合并作为待纯化白蛋白样品。两份沉淀样品合并,共加入 0.6ml 蒸馏水,用移液枪小心吹打使之溶解,作为待纯化 γ 球蛋白样品。

2）凝胶层析脱盐

①上样：用经 0.02mol/L NH$_4$Ac 缓冲液平衡的 G-25 层析柱,取下恒压贮液瓶塞,使柱上的缓冲液面刚好下降到凝胶床表面。立即用一次性的塑料滴管将经盐析所得的粗制蛋白质溶液小心而缓慢地加到柱床表面,使样品进入凝胶床至液面降至床表面。用 2ml 0.02mol/L NH$_4$Ac 缓冲液洗涤层析柱壁,使其流入凝胶床内,重复 2～3 次以洗净沾在管壁上的蛋白质样品液。接上恒压贮液瓶。

②洗脱与收集：继续用 0.02mol/L NH$_4$Ac 缓冲液洗脱,在 96 孔板中依次滴加 2 滴 20% 磺基水杨酸溶液,随时检查流出液中是否含有蛋白质,如 96 孔板中可见白色混浊或沉淀,表示已有蛋白质流出（黑色背景下观察）,立即用 1.5ml 离心管收集流出的蛋白质溶液,γ 球蛋白脱盐时可连续收集 2～3 管,每管收集 10 滴；白蛋白脱盐时可连续收集 3～4 管,每管收集 15 滴（约 1ml）。收集的各管中取 50μl 收集液加入到装有 2 滴 BaCl$_2$ 溶液的 96 孔板中,检查有无 SO$_4^{2-}$,将含有蛋白质且无 SO$_4^{2-}$ 的离心管合并,有 SO$_4^{2-}$ 的弃去。

③柱再生平衡：蛋白质流出后的凝胶柱继续用 0.02mol/L NH$_4$Ac 缓冲液流洗,用 BaCl$_2$ 溶液检查流出液无白色沉淀后,继续洗涤 1～2 个柱床体积,凝胶柱即已再生平衡,可再次使用。

（3）离子交换层析纯化蛋白质

1）准备：将已经平衡好的 DEAE-纤维素层析柱,取下其恒压贮液瓶塞,使柱上缓冲液面刚好下降到床表面。在 96 孔板中依次滴加 2 滴 20% 磺基水杨酸,用以检测流出液中是否含有蛋白质。

2）纯化 γ 球蛋白：缓慢将脱盐后的 γ 球蛋白样品加到柱上,使样品进入柱床内,至液面降到床表面为止。用 1ml 0.02mol/L NH$_4$Ac 缓冲液小心洗涤沾在管壁上的蛋白质样品,然后使其流入柱床内,并重复一次。继续用缓冲液洗脱,并随时用 20% 磺基水杨酸检查流出液中是否含蛋白质,当见轻微白色混浊（约流出一个柱床体积）,立即连续收集 3 管,每管 10 滴,此不被纤维素吸附的蛋白质即为纯化的 γ 球蛋白。取其中蛋白质浓度高的两管留作含量测定和纯度鉴定用。继续洗脱 2 个柱床体积,待纯化白蛋白。

3）纯化白蛋白：脱盐后的白蛋白样品上柱后,改用 0.06mol/L NH$_4$Ac 缓冲液洗脱,流出约 30ml（其中含 α 及 β 球蛋白）后,用 0.3mol/L NH$_4$Ac 缓冲液洗脱,并用磺基水杨酸检查流出液是否含有蛋白质。由于纯化的白蛋白仍然结合有少量胆色素等物质,故肉眼可见层析柱内一浅黄色成分被缓冲液洗脱下来,再改用 0.3mol/L NH$_4$Ac 缓冲液洗脱约 4ml 时,即可用磺基水杨酸检测是否有蛋白质白色混浊,如有则立即连续收集 3 管,每管 10 滴,此即为纯化的白蛋白液,取其中蛋白质浓度高的两管留作含量测定和纯度鉴定用。用过的 DEAE-纤维素层析柱,可再生平衡后重复使用。

（4）蛋白质纯度鉴定：本实验中采用醋酸纤维素系列膜电泳进行纯度鉴定。

1）准备：取出 3 张浸泡好的醋酸纤维素系列膜,用滤纸吸去膜表面的缓冲液,辨认膜的光泽面和非光泽面。在膜的非光泽面一端约 2cm 处用铅笔划一线,以标明点样位置。同时在边缘写上样品的标记。

2）点样：分别吸取新鲜血清、纯化白蛋白、纯化 γ 球蛋白各 10μl,涂于载玻片上,分别以 3 个载玻片边缘蘸取 3 个样品（仅在边缘沾上一薄层样品）,然后紧按在膜点样线上,待样品全部浸入膜内,移开载玻片。纯化 γ 球蛋白可在点样线处重复上样 2 次。

3）电泳：将点样后的膜条置于电泳槽架上,放置时,非光泽面（即点样面）向下,点样端置于阴极槽架上，待平衡 5min 后通电，电压为 110V，通电 1h 左右关闭电源。

4）染色：通电完毕后用镊子将膜取出，浸于盛有氨基黑 10B 染液中染 5min 取出，立即浸入盛有漂洗液的培养皿中，反复漂洗数次，直至背景漂净，用滤纸吸干膜。

【注意事项】

（1）NH₄Ac 缓冲液配制时需用 pH 计准确调定 pH 至 6.5，蒸馏水稀释后的溶液应再用 pH 计测定 pH。溶液配制不得加热，配好后密闭保存，防止浓度和 pH 改变。

（2）本实验白蛋白结果很明显，γ 球蛋白较易丢失，防止方法：一是增加血清用量（人血清 1～2 倍，动物血清 3～4 倍）；二是加样后，随时检测，有轻微乳白色沉淀，立即收集。

（3）凝胶层析上样时严格注意勿破坏凝胶平面。使用后的层析柱必须平衡再生。

（4）切勿将检查蛋白质和检查 SO₄²⁻的试剂搞混，因二者与相应物质均生成白色沉淀。

（5）电泳鉴定时要控制好电流、电压和电泳时间。电压高、电流大、电泳快时，电泳时间可以缩短，但产热多，膜上水分蒸发也多，严重时会使电泳图谱短而不清晰；相反，电流或电压过小，电泳时间过长，会导致样品扩散明显，也不能获得良好的图谱。一般气温低时可用较大的电流和电压，气温高时则宜用较低电流和电压。

（6）电泳槽内缓冲液可多次使用，但次数太多可能改变其 pH，可将正负电槽内缓冲液混合，恢复其 pH 再用。但如电泳缓冲液受污染或其 pH、浓度发生改变，就应更换。

【思考题】

（1）根据电泳鉴定结果，样品中白蛋白、球蛋白分离纯化的效果如何？如果不太理想，应当如何优化？

（2）本实验采用醋酸纤维素薄膜电泳进行纯度初步鉴定，此外还有哪些常用技术用于蛋白质纯度鉴定？

实验 3.2　蛋白质印迹法对组织中特定蛋白质的定性定量分析

【原理】 蛋白质印迹法，又称免疫印迹法（immunoblotting），是结合凝胶电泳和固相免疫测定发展起来的一种分析特定蛋白质的常用技术，其基本流程见图 3-8。通过 SDS-PAGE 按分子量大小将蛋白质样品分离开，将凝胶上的蛋白质条带以电转印的方式转移至固相支持物，如 NC 膜或 PVDF 膜上，膜的空白处用非特异性蛋白（如脱脂牛奶）封闭，再以特异性抗体为“探针”，通过抗原-抗体反应对样品中的靶蛋白进行检测。免疫学检测采用的显影方式可以是荧光标记或酶标记特异性抗体而直接进行荧光或增强化学发光（enhanced chemiluminescence, ECL）显影，更常用的是特异性一抗无标记，而用种属抗体作为二抗识别并结合一抗，由辣根过氧化物酶（horseradish peroxidase, HRP）或碱性磷酸酶标记的二抗进行 ECL 显影。

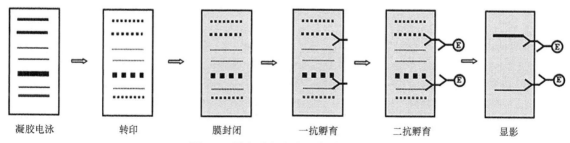

凝胶电泳　　　转印　　　膜封闭　　　一抗孵育　　　二抗孵育　　　显影

图 3-8　蛋白质印迹法工作原理示意图

蛋白质印迹法结合了 PAGE 的高分辨率和免疫测定的高特异性和敏感性等优点，可检测到低至 1～5ng 的靶蛋白，常用于对复杂样品中特异蛋白质进行定性和半定量分析。

【试剂】

（1）30% 凝胶储存液：称取丙烯酰胺（Acr）29g，甲叉双丙烯酰胺（Bis）1g，蒸馏水溶解后，定容至 100ml，置于棕色瓶中 4℃保存。

（2）分离胶缓冲液（1.5mol/L Tris-HCl, pH 8.8）：18.17g Tris 碱，用 1mol/L HCl（约 3ml）调 pH 至 8.8，定容至 100ml，4℃保存。

（3）浓缩胶缓冲液（0.5mol/L Tris-HCl, pH 6.8）：6.055g Tris 碱，用 1mol/L HCl（约 4.4ml）调 pH 至 6.8，定容至 100ml，4℃保存。

（4）10% SDS 溶液：10g SDS 加水完全溶解，定容至 100ml，室温保存。

（5）10% 过硫酸铵（AP）溶液：0.1g AP 加蒸馏水至 1ml。新鲜配制，4℃保存，2 周内使用。

（6）10% TEMED 溶液：棕色瓶保存。

（7）5×SDS-PAGE 电泳缓冲液（pH 8.3）：Tris 碱 15.1g，甘氨酸 72.0g，10% SDS 50ml，溶于 900ml 蒸馏水中，定容至 1L。使用前以蒸馏水稀释为 1×工作液。

（8）2×SDS-PAGE 上样缓冲液：SDS 0.4g，2.0ml 甘油，1.25ml 1mol/L Tris-HCl（pH 6.8），溴酚蓝 0.02g，0.2ml β-巯基乙醇或 1mol/L DTT，加双蒸水定容至 10ml。−20℃可保存半年。或者配制 4×、5×SDS 上样缓冲液分装室温储存，用前再加 β-巯基乙醇或 DTT 至合适浓度。

（9）预染蛋白质分子量标准品（pre-stained protein marker，商业化试剂）。

（10）不同强度 RIPA 裂解液（商业化试剂，在使用前加入蛋白酶抑制剂）。

（11）蛋白质测定 BCA 试剂盒（商业化试剂盒）。

（12）电转印缓冲液：称取 1.516g Tris 碱，7.2g 甘氨酸溶于约 400ml 蒸馏水中，加入 100ml 甲醇，定容至 500ml。4℃保存。

（13）洗膜缓冲液（pH 7.6），又称 TBST（Tris buffered saline Tween）漂洗液：称取 1.22g Tris 碱，8.78g NaCl，ddH$_2$O 溶解后，HCl 调节 pH 至 7.6，加 0.5ml Tween-20，定容至 1L。

（14）封闭液（含 5% 脱脂奶粉的 TBST, pH 7.6）：脱脂奶粉 5g 溶于 TBST 漂洗液至 100ml。

（15）抗体孵育液（含 3% 脱脂奶的 TBST, pH 7.6）：脱脂奶粉 1.5g 溶于 TBST 漂洗液至 50ml。

（16）特异性抗体（一抗）孵育液（商业化抗体按效价说明配制，如 1：500～1：5000）。

（17）HRP 标记的第二抗体孵育液（商业化抗体，按效价说明配制）。

（18）ECL 化学发光显影试剂盒（A 液和 B 液临用前混匀）。

【操作步骤】

（1）组织蛋白质样品的制备

1）称取 50～250mg 新鲜组织（无血或用 PBS 清洗）或冷冻组织块，置于匀浆器。

2）加入 1ml 蛋白质 RIPA 裂解液（在使用前加入蛋白酶抑制剂），冰上匀浆。

3）将匀浆液转移至 1.5ml 离心管中（对某些组织可在冰浴上超声 2～3min，以增加细胞裂解程度），于预冷的离心机中 4℃，12 000g 离心 15min。上清液转入新的离心管。

4）样品上清液的蛋白质含量测定

① 根据样品的数量，配制适量的 BCA 工作液（A 液与 B 液的比例为 50：1）。

② 取出蛋白质标准溶液（BSA 2mg/ml），等比稀释成 1mg/ml、0.5mg/ml、0.25mg/ml、0.125mg/ml 不同浓度的标准溶液。于 96 孔板中分别取上述不同浓度的 BSA 标准溶液 20μl、蒸馏水 20μl、上清液样品稀释后的溶液 20μl，再于每孔中加入 200μl 的 BCA 工作液。

③ 置于 37℃温箱，反应 30min 后取出。

④ 在微量分光光度计（酶标仪）上扫描测定 562nm 处各孔的 A_{562} 值，根据标准品绘制标准曲线，计算出蛋白质样品的浓度。

（2）上样及电泳

1）安装电泳装置：在制胶架上将 2 块干净的玻璃板（其中一块为 U 形玻璃板，一块有 1.5mm 厚的玻璃隔条）下端及两边对齐，嵌入相应的玻板槽内，安装在密封垫上，形成玻板夹层制胶模。

2）灌制分离胶：按下表在 50ml 的烧杯中配制分离胶（一般 10ml 足够灌制 1 块 1.5mm 厚的小型凝胶板），选择分离胶的浓度取决于待分离蛋白的分子大小。溶液混匀后，即刻用巴斯德吸管迅速将分离胶溶液加入到玻璃板夹层中，加入溶液的高度略低于梳齿下缘 0.5cm。再沿着玻板一侧的上角在分离胶表面缓慢加入 ddH$_2$O（封隔氧气及保证胶面平整），静置约 20min 待分离胶聚合（置于 37℃孵箱里可加速聚合过程）。

试剂	分离胶的浓度		
	10%	12%	15%
蒸馏水（ml）	3.97	3.30	2.30
30% 凝胶储存液（ml）	3.33	4.00	5.00
分离胶缓冲液（pH 8.8）（ml）	2.50	2.50	2.50
10% SDS 溶液（ml）	0.10	0.10	0.10
10% 过硫酸铵（AP）溶液（ml）	0.05	0.05	0.05
10% TEMED 溶液（ml）	0.05	0.05	0.05

3）制备浓缩胶：待分离胶聚合后，将分离胶表面的蒸馏水倒掉，按下列配方配制 5ml 5% 浓缩胶溶液（一块凝胶板），并加入玻璃板中分离胶之上，迅速将点样梳平稳插入到浓缩胶溶液中，静置 10~20min，等待浓缩胶聚合后，小心拔出点样梳齿。

试剂	5% 浓缩胶
蒸馏水（ml）	3.34
30% 凝胶储存液（ml）	0.83
浓缩胶缓冲液（pH 6.8）（ml）	0.63
10% SDS 溶液（ml）	0.05
10% AP 溶液（ml）	0.05
10% TEMED 溶液（ml）	0.05

4）上样：将样品蛋白质配制成一定浓度，与等体积 2×SDS-PAGE 上样缓冲液混合，沸水浴煮 5min 后迅速冷却，依次将 10~20μl 样品（20~40μg）加入样品孔底部成一薄层，对照孔加 5μl 预染蛋白质分子量标准品。空置的加样孔可加等体积 1×SDS-PAGE 上样缓冲液填充。

5）电泳：接通电泳仪开始电泳，样品在浓缩胶中的电压为 80V，进入分离胶后改换 120~150V，直到样品中的溴酚蓝迁移至玻璃板底部约 1cm 处，关闭电源、停止电泳。

（3）转印

1）电泳结束前 5min，剪一张与凝胶相当大小的 NC 膜浸泡于转印缓冲液（如采用 PVDF 膜，则先浸泡在甲醇中 1min 进行活化，再浸于转印缓冲液中平衡），同时准备 6 张同样大小的滤纸在转印缓冲液中浸湿（可在膜右上剪角做记号，以便后续判断膜上样品方位）。

2）电泳结束后，小心剥下凝胶置于转印缓冲液中。将转膜用的塑料夹置于搪瓷盘内的溶液中，按顺序依次安放：支撑夹的黑色面→海绵→3 层滤纸→凝胶→NC 膜或 PVDF 膜→3 层滤纸→海绵→支撑夹的白色面，再将塑料框夹好（注意各层之间不能有气泡）。

3）将转膜夹迅速装入转印槽中，凝胶靠负极侧，膜靠正极侧。以恒流 50~100mA 电转印 1~2h。为防止高电流引起的溶液温度升高，可在转印槽内外加装降温装置。

4）转膜完成后关闭电源，取出 NC 膜或 PVDF 膜放置于孵育盒中，用 TBST 漂洗液清洗 3 次

（可参照分子量标准确定目标条带的大致位置，剪切分开膜，分别进行显影，以反映同一张膜上不同蛋白质条带的相对表达水平）。

（4）特定靶蛋白的显影

1）封闭：在孵育盒 NC 膜或 PVDF 膜上加入 10ml 封闭液，室温温和摇动，孵育 0.5～1h。

2）一抗孵育与漂洗：更换新配制的含一抗的孵育液（5～8ml 刚浸没膜即可），室温缓摇，孵育 2h 或 4℃过夜。孵育后弃去一抗溶液，用 TBST 漂洗液振荡洗膜 4 次，10min/次。

3）二抗孵育与漂洗：漂洗后的膜置于新配制的含二抗的孵育液，室温缓摇，孵育 1～2h，再用适量 TBST 漂洗液将膜漂洗 4 次，10min/次（可加大振摇幅度）。

4）ECL 显影：将 ECL（A 液、B 液各 200μl 混合）溶液小心滴在膜转印面上，室温反应 1min，置于成像仪中曝光蛋白质条带（或用 X 射线片暗室压片后冲洗胶片获得结果），采用图像软件分析蛋白质条带的相对灰度值，与内参蛋白比较，进行目的蛋白的半定量分析。

【注意事项】

（1）蛋白质在 SDS-PAGE 中依靠分子筛效应进行分离。在 10～200kDa 分子大小间，蛋白质的迁移率和分子量的对数呈线性负相关。因此，电泳中常规采用预染的蛋白质标准品，一方面有利于直观观察电泳分离和转印效果，同时也方便查对靶蛋白的分子量。

（2）样品的制备要在低温下操作，制备的样品尽快完成检测，防止样品降解。

（3）Acr 和 Bis 是神经毒剂，配制与操作时应戴手套，避免与皮肤接触，不要溅在桌上或身上。聚合后的凝胶被认为是无毒的，但应注意其中可能残留少量未聚合的单体。没有聚合的凝胶溶液不要倾倒在下水道中。

（4）灌胶时动作要快要准，AP 和 TEMED 在注胶前再加入，一旦加入，立即混匀，用滴管迅速完成注胶，避免凝胶不均匀。凝胶上层的气泡可在加水封隔时自行消失。凝胶聚合好的标志是胶与水层之间重新形成清晰的界面。

（5）加入抗体进行孵育时，孵育时间越长，灵敏度越高，但特异性越差。因特异性抗体较昂贵，含一抗的孵育液可回收利用，在下一次补充少量新的抗体即可。

（6）目的蛋白显影条带的带型不好，主要与 PAGE 及转印环节有关："微笑"带型与凝胶聚合不均匀以及蛋白上样量过高有关；蛋白条带拖尾或有"竖纹理"主要是样品成分的溶解性不佳或样品处理不足所致；蛋白条带变宽变粗，与上样体积大或上样量过载有关，小分子蛋白条带较宽可能与长时间电泳中的扩散有关；某个条带中出现圆圈状缺失或变形，可能是转印时夹层间含有气泡。

（7）如果非特异性背景仍然太高，可增加孵育液中 Tween-20 浓度至 0.2%。大多数情况下，Tween-20 不影响抗原抗体的特异性结合。

【思考题】

（1）蛋白质印迹法中有哪些关键的步骤与环节？

（2）蛋白质印迹法中背景过高，应如何优化？

实验 3.3　蛋白质的双向电泳

【原理】　蛋白质的双向凝胶电泳（2-DE）是 1975 年法拉尔（Farrall）等根据不同蛋白质之间的等电点差异和分子量差异建立的，由等电聚焦（IEF）和 SDS-PAGE 组合而成的用于分离蛋白质的双向凝胶电泳（又称二维凝胶电泳）。其中 IEF 电泳为第一向，SDS-PAGE 为第二向垂直板型电泳。在进行第一向 IEF 电泳时，电泳体系中应加入高浓度尿素、适量非离子型去污剂 NP-40；蛋白质样品中除含有这两种物质外还应有二硫苏糖醇（DTT）以促使蛋白质变性和肽链舒展。IEF 结束后，将凝胶条在 SDS-PAGE 所应用的样品处理液（内含 SDS、β-巯基乙醇）中振荡平衡，然后包埋在 SDS-PAGE 的凝胶板上端，即可进行第二向电泳。IEF/SDS-PAGE 双向电泳分辨率极高，可达 1000～3000 点，称为"蛋白爆炸"，是蛋白质组学经典的关键开门技术。

【试剂】

（1）IEF 系统

1）尿素（超纯级）。

2）28.38% 丙烯酰胺+1.62% 甲叉双丙烯酰胺。

3）两性电解质溶液（Ampholine）（pH 4～9）。

4）10% NP-40 溶液。

5）10% 过硫酸铵（AP）溶液。

6）TEMED。

7）上槽电极液（0.02mol/L NaOH）。

8）下槽电极液（0.01mol/L H_3PO_4）。

9）尿素增溶液（9.5mol/L 尿素，2% NP-40，5% β-巯基乙醇溶液，2% 两性电解质溶液，加少许溴酚蓝）。

10）平衡缓冲液（pH 6.8）：60mmol/L Tris-HCl，2% SDS 溶液，1% DTT 溶液，10% 甘油溶液，加少许溴酚蓝。

（2）SDS-PAGE 系统

1）凝胶储存液（30% 丙烯酰胺溶液+0.8% 甲叉双丙烯酰胺溶液）：150g 丙烯酰胺，4g 甲叉双丙烯酰胺，加入双蒸水 300ml，搅拌溶解定容至 500ml，滤纸过滤，置于棕色瓶中 4℃保存。

2）其他主要试剂及配制见实验 3.2。

3）1.5% 过硫酸铵溶液：0.15g AP 溶液溶解于 10ml 双蒸水，溶解分装成 1ml/管，–20℃ 保存。

4）1% 热琼脂糖溶液（电极缓冲液配制）：1g 琼脂糖加入 100ml 电极缓冲液中热溶。

（3）样品制备

1）含 0.1% DTT 溶液的丙酮溶液。

2）10% 三氯乙酸溶液：三氯乙酸以 1∶9 溶于含 0.1% DTT 溶液的丙酮溶液中。

3）BCA 法蛋白质测定试剂盒或 Bradford 法蛋白质测定试剂盒（商品化试剂盒）。

（4）银染系统

1）固定液：500ml 乙醇，100ml 冰醋酸，400ml 蒸馏水。

2）浸泡液：17g 醋酸钠，1.25ml 25% 戊二醛溶液（新鲜配制），0.5g 硫代硫酸钠·$5H_2O$ 溶于 75ml 乙醇。

3）银染液：0.25g 硝酸银，50μl 甲醛，用蒸馏水加至 250ml。新鲜配制。

4）显色液：6.25g 碳酸钠，25μl 甲醛，用蒸馏水加至 250ml。新鲜配制。

5）终止液：3.65g EDTA-Na_2·$2H_2O$，用蒸馏水加至 250ml。

6）保存液：25ml 87% 甘油溶液，用蒸馏水加至 250ml。

【操作步骤】

（1）样品处理

1）大（小）鼠处死后，迅速取出肝脏，用预冷的蒸馏水洗去血渍。

2）按 5 倍体积加入预冷的 10% 三氯乙酸溶液，冰水浴中匀浆。

3）–20℃ 放置 1h 后 40 000g 离心 30min。

4）蛋白质沉淀用含 0.1% DTT 溶液的丙酮溶液漂洗 2 次，去除残留三氯乙酸。

5）加入适量体积的尿素增溶液充分溶解蛋白质沉淀。

6）40 000g 离心 30min，取上清液采用 BCA 法或 Bradford 法定量，调节蛋白质浓度约为 4mg/ml，取 150μg 蛋白质样品用于双向电泳。

（2）第一向 IEF

1）准备 8 根内径 1.5mm 洁净的玻璃管，在距一端 3cm 处用记号笔做好标记，另一端套上橡皮盖后，插入电泳槽中间横板，垂直放置在电泳槽上。

2）用50ml三角烧瓶按如下配方配制IEF溶液：

尿素	5.5g
28.38%丙烯酰胺溶液+1.62%甲叉双丙烯酰胺溶液	1.33ml
10% NP-40	2.0ml
两性电解质溶液（pH 4~9）	0.5ml
H_2O	1.95ml

用玻璃棒充分搅拌至尿素完全溶于水，不要加热使溶液温度超过30℃，然后加入10% AP 10μl和5μl TEMED，即刻摇晃使之充分混匀。

3）用5ml注射器吸取上述已配好的IEF溶液分别灌注到玻璃管至画线处。室温静置1h以上，待其充分凝固（可在凝胶凝固期间进行样品的前处理）。

4）将玻璃管取出并去掉下端橡皮盖，用上槽电极缓冲液清洗凝胶上端未凝固部分后，再用上槽电极缓冲液注满玻璃管上端，并用下槽电极缓冲液润湿玻璃管下端，注意无气泡。

5）将玻璃管放置电泳槽孔中，并使玻璃管上橡皮套与电泳槽上的孔套紧，多余的孔用橡皮塞堵紧。在上、下槽分别加入电极缓冲液，使电极缓冲液液面盖没凝胶，切记勿使上槽电极缓冲液漏入到下槽中。

6）连接电源，黑色导线（－）接于上槽电极，红色导线（＋）接入下槽电极，在300V恒压下预聚焦1h，断开电泳仪的电源。

7）用微量注射器将30~60μl蛋白质样品（50~150μg）穿过凝胶管上的缓冲液直接加到凝胶的表面。

8）连接电源，400V恒压电泳16h，可过夜连续电泳，电泳至最终时，将电压增至800V恒压1h，使区带清晰。

9）关闭电源，结束电泳，取出玻璃管，用注射器水压将凝胶从玻璃管中挤出。

10）将凝胶条置于有平衡液的试管中平衡1~1.5h，可立即使用，或在–70℃中放置数周。

（3）第二向SDS-PAGE

1）用1.5mm垫片组装凝胶平板，夹层每边的垫片之上用夹子固定，并置于灌胶支架上。注意玻璃平板和垫片的平齐，保证密封圈不发生泄漏。

2）用热的1%琼脂糖凝胶溶液（用电极缓冲液配制），封闭平板下端。

3）在100ml烧杯里按下表配制凝胶溶液：

试剂	分离胶
凝胶储存液（30∶0.8）（ml）	22.5
分离胶缓冲液（pH 8.8）（ml）	8.45
10% SDS溶液（ml）	0.675
1.5% AP溶液（ml）	3.30
双蒸水（ml）	32.5
TEMED溶液（ml）	0.03

4）立即摇匀，将其迅速、连续地灌注在两块玻板的间隙中，加至距玻板顶部1.5cm处时，用滴管在凝胶一侧上角缓慢覆盖一层双蒸水（注意勿冲击胶面），在室温下放置30min左右，至凝胶完全聚合。用滤纸吸出覆盖的双蒸水，在玻板上部加1%热的琼脂糖至顶部。

5）待琼脂糖凝固后，将第一向IEF凝胶小心放置在平板凝胶的顶部，并用1%热的琼脂糖凝胶（用未加溴酚蓝的平衡缓冲液配制）使其固定在平板凝胶的顶部。

6）在上、下槽中加入电极缓冲液，用导线将电泳槽与电泳仪连接，上槽接负极，下槽接正极。

恒压 80V 电泳至样品进入到分离胶后，恒压 140V 电泳至指示剂到达凝胶底部。

7）取下电泳玻板，小心撬开玻板，取出凝胶后放置在搪瓷盘中进行银染。

（4）银染

1）固定：在固定液中至少固定 30min。

2）浸泡与漂洗：在浸泡液中浸泡 30min；用蒸馏水漂洗 3 次，5min/次。

3）银染：在银染液中染色 20min。

4）显色：在显色液中显色 2～10min，蛋白带显示深棕色。

5）终止与漂洗：在终止液中浸泡 10min；用蒸馏水漂洗 3 次，5min/次。

6）保存：在保存液中浸泡 30min，取出晾干。

【注意事项】

（1）AP 需新鲜配制。制胶过程中 AP 以及 TEMED 的用量可视聚合情况增减，聚合应在 30min～1h 完成。

（2）样品要脱盐，否则区带扭曲；上样的样本要彻底溶解，杂质沉淀可用离心去除，未被溶解的颗粒易引起脱尾。

（3）银染时选用纯度高的化学试剂，使用高纯的去离子水，不要用手去碰胶。

【思考题】

（1）双向电泳的 SDS-PAGE 胶上丢失低分子量或高分子量蛋白质的原因及解决办法？

（2）双向电泳的 SDS-PAGE 胶上蛋白质点垂直拖尾的可能原因及解决办法？

实验 3.4　免疫共沉淀检测蛋白质-蛋白质相互作用

【原理】　免疫共沉淀（CoIP）是研究蛋白质-蛋白质相互作用（PPI）的经典方法，利用抗原抗体特异性反应检测目的蛋白及与其结合的蛋白质。其基本原理：当细胞在非变性条件下被裂解时，细胞内存在的许多 PPI 被完整保留下来。如果用蛋白 X 的抗体免疫沉淀蛋白 X，那么与蛋白 X 在体内结合的蛋白 Y 也能沉淀下来。此方法常用于测定两种目的蛋白是否存在结合；也可用于筛选鉴定一种特定蛋白质的新的作用搭档。

本实验 CoIP 的具体流程：抗体与细胞裂解液或上清液中相应的蛋白质结合后，再与细菌蛋白 A 或蛋白 G（蛋白 A/G）偶联的磁珠孵育，蛋白 A/G 特异性地结合到免疫球蛋白（Ig）的 Fc 片段，通过离心得到磁珠-蛋白 A/G-抗体-目的蛋白-与目的蛋白结合的蛋白质复合物，沉淀经洗涤后，重悬于 SDS-PAGE 上样缓冲液，煮沸 5～10min，使抗原与抗体解离，离心收集上清液，上清液中包括抗体、目的蛋白、与目的蛋白结合的蛋白质和少量的杂蛋白。可通过 SDS-PAGE、蛋白质印迹法或质谱分析进行目的蛋白结合的相互作用蛋白质的定性和定量分析。

CoIP 实验中蛋白质的相互作用是在自然状态下进行的，可以避免人为的影响，还可分离得到天然状态的相互作用蛋白质复合物。缺点是可能检测不到低亲和力和瞬间的 PPI。另外两种蛋白质的结合可能不是直接结合，而可能有第三者在中间起桥梁作用。

【试剂】

（1）细胞培养用 PBS：8g NaCl、0.2g KCl、1.44g Na_2HPO_4、0.24g KH_2PO_4 溶于 800ml 双蒸水中，用 HCl 调 pH 至 7.4，补加水至 1L，高压灭菌后保存于室温。

（2）细胞裂解液：50mmol/L Tris-HCl（pH 7.5），0.15mol/L NaCl，0.1mg/ml PMSF，1μg/ml 抑蛋白酶多肽，1μg/ml 亮抑蛋白酶肽，1% NP-40 溶液，0.5% 脱氧胆酸钠溶液。

（3）洗涤缓冲液：50mmol/L Tris-HCl（pH 7.5），0.15mol/L NaCl，0.1mg/ml PMSF，1μg/ml 抑蛋白酶多肽，1μg/ml 亮抑蛋白酶肽，0.1% NP-40。

（4）含 3% 牛血清白蛋白（BSA）的 PBS：3g BSA 溶于 PBS 定容至 100ml。

（5）蛋白 A/G 的混合磁珠：商业化试剂。

（6）目的蛋白的特异性抗体（一抗）：商业化试剂。

（7）SDS-PAGE 及蛋白印迹法所需试剂（见实验 3.2）。

【操作步骤】

（1）收集细胞，PBS 洗涤 2 次。细胞用量根据目的蛋白表达水平而定，一般细胞用量为 $1\times10^7\sim5\times10^7$。

（2）按 1×10^7 细胞/ml 加入预冷细胞裂解液，冰浴 30min。4℃ 12 000g 离心 10min。

（3）留取少量上清液待蛋白质印迹法分析，其余上清液中加入 1～5μg 目的蛋白的抗体，4℃ 缓慢振摇，孵育过夜。另需选择合适的阴性对照，一般选用加同样量的 IgG，更合适的方法是选择其他无关蛋白的一抗作对照。

（4）取 30～50μl 含 50% 蛋白 A/G 混合磁珠的混悬液加入到含 3% BSA 的 PBS 中，4℃ 缓慢振摇 1～3h 进行预处理，避免蛋白 A/G 磁珠的非特异性吸附（造成假阳性的结果）。3000g 离心 5min 收集珠子，PBS 洗涤 2 次。

（5）将预处理后的蛋白 A/G 磁珠 30～50μl 加入到已结合抗体的细胞裂解液中，4℃ 缓慢振摇 90min，使抗体与蛋白 A/G 磁珠结合。

（6）3000g 离心 5min 后，小心并尽量完全移除上清液，蛋白 A/G 磁珠用 1ml 洗涤缓冲液洗涤 3～4 次。每次洗涤要尽量较完全地移除上清液以减少非特异杂蛋白的影响。

（7）加入 15～25μl 的 2×SDS-PAGE 上样缓冲液，沸水浴 5～10min，12 000g 离心 1min，取上清液。

（8）上清液含有抗体、目的蛋白、与目的蛋白结合的蛋白质及一些非特异性作用蛋白，可进一步用 SDS-PAGE、蛋白质印迹法或质谱分析进行定性和定量。

【注意事项】

（1）免疫沉淀实验本质上是处于天然构象状态的抗原和抗体之间的反应，因此样品处理的质量决定了抗原的质量、浓度及抗原是否处于天然构象状态。需要针对不同的实验目的和不同的蛋白质特性来选择最佳的细胞裂解液。细胞裂解采用温和的裂解条件，不能破坏细胞内存在的所有 PPI。为防止蛋白酶的作用，所有操作都应在低温条件下进行，并且将蛋白酶抑制剂预先添加到细胞裂解液中。

（2）抗体的浓度是影响免疫沉淀的重要因素，建议先进行预实验摸索出合适的使用浓度。

（3）SDS-PAGE 上样缓冲液中含有 β-巯基乙醇或 DTT，可导致上清液中抗体分子变成重链（55kDa）和轻链（25kDa）。因此，蛋白质印迹法除了能检测到目的蛋白及与其结合的蛋白质外，如果所使用的二抗与用于免疫沉淀实验的抗体分子属于同一种属，还能检测到重链和轻链分子。通常用于免疫沉淀的抗体量非常大（≥1μg），所以当目的蛋白的大小接近重链或者轻链分子时，常由于重链或者轻链的蛋白质印迹法信号过强而影响结果判断。针对上述情况，通常有两种解决办法：①选择不同种属的抗体分别进行免疫沉淀和蛋白质印迹法，再选择一个种属交叉反应比较弱或者无交叉反应的二抗进行蛋白质印迹法，就可以大大减弱重链和轻链分子的信号。②使用交联剂将抗体和蛋白 A/G 磁珠交联，然后通过添加不含巯基乙醇的上样缓冲液处理与目的蛋白结合的蛋白质-目的蛋白-抗体-磁珠复合物，最后离心去除抗体-磁珠复合物，上清液中只留下目的蛋白以及与其结合的蛋白质。

（4）不同种属来源及不同亚类的抗体与蛋白 A 和蛋白 G 的结合力不同，故目前商品化的是蛋白 A 和蛋白 G 各一半的混合磁珠。但也有混合磁珠不能结合的，如小鼠的 IgM 或鸡的 IgG 这类抗体不能用蛋白 A/G 磁珠直接免疫沉淀。

（喻 红 陈 娟 林 佳 曹 佳）

第四章　酶学研究技术

酶（enzyme）是生物体内具有催化功能的蛋白质，称为生物催化剂。生物体内的物质代谢作为生物活动的核心，是复杂的化学反应过程，几乎都是在酶的催化下进行的。关键酶调控着代谢途径的方向与速度，决定了体内新陈代谢的平衡与细胞的代谢模式与状态，如某些疾病的发生与特定酶的质量与活性的异常直接相关，因此，研究物质代谢中酶的催化活性和分布的正常与异常，是认识生命体代谢特征和疾病发生的基础，为疾病的诊断和治疗提供重要信息；同时，开发重要的酶制剂作为生物产品与工具、研发特殊酶的抑制剂或激动剂作为临床疾病的治疗药物，均在医学研究、临床检验和治疗中有广泛且重要的应用价值。

第一节　酶的基本研究方法

一、酶的分离纯化

酶的化学本质是蛋白质，其分离纯化也符合蛋白质分离纯化的基本原则与方案设计。鉴于酶制剂须保持其催化活性，在酶的制备过程中尽可能关注一些特殊条件与要求：①除了体液中的酶，酶的分离通常也应该考虑酶的分布与含量后，选择温和的细胞裂解方法，如匀浆、研磨、反复冻融等；由于酶对环境多敏感，细胞破膜时应尽可能避免由于 pH 的突然变化而导致酶的失活；低温（0~4℃）操作更宜。②酶的初级分离提取中常用的有盐析法、PEG 沉淀法、等电点沉淀法等非变性沉淀法；特殊情况下对于细胞膜上的酶也可以采用有机溶剂沉淀法；对于热稳定的酶，如铜锌超氧化物歧化酶、酵母醇脱氢酶等，可利用热变性沉淀法除去大量的杂蛋白。③对于酶的精细分级分离过程，均可根据其蛋白质性质特征选择合适的层析法、电泳法、浓缩、结晶等技术（详见第三章第一节）。

目前许多酶制剂已被广泛用于医药卫生、科研等领域。对获得的酶制剂通常需要酶活性和纯度的鉴定，酶的纯度要求也因使用目的不同而不同。酶的纯度鉴定常采用 PAGE 或 SDS-PAGE 分离蛋白鉴别杂带；根据酶蛋白的免疫学性质进行免疫法检测；此外尚有 HPLC、质谱、末端氨基酸分析等方法，通常利用多种方法进行纯度的综合判断，才能得出可靠的结论。

酶的保存更应注意储存条件对酶活性的保护：盐析沉淀的酶蛋白可在 4℃ 中保存；浓酶液可加入 25%~50% 甘油溶液保存；经冷冻干燥的干粉样酶制剂可长期保存；对于特殊酶活性或易于氧化的酶类，可加入 1mmol/L EDTA 及巯基保护剂，在液氮中保存。

二、酶活性的测定

（一）酶活性与酶的比活性

酶活性（enzyme activity）也称为酶活力，是指酶催化某一特定化学反应的能力。测定酶活性与酶的比活性的目的是了解组织提取液、体液或纯化酶液中酶的存在与酶的催化能力，它是研究酶的特性、生产及应用酶制剂时不可缺少的指标。

1. 酶活性与酶促反应速度　组织细胞或体液中某种酶的活性很大程度上与其含量有关，但酶活性是指酶分子的催化能力，因此检测酶活性不能仅以酶的含量或体积来表示。酶活性的大小可以用一定条件下酶所催化的某一化学反应速度来表示，酶催化的反应速度越快，酶的活性就越高，所以测定酶的活性就是测定酶促反应的速度，可用单位时间内底物的减少量或产物的增加量来表示，单位是产物（底物）变化量/单位时间。由于酶促反应速度只在最初一段时间内保持恒定，因此，研究酶促反应速度应以酶促反应的初速度为准。

2. 酶的活性单位与酶的转换数 酶活性的大小可以用酶的活性单位（unit, U）来度量。国际酶学生化学会委员会规定：1 个酶活性单位，是指在特定条件下 1min 内能将 1μmol 底物转化为产物所需的酶量，或是转化底物中 1μmol 的有关基团的酶量。在临床上许多酶的活性单位常用习惯表示法。如血清丙氨酸转氨酶（alanine transaminase, ALT）按金氏（King）法定义为：每 100ml 血清在 37℃ pH 7.4 条件下与底物作用 60min，生成 1μmol 丙酮酸为 1 个活性单位。

研究中也可以用酶的转换数表示酶的催化效率。其定义是，当酶-底物中间复合物形成后，酶的转换数可以表示为每秒每个酶分子将底物转换为产物的分子数，即微摩尔/秒（μmol/s）。

3. 酶的比活性 在酶的分离纯化中常用酶的比活性（比活力）表示酶的纯化程度。酶的比活性是指每克酶制剂或每毫升酶制剂中的酶活性，一般用活性单位/毫克蛋白（U/mg 蛋白），或活性单位/ml 溶液表示。在分离过程中随着酶蛋白逐步被纯化，酶的比活性随之逐步升高。

（二）酶活性测定方法

酶活性测定方法的原理基本上是测定单位时间内底物减少量或产物增加量，常用的方法有化学滴定法、分光光度法、荧光测定法等。方法的选择要根据底物或产物的理化性质而定。酶促反应中底物减少与产物增加的速度是相等的，但一般实验设计中的底物浓度往往是过量的，测定时不易准确定量，而酶促反应产物则基本上从无到有，方便灵敏、准确地测定，故以检测产物增加量为好。

1. 化学滴定法 通常采用加入酶的变性剂终止酶促反应的方法，再经过化学反应检测酶促反应的产物量。该法本身包含一定的误差，不适宜速度快的酶促反应。

2. 分光光度法 根据底物或产物在某一波长上有明显的特征吸收差别建立起来的连续或非连续性检测方法。该法操作简单，是最常见的酶活性测定方法。

3. 荧光测定法 利用酶促反应的底物、产物或辅助物具有荧光，通过测荧光强度变化来测酶活性。例如，某些脱氢酶的辅酶 NADPH 的中性溶液能发出强烈的蓝白色荧光（460nm），而 NAD(P)$^+$ 则无。用荧光法测酶活性时，通常以单位时间内荧光强度的变化来表示。该法的优点是灵敏度极高，比分光光度法还要高 2～3 个数量级，故特别适用于酶量或底物量极低的快速酶分析。其缺点是：荧光强度与浓度之间没有直接比例关系，而且容易受测定条件如温度、散射、仪器等条件的影响。

（三）影响酶促反应的因素

酶促反应速率敏感地受底物浓度、酶浓度、pH、温度、激活剂、抑制剂等多种因素的影响。酶促反应动力学研究酶促反应速率以及各种因素对其影响的机制，其对于酶的作用机制研究、研发酶制剂或其激动剂与抑制剂药物的临床应用具有重要的意义。

1. 底物浓度对酶促反应速率的影响 在其他因素不变的情况下，酶底物浓度 [S] 对酶促反应速率（v）的影响作图呈矩形双曲线。在 [S] 较低时，v 随 [S] 的增加而升高，呈一级反应的正比关系；随着 [S] 的进一步增高，v 的增幅度不断变缓，呈混合级反应；如果继续加大 [S]，此时酶活性中心已被底物饱和，v 不再增加。

在单底物与单产物的酶促反应中，米氏方程式（$v = \dfrac{V_{\max}[S]}{K_m + [S]}$）反映了 v 与 [S] 的数学关系。其中 $V_{\max}$ 是指酶完全被底物饱和时的最大反应速率，与酶底物浓度成正比。K_m 代表米氏常数（Michaelis constant），是酶促反应速率 v 为 $V_{\max}$ 一半时的 [S]，单位是 mol/L，一般在 10^{-6}～10^{-2}mol/L，它是酶的特征性常数，与酶的结构、底物和反应环境（如温度、pH、溶液离子强度）有关，而与酶的浓度无关。K_m 可表示酶与底物的亲和力；K_m 越小，亲和力越大。同一酶对于不同底物有不同的 K_m 值，K_m 最小的为最适底物，因此测定酶的 K_m 值可以反映酶促反应的最佳条件和影响因素，也为靶向关键酶活性调节的药物研发提供依据。

2. 酶浓度对酶促反应速率的影响　当底物浓度大大超过酶浓度，使酶被底物饱和时，酶促反应速率与酶浓度成正比。

3. 温度对酶促反应速率的影响　大多酶蛋白对温度敏感，温度对酶促反应速率具有双重影响。升高温度一方面可加快酶促反应速率，同时也增加酶变性的可能。因此酶活性的测定条件常常采用酶促反应的最适温度，即酶促反应速率最快时的温度。恒温动物中酶的最适温度多为35~40℃。但是酶的最适温度并非酶的特征性常数，它与反应进行的时间有关。酶可以在短时间内耐受较高的温度，而延长反应时间，最适温度便降低。

酶活性虽然随温度的下降而降低，但低温并不破坏酶。当温度回升后，酶又可以恢复活性。临床上低温麻醉便是利用酶的这一性质以减慢组织细胞代谢速度，提高机体对氧和营养物质缺乏的耐受性。低温保存菌种也是基于这一原理。

4. pH 对酶促反应速率的影响　酶分子中的许多极性基团在某一解离状态时才具有最大的催化作用，此时溶液的 pH 称为酶的最适 pH。最适 pH 也不是酶的特征性常数，它受底物浓度、缓冲液的种类与浓度以及酶的纯度等因素的影响。远离最适 pH 时甚至会导致酶的变性失活。因此测定酶活性时应选用最适 pH 的缓冲液以保持酶活性的相对恒定。动物体内多数酶的最适 pH 接近中性。

5. 激活剂、抑制剂对酶促反应速率的影响　凡能使酶活性增加或使酶由无活性变为有活性的物质称为酶的激活剂（activator），分为必需激活剂和非必需激活剂。必需激活剂对酶促反应是不可缺少的，但其本身不转变成产物，它们大多为金属离子，如 Mg^{2+}、K^+、Mn^{2+} 等；非必需激活剂则通过与酶或底物或二者复合物结合而促使酶活性增加。

凡能使酶的催化活性下降而不引起酶蛋白变性的物质统称为酶的抑制剂（inhibitor）。抑制剂对酶有一定选择性，而变性的因素对酶没有选择性。根据抑制剂与酶结合的紧密程度不同，酶的抑制剂分为可逆性抑制剂（reversible inhibitor）与不可逆性抑制剂（irreversible inhibitor）两类。可逆性抑制剂可以通过与底物竞争结合酶的活性中心、结合酶活性中心以外调节位点或与酶-底物复合物非共价结合，而产生酶活性抑制效应。针对性设计不同酶的激活剂或抑制剂正是药物研发的常见手段。

第二节　酶法分析

酶法分析是指利用酶的特异催化作用将其作为工具的分析方法。当有些代谢物浓度不易被直接测定时，可借助酶法分析进行被测物质的定量。常见的酶法分析有酶偶联测定法（enzyme coupling assay）和酶联免疫吸附试验（enzyme-linked immunosorbent assay, ELISA）等。酶法分析具有特异性强、灵敏度高、操作简便等优点，目前广泛应用于生化分析中，如糖、脂类、氨基酸、维生素类、尿素、尿酸、胆汁酸、胆红素、毒素等物质的定性和定量分析。

一、酶偶联测定法

利用一种或几种工具酶，使被测底物或辅酶在酶的作用下转变为产物，从而快速方便地对被测物质进行定量分析，称为酶偶联测定法。根据采用的工具酶数量，酶偶联测定法分为单酶反应定量法和偶联酶反应定量法。偶联的工具酶被称为指示酶，如偶联两种酶，则前一种酶为辅助酶。物质定量分析中终点测定法最为普遍，其是指在酶的催化作用下，被测物质完全转变，再通过方便地测定底物、产物或辅酶等的变化量，以反映待测物质的含量。

（一）单酶反应定量法

单酶反应是指只有一种酶催化底物生成产物的反应。当待测物质为底物或辅酶，在酶的催化下，能接近完全地转化为产物或辅酶的另一种形式（≥99% 的转化可认为是反应完全），而底物或产物或辅酶形式又具有某种易检测的特征（如具有特殊的吸收光谱）时，可通过测定底物的减少量、产物的增加量或辅酶变化量，准确计算待测底物或辅酶的含量。

1. 测定底物的减少量进行底物定量 以代谢产物尿酸为例，由于尿酸在 293nm、297nm 波长处具有特征吸收峰，其摩尔吸光系数分别为 $12.6×10^6$ 和 $11.7×10^6$。故利用尿酸通过尿酸氧化酶作用转变后测定尿酸在 A_{292} 及 A_{297} 的减少量就可计算出尿酸含量。

$$尿酸+2H_2O+O_2 \xrightarrow{尿酸氧化酶} 尿囊素+CO_2+H_2O_2$$

2. 测定产物增加量进行底物或辅酶定量 酶促反应使被测底物或辅酶基本上都转变成为产物，而产物又可进行特异性定量，则根据产物的增加量就能计算出底物或辅酶的量。例如，CoA 在磷酸转乙酰基酶催化下转变为乙酰 CoA，而乙酰 CoA 在 233nm 波长处有吸收峰，故可通过测定乙酰 CoA 的 A_{233} 值计算出 CoA 的含量。

$$CoA+乙酰磷酸 \xrightarrow{磷酸转乙酰基酶} 乙酰 CoA+H_3PO_4$$

3. 测定辅酶变化量进行底物定量 还原型 NADH 或 NADPH 在紫外波长 340nm 处有吸收峰，而氧化型 NAD^+ 或 $NADP^+$ 则在此波长处的 A_{340} 值明显降低，故凡是以二者为辅酶的脱氢酶催化反应中，可通过测定 A_{340} 值变化，对相应脱氢酶的底物作定量分析。例如：利用 L-谷氨酸脱氢酶的酶促反应，可通过测定 NADH 的生成量进行 L-谷氨酸的定量。

$$L\text{-}谷氨酸+NAD^++H_2O \xrightarrow{L\text{-}谷氨酸脱氢酶} \alpha\text{-}酮戊二酸 + NADH+NH_4^+$$

值得注意的是，此反应的平衡偏向左方。碱性(pH 9)条件下，当 L-谷氨酸浓度低于 $60\mu mol/L$ 时，须向反应体系中添加肼与酮酸反应，并加过量 NAD^+，反应即向右方进行。

（二）偶联酶反应定量法

当单酶反应的底物或产物不易检测时，可借助另一种酶作为指示酶，通过偶联酶反应进行底物的定量分析。其工作原理的偶联酶反应式如下：

$$A \xrightarrow{酶_1} B \xrightarrow{酶_2} C$$

因为 A 或 B 的测定很困难，故借助酶$_2$为指示酶，通过测定产物 C 的含量来进行底物 A 的定量。这种偶联酶反应可按照指示酶的类型分为两类。

1. 以脱氢酶作指示酶 应用最广的是以 NAD^+ 或 $NADP^+$ 为辅酶的脱氢酶类。如

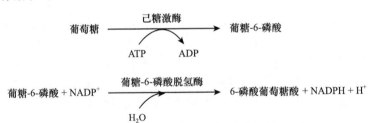

可借助偶联酶反应，将生成的葡萄糖-6-磷酸进一步以葡萄糖-6-磷酸脱氢酶作为指示酶，生成还原型辅酶 NADPH，故以 A_{340} 值测量 NADPH 的增加量，从而对葡萄糖进行定量。

2. 以其他酶作指示酶 以脱氢酶以外的酶作为偶联指示酶。如葡萄糖、胆固醇、甘油三酯等均可在相应氧化酶的催化下生成 H_2O_2，H_2O_2 不易直接检测，其再通过指示酶——过氧化物酶（peroxidase, POD）的作用，催化一些还原型物质生成氧化型色素（醌亚胺色素、二氨基联苯胺等），有色物质在特殊波长处有吸收峰，故用分光光度法测定 A 值，就可计算出葡萄糖的量。

$$葡萄糖+H_2O+O_2 \xrightarrow{葡萄糖氧化酶} 葡萄糖酸+H_2O_2$$

$$H_2O_2+还原型色素 \xrightarrow{过氧化物酶} H_2O+氧化型色素$$

二、酶联免疫吸附试验

一些微量分子的检测常用放射性同位素标记法，但同位素操作有诸多不便，目前多被酶标记法取代，酶联免疫吸附试验（ELISA）就是根据抗原抗体特异性结合的特点，将标记酶与抗体偶联，对抗原或抗体进行检测的一种方法。ELISA 的主要检测方式包括直接法、间接法、固相抗体竞争法和双抗体夹心法。

1. 直接法 这是最简单直接的检测方式，先将抗原包被在载体表面，加入酶标抗体与其形成抗原抗体复合物，再加入底物进行显色反应。其优点是简单快捷、没有引入二抗，避免了抗原与二抗的交叉反应，但也有酶标记一抗昂贵且可能影响其免疫反应性、全过程无信号放大等缺点。

2. 间接法 此法是将抗原包被在固相载体表面后，加入一抗与抗原形成抗原抗体复合物，然后再加入酶标抗体（二抗）形成抗原-一抗-酶标二抗复合物，酶促反应显色后的颜色与抗原量或一抗量成正比。其优点是商品化的酶标二抗可用于结合同种属的不同一抗，价格成本大大缩减，且不影响一抗的免疫反应性；同一个一抗可以与多个二抗结合，放大信号，增加检测敏感性。但其引入二抗的缺点是增加了操作步骤与时间，而且二抗也可能发生非特异性吸附影响检测准确性。

3. 固相抗体竞争法 这是先将抗体包被在固相载体表面，检测时，检测孔同时加入酶标抗原和待测抗原，让两种抗原竞争结合抗体，对照孔只加入酶标抗原。显色时，只有被酶标抗原结合的抗体会发生酶促反应并显色。所以，对照孔与样品孔的颜色差与待测抗原的浓度成正比。常用于检测抗原浓度。

4. 双抗体夹心法 该法是先将"捕获抗体"包被在固相载体表面，反应时，捕获抗体先与抗原形成结合物；然后"检测抗体"识别并结合抗原，形成"捕获抗体-抗原-检测抗体"的"夹心"；如采用酶标检测抗体，可直接催化显色反应；如检测抗体难以被酶标记，则可以加入酶标二抗、结合检测抗体后再通过催化底物显色。双抗体夹心法灵敏度比直接法或间接法高 2~5 倍，特异性好，但此法要求抗原上有 2 个抗体的结合位点，两种抗体也可能会发生非特异性吸附。

ELISA 常用的标记酶有 HRP、碱性磷酸酶等。近年还有独特结合特性的生物素-抗生物素蛋白系统（biotin-avidin system, BAS）被用于标记，生物素标记抗体和酶的标记率高、特异性强，又不影响它们的免疫反应性或催化活性。BAS 标记法的高灵敏性使 ELISA 在低丰度蛋白质的定量检测中进一步体现了优势。

第三节 酶在医学上的应用

酶活性（或酶的质和量）的异常改变常与人体疾病的发生密切相关。一些疾病的发病机制直接、间接地与酶结构或酶活性的异常相关。例如，酪氨酸酶缺乏引起白化病；苯丙氨酸羟化酶缺乏引起苯丙酮尿症。许多疾病可引起酶活性或酶量的异常，其又可加重病情。例如，急性胰腺炎时，胰蛋白酶原在胰腺中被激活，活化的胰蛋白酶可直接水解胰腺组织，加重胰腺组织被破坏。酶活性受抑制也可见于中毒性疾病，包括有机磷农药中毒引起的乙酰胆碱酯酶失活；重金属中毒抑制巯基酶的活性。

随着酶学研究的不断进展，许多酶已作为相关疾病的诊断指标和药物靶标，有些酶本身可作为疾病治疗的药物，酶在医药科学研究与临床医学领域越来越受到广泛的重视。

一、酶在医学诊断中的应用

人体内各种酶都有其分布上的特点，可分为胞内酶和体液酶（包括血浆、消化液、脑脊液、尿液及羊水中的酶类）。

（一）血浆酶活性作为疾病的诊断指标

血浆酶（或血清酶）是体液酶的一种，分为特异酶及非特异酶。特异酶是指存在于血浆并发挥特异催化作用的功能酶，大多数来自肝脏，如凝血酶原、纤溶酶原、胆碱酯酶、卵磷脂胆固醇酰基转移酶等，也有来自内皮细胞的脂蛋白脂肪酶。血浆非特异酶是指正常情况下在血中含量很低，并且不体现功能的酶类。

1. 血浆特异酶活性测定用于疾病辅助诊断　正常情况下各种血浆酶含量稳定，但在病理条件下，许多组织器官的疾病表现为血浆酶活性的异常。①组织器官的损伤或细胞膜通透性增高时，组织特异性的酶释放入血使血浆中某些酶活性发生显著变化。例如，肝炎等肝细胞病变时，丙氨酸转氨酶（ALT）、胆碱酯酶等活性升高；心肌梗死等心肌病变时，肌酸激酶（creatine kinase, CK）、谷草转氨酶（aspartic aminotransferase, AST）等活性升高；急性胰腺炎时，血和尿中淀粉酶活性升高。②特殊状态下，如前列腺癌细胞内特异的标志酶——酸性磷酸酶也可大量释放入血。③酶的合成或诱导增强，以及清除受阻可引起血浆酶活性的增高，例如，胆汁反流可诱导肝合成碱性磷酸酶增加，以及骨肉瘤、肝癌等均导致血中该酶活性升高。④肝功能严重障碍时，一些肝内合成酶（凝血酶原、凝血因子Ⅶ等）合成减少，含量下降。由于血液采集方便，因此，血浆酶活性的增多或减少已广泛用于重要组织器官疾病及恶性肿瘤的临床辅助诊断和预后判断。

值得注意的是，利用血浆/血清酶活性诊断疾病需要进行综合判断。因为酶活性不仅和酶量有关，还受其他物质如药物、毒物，尤其是酶的抑制剂和激活剂的影响。例如，使用某药物治疗肝炎后，若发现所测 ALT 活性明显下降，不能轻易认为此药物有减轻肝细胞病变的治疗作用，还应考虑此药物是否抑制了 ALT 活性。

2. 同工酶的测定用于疾病辅助诊断　血浆中还存在多种同工酶（isoenzyme 或 isozyme），在肿瘤、心脏疾病、肝脏疾病等的诊断中有重要价值。同工酶是指催化同一种化学反应，但分子结构组成和理化性质却不同的一组酶。这类酶多由两个或两个以上的亚基聚合而成，可存在于生物的同一种属或同一个体的不同组织中，甚至同一组织或细胞中。目前，利用同工酶在组织分布、细胞内定位的差异，一些特异性强、灵敏度高的血清同工酶测定已被广泛用于临床疾病的辅助诊断。

典型的实例有乳酸脱氢酶（lactate dehydrogenase, LDH），其有 5 种同工酶（LDH_1～LDH_5），以不同的酶谱分布于全身各组织细胞中，LDH_1 主要存在于心肌和红细胞中，LDH_5 主要存在于肝脏和骨骼肌中。某些心脏或肝脏的疾病都能引起血浆总 LDH 活性升高，但如能监测血清中某一LDH 同工酶的活性或含量，就能对疾病进行较准确的定位诊断。另一典型实例是肌酸激酶同工酶（CK_1～CK_3），其中 CK_2 仅在心肌中含量高，正常血液中仅含 CK_3，因此，CK_2 的活性升高（心肌梗死后 3～6h 升高，1～2 天达峰值）常常作为临床早期诊断心肌梗死的指标之一。

（二）诊断用酶

将酶作为试剂，利用酶偶联测定法检测体内某些与疾病有关的代谢物质来辅助疾病的诊断。这些诊断用酶常用作血清/尿液中葡萄糖、血脂（胆固醇及甘油三酯等）、尿素、丙酮酸、肌酐、肌酸等物质含量测定的工具。酶法检测具有快速、简便、准确、灵敏等优点。

二、酶在疾病治疗中的应用

（一）治疗用酶

最早应用于治疗的酶是以淀粉酶为代表的各类口服消化酶。现今已发展了口服、皮下或静脉注射以及外用三类治疗用酶。若按其治疗功能又可分为消化酶类、纤溶酶类、抗炎及清疮用酶、心血管疾病用酶以及治疗肿瘤和遗传性缺酶症用酶等几大类。目前国内外已广泛应用于多种疾病治疗的酶制剂品种已超过 700 种。

（二）药物抑制酶活性用于疾病治疗

许多药物是通过抑制生物体内某些酶的活性来达到治疗目的。如磺胺类药物是通过竞争性抑制细菌二氢叶酸合成酶的活性，而达到抑制细菌生长的效果；氯霉素是针对性抑制原核生物转肽酶的活性而抑制细菌的蛋白质合成；他汀类药物主要是抑制 β-羟基-β-甲基戊二酰辅酶 A（β-hydroxy-β-methylglutaryl-CoA，HMG-CoA）还原酶的活性而降低胆固醇的合成；甲氨蝶呤、5-氟尿嘧啶、6-巯基嘌呤等都是核苷酸合成途径中相关酶的抑制剂，可以抑制肿瘤细胞的生长。

三、酶作为工具应用于医学研究

对于酶的深入研究，目前已能分离纯化或制备许多工具酶用于医学研究。除了一些酶作为偶联测定法的指示酶或辅助酶以及 ELISA 中的标记酶在物质含量测定中的应用，还有多种酶制剂是常规用于基因工程技术中的工具酶，包括限制性核酸内切酶、DNA 连接酶、DNA 聚合酶、逆转录酶等。

实验 4.1　乳酸脱氢酶的活性测定及组织同工酶谱分析

【原理】　动物体内的乳酸脱氢酶（LDH）是一种由两种亚基组成的异四聚体酶，两种亚基分别是骨骼肌（M）型和心肌（H）型，可以组成五种同工酶：LDH_1（H_4）、LDH_2（H_3M）、LDH_3（H_2M_2）、LDH_4（H_1M）、LDH_5（M_4），均催化 L-乳酸和丙酮酸之间的氧化还原反应。每种 LDH 分子量都相近，为 130～150kDa，但两种亚基的氨基酸序列有差异，H 亚基的酸性氨基酸残基较多，可引起 LDH 同工酶的动力学参数和表面电荷的不同，表现为对底物的亲和力不同和电泳的迁移率不同。同时，LDH 同工酶在同一个体的不同发育阶段和不同组织器官亚基的种类和数量不同，形成不同组织特异性的同工酶谱。正常情况下，人体血浆/血清中 LDH 活性与同工酶谱相对恒定，但一些临床疾病状况下，血浆/血清 LDH 活性及同工酶谱的特异性变化可以反映某些组织器官的病变。

本实验首先利用 LDH 的酶促反应建立酶活性测定法：在 NAD^+ 的递氢作用下，使乳酸脱氢生成丙酮酸。丙酮酸在碱性溶液中与 2,4-二硝基苯肼生成丙酮酸-二硝基苯腙，后者在碱性条件下呈棕色。颜色深浅与丙酮酸含量成正比。与丙酮酸标准液比较，计算 LDH 酶活性。本法的 LDH 酶活性单位定义：以 100ml 血清/组织溶液标本在 37℃、pH 10 条件下作用 15min 生成 1μmol 丙酮酸为 1 个单位。本法中酶促反应和显色反应的化学式如下：

其次，由于 LDH 同工酶（LDH_1～LDH_5）的电泳迁移率不同，在 pH 8.6 的电极缓冲液中所带电荷量不同（分子量仅有细微差别），在电场中含 H 亚基多的电泳速度快，依次排列为：$LDH_1 > LDH_2 > LDH_3 > LDH_4 > LDH_5$，故在一定时间电泳后通过迁移位置不同而进行分离。本实验中采用天然 PAGE 分离 LDH 同工酶后，再利用酶的催化作用进行显色反应，即将凝胶置于含有底物及显色试剂的混合液中保温，显示出 LDH 同工酶区带。LDH 同工酶谱的显色机制如下：

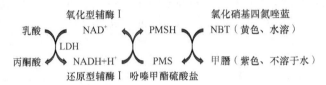

【试剂】

（1）酶活性测定试剂

1）0.1mol/L 甘氨酸缓冲液：甘氨酸 3.75g，氯化钠 2.925g，溶于蒸馏水后定容至 500ml。

2）乳酸钠缓冲液（pH 10）：60% 乳酸钠溶液 10ml，0.1mol/L 甘氨酸缓冲液 125ml，0.1mol/L NaOH 溶液 75ml，加氯仿数滴防腐，4℃冰箱中保存待用。

3）NAD$^+$溶液：取 NAD$^+$ 10ml，蒸馏水 2ml 混匀后置于 4℃冰箱中保存。

4）丙酮酸标准液（1ml=1μmol 丙酮酸）：丙酮酸钠 11mg，0.05mol/L 硫酸溶解后，定容至 100ml，置于 4℃冰箱保存。

5）2,4-二硝基苯肼溶液：2,4 二硝基苯肼 20mg，溶于 10ml 10mol/L HCl 中，再用蒸馏水稀释至 100ml，混匀后置于 4℃冰箱保存。

6）0.4mol/L NaOH 溶液。

（2）非变性 PAGE 试剂

1）30% 凝胶储液：丙烯酰胺 29g，甲叉双丙烯酰胺 1g，蒸馏水溶解后，定容至 100ml，置于棕色瓶中 4℃保存。

2）分离胶缓冲液（1.5mol/L Tris-HCl, pH 8.8）：18.16g Tris 碱，用 1mol/L HCl 调 pH 至 8.8，定容至 100ml，4℃保存。

3）10% 过硫酸铵（AP）溶液：0.1g AP 加蒸馏水至 1ml。新鲜配制，4℃保存，2 周内使用。

4）10% TEMED 溶液。

5）电泳缓冲液（pH 8.3）：称取 28.8g 甘氨酸及 6.0g Tris 碱，溶于蒸馏水，定容至 1L。

6）2× 上样缓冲液：100mmol/L Tris-HCl（pH 8.8），0.005% 溴酚蓝，20% 甘油。

（3）LDH 同工酶显色试剂

1）1mol/L 乳酸钠溶液：取 60% 乳酸钠溶液 9.25ml，加蒸馏水定容至 50ml，置于棕色瓶 4℃储存。

2）5mg/ml 氧化型 NAD$^+$溶液：称取 NAD$^+$钠盐 50mg，蒸馏水溶解并定容至 10ml，置于棕色试剂瓶，4℃储存可稳定 2 周。

3）1mg/ml 吩嗪甲酯硫酸盐（phenazine methosulfate, PMS）：称取 5mg PMS，加 5ml 蒸馏水溶解，置于棕色瓶内，4℃保存备用。若黄色溶液变绿，则弃用。

4）1mg/ml 氯化硝基四氮唑蓝（nitroblue tetrazolium, NBT）溶液：称取 20mg NBT，蒸馏水溶解（稍加热助溶），定容至 20ml。

5）0.1mol/L 氯化钠（NaCl）溶液：称 0.584g NaCl，加蒸馏水溶解并定容至 100ml。

6）0.1mol/L 磷酸缓冲液（PB, pH 7.5）：取 22.55g Na$_2$HPO$_4$·7H$_2$O，2.16g NaH$_2$PO$_4$，加蒸馏水溶解定容至 1L。

7）显色液（临用前配制）：取上述乳酸钠溶液 2.5ml, NAD$^+$溶液 4ml，NaCl 溶液 2.5ml，PMS 液 1ml，NBT 溶液 10ml，磷酸缓冲液 5ml，混匀即为显色液。置于棕色瓶中避光储存。

【操作步骤】

（1）样本处理：麻醉下小鼠断颈处死后，采取全血 10 000g 离心 10min，收集血清/血浆。同时解剖小鼠，用磷酸缓冲液灌洗并收取心、肝、脾、肾组织各 0.1g，加入 2ml ddH$_2$O 进行组织匀浆（可反复冻融以增加细胞裂解程度），–20℃保存备用。离心后取上清液。

（2）LDH 酶活性测定

1）取 4 支试管（可设复管），按下表操作：

试剂	标准管（ml）	标准空白管（ml）	测定管（ml）	测定空白管（ml）
乳酸钠缓冲液	0.25	0.25	0.25	0.25
丙酮酸标准液	0.02	—	—	—
血浆或血清	—	—	0.02	0.02
蒸馏水	0.05	0.07	—	0.05
置于 37℃水浴中 3min				
NAD$^+$溶液	—	—	0.05	—
混匀，置于 37℃水浴，准确计时 15min				
2,4-二硝基苯肼溶液	0.25	0.25	0.25	0.25
混匀，置于 37℃水浴约 15min				
0.4mol/L NaOH	2.5	2.5	2.5	2.5

2）混匀后室温放置 3min，于 440nm 波长处比色，以蒸馏水调零，读取各管 A_{440}。

3）通过下列公式计算样本 LDH 总活性：

$$血浆/血清\ LDH\ 活性（U）=\frac{A_{测}-A_{测空}}{A_{标准}-A_{标空}}×标准管丙酮酸含量（0.02×1\mu mol）×100/0.02×稀释倍数$$

（3）非变性 PAGE 分析组织 LDH 同工酶谱

1）凝胶的制备：组装垂直板型 PAGE 制胶模具。按如下配方配制 7.5% 非变性 PAGE 的凝胶液，于玻璃夹层中一次性灌制凝胶液（10ml 灌制一块 1.0mm 或 1.5mm 厚的完整凝胶），即刻插入点样孔梳齿，待凝胶凝固后取出梳齿，形成上样孔。

溶液	体积（ml）
蒸馏水	2.4
30% 凝胶储存液	2.5
1.5mol/L Tris-HCl（pH 8.8）	5.0
10% AP 溶液	0.05
10% TEMED 溶液	0.05

2）电泳样品准备：将之前冻存的血清、心、肝、脾、肾组织匀浆取出，10 000g 离心 10min，取上清液，将 50μl 的样品上清液与 50μl 2×上样缓冲液混合。

3）点样：凝胶板置于电泳槽，内外槽加入电极缓冲液，在上样孔底部加 5～10μl 各组织的电泳样品液。

4）电泳：接通电源，电压 90～100V，电泳 60～80min 后即可关闭电源，终止电泳。

5）显色：电泳结束后，小心剥离凝胶，放入染色皿中滴加新鲜配制的显色剂于凝胶上，37℃恒温箱中避光保温 5～15min，待 LDH 同工酶处清晰显出蓝紫色区带后，即取出，用水漂洗除去显色液，避免过度显色。

6）观察分析同工酶谱：凝胶置于凝胶成像仪下观察拍照，记录不同组织 LDH 同工酶的条带差异，或用密度扫描仪于波长 500nm 扫描测定。从正极到负极依次为 LDH$_1$、LDH$_2$、LDH$_3$、LDH$_4$ 及 LDH$_5$，比较分析各组织的 LDH 同工酶谱的分布特点（或测定各组成条带的相对含量）。

【注意事项】

（1）LDH 仅作用于 L-乳酸钠，如用 L-乳酸钠，只用 DL-乳酸钠量的一半即可。

（2）红细胞内 LDH 活性较血清中高约 100 倍，故溶血标本不能用。其次，草酸盐能抑制 LDH 的酶活性，故不能用草酸钾作为抗凝血的抗凝剂来测定。

（3）酶活性测定时，比色应在 5～15min 完成，否则吸光度降低。

（4）未聚合的 PAGE 凝胶溶液有蓄积性神经毒性，应小心操作，切勿倒入下水道。

（5）电泳时，电流不要太高，应防止产热效应引起 LDH 同工酶失活。

【临床意义】 LDH 广泛存在于各种组织中，而以肝、心肌、肾脏、骨骼肌、胰腺和肺中最多。组织中酶活性约比血清高 1000 倍，所以组织坏死而释放的酶能使血清 LDH 活性增高，心肌梗死、肝炎、肝硬化、肾脏疾病、恶性肿瘤以及某些贫血患者均有增高表现，但因其分布广泛，特异性较差。结合血清中 LDH 同工酶谱可以反映相应组织器官的损伤情况。①此酶与肌酸激酶相比，增高出现较慢，阳性率也较低，但持续时间长，故仍为心肌梗死病程的有用诊断指标。在急性心肌梗死发作早期，总 LDH 酶活性可能正常，但血中 LDH_1、LDH_2 活性已明显增高，但 LDH_1 增高更早、更明显，故导致 LDH_1/LDH_2 上升。病毒性心肌炎、风湿性心肌炎、克山病等亦有类似变化。②发生急性肝炎、中毒性肝炎时，LDH_4、LDH_5 及总酶活性均上升，出现 LDH_5 活性大于 LDH_4 活性，而总酶活性可能不高，故 LDH_5 活性上升可能是肝细胞坏死诊断指标。③ 60% 白血病患者会出现 LDH_3、LDH_4 升高。

【思考题】

（1）LDH 催化以 NAD^+ 或 NADH 为辅酶的氧化还原反应。比较 LDH 酶活性测定方法和电泳分离同工酶谱的显色原理，据此能否再设计一种非显色的实验方法检测 LDH 活性？

（2）本实验为何采用 PAGE 的非变性条件下进行同工酶谱分析？如改为 SDS-PAGE，最后的结果又会如何？

实验 4.2 碱性磷酸酶的分离纯化及酶的比活性测定

【原理】 酶的分离纯化是酶学研究的基础。本实验以碱性磷酸酶（alkaline phosphatase, AKP 或 ALP, EC31.3.1）为例，介绍多种方法联合用于 AKP 的分离纯化及酶的比活性鉴定。AKP 是一类底物特异性较低，在碱性环境中能水解多种磷酸单酯化合物的酶。AKP 的最适 pH 为 8.6～10.3，需 Mg^{2+} 和 Mn^{2+} 作为激活剂。AKP 具有磷酸基团转移活性，能将底物中的磷酸基团转移至另一个含有羟基的接受体上，如磷酸基团的接受体是水，则其作用就是水解。人 AKP 主要存在于肝、肾、小肠黏膜、骨骼和胎盘等组织的细胞膜上。血清中的 AKP 主要来自肝，小部分来自骨骼。AKP 的分离纯化与一般蛋白质分离纯化方法相似，常用中性盐盐析法、层析法、电泳法、有机溶剂沉淀法等方法。通常需多种方法配合使用，才能得到纯净的酶蛋白。

本实验采用有机溶剂分步沉淀法从兔的肝组织中提取 AKP。用 30% 乙醇溶液、33% 丙酮溶液提取时，AKP 以可溶形式溶于其中，离心后弃沉淀以除去不溶物和杂质蛋白；再改用 60% 乙醇溶液、50% 丙酮溶液提取时，AKP 形成不可溶的沉淀，离心后弃上清液杂质和杂质蛋白，可获得较纯的 AKP。

酶的比活性是指每单位重量（mg）酶蛋白样品中具有的酶活性单位，可以用来鉴定酶的纯化程度。测定比活性时须测定每毫升样品中蛋白质的毫克数及酶的活性单位。AKP 活性测定采用磷酸苯二钠法，以磷酸苯二钠为底物，被 AKP 水解后，产生游离酚和磷酸盐。酚在碱性溶液中与 4-氨基安替比林作用，经铁氰化钾氧化产生红色的醌类衍生物。根据红色深浅就可测出酶的活性。本法的 AKP 酶活性单位定义为：37℃下酶促反应 15min，每产生 1mg 酚即为 1 个活性单位。同时，AKP 蛋白含量测定采用 BCA 法。最后依据相同体积下测得的酶蛋白毫克数及酶活性单位数计算出比活性，表示酶的纯化程度。

【试剂】

（1）0.5mol/L 醋酸镁溶液：称取 107.25g 醋酸镁溶于蒸馏水，定容至 1L。

（2）0.1mol/L 醋酸钠溶液：称取 82g 醋酸钠溶于蒸馏水中，定容至 1L。

（3）0.01mol/L 醋酸镁-醋酸钠混合液：取 0.5mol/L 醋酸镁 20ml，0.1mol/L 醋酸钠 100ml，加蒸馏水定容至 1L。

（4）Tris-醋酸镁缓冲液（pH 8.8）：称取 12.1g 三羟甲基氨基甲烷（Tris），加蒸馏水溶解并定容至 1L 即成 0.1mol/L Tris 溶液。取 0.1mol/L Tris 溶液 100ml，加蒸馏水 750ml，再加 0.1mol/L 醋酸镁 100ml，混匀，用 1% 醋酸调节 pH 至 8.8，再用蒸馏水稀释至 1L。

（5）正丁醇、丙酮、95% 预冷乙醇溶液（均为分析纯）。

（6）0.1mol/L 碳酸盐缓冲液（pH 10）：称取 6.36g Na_2CO_3 及 3.36g $NaHCO_3$ 溶于蒸馏水中并定容至 1L。

（7）复合底物液：称取 6g 磷酸苯二钠·$2H_2O$，3g 4-氨基安替比林，分别溶于煮沸并冷却后的蒸馏水中，两液混合并稀释至 1L。置于棕色瓶内，4℃冰箱中保存，可用一周。临用时将此液与 0.1mol/L 碳酸盐缓冲液（pH 10）等量混合即可。

（8）0.5% 铁氰化钾溶液：称取 5g 铁氰化钾，15g 硼酸，分别溶于 400ml 蒸馏水中，溶解后将两液混合并稀释至 1L。

（9）酚标准液：称取 1.5g 重结晶酚（或 AR 酚），溶于 0.1mol/L HCl 中，定容至 1L 即成贮备液。取上述酚液 25ml 于 250ml 碘量瓶中，加 50ml 0.1mol/ L NaOH 并加热至 65℃，再加入 0.1mol/L 碘液 25ml，盖好碘量瓶塞，放置 30min 后，加浓盐酸 5ml，再加入新配制的 0.1% 淀粉液作指示剂，用 0.1mol/L 标准硫代硫酸钠滴定，每毫升 0.1mol 碘溶液（含碘 12.7mg）所相当的酚毫克数为 $\dfrac{12.7 \times 94}{3 \times 254} = 1.567$。假设 0.1mol/L 碘液 25ml 与 25ml 酚液作用后剩余的碘用 $Na_2S_2O_3$ 滴定为 Xml，则 25ml 酚溶液中所含酚量为（25–X）×1.567mg，由此推算酚贮备液浓度。最后将贮备液稀释成 0.1mg/ml 应用液。

（10）蛋白标准液（0.2mg/ml）：称取 20mg 牛血清白蛋白溶于 9g/L NaCl 溶液，定容至 100ml。

（11）BCA 试剂：试剂盒中试剂 A 与试剂 B 按 50∶1 比例混匀（用前新配制）。

【操作步骤】

（1）AKP 的分离纯化。

1）匀浆：耳缘静脉注射空气处死家兔后，称取新鲜兔肝 2g，剪碎后，置于玻璃匀浆器中，加入 0.01mol/L 醋酸镁-醋酸钠混合液 6ml，在匀浆器中匀浆 3～4min，匀浆液倒入量筒中，记录体积。取 0.1ml 留存于一 EP 管中，作为 A 液待测比活性用。

2）提取：匀浆液转入 50ml 离心管中，缓慢加入 2ml 正丁醇，边滴边用玻璃棒搅拌混匀，室温放置 30min，纱布过滤。滤液流入量筒内，记录滤液体积，将滤液转入 50ml 离心管中。

3）丙酮沉淀：滤液中缓慢加入等体积的冷丙酮，边加边搅匀，混匀后 3000g 离心 5min。将上清液倒弃，在沉淀中加入 0.5mol/L 醋酸镁 4ml，用移液枪轻轻吹打使其溶解，同时记录悬液体积。取 0.1ml 留存于一 EP 管中，作为 B 液待测比活性用。

4）分步分离：在悬液中缓慢加入适量的 95% 预冷乙醇溶液，使乙醇最终体积分数达 30%，混匀后立即 2000g 离心 5min，将上清液倒入另一离心管。上清液中缓慢加入 95% 冷乙醇溶液，使乙醇最终体积分数达 60%，混匀后 3000g 离心 5min，上清液倒弃。沉淀中加入 0.01mol/L 醋酸镁-醋酸钠混合液 4ml，用移液枪轻轻吹打使其完全溶解为混悬液。

5）重复上述操作至再次获得离心后沉淀。于沉淀中加入 0.5mol/L 醋酸镁 3ml 充分混悬，并记录体积。取 0.1ml 于一 EP 管中，作为 C 液待测比活性用。

6）剩余悬液中缓慢加入冷丙酮，使丙酮终体积分数为 33%，混匀后 2000g 离心 5min，上清液转管后再缓慢加入冷丙酮，使丙酮终体积分数达 50%，混匀后 3000g 离心 15min，弃上清液，沉淀中加入 Tris-醋酸镁缓冲液 1ml，混匀后 3000g 离心 5min，上清液即为纯化酶液，作为 D 液用于比活性测定。

（2）磷酸苯二钠法测定 AKP 酶活性。

1）取 6 支试管编号，按下表操作：

试剂	管号（ml）					
	空白	标准	A	B	C	D
各阶段稀释酶液	—	—	0.1	0.1	0.1	0.1
酚标准液（0.1mg/ml）	—	0.1	—	—	—	—
Tris-醋酸镁缓冲液（pH 8.8）	0.1	—	—	—	—	—
预热至 37℃的复合底物液	3.0	3.0	3.0	3.0	3.0	3.0

2）加入复合底物液后，立即混匀，置于 37℃水浴中准确保温 15min。

3）保温结束后，于各管加入 0.5% 铁氰化钾溶液 2ml，立即混匀以终止酶促反应，静置 15min 显色后，于 510nm 波长下比色，以空白管调零，读取各管 A_{510} 值。

4）根据酶活性单位定义计算：

$$每毫升酶液的酶活性单位（U）= \frac{A_样}{A_标} \times 标准管中酚含量 \times 稀释倍数$$

（3）碱性磷酸酶蛋白含量测定（BCA 法）。

1）取 6 支试管编号，按下表操作（也可适量减少试剂体积，采用 96 孔板微量测定法）：

试剂	管号（ml）					
	空白	标准	A	B	C	D
各阶段稀释酶液	—	—	0.1	0.1	0.1	0.1
Tris-醋酸镁缓冲液（pH 8.8）	0.1	—	—	—	—	—
蛋白质标准液（0.2mg/ml）	—	0.1	—	—	—	—
BCA 试剂	1.5	1.5	1.5	1.5	1.5	1.5

混匀后 37℃水浴 30min，取出后 1h 内于 562nm 波长下比色，读取 A_{562} 值。

2）分离阶段各酶液的蛋白质含量计算：

$$蛋白质含量（mg/ml）= \frac{A_样}{A_标} \times 标准管中蛋白质含量 \times 稀释倍数$$

（4）分离阶段各溶液的比活性计算。

$$AKP 的比活性（U/mg）= \frac{每毫升样品的酶活性单位}{每毫升样品的蛋白质毫克数}$$

（5）计算出各阶段 AKP 的纯化倍数及得率并记录于下：

分离阶段	体积	蛋白质（mg/ml）	酶活性（U/ml）	比活性（U/mg）	纯化系数	得率
A						
B						
C						
D						

【注意事项】

（1）有机溶剂必须预冷，加入时应缓慢滴加，边加边轻轻振摇，不要一次性大量加入。

（2）提取过程中有机溶剂终浓度应计算正确，加量准确。

（3）分清实验过程中每次离心后保留的是上清液，还是沉淀。

（4）AKP 分离纯化获得不同纯度的 A、B、C、D 待测液，用 pH 8.8 Tris-醋酸镁缓冲液稀释时比例不同。建议 A 液活性检测稀释 25 倍、含量测定稀释 50 倍；B 液活性检测稀释 10 倍、含量测定稀释 20 倍；C 液活性和含量检测稀释 5 倍；D 液不稀释，如 D 液颜色过深则需适当稀释后再测定。

【思考题】

（1）计算 AKP 纯化倍数和得率时，发现某一阶段的结果异常，请解释此现象的可能原因。

（2）除了本实验中的有机溶剂沉淀法提取 AKP 外，可否设计其他方法进行酶活性的分离纯化，最后的酶制剂纯度还可用哪些方法鉴定？

实验 4.3　酶法分析对特定物质的定量分析

【原理】 酶学研究不仅关注酶催化活性及动力学参数的测定，同时利用酶作为工具的酶法分析，在体内不易直接定量的物质（如葡萄糖、脂类、细胞因子等）检测中有重要的医学应用。本实验以酶偶联测定的终点法、ELISA 为例，介绍它们在特定物质含量测定中的应用。这些方法具有操作简便、灵敏度与特异性高、微量且试剂较稳定等优点，血清无须预处理，适用于手工和自动化测定，广泛应用于医学研究和临床诊断。

（1）酶偶联测定的终点法检测血浆或血清总胆固醇的含量：利用终点法测定临床样本或动物的血浆或血清中总胆固醇、游离胆固醇的水平是常见的反映脂质代谢的指标。本法的酶联试剂中含有三种酶：胆固醇酯酶、胆固醇氧化酶和过氧化物酶（POD），它们依次催化三种化学反应，最后以 POD 为指示酶，催化反应中产生 H_2O_2 与 4-氨基安替比林（4-aminoantipyrine，4-AAP）及 4-氯酚生成红色的醌亚胺化合物，在一定浓度范围内，其红色的深浅与胆固醇的浓度成正比。用同样的方法处理标准胆固醇，即可求出血清中胆固醇的含量。如仅测定样本的游离胆固醇水平，在酶联试剂中不含有胆固醇酯酶即可。偶联反应如下：

$$胆固醇酯 + H_2O \xrightarrow{\text{胆固醇酯酶}} 胆固醇 + 脂肪酸$$

$$胆固醇 + O_2 \xrightarrow{\text{胆固醇氧化酶}} 4\text{-}胆甾\text{-}3\text{-}烯酮 + H_2O_2$$

$$H_2O_2 + 4\text{-AAP} + 4\text{-}氯酚 \xrightarrow{\text{过氧化物酶（POD）}} H_2O + 醌亚胺色素$$

（2）ELISA 检测小鼠血清细胞因子的含量：ELISA 是一种基于抗原抗体特异性免疫反应和酶的催化反应相结合而建立的检测方法。ELISA 适合检测血清、血浆或组织培养液中低丰度的蛋白质分子（可以是抗原或抗体）。其基本原理是采用抗原与抗体的特异性结合将待测物与酶连接成仍能保持酶活性的酶结合物，然后通过酶作用于底物而显色，颜色的深浅与样本中相应抗原或抗体的量成正比，因此可用于微量分子的定量测定。

本实验采用双抗体夹心法检测小鼠血清中细胞因子（如 IL-6 或 TNF-α 等）的浓度。其基本流程是：预先将捕获抗体（抗小鼠 IL-6 或 TNF-α 的抗体）包被在 96 孔酶标板的孔底；测定时，捕获抗体特异性结合小鼠血清中的抗原（IL-6 或 TNF-α 细胞因子）使抗原抗体复合物固定于孔板内；再加入检测抗体识别并结合抗原，形成"捕获抗体-抗原-检测抗体"的"夹心"；本实验中采用 HRP 标记的酶标二抗，故通过加入结合检测抗体的酶标二抗，最后 HRP 催化 3,3′,5,5′-四甲基联苯胺（tetramethyl benzidine，TMB）底物由无色转变成极易观察的蓝色产物；显色反应的颜色深浅与待测抗原浓度成正比，通过标准对照即可进行定量分析。双抗体夹心法灵敏度高、特异性好，可用于复杂或不纯的样品。

【试剂】

（1）终点法检测血浆或血清总胆固醇含量的主要试剂

1）胆固醇工作液（pH 6.5）：在 40mmol/L 磷酸盐缓冲液中含胆固醇酯酶≥150U/L，胆固醇氧化酶≥100U/L，POD≥5000U/L 以及 0.25mmol/L 4-AAP，25mmol/L 4-氯酚（可用商业化试剂）。

2）胆固醇标准液（5.17mmol/L，相当于 200mg/dl）。

（2）ELISA 检测细胞因子的主要试剂

1）已包被纯化的抗小鼠 IL-6 或 TNF-α 抗体的 96 孔板。

2）PBST 溶液（pH 7.4）：含 0.05% Tween-20 的 PBS。配制方法：称取 8g NaCl，0.2g KCl，1.44g Na_2HPO_4，0.24g KH_2PO_4 溶于 800ml ddH_2O 中，调整 pH 至 7.4，加入 Tween-20 0.5ml，最后以 ddH_2O 定容至 1L。

3）封闭液：1g BSA 溶于 100ml PBST 溶液中。

4）酶标抗体：根据实验对象购买的商业化 HRP 标记抗体。按说明书稀释使用。

5）0.1mol/L PB 溶液（pH 6）：称取 1.09g $Na_2HPO_4 \cdot 2H_2O$，6.05g $NaH_2PO_4 \cdot H_2O$ 溶于 400ml ddH_2O 中，调整 pH 至 6，最后以 ddH_2O 定容至 500ml。

6）TMB 工作液：TMB 60mg 溶于 10ml 二甲基亚砜（dimethyl sulfoxide, DMSO）后，取 100μl 加入 10ml 0.1mol/L PB 溶液，混匀后加入 15μl H_2O_2。

7）终止液：2mol/L H_2SO_4 溶液。

8）阴性对照血清和细胞因子标准品（1μg/ml）：商业化试剂盒配备。

【操作步骤】

（1）终点法检测血浆或血清总胆固醇含量

1）按下表操作，将溶液分别加入微量滴定板不同的孔中（可以设复孔）。

试剂	空白（μl）	标准（μl）	测定（μl）
血清	—	—	5
胆固醇标准液	—	5	—
蒸馏水	5	—	—
胆固醇工作液	200	200	200

2）混匀，勿产生气泡。37℃孵育 10min，冷却至室温。以空白管调零，以微量滴定板酶标仪读取每孔在 500nm 波长下的吸光度值 A_{500}。标准溶液和测定溶液的吸光度值要分别减去空白溶液的平均吸光度值。

3）结果计算：

$$血浆或血清胆固醇含量（mmol/L 或 mg/dl）= \frac{A_测 - A_空}{A_标 - A_空} \times 胆固醇标准液浓度$$

（2）ELISA 检测小鼠血清细胞因子（IL-6 或 TNF-α）的水平

1）在已包被纯化的抗小鼠 IL-6 或 TNF-α 抗体的 96 孔板上设置空白组、待测样本组、阴性对照组、5 个不同浓度的标准对照组，每组 3 个复孔。分别于空白孔加入样品稀释液、待测样本孔加入待测血清、阴性对照孔加入阴性对照血清、标准对照孔加入不同浓度的标准品各 100μl。

2）用遮光物覆盖 96 孔板，37℃孵育 60min。

3）取出 96 孔板，在各孔中加入 50μl 稀释后的酶标抗体，在操作台上平行轻轻晃动约 10s 进行混匀，再用遮光物覆盖 96 孔板，37℃孵育 30min。

4）取出反应板，弃去孔内液体，每孔加满洗涤液，静置 60s，倾去液体后在干净的吸水纸上扣干。重复洗涤 5 次，最后在干净的吸水纸上扣干反应板。

5）立即往所有孔内加入 TMB 工作液 100μl，操作台上平行轻晃动孔板约 10s，混匀后加盖置于 37℃孵育 30min。取出后可见部分反应孔内呈现蓝色。

6）所有孔内加入 50μl 终止液，操作台上平行轻晃动孔板 10s。反应孔内颜色由蓝色转为黄色后，稳定 3min 后即可使用酶标仪在 450nm 波长下比色，测定各孔光密度（optical density, OD）值。

7）结果计算：采用标准对照孔的系列标准浓度与对应的 OD 值作双对数曲线，得到

$\log(y) = A + B \times \log(x)$，其中 y 为 OD 值，x 为细胞因子浓度。

待测样本的 OD 值代入公式，即可计算求出血清细胞因子的浓度。

【注意事项】

（1）血浆中约 75% 的胆固醇由低密度脂蛋白（low density lipoprotein, LDL）输送，血浆或血清总胆固醇水平一定程度上可反映 LDL 胆固醇水平，是高胆固醇血症、冠心病等的重要监测指标。

（2）终点法实验中若所测样品总胆固醇值超出标准孔浓度太多，建议用生理盐水稀释后再测。一般实验中设置标准曲线以防测定值超出方法的直线范围。

（3）ELISA 灵敏度高，检测时样品用量少（50μl），可检测浓度≤1.0pg/ml 的细胞因子。

（4）ELISA 的样本来源中血清最常用，也可用血浆样品，其可用 EDTA 钠盐、肝素钠、柠檬酸钠等作为抗凝剂采取血样，再离心获得。细胞培养上清液或组织细胞裂解液均可作为检测样本，可用 PBS 匀浆收集组织及重悬细胞，超声破碎后离心收集裂解上清液。

（5）ELISA 测定时，向 96 孔板中加样时不要触碰孔壁，避免样本溅出污染邻近孔。也不要触碰孔底，避免破坏底部包被的抗体。加样时还尽量避免出现气泡。

（6）ELISA 操作中，洗涤步骤对于防止非特异性吸附非常关键。洗涤液中的 Tween-20 可以降低非特异性吸附，以尽可能除去未结合的抗原、抗体或杂质。在洗板过程中，应注意观察反应孔中洗涤液是否溢出。每一次扣干时都要用力，并注意勤换吸水纸，避免各孔之间液滴飞溅，交叉污染，造成假阳性或假阴性结果。

（喻　红　罗洪斌　齐炜炜）

第五章 基因工程

　　采用生物化学方法，在体外将各种来源的目的基因与载体 DNA 结合成重组体，通过转化（转染）宿主细胞，生长、筛选转化子，无性繁殖成为克隆（基因克隆），然后直接利用转化子或将转化子再导入适当的表达体系，使重组基因表达产生特定的基因产物，实现此过程所采用的方法及相关工作统称为基因工程（genetic engineering），其中关键的技术是基因克隆（gene cloning）技术，又称重组 DNA 技术，是当代生物工程中的核心技术。

　　克隆原指一个亲本细胞产生成千上万个组成相同的群体的过程，为获得某一基因或 DNA 片段的大量拷贝，在体外将目的基因与某一载体连接，导入生物宿主细胞后，通过自主复制而产生大量分子克隆，这是目前基因克隆的主要策略。

第一节　基因工程的技术路线

　　典型的基因工程以基因克隆后表达特定蛋白质为目的，有时是需要制备、纯化一段 DNA 序列，仅进行 DNA 克隆。一个完整的基因工程的基本步骤包括：①目的基因及载体的制备、选择（分、选）；②目的基因与载体 DNA 的拼接形成重组 DNA（切、接）；③通过转化（转染等）将重组 DNA 导入受体细胞，筛选和无性繁殖（克隆）（转、筛）；④外源基因的表达和产物的分离纯化。其中①②③为基因工程的上游工程（基因克隆）；④为基因工程的下游工程。

一、目的基因的获取

　　从数以万计的核苷酸序列中挑选非常小的感兴趣的目的基因，是研究的第一个难题。目前获取目的基因大致有如下几个途径：

（一）化学合成法

　　如果已知某基因的核苷酸序列，或由某蛋白质的氨基酸序列推导出 DNA 的碱基顺序，对于短片段的基因可利用 DNA 合成仪直接合成。人工合成基因的优点在于能按人们意愿合成突变基因；所合成的是单基因。

（二）直接从基因文库中分离

　　基因组 DNA 文库（genomic DNA library）是指分离组织细胞的染色体 DNA，利用限制性核酸内切酶将染色体 DNA 切割成许多片段，构建含不同 DNA 片段的重组克隆载体集合，结合适当的筛选方法可取得任何目的基因。cDNA 文库（cDNA library）是以某一组织或细胞的 mRNA 为模板逆转录合成 cDNA 构建的含全部 cDNA 的克隆群体集合，采用适当的方法可从中筛选出目的 cDNA。逆转录方法的缺点是 cDNA 中没有基因的内含子，因此它的表达不一定能代表真核天然基因的表达。

（三）PCR 和 RT-PCR

　　PCR 或 RT-PCR 采用特异性引物体外扩增获得目的基因片段，可以增加酶切位点、进行突变等基因序列的设计，具有简便、快速、特异等优点，是目前应用最广泛的方法，前提是已知目的基因的全序列或目的基因两侧的 DNA 序列。

二、载体的选择和构建

　　载体（vector）是携带目的基因并将其转移至受体细胞，实现外源 DNA 的无性繁殖或高效表达外源蛋白质的运载体。可充当载体的 DNA 分子有质粒 DNA、噬菌体 DNA、病毒 DNA，它们能在体外经限制性核酸内切酶及 DNA 连接酶的作用与目的基因结合成重组 DNA，然后转化进入受体细胞大量复制及表达。对一些大型染色体组的序列分析往往需要克隆具有数十万甚至上百万个碱基对的 DNA 片段，为了满足克隆大片段外源基因的需要，科研工作者还构建了人工染色体载体，如酵母人工染色体克隆载体、细菌人工染色体克隆载体等。

基因工程中载体的选择和改进是一项极富技术性的专门工作，根据携带目的 DNA 片段大小、性质不同及进入的宿主细胞种类和目的的不同，载体的选择及改建方法也不同。载体的类型主要包括克隆载体、表达载体和穿梭载体。

1. 克隆载体（cloning vector） 是以扩增外源基因为目的的载体，可携带插入的外源 DNA 片段进入受体细胞中进行大量复制，从而实现外源基因的扩增。克隆载体的基本要求是：①具有自主复制能力，能使重组 DNA 在受体细胞内进行复制；②携带易于筛选的选择标记（如抗生素抗性、氨基酸合成酶、氯霉素乙酰转移酶等基因）；③含有多种限制性核酸内切酶的单一识别序列，以供外源基因插入；④除保留必要序列外，载体应尽可能小，便于导入受体细胞和进行繁殖，便于分离纯化；⑤使用安全。从安全性上考虑，克隆载体应只存在有限范围的宿主，在体内不进行重组，不发生转移，不产生有害性状，并且不能离开工程宿主自由扩散。

2. 表达载体（expression vector） 是指能在受体细胞中表达（转录和翻译）外源基因的载体。表达载体在克隆载体基本骨架的基础上增加了基因表达构件——转录和翻译所需的 DNA 序列，如原核或真核启动子、启动子两侧的调控序列、转录终止信号等。表达载体多种多样，受体细胞不同，表达载体也不同，常见的表达载体是大肠埃希菌质粒表达载体和哺乳动物细胞的病毒表达载体。

3. 穿梭载体（shuttle vector） 是指能在两种不同的生物中复制的载体，含有两个亲缘关系不同的复制子。例如，有些载体不仅具有细菌质粒的复制起点和选择性标记，还具有真核生物的自主复制序列和选择性标记，所以它们既能在原核生物中复制又能在真核生物中复制。通常穿梭载体在细菌中主要用于克隆和扩增目的基因，在真核细胞中主要用于基因表达分析。

三、DNA 的体外重组

DNA 的体外重组是指在体外对生物的遗传物质或人工合成的基因进行改造或重新组合形成新的核酸分子或新的基因。着手进行体外重组之前，必须结合研究目的基因的特性，认真设计最终构建的重组体分子。如研究目的是表达蛋白质，须考虑表达载体的启动子、增强子等调节序列，将目的基因置于启动子转录开始位点下游及阅读框架是否正确；如对某一基因的上游序列的调控功能进行分析，则须考虑适当的标记基因，如 *CAT* 基因、*LacZ* 基因等，将目的基因置于标记基因的上游适当位置。

传统的 DNA 体外重组方法是利用限制性内切核酸酶 [（restriction endonuclease，RE），简称限制酶]，切割和修饰载体 DNA 和目的基因，再用 DNA 连接酶将两者连接起来，使目的基因插入可以自我复制的载体内。随着分子克隆技术的进步，近年来出现了基于同源重组原理的第二代 DNA 体外重组方法，具有快速、简便、高效、无缝克隆、对大质粒友好等诸多优点。

（一）利用限制酶和 DNA 连接酶进行 DNA 体外重组

为了将目的基因正确地重组于载体分子中，需要将载体 DNA 和目的基因分别进行适当处理，一般采用限制酶法将载体 DNA 分子切割成可与外源基因连接的线性分子，同时对目的基因也需切割和修饰，使其适于与载体 DNA 连接，而且必须考虑目的基因插入载体后与启动子之间的距离，务必使目的基因转录时处于正确的阅读框架之中，以便表达出原有的多肽序列。

1. 限制酶的运用 限制酶是一类具有严格识别位点，并在识别位点内或附近切割双链 DNA 的脱氧核糖核酸酶，其发现和应用促进了基因工程、DNA 序列测定以及基因诊断技术的发展。各种限制酶都以双链 DNA 作底物，需要 Mg^{2+} 作辅因子，有特异的核苷酸识别序列。限制酶分为三类：Ⅰ型随机切割核苷酸顺序没有专一性；Ⅱ型识别并固定切割专一的双链核苷酸顺序，是基因工程中最常用的工具酶之一；Ⅲ型专一识别不对称顺序，在识别顺序旁边几个核苷酸对的固定位置上切割双链。Ⅱ型限制酶的识别顺序是回文顺序，切割后可产生平头末端或黏性末端（cohesive terminus）。黏性末端是指两条链的切点不在同一水平而是相隔数个碱基，形成带有未配对核苷酸的单链突出末端，这种末端容易互补连接。

限制酶活性单位为：最适宜条件下 1h 内在 50μl 容积中完全消化 1μg λDNA 所需的酶量为 1 个单位。影响限制酶活性的因素包括 DNA 的纯度、DNA 修饰如甲基化、缓冲液、反应时间、反应体积、温度及酶本身。含有蛋白质或高分子量 DNA 导致溶液太黏稠均会降低内切酶的消化效率。

（1）DNA：作为限制酶的底物，DNA 应该具备一定的纯度，其溶液中不能含有痕量酚、氯仿、乙醚、大于 10mmol/L 的 EDTA、去污剂如 SDS 以及过量的盐离子浓度。

（2）反应缓冲液：每一种限制酶都有其最佳反应条件，一般厂家提供有配套的高（100mmol/L NaCl）、中（50mmol/L NaCl）、低（10mmol/L NaCl）盐 3 种缓冲液（建议用配套的缓冲液）。反应缓冲液中的成分主要是 Tris-HCl、NaCl 和 Mg^{2+}，pH 在 7.5～7.6。在缓冲液中添加 β-巯基乙醇可防止酶的氧化，以保持其活性。牛血清白蛋白（BSA）对于某些限制酶是必需的，其浓度为 100μg/ml。进行双酶切反应时，如果两种酶的反应缓冲液相同或相近，可同时加入两种酶进行酶切；如果相差甚远，则必须：①在第一个单酶切后，采用酚/氯仿抽提，乙醇沉淀，回收已经线性化的 DNA，再进行第二个酶切反应（此为最保险的方法）；②也可先在低盐浓度进行单酶切，待补加 NaCl 及相差的化学成分或调节 pH 后，再加第二种酶进行酶切；③如果两个酶的反应条件只是温度上的差别，可以先加一种酶进行酶切，然后再加入另一种酶在相应的温度下进行酶切。

（3）酶解体积、温度与时间：标准的酶解体系一般是 1μg DNA，在 50μl 反应体系中，用 1U 的限制酶催化，在推荐的反应缓冲液和温度下反应 1h。绝大多数限制酶的反应温度为 37℃，但有特殊，如 *Bcl* I 限制酶需要在 50℃下进行反应；*Taq* I 限制酶需 65℃。酶解时间可通过加大酶量来缩短。

（4）限制酶：根据实验的目的选择限制酶，若有多个候选酶位点时，对于基因克隆，选择黏性末端可提高连接效率，或者两侧为不同酶的末端可以进行定向克隆；对于基因组的 DNA 酶切，应该考虑到限制酶识别顺序的长短决定该顺序在基因组上出现的概率，并将影响酶切后 DNA 片段的大小。酶的用量也应根据 DNA 的状况变化，如超螺旋 DNA 的酶切，酶量应比常规适当加大。

2. 载体与目的基因的连接 目的基因与载体的体外连接是基因工程的重要环节，连接时要减少载体的自身环化，提高重组子的阳性率。概括起来，有如下常见的连接方法：

（1）黏性末端连接法

1）同一限制酶切位点连接：同一限制酶切割的不同 DNA 片段可具有完全相同的末端。只要酶切产生黏性末端，同时酶切位点附近的 DNA 序列不影响连接，那么退火时，两个 DNA 片段的黏性末端单链间进行碱基互补配对，在 T4 DNA 连接酶催化作用下就能形成共价结合的重组 DNA 分子。此法优点是克隆后经同一限制酶酶切，可回收目的基因；缺点是载体 DNA 易发生自我环化现象，且正反两种连接方向都有。需要在高浓度的外源 DNA 条件下，或用碱性磷酸酶将载体的 5′-P 水解，使之不互相连接，才能避免自身环化。

2）不同限制酶切位点连接：由两种不同的限制酶切割的 DNA 片段，具有相同类型的黏性末端，即配位末端，也可进行连接。例如，*Mbo* I（▼GATC）和 *Bam*H I（G▼GATCC）切割 DNA 后均可产生 5′ 突出的 GATC 黏性末端，彼此可互相连接。

（2）平头末端连接法：T4 DNA 连接酶可催化相同和不同限制酶切割的平头末端连接。这种连接应用范围广，可将 DNA 的黏性末端添补或削除成平头末端，从而施行平头末端连接，但其连接效率只有黏性末端连接的 1%，故常增加 DNA 及连接酶的浓度，以获得满意结果，但往往会出现目的基因的多聚体连接。

（3）同聚物加尾连接：利用末端转移酶在载体 DNA 和目的基因的 3′ 端分别添加同聚物造成

延伸部分（如 dA 及 dT，或 dG 及 dC），制造出黏性末端，通过两者互补多聚尾巴而进行黏合。这是一种人工提高连接效率的方法，属黏性末端连接的一种特殊形式。

（4）人工接头连接：人工接头（linker）是人工合成的具有特定限制酶识别和切割序列的双股平头末端 DNA 短序列，长 8～12bp。将磷酸化的接头连接在目的基因和载体 DNA 的 3′ 平头末端，产生新的限制酶酶切位点，再用限制酶切除接头的远端，产生黏性末端。这也是黏性末端连接的一种特殊形式。

（5）TA 克隆：是把 PCR 片段与一个具有 3′-T 突出的载体 DNA 通过 T/A 配对连接起来的方法，可大大提高 PCR 产物的连接、克隆效率，也是黏性末端连接的一种特殊形式。常用的载体是 pMD18-T 质粒载体，由 pUC18 载体改建而成，在 *Xba* I 和 *Sal* I 识别位点之间插入了 *Eco*RV 识别位点，用 *Eco*RV 进行平头末端酶切后，再在两侧的 3′ 端添加 "T" 而成。大部分耐热性 DNA 聚合酶具有末端转移的活性，通常会在 PCR 产物的 3′ 端添加一个 "A"。高保真的 DNA 聚合酶如 Pfu 酶等不能在 PCR 产物的 3′ 端加上 A，需要在回收纯化后进行加 A。

（二）利用同源重组原理进行 DNA 体外重组

利用限制酶和 DNA 连接酶进行 DNA 体外重组的优点是可以克隆超短序列（<20bp），对重复序列的克隆精度很高；但也有相应的缺点，如对大质粒和大插入片段的克隆效率低、难以实现无缝克隆等。基于同源重组原理的分子克隆是进行 DNA 体外重组的新方法，可以避免酶切-连接克隆法的缺点，且高效、快速、过程简便。下面以 In-Fusion 克隆为代表进行介绍。

In-Fusion 克隆分别在上下游引物的 5′ 端加上了一段 15～20bp 的片段，是来自载体酶切位点两侧的同源序列。因此，扩增的 PCR 产物带有载体的同源序列。In-Fusion 系统的核心是具有 3′-5′ DNA 外切酶活性的牛痘病毒 DNA 聚合酶（vaccinia virus DNA polymerase, VVPol）。当 PCR 产物和线性化的载体加入反应体系之后，VVPol 消化 DNA 3′ 端，留下 5′ 端突出的单链 DNA。由于 PCR 产物两端的黏性末端与载体两端的黏性末端是同源序列，因此可以通过同源重组交换形成双链。In-Fusion 系统不包含 DNA 连接酶活性，因此插入片段两端各自会留下一个单链缺口。将带有单链缺口的环状质粒转化大肠埃希菌之后，大肠埃希菌会修复单链缺口，并对质粒进行复制扩增，从而得到完整的重组质粒。

四、重组 DNA 导入受体细胞

重组 DNA 分子需要导入受体细胞（宿主），随之生长、繁殖才能得以复制、扩增和表达。受体细胞分原核（如大肠埃希菌）和真核（如酵母、昆虫细胞、动物）两种，目前基因工程中应用最普遍的是大肠埃希菌系统。能摄取异源 DNA 的受体细胞称为感受态细胞（competent cell）。由于重组 DNA 分子性质不同、宿主不同，重组 DNA 导入宿主的具体方法也不同，大体可划分为：

1. 转化（transformation） 将重组 DNA 导入原核受体细胞，使受体细胞遗传性状发生改变。进入细胞的 DNA 分子通过复制表达，才能实现遗传信息的转移，使受体细胞出现新的遗传性状。转化过程所用的受体菌一般是限制-修饰系统缺陷的变异株，即不含限制酶和甲基化酶的突变株。转化通常采用以下两种方法：①化学法（热激法），使用化学试剂（如 $CaCl_2$）制备的感受态细胞，通过热激处理（42℃）将载体 DNA 分子导入受体细胞；②电转化法，使用低盐缓冲液或水洗制备的感受态细胞，通过高压脉冲的作用将载体 DNA 分子导入受体细胞。

2. 转染（transfection） 将重组 DNA 导入真核受体细胞。常用的转染方法有以下几种：①微注射技术（microinjection），是将外源基因直接注射到真核细胞内的方法；②电转化法（electrotransformation）或电穿孔（electroporation），通过短暂、高压的电流脉冲在细胞质膜上形成纳米微孔，使 DNA 直接进入细胞；③微弹技术（基因枪技术），将 DNA 包被到金（或钨）粒中，加速推进到靶细胞中；④脂质体介导法：将 DNA 包裹于脂质体（liposome）内，进行脂质体与细胞膜的融合而导入细胞。

3. 感染（infection）　是用携带外源基因的病毒、噬菌体载体感染受体细胞的方法（分磷酸钙沉淀法与体外包装法），以噬菌体为载体将外源基因导入受体细菌的方法又称为转导（transduction）。

五、重组体的筛选

转化子（transformant）是指接受外源 DNA 后获得新的遗传标志的细菌细胞或其他受体细胞。重组体导入受体细胞的概率并非 100%，要将转化子细胞与其他细胞分离开，并鉴定无性繁殖的外源基因确为目的基因，需进行筛选（screening）或选择（selection）。重组体的筛选方法见图 5-1。

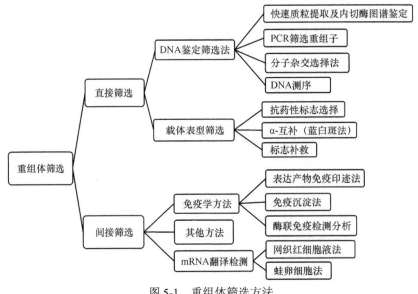

图 5-1　重组体筛选方法

六、外源基因的表达和产物的分离纯化

外源基因的表达是基因工程技术的重要组成部分，表达体系包括宿主、外源基因、载体和协助载体进入宿主的辅助成分等。在进行外源基因表达产物的分离纯化之前，必须明确宿主细胞是否已表达目的蛋白、表达的目的蛋白在宿主细胞的什么部位、以何种形式存在和表达量如何，然后根据具体情况，采取有针对性的方法和步骤进行纯化。

（一）外源基因表达体系

目前常用的基因工程表达体系有原核生物的大肠埃希菌表达系统，真核生物的酵母、昆虫杆状病毒和哺乳动物表达系统，以及无细胞表达系统。不同的表达体系直接影响基因工程产品的特定属性，如蛋白质的糖基化、羧基化、羟基化、酰胺化等；甚至还可能影响蛋白质的半衰期、免疫原性和生物学活性。各种表达系统各有优劣，大肠埃希菌和酵母表达系统生产成本低，蛋白表达水平高，但翻译后修饰能力与昆虫细胞、哺乳动物细胞存在差异。哺乳动物表达的蛋白质更加接近于天然蛋白，但其表达量低、实验难度高。无细胞表达系统的蛋白质表达能力则取决于其具体的组成成分。在选择表达系统时，需要考虑的因素包括蛋白质分子量、蛋白质来源物种、表达蛋白的去向和纯化后的用途，以及蛋白质是否有二硫键和翻译后修饰等。

1. 原核细胞表达系统　主要包括大肠埃希菌、假单胞菌、芽孢杆菌和谷氨酸棒杆菌等。大肠埃希菌是基因工程中采用最多的原核表达宿主，营养要求简单，易于培养，生长速度快，倍增时间仅为 20～30min，因此生产成本很低。大肠埃希菌表达系统最大的劣势是翻译后修饰不足和大分子蛋白表达困难，可以通过选择不同表达载体、宿主菌或者优化表达条件来尽量弥补这些不足。此外，使用大肠埃希菌表达系统表达异源蛋白时，需考虑密码子的偏好性，不同物种之间、不同生物体的基因密码子使用频率存在着很大差异。每种生物体都存在偏好某些密码子组合的现象，可通过优化密码子和使用特殊菌株来改善密码子偏好。

大肠埃希菌可用于胞内表达或分泌表达，胞内表达既可以是可溶性蛋白，也可以是以包涵体形式存在的不溶性蛋白。包涵体是外源基因在宿主细胞内高效表达时形成的高密度、不溶性蛋白质颗粒，优势是抵抗蛋白质水解，容易通过离心的方法进行浓缩分离，可最大限度减少细菌蛋白质的污染。包涵体可溶于变性剂中进行变性处理，再通过逐步去除变性剂并加入复性剂的方式进行蛋白质的再折叠复性。不过，获得成功折叠复性的、具有生物学活性的蛋白质难度较高，因此更好的办法是通过优化表达条件（如降低细菌生长温度）减少包涵体的形成。在重组蛋白质的 N 端或者 C 端融合可溶性标签是提高重组蛋白质可溶性的有效方法，常用的标签包括可溶标签、亲和标签和信标标签。亲和标签可使用亲和层析柱对表达的融合蛋白进行亲和纯化，信标标签多用于目的蛋白的检测与纯化。通过实验设计在融合标签和目的蛋白之间插入蛋白酶酶切位点，后续使用该种蛋白酶可以去除融合标签。

大肠埃希菌表达系统的另一缺点是会生成并积累内毒素如脂多糖（lipopolysaccharides, LPS）。内毒素去除过程增加了目的蛋白的损失，也延长了蛋白产品的生产时间线，增加了生产成本。近年来谷氨酸棒杆菌表达系统逐渐被开发用于外源重组蛋白质的表达，该系统无内毒素且具有很强的蛋白质分泌能力，大大简化了重组蛋白质的下游分离纯化步骤。

2. 真核表达系统

（1）酵母表达系统：酵母是低级的真核生物，兼具原核生物和真核生物的双重特点。由于存在真核生物的蛋白修饰系统，酵母表达系统正确折叠蛋白的能力与翻译后修饰（信号肽切割、二硫键形成、亚基组装、乙酰化和糖基化等）都比原核表达系统更好，是非常优良的生产重组蛋白质的途径。相较于哺乳动物细胞而言，酵母表达系统具有遗传操作简单、生长迅速和成本低廉等优点。缺点是酵母不含有哺乳动物的伴侣蛋白，因此需要进行人源基因改造后才能表达人类蛋白。

酵母表达系统包括酿酒酵母表达系统、甲醇酵母表达系统以及其他酵母表达系统，其中以酿酒酵母和毕赤酵母的研究和应用最为广泛。酿酒酵母是最早被应用的宿主，缺点是难以高密度培养、缺乏强有力的启动子、分泌效率低、易存在过度糖基化等。毕赤酵母（*Pichia pastoris*）属于甲醇营养型酵母，能够将甲醇作为唯一碳源，是酵母蛋白表达系统中最成功的代表之一，目前已有 500 多种外源蛋白在该表达系统中获得表达。在毕赤酵母表达系统中，常用的载体有诱导型和组成型两种。组成型表达载体以 3-磷酸甘油醛脱氢酶启动子为外源蛋白表达启动子，不需要诱导。诱导型表达载体以醇氧化酶基因（alcohol oxidase, AOX）启动子启动外源基因的表达，只有在甲醇存在的情况下外源基因才能开始转录，可以严格调控外源基因的表达。

（2）昆虫细胞表达系统：作为哺乳动物细胞表达系统的替代系统，昆虫细胞可以快速提高表达量至克级，对于药物筛选或结构研究很有帮助。昆虫细胞一般采用病毒感染而不是质粒转染，将转移载体中的表达组件转座到大肠埃希菌中增殖的杆状病毒穿梭载体上，提取穿梭质粒 DNA 转染昆虫细胞后，得到的子代病毒即为重组病毒。将病毒上清液感染昆虫细胞，获得表达的重组蛋白质。昆虫表达体系有很多优点：①易于操作，杆状病毒基因组较小，分子生物学特性简单。②昆虫细胞悬浮生长，容易放大培养。③具有糖基化、磷酸化、乙酰化等蛋白翻译后修饰。④表达较大的外源性基因不影响本身增殖。昆虫表达系统存在两个问题导致其并未大规模商业化：一是昆虫表达系统的糖基化修饰比微生物系统有很大的进步，但是和哺乳动物细胞依然有区别；二是表达量达到一定水平后很难再进一步提升。

（3）哺乳动物表达系统：哺乳动物细胞的重要特征包括蛋白正确折叠与装配、翻译后修饰和分泌糖蛋白的能力。哺乳动物细胞表达系统可以生产出正确折叠并含有复杂的天然寡糖与末端的唾液酸修饰的糖蛋白。这些共价修饰可以确保蛋白质的结构稳定，从而使其具有正确的生物学功能，还可以调节蛋白质的临床疗效（如循环半衰期和生物特异性）。曾经，使用哺乳动物细胞表达重组蛋白质的最大问题是培养成本高、产量低，需要加入血清，存在安全隐患。随着基因工程技术的飞速发展，哺乳动物细胞已成为生产多种生物药物的首选宿主细胞，被用于生产重组蛋白质、抗体、病毒、病毒亚单位蛋白和基因治疗载体等。除了用于商业化生产，哺乳动物细胞表达系统在科研领域也经常被用来研究基因复制、转录、翻译和翻译后蛋白质处理。

1）哺乳动物表达系统的细胞类型：用于哺乳动物细胞表达系统的细胞需要稳定持续生长，并且能够通过外源基因导入以实现目的基因的过表达。哺乳动物细胞表达系统可以分为人源细胞和非人源细胞。非人源表达系统主要包括中国仓鼠卵巢（CHO）细胞、叙利亚仓鼠肾（BHK）细胞、杂交瘤细胞、Vero 细胞和 MDCK 细胞。杂交瘤和 BHK 细胞主要用于重组蛋白质生产，Vero 和 MDCK 细胞主要用于疫苗的生产。CHO 细胞在生物药生产中占据主导地位，在 2015 年后获批的药物中，CHO 细胞表达体系占据超过一半的比例。主要原因是 CHO 细胞在生物药生产中应用早、表达量高、容易处理和操作；而且致病性的病毒在 CHO 细胞中无法复制，因此被认为是非常安全的表达体系。人源细胞表达系统包括人宫颈癌细胞（HeLa）、人胚胎肾细胞（HEK293）、纤维肉瘤细胞（HT-1080）和 NAMALWA（伯基特淋巴瘤细胞）等，最大的优势是准确的翻译后修饰。

2）哺乳动物表达系统的载体类型：根据进入宿主细胞的方式，可以分为质粒载体与病毒载体。①质粒载体借助于物理或化学的作用导入细胞内。依据质粒在宿主细胞内是否具有自我复制能力，可将质粒载体分为整合型和附加体型。整合型载体无复制能力，需整合于宿主细胞染色体内才能稳定存在，而且一般是随机整合入染色体，其外源基因的表达受插入位点的影响，同时还可能改变宿主细胞的生长特性。附加体型载体在细胞内以染色体外可自我复制的附加体形式存在，载体DNA 在复制中容易发生突变或重排。

②病毒载体是以病毒颗粒的方式，通过病毒包膜蛋白与宿主细胞膜的相互作用使外源基因进入到细胞内。病毒载体主要有逆转录病毒（retrovirus, RV）、慢病毒（lentivirus, LV）、腺病毒（adenovirus, AdV）、腺相关病毒（adeno-associated virus, AAV）和杆状病毒载体等。RV 属于 RNA病毒，进入处于增殖状态的细胞后，可以在细胞分裂过程中逆转录成 DNA 并整合进宿主基因组中。常用的 RV 载体有慢病毒（LV）载体，其介导的基因表达持续且稳定，并随细胞基因组的复制而复制。AdV 是一种大分子（36kb）双链、无包膜的 DNA 病毒。AdV 和 AAV 载体通过受体介导的内吞作用进入细胞内，其基因组转移至细胞核内，但不整合进入宿主细胞基因组中。

3）哺乳动物细胞表达系统的表达方式：根据目的蛋白表达的时空差异，可分为瞬时、稳定和诱导表达系统。①瞬时表达系统：是指外源 DNA 不与宿主染色体整合，不能随宿主基因进行复制，随细胞分裂而逐渐丢失，目的蛋白的表达时间较为短暂。优点是无须将外源基因整合到基因组上，消除了外源基因整合过程中位置效应的影响。②稳定表达系统：是指外源基因整合进宿主细胞染色体，随着宿主基因组一起进行复制并被稳定遗传，目的蛋白表达持久、稳定。缺点是需要抗生素等方法来长时间筛选甚至加压扩增等，步骤较为烦琐。③诱导表达系统：是指目的基因的转录受到外源小分子的诱导，可在特定的时间或特定的组织、细胞类型内表达。诱导因子与内源因子或基因之间无相互作用，因此目的基因的表达不受细胞内环境改变的影响，具有很好的严谨性和特异性。实际操作中应根据实验需要，如表达蛋白的需求量、用途、实验所需时间及对细胞的毒性等选择不同的表达系统。

（二）外源蛋白分离纯化的基本原则和策略

外源基因表达产物的分离和纯化是进一步开展功能研究和应用开发的重要环节。根据外源基因在宿主细胞中表达方式的差别以及表达产物本身的特性，外源蛋白质的分离纯化方法各不相同。一般包括两大步骤：一是初步分离获得粗提物，包括细胞破碎、离心分离以及对目的蛋白的沉淀和超滤浓缩等；二是粗提物的进一步提纯，常用的手段是柱层析和电泳。分离纯化过程一般在低温条件下进行，条件要温和，以保持外源蛋白质的生物活性。

1. 外源蛋白分离纯化方法选择的基本原则

（1）根据表达蛋白的性质和在宿主细胞中的位置制定分离纯化策略：外源基因的表达产物通过运输或分泌的方式穿过细胞的外膜进入培养基中，即为分泌型外源蛋白，在纯化之前通常进行浓缩处理。外源基因的表达产物若是胞内可溶性的融合蛋白，可根据融合标签选用不同的亲和层析进行纯化。若外源基因的表达产物在宿主细胞内积累并致密地集中在一起形成不溶性蛋白质颗粒，称为包涵体（inclusion body），应先离心回收包涵体，再进一步纯化。

（2）多种分离纯化技术联合运用：在进行外源蛋白的纯化时，通常需要综合使用多种技术，一般来说，首先选择能除去含量最多杂质的方法；将最费时、成本最高的分离纯化方法安排在最后阶段。不同性质的外源蛋白应选择不同的柱层析类型：如等电点处于极端区域（$pI \leqslant 5$ 或 $pI \geqslant 8$）的蛋白应首选离子交换法进行分离，这样很容易除去几乎所有的杂蛋白；外源蛋白特异性的配体、底物、抗体、糖链等都是首选亲和层析纯化方法的重要条件；根据蛋白质的疏水性差异进行疏水层析和反相层析；根据蛋白质分子量和体积差异进行凝胶过滤层析。

2. 外源蛋白分离纯化的基本策略　外源蛋白以分泌型蛋白表达时，须在 N 端加入 15～30 个氨基酸组成的信号肽（signal peptide）序列。信号肽 N 端的最初几个氨基酸为极性氨基酸，中间和后部为疏水氨基酸，它们对蛋白质的分泌起决定性作用。当蛋白质分泌到位于大肠埃希菌细胞内膜与外膜之间的外周质时，信号肽被信号肽酶所切割。分泌型表达的蛋白质通常体积大、浓度低，直接离心难以获得清亮的粗提物，因此应在纯化之前采用沉淀或超滤等方法先进行浓缩处理：通过用硫酸铵或乙醇等进行沉淀可获得 2～8 倍的纯化目的蛋白；通过超滤可分离分子量为 1～300kDa 的蛋白质。经过沉淀、超滤处理的样品常需进一步进行柱层析，以快速富集蛋白质，尽可能减少蛋白质降解和其他修饰。

重组蛋白质通常在其 N 端或 C 端连接了一个融合标签，包括与底物或抑制剂亲和的全酶、与单克隆抗体结合的抗原表位、血凝素识别的碳水化合物结合蛋白或结合域、体内生物素化的生物素结合域等，利用这个标签可以进行亲和层析纯化以获得目的蛋白。部分融合系统中标签蛋白可能会干扰目的蛋白的生物学活性和稳定性，可利用预先设计的特异性蛋白酶裂解位点切除标签蛋白。

包涵体型表达蛋白的存在部位一般在细胞质和细胞周质。由于包涵体难溶，先用离心的方法进行浓缩分离，可最大限度减少其他杂蛋白质的污染；再利用变性剂（高浓度尿素或盐酸胍）溶解包涵体。这样获得的外源蛋白产量虽高，却会破坏蛋白质的二级结构，需经蛋白复性才可能恢复它的生物活性。通常采取逐步降低尿素浓度（4mol/L、3mol/L、2mol/L、1mol/L、0.5mol/L）的分段透析方法除去蛋白质溶液中的尿素，再加入复性剂，使变性的蛋白质再折叠复性。

第二节　基因工程技术与医学发展

DNA 重组技术和基因工程使人类进入了能动改造生物界的新纪元，利用基因工程技术可以获得天然的或任意设计的核酸序列，可以大量获得过去难以得到的生物体内极微量的活性蛋白，可以设计获得任意定点突变的基因和蛋白质，为研究核酸与蛋白质的结构与功能、揭露生命的本质提供了强有力的手段。基因工程技术给生命科学带来了革命性变化，促进了生命科学各学科研究和应用的进步。在医学领域，基因工程技术对疾病的分子机制研究、疾病的诊断与治疗和药物研发等都起着重要的作用。

一、利用基因工程建立人类疾病的动物模型

转基因动物是指利用基因工程技术培育的在其基因组内稳定地整合有外源基因并能遗传给后代的动物。利用转基因动物可以建立人类疾病的动物模型，为人类疾病的病因研究以及测试新的治疗方法提供了有力手段。例如，用导入各种癌基因、致瘤病毒基因或其调控序列等的转基因小鼠，

可以观察肿瘤发生的过程和影响因素；导入相关突变基因的转基因动物可以造出糖尿病、镰状细胞贫血、白内障等疾病模型；用肝炎病毒基因的转基因动物可以研究肝炎病毒基因在肝炎发病过程中的作用；利用导入各种细胞因子基因、免疫功能基因及特定核酸序列的转基因动物可以从整体水平研究细胞因子的作用机制、免疫调控、基因表达调控等问题。利用转基因动物还能获得治疗人类疾病的重要的蛋白质，如导入了凝血因子Ⅸ基因的转基因绵羊分泌的乳汁中含有丰富的凝血因子Ⅸ，能有效地用于血友病的治疗。

二、基因工程药物与疫苗的研发

利用基因工程技术生产有应用价值的药物是当今医药发展的一个重要方向，基因工程制药解决了过去不能生产或者不能经济生产的药物问题。利用基因工程技术生产药物有两个不同的途径：一是利用基因工程技术改造传统的制药工业，如用 DNA 重组技术改造制药所需要的菌种或创建的菌种，提高抗生素、维生素、氨基酸产量等；二是用重组基因表达生产有用的肽类和蛋白质药物或疫苗。

（一）基因工程药物

目前通过基因工程生产了大量廉价优质的新药物，包括肽类激素、细胞因子、血液中的微量活性成分、酶类等，如人生长激素、胰岛素、尿激酶、红细胞生成素、白细胞介素、干扰素、细胞集落刺激因子、表皮生长因子。令人振奋的是，具有高度特异性和针对性的基因工程蛋白质和多肽药物的问世，不仅改变了制药工业的产品结构，而且为治疗各种疾病如糖尿病、肾衰竭、肿瘤、侏儒症等提供了有效的药物。例如，由免疫细胞和其他细胞分泌的细胞因子是具有很高活动性的肽类分子，在调节细胞生长分化、调节免疫功能、参与炎症反应和创伤修复中起重要作用，其中许多很有应用价值，但其生成量极微，难以提取获得，基因工程则可克隆其基因，使之表达获得大量产物供应。

（二）基因工程疫苗

基因工程疫苗是利用基因工程技术分离出病原的保护性抗原基因，将其转入原核或真核细胞并表达出该病原的保护性抗原，制成疫苗，或者将病原的毒力相关基因删除掉，使其成为不带毒力相关基因的基因缺失苗。传统的病毒灭活疫苗或者减毒疫苗不需要基因工程技术，只需要培养病毒，纯化之后灭活或降低毒性即可。重组蛋白疫苗、病毒载体疫苗、DNA 疫苗或者 RNA 疫苗等，都需要利用基因工程技术进行改造。

利用基因工程技术可以生产抵御各种病毒、致病菌、血吸虫、疟原虫等疫苗，提高人体对各种传染病的免疫力。例如，乙型肝炎是常见的传染病，过去从患者血液中分离乙型肝炎表面抗原（HbsAg）作为疫苗，来源有限，价格昂贵，有潜在交叉感染的危险。现在通过克隆得到病毒编码的 HbsAg 基因，使其在宿主细胞表达获得大量 HbsAg 用作疫苗，使新生儿不再遭遇乙肝病毒的侵袭，也降低了人群肝癌的发病率。

mRNA 疫苗是将含有编码抗原蛋白的 mRNA 通过特定的递送系统导入人体，直接进行翻译，在体内表达出相应的抗原蛋白，从而诱导机体产生特异性免疫应答，达到预防免疫的作用。如新冠病毒的 mRNA 疫苗设计是将编码新冠病毒刺突蛋白的 mRNA 包裹在脂质体中，当疫苗注射到体内时，体内的细胞即可通过该 mRNA 合成大量的病毒蛋白，并诱导免疫系统识别该蛋白，从而产生对新冠病毒的免疫记忆以抵抗病毒感染。

（三）基因工程抗体

用传统的细胞融合杂交瘤技术制备的单克隆抗体多数是鼠源性抗体，用于人体会产生免疫排斥反应，用杂交瘤方法制备人源性抗体又遇到难以克服的困难。用基因工程的方法可以不经过杂交瘤技术而直接获得特定的人的抗体基因克隆。基因工程抗体是指利用重组 DNA 及蛋白质工程技术对编码抗体的基因按不同需要进行加工改造和重新装配，经转染适当的受体细胞所表达的抗体分子。可以使用计算机辅助设计基因工程抗体，用 DNA 重组技术将鼠源性抗体基因人源化，然后放入表达载体，表达产生人源化抗体。我国已成功克隆得到多种抗肿瘤、抗病毒、抗细胞因子、抗细胞受体等不同单克隆的基因，鼠源性抗人肝癌、抗人黑色素瘤、抗人纤维蛋白等抗体基因的人源化工作正在进行，并已成功获得人源性抗乙型肝炎病毒抗体基因。基因工程抗体被称为第三代抗体，其研制虽然起步不久，但已展示出良好的应用前景。

三、基因工程在基因治疗中的应用

基因工程技术的迅速发展，使人们可以在实验室构建各种载体、克隆进行感兴趣基因的分析，对疾病相关的基因及其调控进行深入研究，并取得了重大的进展，20 世纪 70 年代末诞生了基因诊断（gene diagnosis），1990 年美国实施了第一个基因治疗（gene therapy）的临床试验方案。

基因治疗是指通过修饰或操纵基因的表达以改变人体细胞的生物学特性，从而治疗疾病或预防疾病的技术，包括导入正常基因替换致病基因、使功能异常的基因失活、直接修复突变的基因或者引入新的或修饰的基因等方式。随着基因治疗技术的不断发展、临床研究的不断深入，基因治疗已为多种难治性疾病提供了新的治疗策略。

（一）基因治疗的分类

基因治疗根据实现手段的不同可分为体内治疗和离体治疗。疾病部位、体内细胞的获取难度等因素共同决定了是采用体内治疗还是离体治疗。离体治疗的操作对象是从患者体内分离的细胞，将整合载体在体外导入这些细胞，进行基因工程改造和细胞扩增，再回输到患者体内。该操作需要采集患者的细胞进行处理后再回输，因此难以规范化生产，主要用于血液病患者。

体内基因治疗分为基因替代（补充治疗性基因）和基因编辑（敲除或纠正错误基因）。①基因替代采用非整合载体将 mRNA、siRNA、反义寡核苷酸、miRNA 或者是正常基因递送到相关细胞中，使患者恢复正常表型。这类载体携带的基因通常不整合到基因组中，目的基因会随着细胞分裂而稀释，因此需要长期给药。②基因编辑主要是采用 CRISPR 技术对目的基因进行删除、矫正和添加。例如，莱伯（Leber）先天性黑朦 10 型患者的基因治疗是将编码 *Cas9* 的基因和两个指导 RNA（gRNA）装载进 AAV5 病毒载体。通过视网膜下直接注射到患者感光细胞附近，可以将基因编辑系统递送到感光细胞中。当感光细胞表达基因编辑系统时，gRNA 指导的基因编辑可以消除或逆转 *CEP290* 基因上致病的 *IVS26* 突变，从而改善感光细胞的功能。

体内治疗和离体治疗各有其优缺点：离体基因治疗利用自体细胞，不会产生免疫反应；同时还可在体外筛选到高效转导以及无脱靶的细胞；但制备步骤烦琐、细胞活力低。体内基因治疗操作简便，对于一些体外无法培养的细胞类型是最优选择；但由于体内编辑的不确定性，无法避免很多随机整合或脱靶等事件；部分病毒载体还可能使机体出现危及生命的免疫反应。

（二）基因治疗的载体

载体的选择是基因治疗成败的关键。常用的基因治疗载体包括病毒载体和非病毒载体，其中病毒载体是目前主要采用的递送载体，临床试验中约有 70% 的基因药物为病毒载体。最为常用的病毒载体包括 AAV、RV、LV 和 AdV，以及单纯疱疹病毒载体、豆苗病毒载体、溶瘤病毒载体等。

逆转录病毒、慢病毒属于整合型病毒，可以将携带的基因插入宿主细胞的基因组中，感染效率高、感染细胞广；但同时也存在高免疫原性和高突变风险等安全问题。AAV 属于非整合型病毒，不改变宿主细胞的基因组，因此不存在基因插入突变的相关问题。AAV 的另一优势是具有组织靶向性，目前发现的十几种 AAV 亚型对不同组织细胞有不同的亲和性，从而部分解决了病毒载体组织细胞靶向性的问题。例如，血清 2 型腺相关病毒（AAV2）对骨骼肌细胞、平滑肌细胞、神经元和肝细胞具有高亲和性。但 AAV 病毒也有两个主要的缺陷：一是可携带的目的基因片段较小，二是目的基因并不插入宿主基因组中，因此在宿主细胞发生分裂增殖时不会随着宿主 DNA 的复制而复制，目的基因的数量会被稀释，最终逐渐丢失。因此 AAV 适合感染长期存活的非分裂细胞或分裂次数较少的细胞。

实验 5.1　目的基因 cDNA 重组质粒的分子克隆

本实验是采用分子克隆构建目的基因 cDNA 的重组克隆质粒，基本流程如下：首先需要提取组织细胞总 RNA，以 mRNA 为模板通过逆转录获得 cDNA，再以 cDNA 为模板进行 PCR 扩增获得目的基因，然后通过 TA 克隆法将目的基因与载体 DNA 拼接形成重组质粒 DNA，随后将重组 DNA 导入受体细胞，进行重组 DNA 的筛选与鉴定。

（一）组织细胞总 RNA 提取及鉴定

详见实验 1.2

（二）目的基因逆转录 PCR（RT-PCR）

【原理】　以提取的总 RNA 中 mRNA 为模板，采用 oligo（dT）为引物，在鸟类成髓细胞瘤病毒（avian myeloblastoma virus, AMV）逆转录酶的作用下合成 cDNA，再以新合成的 cDNA 作为模板进行目的基因的 PCR 扩增，得到相应的 DNA 片段。

【试剂】

（1）无 RNase 的水。

（2）$10\mu mol/L$ oligo$(dT)_{15}$。

（3）目的基因上游引物 P_1 和下游引物 P_2：各 $50\mu mol/L$。

（4）dNTP 混合液（四种 dNTP 各 $10mmol/L$）。

（5）$5\times AMV$ 反应缓冲液。

（6）AMV 逆转录酶（$5U/\mu l$）。

（7）$10\times Taq$ DNA 聚合酶缓冲液。

（8）Taq DNA 聚合酶（$5U/\mu l$）。

（9）$25mmol/L$ $MgSO_4$。

【操作步骤】

（1）将 RNA 样品于 $60\sim65\,℃$ 中孵育 10min，迅速冰浴 10min。

（2）将 0.2ml 薄壁反应管于塑料基底和托盘上固定，置于冰上。

（3）取 RT-PCR 试剂置于冰上。

（4）在 0.2ml 薄壁反应管中依次加入下列试剂（总体积 20μl）：

试剂	体积（μl）
无 RNase 的水	9.5
oligo（dT）$_{15}$	2.5
$5\times AMV$ 逆转录酶缓冲液	4.0
dNTP 混合液	1.0
AMV 逆转录酶	1.0
组织总 RNA	2.0

于不同点贴壁滴加各试剂后，用吸头轻轻吹打混匀。盖紧反应管，离心 10s，使液体集中于管底。

（5）将反应管放入 PCR 仪，按预定程序进行 RT 反应。

42℃	60min	逆转录
85℃	5min	AMV 逆转录酶失活, 终止反应
4℃	3min	防止二级结构形成

（6）在 0.2ml 薄壁反应管中依次加入下列试剂（总体积 50μl）：

试剂	体积（μl）
无 RNase 的水	32.0
10×*Taq* DNA 聚合酶缓冲液	5.0
dNTP 混合液	2.0
下游引物	2.0
上游引物	2.0
25mmol/L MgSO$_4$	4.0
Taq DNA 聚合酶	2.0
cDNA 模板	1.0

（7）将反应管放入 PCR 仪, 按预定程序进行 PCR。

95℃	5min		预变性
30 次循环	95℃	30s	变性
	58℃	45s	退火
	72℃	45s	延伸
72℃	5min		
4℃	20min 或更长时间		

反应程序结束后, 短暂离心反应管, 取 5μl 扩增产物进行琼脂糖凝胶电泳分析（步骤详见实验 1.1 第二部分）, 其余部分置于 –20℃ 中保存备用。

【注意事项】

（1）操作过程要避免 RNase 的污染。

（2）用于合成 cDNA 的 RNA 不会影响 PCR 的结果, 因此不需要用碱或 RNase 处理。

（3）不同来源的逆转录酶反应温度有所不同, AMV 要求的逆转录温度为 42℃。

（三）TA 克隆

【原理】 pMD18-T 质粒载体是 TA 克隆的常用载体, 由 pUC18 载体改建而成。在 pUC18 载体的多克隆位点处 *Xba* I 和 *Sal* I 识别位点之间插入了 *Eco*RV 识别位点, 用 *Eco*RV 进行平头末端酶切后, 再在两侧的 3′ 端添加 "T" 而成。大部分耐热性 DNA 聚合酶反应时都有在 PCR 产物的 3′ 端添加一个 "A" 的特性, 所以用 pMD18-T 载体可大大提高 PCR 产物的连接、克隆效率。

【试剂】

（1）PCR 纯化试剂盒（市售, 包括溶液 1、溶液 2、溶液 3、带吸附柱的制备管）。

（2）pMD18-T 载体。

（3）无 DNase 的 ddH$_2$O。

（4）T4 DNA 连接酶反应试剂盒（市售）。

【操作步骤】

（1）RT-PCR 产物回收纯化

1）取 RT-PCR 产物 +3 倍体积溶液 1, 混匀后转至内置吸附柱的制备管中, 12 000*g* 离心 1min。

2）弃滤液, 在制备管内加 700μl 溶液 2, 12 000*g* 离心 1min。

3）弃滤液, 在制备管内加 400μl 溶液 2, 12 000*g* 离心 1min。

4）弃滤液，空柱 10 000g 离心 1min，将吸附柱置于干净的 1.5ml 离心管，加入 25～30μl 溶液 3 或 ddH$_2$O（65℃预热），室温或 37℃静置 1min，12 000g 离心 1min。回收液体，即目的 DNA 片段。

（2）在微型离心管中制备下述连接反应液：pMD18-T 载体 1μl，RT-PCR 回收产物 1～3μl（根据目的 DNA 片段的浓度选择），DNA 连接反应试剂 5μl，加无 DNase 的 ddH$_2$O 至总体积为 10μl。

（3）16℃反应 10～30min（4℃过夜反应通常不会提高连接效率）。

【注意事项】

（1）克隆时使用的插入 DNA 片段（RT-PCR 产物）尽量进行胶回收纯化，PCR 产物中的短片段 DNA、残存引物等杂质都会影响 TA 克隆的效率。商品化 PCR 纯化试剂盒可去除 PCR 体系中的 dNTP、多余的引物、引物二聚体、缓冲体系和聚合酶等，适用于回收 100bp 以上的 DNA 片段。

（2）在进行连接时，载体与插入 DNA 的摩尔比一般为 1∶2～1∶10。T4 DNA 连接酶的最适工作温度是 16℃，温度升高（>26℃）较难形成环状 DNA。

（3）T 载体有两个缺点：一是高保真 DNA 聚合酶的扩增产物需加 A 才能进行 TA 克隆；二是目的基因克隆到 T 载体后，构建表达载体时，需要酶切回收（酶切-连接克隆），或用加接头的引物重新扩增（同源重组克隆），表达载体也需要酶切。

（四）感受态细胞的制备及重组质粒的转化

【原理】 重组 DNA 分子需导入受体菌中才能进行复制扩增。一般受体菌对重组 DNA 分子的摄取能力很低，难以转化成功。氯化钙处理后，细菌细胞膜通透性改变，对 DNA 的摄取能力大为增加，转化效率提高，这种细菌细胞称为感受态细菌。将转化处理过的细菌在选择性培养基（含适当抗生素）中培养，转化成功的细菌可在抗性培养基上生长形成菌落。

【试剂】

（1）大肠埃希菌（*E. coli*）单菌落或冻存菌种。

（2）LB 液体培养基：胰蛋白胨 10.0g，酵母提取物 5.0g，NaCl 10.0g，加 ddH$_2$O 磁力搅拌至溶质完全溶解，用 5mol/L NaOH（约 0.2ml）调节 pH 至 7（如用进口试剂可不必调）。加 ddH$_2$O 定容至 1L，15Ibf/in^2 高压灭菌 20min。

（3）LB 固体培养基：LB 液体培养基中加 1.5% 琼脂粉，15Ibf/in^2 高压灭菌 20min，冷却至约 60℃加入抗生素至 50～100μg/ml，混匀后将培养基倒入培养平皿铺制平板。

（4）0.1mol/L CaCl$_2$ 溶液：称取 1.1g 无水 CaCl$_2$，溶于 60ml ddH$_2$O 中，定容至 100ml，高压灭菌，于 4℃保存。

（5）氨苄西林（ampicillin, Amp）：100mg/ml（−20℃保存），使用浓度为 50～100μg/ml。

【操作步骤】

（1）制备感受态细胞

1）从 37℃培养 12～16h 的 LB 固体培养平板中用无菌牙签挑取一个大肠埃希菌单菌落，转到含有 3ml LB 液体培养基的试管内，37℃振摇过夜。次日取菌液 1ml 接种至含有 100ml LB 液体培养基的 500ml 烧瓶中，37℃剧烈振摇（200～300 转/分）培养 2～3h，待 600nm 处的光密度（optical density, OD）值达到 0.3～0.4 时将烧瓶取出立即冰浴 10～15min。

2）自此步骤起皆需无菌操作。将细菌转移到一个预冷的 50ml 灭菌的离心管中，4℃，4000g 离心 10min 回收细胞。弃去培养液，将管倒置于滤纸上 1min，以使最后残留的培养液流尽。

3）加入用冰预冷的 0.1mol/L CaCl$_2$ 10ml 重悬菌体，置于冰浴中 30min。4℃，4000g 离心 10min，弃去上清液，倒置于滤纸上 1min。

4）再加入 4ml 用冰预冷的 0.1mol/L CaCl$_2$ 重悬菌体（重悬时操作要轻），于 4℃冰箱中放置 12～24h，即可应用于转化。

（2）感受态细胞的冻存：如一次制备出的感受态细胞不能用完，可冻存保留：将感受态细胞分装成 400μl 一份，每份加 30% 体积的甘油保存液。置于−70℃冰箱中，低温保存可达 3 个月之久。

（3）细菌的转化

1）无菌状态下取新鲜或冻存的感受态细胞悬液 100μl 置于无菌 EP 管中。

2）将要转化的重组质粒 50～100ng 加入至感受态细胞，体积不应超过感受态细胞的 10%，轻轻旋转以混合内容物，在冰上放置 30min。

3）于 42℃中热休克 90s（不要超时），不要摇动试管，转冰浴中速冷 1～2min。

4）每管加无抗生素的普通 LB 液体培养基 400μl，置于 37℃摇床（100～150 转/分）中，温和振摇 45～60min，使细菌复苏并表达质粒的抗性基因。

5）用无菌玻璃铺菌器将 100μl 菌液铺于含 Amp（50～100μg/ml）的 LB 固体培养基；37℃平放 20min，再倒置培养 10～16h（勿超过 20h）。生长出的克隆即为转化成功的细菌。

【注意事项】

（1）在实验中应设有阳性对照（含有感受态细胞和已知量的超螺旋质粒 DNA），以估计转化效率；设立阴性对照（管内只有感受态细胞），以消除可能的污染及便于查明原因。如阴性对照出现克隆，可能原因：①感受态细胞被有抗生素抗性的菌株污染；②选择性平板失效；③选择性平板被某种具有抗生素抗性的菌株污染。如果阳性对照没有克隆长出，说明感受态细胞或转化缓冲液有问题。

（2）控制细菌生长密度在 $5×10^7$ 个/ml 左右为最佳（测量 OD_{600}，在 0.3～0.4 为宜），密度过高、不足均会使转化率下降。

（3）用于转化的质粒主要是共价闭环 DNA，转化率与外源 DNA 的浓度在一定范围内成正比。应防止杂菌和其他外源 DNA 的污染，否则会影响转化率或转入杂 DNA。

（4）所用试剂 $CaCl_2$ 等应是高纯度的，分装保存于干燥暗处。

（5）在检测 Amp 抗性时，转化菌的铺板密度应较低，培养时间不超过 20h。铺板密度过高或培养时间过长都会导致对 Amp 敏感的卫星菌落。有时选择羧苄西林，情况会有所改变，但不能彻底根除之。抗 Amp 菌落的增加与平皿上所加的细菌数的增加并无线性比例关系，这可能是因为被抗生素杀死的细胞释放生长抑制物质的缘故。

（五）质粒 DNA 的小量制备

【原理】 质粒 DNA 的小量制备是基因克隆中的常规工作，首先进行细菌培养（质粒的扩增）及菌体收集，再选择不同的提取方法快速提取质粒 DNA 后可进行各种鉴定或进一步操作。碱裂解法是基于染色体 DNA 与质粒 DNA 的变性与复性的差异而达到分离目的。在 EDTA、溶菌酶和表面活性剂存在下，经碱处理溶菌，同时在 pH 12～12.6 的碱性环境使细菌大分子染色体 DNA 氢键断裂，双链解开变性，而质粒 DNA 的超螺旋共价闭合环状的双链并不完全分离，在恢复中性 pH 并有高盐浓度存在的条件下，质粒 DNA 又呈天然构型，而细菌染色体不能复性，相互交联形成不溶性网状结构，与不稳定的大分子 RNA、蛋白质-SDS 复合物等一起，通过离心沉淀而除去。

本实验采用质粒纯化试剂盒，属于改进的 SDS 碱裂解法，结合 DNA 制备膜选择性地吸附 DNA 的方法达到快速纯化质粒 DNA 的目的。适合于从 1～4ml 细菌培养物中提取多至 20μg 高纯的质粒 DNA，用于测序、体外转录与翻译、限制酶消化、细菌转化等分子生物学实验。

【试剂】

（1）LB 培养基。

（2）氨苄西林（Amp）：50～100μg/ml，储存液为 50mg/ml。

（3）STE 溶液（pH 8）：0.1mol/L NaCl，10mmol/L Tris-HCl，1mmol/L EDTA。

（4）RNase A：50mg/ml，室温可储存 6 个月，长期储存于−20℃。

（5）细菌悬浮液（溶液 S1）。加入 RNase A 后，混合均匀，4℃储存。

（6）细菌裂解液（溶液 S2：1% SDS+0.2mol/L NaOH，pH 12），室温密闭储存。使用前，检查溶液 S2 是否出现沉淀，如有沉淀应于 37℃温浴加热溶解并冷却至室温后再使用。使用后立即盖紧瓶盖，以免空气中 CO_2 中和其中的 NaOH，降低溶菌效率。

（7）中和液（溶液 S3：3mol/L 乙酸钾，pH 4.8），室温密闭储存。

（8）洗涤液（溶液 W1），室温密闭储存。

（9）去盐液（溶液 W2）：使用前按试剂瓶上指定的体积加入无水乙醇（可用 100% 乙醇溶液或 95% 乙醇溶液），混合均匀后室温密闭储存。

（10）洗脱液：TE 缓冲液，室温密闭储存。

（11）带吸附柱的制备管（市售试剂盒配备）。

【操作步骤】

（1）挑取琼脂培养平板上的单菌落，接种至 2～5ml 含 Amp 的 LB 培养基中（或其他合适的抗生素），37℃振摇过夜（100～200 转/分，6～12h），细菌生长至对数生长后期。

（2）取菌液 1～1.5ml 培养液移至 EP 管中，4℃ 12 000g 离心 30s，弃上清液，用 1ml STE 溶液悬浮菌体沉淀，再离心回收菌体。可重复用 STE 溶液漂洗菌体，离心后弃尽上清液。

* 也可不使用 STE 溶液漂洗，取 1～4ml 菌液，12 000g 离心 1min，弃上清液。

（3）加 250μl 溶液 S1 悬浮细菌沉淀，悬浮需均匀，不应留有小的菌块。

（4）加 250μl 溶液 S2，温和并充分地上下翻转 4～6 次混合均匀使菌体充分裂解，直至形成透亮的溶液。此步骤不宜超过 5min。

（5）加 350μl 溶液 S3，温和并充分地上下翻转混合 6～8 次，12 000g 离心 10min。

* 第（4）（5）步骤中避免剧烈摇晃，否则将导致基因组 DNA 的污染。

（6）将离心后上清液转移到制备管（置于 2ml 离心管中），12 000g 离心 1min，弃滤液。

（7）将制备管放回 2ml 离心管，加 500μl 溶液 W1，12 000g 离心 1min，弃滤液。

（8）将制备管放回 2ml 离心管，加 700μl 溶液 W2，12 000g 离心 1min，弃滤液；以同样的方法再用 700μl 溶液 W2 洗涤一次。弃滤液。

* 确认在溶液 W2 中已按试剂瓶上的指定体积加入无水乙醇。

* 两次使用溶液 W2 冲洗能确保盐分被完全清除，消除对酶切反应的影响。

（9）将制备管放回 2ml 离心管中，12 000g 离心 1min。

（10）将制备管移入新的 1.5ml 离心管中，在制备管膜中央加 60～80μl 洗脱液或去离子水，室温静置 1min。12 000g 离心 1min，收集的液体即为高纯度质粒 DNA 溶液。将洗脱液或去离子水加热至 65℃，或采用同一洗脱液进行二次或三次洗脱法，将提高 DNA 洗脱效率。

（11）质粒 DNA 的定性、定量分析：紫外分光光度法分析核酸的纯度及浓度；1% 琼脂糖凝胶电泳鉴定提取质量（见实验 1.1 2. DNA 琼脂糖凝胶电泳）；或于 –20℃ 中保存待用。

【注意事项】

（1）本法制备中若不加 RNase 处理可有 RNA 存在，但不影响限制酶作用。用作快速提取鉴定时可忽略此步骤。

（2）超螺旋 DNA 长时间暴露于碱中会导致不可逆变性。由此产生的环状卷曲型 DNA 不能被限制酶切割，在琼脂糖凝胶中的迁移率大约是超螺旋 DNA 的 2 倍，用 EB 染色时着色较弱。

（3）质粒 DNA 通常存在三种分子构型：①共价闭环 DNA（covalently closed circular DNA，cccDNA），常以超螺旋形式存在；②开环 DNA（open circular DNA，ocDNA），质粒 DNA 双链有一条断裂，可自由旋转而消除张力，形成松弛的环状分子；③线状 DNA（linear DNA），质粒 DNA 双链在同一处断裂形成线性双链 DNA 分子。在凝胶电泳中，同一质粒 DNA 因结构不同可呈现不同的泳动速度，即超螺旋 DNA ＞线状 DNA ＞开环 DNA。

（4）若得率低或纯化不到质粒，主要原因可能是质粒丢失、细菌裂解或重悬不完全、洗脱效率低等。若琼脂糖凝胶中质粒条带模糊，说明质粒 DNA 降解，可能是宿主菌培养或收集时间过长引起的，也可能是纯化过程中造成，如加入溶液 S2 后裂解不完全、加入溶液 S3 后中和不完全。

（六）重组质粒 DNA 的鉴定——限制酶酶切分析

【原理】 重组质粒转化大肠埃希菌后，还需进行筛选鉴定，以挑选出含有正确插入方向的重组体。限制酶能够识别特异的 DNA 序列，并在识别位点内或附近切割双链 DNA。另外，在基因工程中获得含目的基因的 DNA 片段及提纯的环状质粒 DNA 分子有时并不能直接进行连接，必须经过酶切，凝胶电泳分离，回收基因片段及线性质粒 DNA，方可用于重组或探针标记。根据目的的不同，可采用小量酶切反应或大量酶切反应两种体系。小量酶切反应主要用于酶切鉴定。大量酶切反应主要用于制备基因片段。

【试剂】

（1）ddH$_2$O（无 DNase）。

（2）合适的限制酶（5U/μl）。

（3）10×限制酶缓冲液。

（4）质粒 DNA。

（5）30% 凝胶储存液（29% 丙烯酰胺，1% 亚甲基双丙烯酰胺）。

（6）5×TBE 缓冲液（pH 8.3）。

（7）10% 过硫酸铵（AP）。

（8）10% TEMED。

（9）DNA 分子量标准。

（10）10×凝胶上样缓冲液。

（11）1000×SYBR Green I 储存液。

【操作步骤】

（1）在一灭菌的新 EP 管中于不同点贴壁依次加入下列试剂：6μl ddH$_2$O，2μl 10×限制酶缓冲液，1μl 限制酶 1（5U/μl），1μl 限制酶 2（5U/μl），10μl 质粒 DNA（1μg）。混匀后短暂离心 5s，使管壁液滴沉至管底。

（2）于 37℃ 水浴中酶切 1～2h。

（3）反应终止的方法可有三种：①若酶切后无须进一步的酶反应时，可加入 EDTA 至终浓度 10mmol/L，通过螯合 Mg^{2+} 而终止反应，或加入 0.1% SDS，使内切酶变性以终止反应。②若 DNA 酶解后仍需进行连接、限制酶反应，可将酶切后 DNA 溶液置于 65℃ 中 20min，通过加热灭活限制酶，但此法对有些酶并不能完全失活。③用酚/氯仿抽提，然后乙醇沉淀，此法最为有效且有利于下一步 DNA 的酶学操作。

（4）安装好垂直板型电泳装置，按以下操作配制 8% 的聚丙烯酰胺凝胶（总体积 10ml）：

试剂	体积（ml）
ddH$_2$O	5.20
5×TBE 缓冲液（pH 8.3）	2.00
30% 凝胶储存液	2.68
10% AP	0.06
10% TEMED	0.06

（5）立即混匀，倒入垂直玻板之间，迅速插入点样梳，20～30min 后凝胶形成。凝胶完全凝固后，加入 1×TBE 缓冲液，小心取出点样梳，用缓冲液冲洗样品孔。

（6）将酶切后的质粒 DNA 溶液加入 1/9 体积 10×上样缓冲液，1/9 体积 SYBR Green I 稀释液（100×）混匀，室温避光放置 15min 后上样（一般加样量 5～10μl）。

（7）接通电源，以 5V/cm 的电压进行电泳。

（8）当溴酚蓝到达距离凝胶底部 1cm 位置时，关闭电源。小心剥出凝胶，紫外线灯下观察 DNA 条带。

【注意事项】

（1）ddH₂O 为可变体积，典型的反应是 20μl 总体积中含 0.2～1μg DNA。酶解 1μg 以上的 DNA，可按上述标准体系的比例进行放大。

（2）每次取酶必须使用新的灭菌吸管，质粒 DNA 要最后加入，以防试剂交叉污染。

（3）大多数限制酶均加 50% 甘油缓冲液置于-20℃中保存。酶解反应中甘油浓度超过 5% 会抑制限制酶活性，因此加酶量应准确限制小于总体积的 1/10。

（4）电泳前仔细冲洗样品孔，去除可能残留的未聚合的凝胶溶液，使 DNA 条带更清晰。

（5）上样体积不能太大，否则 DNA 区带变宽，影响分辨率。

（6）凝胶以 1×TBE 缓冲液及低电压（1～8V/cm）电泳，同时凝胶应尽可能薄，以防电泳时产热过大，引起 DNA 变形，导致出现"微笑"DNA 区带。

【思考题】

（1）如何进行重组 DNA 的筛选和鉴定？

（2）对某一感兴趣的真核基因进行工程菌的表达与分离纯化之前通常先进行重组克隆载体的构建，请说明在设计分子克隆的实验方案时应考虑的主要问题。

实验 5.2　工程菌外源融合蛋白的诱导表达、分离纯化及鉴定

【原理】　提高外源基因表达水平的基本手段之一是将宿主菌的生长与外源基因的表达分为两个阶段，以减轻宿主菌的负荷。常用的有温度诱导和药物诱导。含 *lac* 或 *tac* 启动子的表达载体（如 pGEX 载体）可加入异丙基硫代-β-*D*-半乳糖苷（isopropylthio-β-*D*-galactoside, IPTG）进行诱导。如将 *lac* I 基因克隆至含 tac 启动子的表达质粒中，宿主菌大量生长时，*lac* I 产生的阻遏蛋白与 *lac* 操纵基因结合，阻碍外源基因的转录及表达，当加入诱导物 IPTG 时，阻遏蛋白不能与操纵基因结合，则外源基因大量转录并高效表达。

以 pGEX 载体为例，其可用于表达和纯化多肽（包括短肽），或用于构建 cDNA 表达文库。每个 pGEX 载体都有一个编码谷胱甘肽硫转移酶（glutathione S-transferase, GST）的可读框，其后有单一限制酶位点（*Bam*HI、*Sma* I、*Eco*RI）及三个阅读框的终止密码子。在本实验中，用含目的基因的 pGEX 载体转化大肠埃希菌感受态细胞，诱导阳性转化菌中 GST 融合蛋白表达，并以蛋白质印迹法检测 GST 融合蛋白表达情况。再进一步以亲和层析纯化 GST 融合蛋白，最后以 SDS-PAGE 鉴定 GST 融合蛋白的纯度。

亲和层析将一对能可逆结合和解离的生物分子的一方作为配基，与具有大孔径、亲水性的固相载体相偶联，制成专一的亲和吸附剂，当被分离物随着流动相经过亲和吸附剂时，亲和吸附剂上的配基就选择性地吸附待分离物质，通过解吸附使待分离物质得以纯化。亲和层析纯化过程简单、迅速，且分离效率高，对分离含量极少又不稳定的活性物质尤为有效。缺点是必须针对某一分离对象，制备专一的配基，成本较高，应用范围受到了一定的限制。本实验根据谷胱甘肽（glutathione, Glu）与 GST 之间具有特异性的亲和力，将含 GST 融合蛋白的混合菌体蛋白与谷胱甘肽-琼脂糖珠（Glu-agarose bead）孵育，琼脂糖珠手臂上的 Glu 可以与 GST 融合蛋白特异性结合，通过洗脱除去不能与琼脂糖珠结合的杂蛋白，获得与琼脂糖珠结合的 GST 融合蛋白。进一步使用还原型谷胱甘肽（GSH）洗脱时，将竞争 GST 上的结合位点而将 GST 融合蛋白洗脱下来，从而获得纯化的 GST 融合蛋白。

【试剂】

（1）LB 培养基：配制见实验 5.1-（四）感受态细胞的制备及重组质粒的转化。

（2）IPTG 储存液（1mol/L）：2.38g IPTG 溶于 ddH₂O 中定容至 10ml，0.22μm 滤膜过滤除菌，

分装后于-20℃中保存。

（3）蛋白质印迹法（详见实验 3.2），采用抗 GST 抗体（1∶1000）。

（4）细胞裂解液：50mmol/L Tris-HCl（pH 8），1mmol/L EDTA，100mmol/L NaCl。取 1mol/L pH8.0 Tris-HCl 20ml，0.5mol/L EDTA 0.2ml，0.585g NaCl 加水定容至 100ml。

（5）PBS 漂洗液（pH 7.4）：8g NaCl，0.2g KCl，1.44g Na_2HPO_4，0.24g KH_2PO_4，加水溶解并定容至 1L。

（6）溶菌酶：10mg/ml，用 10mmol/L Tris-HCl（pH 8）新鲜配制。

（7）50% 谷胱甘肽-琼脂糖珠悬液。

（8）GSH 溶液（pH 7.5）：50mmol/L Tris-HCl（pH 8.0）含 5mmol/L GSH（新鲜配制）。

（9）SDS-PAGE 试剂见实验 3.2。

（10）考马斯亮蓝染色液：称取 0.25g 考马斯亮蓝 R-250，用脱色液溶解后定容至 100ml。

（11）脱色液：甲醇 400ml，蒸馏水 500ml，冰醋酸 100ml。

【操作步骤】

（1）重组蛋白质的诱导表达与鉴定

1）含目的基因的 pGEX 载体转化 DH5α 菌株，经表型筛选及 DNA 鉴定出转化成功的含重组子的菌落。

2）挑取单菌落置 3～5ml 含 Amp 的 LB 培养液中，37℃振摇培养过夜。次日取菌液 0.1ml 接种至含 Amp 的 LB 培养基 40ml 中，37℃剧烈摇动（200～300g，2～3h），待 600nm 处的光密度值（OD_{600}）达 0.3～0.4 时加 IPTG 至终浓度为 1mmol/L，继续培养 3～5h。同时可设含空载质粒的菌株为对照。

3）取 IPTG 诱导前后的培养液各 0.5ml，10 000g 离心 1min，收集菌体沉淀，分别加入 ddH_2O 和 2×SDS-PAGE 上样缓冲液各 100μl 重悬沉淀，100℃煮沸 5min，离心后上样，SDS-PAGE 鉴定重组蛋白质诱导前后的表达水平（见实验 3.2）。

4）染色、脱色：电泳结束后，小心剥出凝胶，置一平皿内，加考马斯亮蓝染色液浸泡至少 1h 或过夜；再将凝胶浸于脱色液中，每隔 2h 换一次脱色液，直到背景无色、蛋白质条带清晰为止。若采用商品化的快染液，只需染色 10～15min，无须脱色。

（2）诱导表达蛋白的特异性鉴定：若 IPTG 诱导前后融合蛋白的表达量有显著差异，说明诱导成功，可采用蛋白质印迹法鉴定诱导后的融合蛋白（抗原性）（详见实验 3.2）。

（3）亲和层析法纯化融合蛋白及鉴定

1）在诱导后细菌沉淀的 EP 管中加入 500μl 的细胞裂解液悬浮细菌后，加入 50μl 溶菌酶溶液，37℃颠倒振摇 30～60min，直至管内液体变得清亮，10 000g 离心 5min 后，收集上清液，留存沉淀和 10μl 上清液备用。

2）分别在沉淀和 10μl 上清液中加入 2×SDS-PAGE 上样缓冲液（体积分别为 100μl、10μl），混匀后 100℃煮沸 5min，离心后上样进行 SDS-PAGE（详见实验 3.2），以鉴别诱导表达的融合蛋白的可溶性。

3）若沉淀中有大量融合蛋白，说明存在包涵体，可以离心收集后再进一步纯化；若上清液中有较多融合蛋白，说明目的蛋白的可溶性较好，适于采用亲和层析法。将步骤 1）收集的上清液直接加入含 50μl 50% 谷胱甘肽-琼脂糖珠的 EP 管中，混匀管内液体，温和振摇反应 5min 后，2000g 离心 1min，然后小心去除琼脂糖珠上方的上清液。

4）在 EP 管中加入预冷的 PBS 漂洗液 1ml 重悬琼脂糖珠，2000g 离心 1min，小心去除上清液，重复用 PBS 漂洗琼脂糖珠 8 次以上，最后一次 5000g 离心 2min。最后将琼脂糖珠上方的溶液尽量吸干净，注意操作中尽量避免琼脂糖珠被溶液带走。

5）在收集的琼脂糖珠中加入 20μl GSH 溶液重悬琼脂糖珠（注意不要颠倒 EP 管，以免琼脂糖珠粘在管壁上），室温反应 5min 后，5000g 离心 1min 后收集上清液（即纯化的 GST 融合蛋白）

至一新 EP 管中（回收含有珠子的 EP 管）。

6）可用 BCA 法测定蛋白浓度，测量上清液的 A_{280} 也可估计融合蛋白产量，对 GST 融合蛋白来说，$A_{280}=1$ 相当于蛋白质浓度为 0.5mg/ml。

7）在含 GST 融合蛋白的上清液中加入 2×SDS-PAGE 上样缓冲液 20μl，混匀后 100℃煮沸 5min，离心后上样进行 SDS-PAGE（详见实验 3.2），染色、脱色同上。

【注意事项】

（1）不同的表达质粒，因启动子不同，诱导表达方法并不完全相同，要根据具体情况而定。如果表达载体的原核启动子为 PL 启动子，则采用温度诱导，于 30～32℃培养数小时，使培养液的 OD_{600} 达 0.4～0.6，迅速使温度升至 42℃，继续培养 3～5h。

（2）要温和裂解细菌，剧烈的操作可能改变 GST 部分的构象，从而影响 GST 融合蛋白与琼脂糖珠的结合。

（3）谷胱甘肽-琼脂糖珠颗粒细小，离心后形成的沉淀较松散，用 PBS 漂洗琼脂糖珠时要避免吸头将琼脂糖珠随溶液一同吸出，造成样品损失。

（4）若测定纯化 GST 融合蛋白的分子量，可用凝胶的前沿或迁移距离最大的标准蛋白为参考点，计算每种标准蛋白的相对迁移率（relative mobility, RM）：

$$RM=\frac{蛋白质从原点迁移的距离}{从原点到参考点的距离}$$

以 RM 值为横坐标、标准蛋白质分子量为纵坐标在半对数纸上作图，即为蛋白质分子量标准曲线。计算出 GST 融合蛋白的相对迁移率，查标准曲线便可知其分子量。

【思考题】

（1）基因工程中进行外源蛋白表达时采用融合蛋白的表达方式有哪些优缺点？

（2）SDS-PAGE 在本实验中的用途有哪些？

（喻　红　张晓晶）

第二篇　细胞培养技术及应用

组织培养（tissue culture）是将生物活组织、细胞和器官置于模拟的体内生理环境中使之生长和繁殖，以用于科学研究和实际生产的应用技术，具有高度的独立性和广泛的适用性。培养物如果是自活体分离的细胞，称为细胞培养（cell culture）；如果是器官原基、器官或器官的一部分，则为器官培养（organ culture）。由于培养细胞的生命活动与其在体内的一样，是相互依存的，并呈现一定的组织特性，因此，组织培养与细胞培养并无严格区别。

组织培养技术在医学和生物学领域中的用途极为广泛，它能用于观察研究正常细胞的结构和功能，生命的基本形式和活动规律。细胞培养推动细胞生物学、组织胚胎学、遗传学、免疫学、生物化学与分子生物学等基础学科的发展。例如，组织培养技术为研究细胞遗传学提供了最便利和最有效的材料和方法，为分子生物学、分子遗传学和基因工程提供了大量的细胞 DNA、细胞 RNA、细胞蛋白质；细胞培养也是用于现代生物制药的重要技术，如生产重组蛋白质、抗病毒疫苗、制备单克隆抗体等。

第六章　细胞培养基本技术

细胞培养是在组织培养基础上发展起来，在体外经酶学、机械或化学的方法将组织中的细胞分散铺展在培养瓶或培养皿上，或悬浮生长于培养基中，给予与体内相似的培养环境，使细胞生长、繁殖并传代的技术。培养的合适环境包括培养温度、细胞生长附着物或支持物性质、培养液的营养成分和激素浓度、细胞间相互作用等是细胞表现特定功能的基础。此外，培养过程中避免微生物污染一直是细胞培养的重要注意事项。

第一节　细胞培养的基本条件

一、培养室设计及设备配置

（一）培养室设计要求

组织培养的工作环境和条件必须保证无微生物污染并且不受其他有害因素的影响，因此组织培养室要求环境清洁、空气清新、干燥和无烟尘，尤其是要保证无菌环境及无菌操作。组织培养室需要设立密闭的无菌操作室，层高小于 2.5m，以保证紫外线消毒的有效性，紫外线消毒后产生臭氧，在室内上方尽可能安装空气净风机，并配有净化工作台、倒置显微镜、细胞培养箱等设备，进行具体实验操作和组织细胞的观察活动。无菌室的外间还需设立更衣间、缓冲间和操作间。更衣间用于更换工作服、鞋、帽、口罩、手套等。缓冲间可同时和几个操作间相通。操作间用以进行一些简单操作，保持无菌环境，设有恒温培养箱和小型离心机等。另可设立相对分隔的清洗和准备区，进行培养器皿的洗刷、酸泡、消毒、蒸馏水的制备等；清洗区应与其他室或区分开，以免受潮湿和酸液蒸气的影响；准备区主要放置冰箱、干热箱、液氮容器等，环境也须清洁。

（二）组织细胞培养室必备设备及常用装置

1. 超净工作台/生物安全柜　也称净化工作台，是当前国内外最普遍应用的无菌操作装置。内设鼓风机可驱动空气通过密度不同的滤垫微孔净化后，滤掉细菌、病毒等微生物；还配有紫外线灯同时进行消毒。净化工作台按气流方向分为不同类型：侧流式即净化后气流由左右侧向通过台面；直流式为气流上下方向流动；外流式的气流迎操作者向外流动。前两类能形成气流屏障保持台面无菌，但由于净化气流和外界气体交界处形成负压，可能混入未净化气体，发生污染。外流式的优点是外方气流不易混入，缺点是在做有害实验时，会对工作者健康不利，因此须用有机玻璃把上半部遮蔽，让气流从下方通过。

2. 细胞培养箱 体外培养细胞需要与体内细胞一样的环境条件，适宜的温度和pH。常用的培养箱为 CO_2 细胞培养箱，其箱体内形成一个类似生物体内组织或细胞的生长环境，可对组织或细胞进行体外培养。恒温装置使箱内温度稳定在37℃；连接 CO_2 钢瓶，通过传感器检测并稳定 CO_2 的水平在5%，可使培养液维持稳定的pH（pH 7.2～7.4）；通过增湿盘的蒸发作用维持相对饱和湿度95%，以利于组织或细胞的生存，保证培养箱体内的生物清洁度以免受到污染，需要定期进行清洁消毒，CO_2 细胞培养箱一般带有紫外线灯、高效滤器或自动高温热空气杀菌装置。厌氧培养箱适用于需要无氧环境培养细胞。

3. 倒置显微镜 倒置显微镜的物镜在载物台之下，照明系统在载物台之上，用以观察培养组织或细胞的生长状态、是否有细菌污染等，以便及时做出各种处理，如传代培养、更换培养基等。还可配备长焦距相差装置和摄像装置，或荧光倒置显微镜。

4. 细胞自动计数仪或细胞计数板 培养细胞需进行细胞计数或活性观察，常用的细胞计数板操作简便，条件好的实验室多用自动计数的电子细胞计数仪，适用于快速准确大样本数据分析，如细胞生长曲线的实验。

5. 高压蒸汽消毒装置 直接或间接与细胞接触的物品均需消毒灭菌处理。高压蒸汽灭菌因灭菌效果好而被广泛应用。一般实验室配置一台轻便的高压蒸汽装置即可满足细胞培养的需要。国产小型手提式高压蒸汽灭菌装置实用性强、轻巧、价格便宜，但在使用时需有人看管。目前高压蒸汽灭菌装置可预设消毒条件并自动关闭，方便高效。

6. 电热鼓风干燥箱 电热鼓风干燥箱的温度可达160℃及以上，用于烘干玻璃器皿和金属器械，干燥2h以上能发挥干热消毒的作用。开机使用时需注意鼓风与升温同时开始，但温度达到100℃以上时可停止鼓风。如果先升温后开启鼓风，会导致局部温度不均，引起玻璃器皿的破裂，甚至意外失火。干燥室的散热板不能放置物品，内部物品不宜过多拥挤，以免影响热空气对流，也不能堵住风道及排气孔。使用结束后要当温度自然降到100℃以下时才能打开箱门，以避免玻璃器皿骤冷破裂。电热干燥箱不能用于塑料制品、橡胶等的消毒和干燥。

此外，培养细胞还需要冰箱用于储存各种细胞培养溶液；离心机分离细胞，制备细胞悬液；恒温水浴箱用以预热相关溶液到37℃，或复苏细胞；其他设备还包括0.2～0.3μm微孔滤膜的除菌滤器、液氮贮存器、pH计、微量移液器、电动移液器等。

二、细胞培养器皿和附着物

大多数离体培养的动物细胞在人工附着物上单层生长，附着物带有适合细胞附着或者至少带有附着因子吸附的合适电荷。促进细胞的附着和铺展生长。而悬浮生长的细胞可培养在未经附着因子处理的无菌培养器皿中。

（一）培养器皿

体外细胞培养器皿包括培养瓶、培养皿和培养板等，其材质主要有玻璃和塑料。

1. 玻璃器皿 由无毒、透明度好的中性硬度玻璃制成，玻璃表面具有亲水性，适合细胞的贴附生长，同时玻璃透明度好，便于观察细胞状态。玻璃器皿可以洗涤后反复使用，但用强碱如NaOH处理后，需用酸中和才可使用。

玻璃培养瓶的瓶壁透明度高，厚薄均匀平整，瓶的口径不低于1cm，瓶盖常为螺旋盖，适合封闭式培养，也适合开放或半开放培养，容量规格有15ml、25ml、75ml、100ml、200ml、275ml等。培养皿适用于培养、分离和处理组织，单细胞分离培养及繁殖等，常用规格根据直径分为3.5cm、

5cm、6cm、9cm 和 10cm。可根据需要的细胞产量选择合适规格的培养器皿。

2. 塑料器皿 塑料器皿的材质必须透明光滑无毒，并利于细胞生长。常用有聚苯乙烯，其透光性好、强度大、易塑性强。聚苯乙烯制成培养瓶皿后，需经过 γ 射线照射、化学处理或电离辐射处理，使其表面带有电荷而具有疏水性。聚苯乙烯培养瓶可用于培养正常细胞、无限生长细胞、转化细胞和肿瘤细胞等。市售一般都是包装好的一次性无菌商品。塑料器皿也有培养瓶和培养皿，规格与玻璃器皿相同。此外，常用的还有多孔塑料培养板，由具有数个圆孔的底板和盖板两部分组成，规格包括 6 孔、12 孔、24 孔和 96 孔，适用于单细胞克隆、生长曲线测定、药物测试筛选、细胞毒性试验等检测。

细胞培养还需要液体储存瓶、吸管、移液管和离心管等，其材质包括玻璃或者塑料。细胞培养还需准备取材剪切组织需要的各种器械，主要是金属材质的解剖刀、各种手术剪和镊子等。

（二）人工附着物

细胞密度较低时，培养细胞生存率降低，培养器皿附着面的预处理为细胞生长提供滋养面，提高细胞附着率并促进细胞生长。

1. 多聚赖氨酸 在血清浓度较低的条件下培养细胞，必须用 1mg/ml 的多聚赖氨酸包被塑料培养器皿，以提高细胞贴壁率。

2. 胶原 富含氨基酸，胶原处理后的培养器皿有效提高特殊类型细胞（如上皮细胞）的附着率，促使细胞贴壁生长，也是细胞功能分化所必需条件，目前使用最广泛的是鼠尾胶原，其他还有纤维蛋白胶原、血浆胶原等。

3. 细胞外基质（extracellular matrix, ECM） 由细胞分泌到细胞外间质的大分子混合物，可作为一种非活性的表面覆盖物，主要包含胶原蛋白、非胶原蛋白、弹性蛋白、蛋白聚糖与氨基聚糖，构成上皮或内皮细胞的基底膜。体内细胞的分化等功能与 ECM 有密切关系，离体培养细胞对 ECM 仍有依存性，应用适应性的 ECM（如上皮细胞对胶原）能诱导细胞特性的表达，还可以为细胞间相互作用提供优化的环境，如细胞运动性、肿瘤细胞的侵袭转移能力。ECM 对细胞贴附、分化、生长和增殖等都有重要作用。

4. 饲养层 一些低细胞密度下难培养的细胞可利用活细胞维持生长，即饲养层细胞也称滋养细胞，用成纤维细胞或其他细胞生长成单层后，用大剂量射线照射，使细胞失去增殖能力但具有生命代谢活力。可将其他细胞接种于其上，利用饲养层细胞的代谢产物进行生长繁殖。

5. 微载体 一种三维基质，由聚丙乙烯、交联葡聚糖、聚丙烯酰胺、胶原或明胶制成的小球体，其附着面大，有利于大量繁殖细胞。

三、实验器材的清洗与消毒

组织细胞培养需要用到很多器材，如玻璃器皿、金属器械、塑料制品、橡胶制品等。由于体外培养要求无菌环境，因此培养所用器材的清洗、消毒和灭菌处理是否彻底直接影响培养细胞能否顺利生长及繁殖。

（一）清洗

为了清除器皿上的杂质、微生物及其他对细胞生长不利的物质，所有培养器皿均要求进行严格、及时、彻底清洗。不同材质的器材，其清洗方法也不同。

1. 玻璃器皿 可进行如下几步处理。①浸泡：新的器皿表面常呈碱性，应先用自来水简单冲洗后浸入稀盐酸溶液中浸泡过夜进行中和，之后流水冲洗并用蒸馏水浸泡。使用后的玻璃器皿立即浸入水中以免杂质干涸附着在其表面难以洗掉。浸泡时液体应没过器皿，器皿内部不能有气泡。②刷洗：使用软毛刷蘸取洗涤剂或洗衣粉，反复刷洗去除器皿内外表面杂质，再用自来水冲洗，倒置晾干。污染的器皿先用消毒液清洗。一些不能用毛刷刷洗的玻璃制品如毛细管用清水冲洗晾干后直接浸酸。③浸酸：将玻璃器皿浸泡到由重铬酸钾、浓硫酸和蒸馏水配制的酸液中，利用强氧化作用清除器皿表面可能残留的杂质，时间不少于 6h。新配制的酸液呈棕红色，多次使用后颜色会变暗、发绿或混浊，应重新配制。④漂洗：自来水反复彻底冲洗除去酸液，否则对细胞生长不利。每件器皿内充满水然后倒空至少 10 次，再用去离子水冲洗 2～3 次，晾干包装备用。

2. 金属器械 应先擦去表面污物，自来水冲洗后，洗衣粉溶液中煮沸，或用 1% 碳酸氢钠煮沸 15min，擦干后用 95% 乙醇纱布擦拭、晾干，包装后高压灭菌备用。

3. 塑料制品 应立即用清水浸泡或用流水冲洗，以免杂质干涸附着于其表面。清洗晾干后，于 2% NaOH 溶液浸泡过夜，流水冲洗，再经 1% 稀盐酸浸泡 30min。用双蒸水漂洗 3 次以上，晾干。因塑料制品质地较软，不宜用软毛刷刷洗，否则会出现划痕影响细胞贴附性；对于培养要求高的细胞最好使用一次性无菌塑料制品。

4. 橡胶制品 新的橡胶制品用流水冲洗以除去表面粉粒和污物，依次用 0.5mol/L NaOH 煮沸 15min，流水冲洗 8 次，0.5mol/L HCl 煮沸 15min，流水冲洗，蒸馏水煮沸 20min，晾干后包装备用。使用后的橡胶制品应及时浸泡在清水中，刷洗后再进行常规洗涤。

（二）消毒与灭菌

为便于消毒和储存，细胞培养用品经清洗、晾干后要进行及时的严密包装。根据需要消毒灭菌器材的不同，采用不同的消毒灭菌方法。目前主要包括物理消毒和化学消毒。

1. 物理消毒

（1）湿热消毒法：包括高温高压蒸汽灭菌法和煮沸消毒法。高温高压蒸汽灭菌使蛋白质凝固变性而达到杀灭微生物的作用，为保证灭菌效果，蒸汽灭菌器内的待消毒物品不应放置过满，以保证气体流通，保证导气管通畅且伸至罐底。加热升压之前需打开排气阀门使残留冷空气排出，再关闭排气阀门开启升压模式。不同物品消毒的压力和时间不同，一般玻璃器皿、金属器皿、纱布等布类消毒为 667.83kPa×20min，液体消毒为 667.83kPa×15min，橡胶制品消毒为 445.22kPa×10min。消毒完毕后必须先打开排气阀门放气，再打开消毒器的盖子。煮沸消毒法主要用于注射器等器具的快速消毒，但湿度过大，影响后续操作。

（2）干热消毒法：一般是使用烤箱对耐高温高压的器皿，如玻璃器皿进行消毒的方式，有良好的穿透力。灭菌时根据不同的物品选择不同的温度和时间。金属器械、玻璃器皿等采用 121℃×（15～30）min；常规培养用液 121℃×15min；塑料橡胶制品为 115℃×10min。从灭菌容器内取出的消毒物品应立即放入烤箱内烘干，以免潮湿的表面被微生物污染。烤箱加热到 160℃烘烤 90～120min，也可杀死细菌，主要用于玻璃器皿的消毒。

（3）紫外线消毒：紫外线照射是目前各实验室对空气、操作台面以及一些塑料器皿进行消毒的常用方法。使用时紫外线灯与地面的距离不能高于 2.5m，紫外线照射工作台面的距离不应超过 1.5m，照射时间应为 30min 左右。消毒时物品不能相互遮挡，照射不到的地方无法进行消毒。紫外线消毒缺点是会产生臭氧，污染空气。另外，紫外线照射对皮肤、眼睛有损害，且能杀灭培养的细胞，因此不能在实验操作中打开紫外线灯照射。

（4）过滤除菌消毒法：组织培养过程中血清、培养基、酶及其他具有生物活性的试剂，遇热容易变性而失效，故采用过滤除菌法，即将试剂通过微孔薄膜过滤，大于孔径的细菌等微生物颗粒不能通过，从而达到除菌目的。滤膜是一种一次性的特制混合纤维素酯，适用于各种培养试剂的过滤除菌。微孔滤膜孔径为 0.22μm，能有效除去细菌。目前常用的过滤器有 Zeiss 滤器、玻璃滤器、微孔滤膜滤器。其中微孔滤膜过滤器速度快，分为加压式和抽滤式两种方式，加压式效果好，使用方便，易清洗，应用更为广泛。

2. 化学消毒 化学消毒剂能使微生物体内的蛋白质变性，使细菌无法生长，或者增加菌体胞膜通透性而导致细胞破裂或溶解，最终实现杀灭微生物的目的。常用的化学消毒剂包括甲醛、戊二醛、乙醇、高锰酸钾、新洁尔灭等。

（1）甲醛（formaldehyde）：是一种广谱杀菌剂，杀菌效果好，价格便宜，缺点是穿透能力差、腐蚀性强、对人有强烈的刺激性和潜在的致癌作用。但目前国内大多实验室仍常用于无菌室内空气、地面及物品表面的消毒。其消毒方法包括：①甲醛气体熏蒸法，即将白色粉末状多聚甲醛加热至 150℃ 以上产生大量甲醛气体，多聚甲醛用量为 $12\sim20g/m^2$，作用 $12\sim24h$ 即可。但甲醛的消毒效果受温度和湿度的影响，一般室温 18~20℃、相对湿度 70%~90% 时消毒效果最佳。甲醛气体消毒时须密封培养室，以保证杀菌效果并防止外逸气体对人体造成损伤。② 2% 甲醛溶液 $13ml/100m^2$ 的用量可用于地面消毒。③ 40% 甲醛溶液加热蒸发作用 $12\sim24h$，用量为 $25ml/m^2$，加入适量的高锰酸钾或漂白粉，效果更好。4%~8% 甲醛溶液及 8% 甲醛乙醇溶液也可用于器皿浸泡灭菌。

（2）戊二醛（glutaraldehyde）：也是一种广谱高效灭菌消毒剂，其杀菌机制是与微生物体内酶的氨基反应，阻碍其新陈代谢。戊二醛毒性低、对金属腐蚀性小、使用安全。2% 碱性戊二醛的灭菌效果最好，有效期为 2 周，使用温度不超过 45℃。配制方法为 2% 戊二醛溶液加入 0.3% 碳酸氢钠溶液，并将溶液 pH 调至 7.5~8.5 即可。可用于浸泡金属器械、橡皮管（塞）、塑料管等，作用 20min 可发挥消毒作用，浸泡 4~10h 可达灭菌效果。

（3）乙醇（ethanol）：是最常用的消毒剂之一，可使蛋白质脱水变性，同时破坏致病菌的细胞壁，进而影响微生物酶系统，阻碍细菌生长。但乙醇不能杀灭芽孢，仅抑制其生长。乙醇主要用于操作者的皮肤、操作台面、金属器械及无菌室内壁等表面消毒处理。乙醇浓度为 70%~80% 时效果最好，浓度太高（≥95%）会使菌体表层形成保护膜，不能彻底杀死细菌。乙醇易挥发，消毒能力会随浓度降低而降低。另外，有机物也会影响乙醇的杀菌能力，故不适用于消毒有机物污染的物品。

（4）高锰酸钾：是一种强氧化剂，主要用于对玻璃器皿的浸泡消毒。0.5%~1% 的高锰酸钾溶液浸泡 5min 可杀死大多数细菌，5% 高锰酸钾溶液作用 1h 内就可杀死细菌芽孢。高锰酸钾在酸性溶液中杀菌作用加强，如 1% 高锰酸钾溶液加入 1% 盐酸溶液在 30min 内即可杀灭细菌芽孢，但对真菌作用效果较差。

（5）新洁尔灭：该成分苯扎溴铵（bromo geramine）为淡黄色胶状液体，对革兰氏阳性菌作用效果强且迅速，但对革兰氏阴性菌的杀菌力稍弱，不能杀灭病毒和细菌芽孢。由于毒性低，无刺激性，可用 0.1%~0.25% 苯扎溴铵溶液进行皮肤表面消毒，也可用于金属器械、器皿、超净工作台面的擦拭消毒和无菌室地面消毒。

3. 消毒方式　根据具体情况可选择不同的消毒方式。实验室环境的消毒可以用紫外线消毒法，同时实验室地面可以用新洁尔灭处理，实验台面和桌椅等可用消毒剂如乙醇擦拭。培养器械可用干热或湿热消毒，或者根据材质的不同选择最合适的方式。培养用的液体不能采用高压蒸汽消毒，一般使用过滤的方法除菌。

四、细胞培养环境

体外培养细胞需要模拟细胞在体内的微环境，使细胞能够生长繁殖维持天然的结构与功能，因此培养环境除了需要无菌之外，对温度、气体环境等也需要严格控制。

1. 无菌环境　培养环境的无菌无毒是保证培养细胞生存的首要条件。体外培养的细胞对微生物和有毒物质的防御能力非常弱，一旦微生物污染或者培养基中细胞代谢产物大量积累，即可导致细胞生长受限甚至细胞死亡。因此进行培养过程中，保持细胞生存环境无任何污染源，及时更换培养基以清除代谢物等，是维持细胞生存的基本必要条件。

2. 温度　人和哺乳动物培养细胞标准温度为 36.5℃ ±0.5℃，偏离这一温度范围，细胞的正常代谢会受到影响，甚至死亡。培养细胞对低温的耐受力比对高温强。温度不超过 39℃ 时，细胞代谢强度与温度成正比；高于 39℃，细胞会不同程度受损甚至死亡。相反，温度不低于 0℃ 时，温度降低会减缓细胞代谢，恢复到 37℃，培养细胞仍能继续正常生长；温度降至冰点以下时，细胞可因胞质结冰受损而死亡。

3. pH　大多数细胞的适宜 pH 为 7.2～7.4，偏离此范围对细胞将产生有害的影响。但各种细胞对 pH 的要求不完全相同，原代培养细胞一般对 pH 的变动耐受差，永生性细胞系和恶性肿瘤细胞系耐受强。但总的来说，细胞耐酸性比碱性大一些，在偏酸性环境中更利于生长。

细胞在生长过程中随细胞数量的增多和代谢活动的加强，不断释放 CO_2，可导致培养基变酸。为维持培养液的恒定 pH，最常用为细胞培养基中加缓冲剂的方法。$NaHCO_3$ 可供给 CO_2，但 CO_2 易于逸出，故只适用于封闭式培养。Hank 平衡盐溶液中含有低浓度的 $NaHCO_3$，当打开培养瓶时，CO_2 能迅速逸出，培养液 pH 变碱而导致酚红指示剂变紫红。细胞在碱性环境中时间过长可使细胞碱中毒，因此在开放式培养时，需放在含有 5% CO_2 的气体环境中培养。HEPES 在 pH 7.2～7.6 范围内缓冲能力较强，对细胞无毒，能防止 pH 迅速变动，在开放培养或活细胞观察时能维持培养液较恒定的 pH。

4. 气体　是细胞生存的必要条件之一，所需气体主要有氧气和 CO_2。生物氧化需要氧气，产生能量供给细胞生长、增殖和合成各种所需养分。有一些细胞在缺氧情况下通过糖酵解获取能量，但多数细胞在缺氧条件下死亡。培养环境中氧气分压超过大气中氧含量时对细胞能产生毒害作用。封闭式单层细胞培养的氧气分压为 1995～89 975Pa，而开放培养时（培养皿或培养瓶松盖培养），一般要把细胞置于 95% 空气加 5% CO_2 混合气体环境中。CO_2 既是细胞代谢产物，也是细胞所需成分，还能调节培养基的 pH。

5. 渗透压　培养细胞需要保持与体内环境相似的渗透压，可以通过调节培养液中的无机盐离子种类和浓度来控制培养液的渗透压。人血浆渗透压为 280～290mOsm/kg，为培养细胞的理想渗透压。对大多数细胞来说，渗透压在 260～320mOsm/kg 范围都适宜。

五、培　养　基

培养基是供给细胞营养和保证细胞生长增殖的物质，是细胞的生存环境。培养基的种类很多，按其物质状态分为半固体培养基（如软琼脂培养基）和液体培养基两类；按其来源分为天然培养基、合成培养基和无血清培养基。细胞培养除了需要平衡盐溶液，还需要糖、氨基酸、维生素等营养成分。

（一）培养基的基本成分

1. 葡萄糖　培养的细胞可以利用培养基中的碳水化合物，如葡萄糖，以提供细胞生长的能量，也可参与蛋白质和核酸合成。各种糖的利用取决于它们进入细胞中的能力，其中葡萄糖最强，半乳糖最低。

2. 氨基酸　培养细胞需要以下 12 种必需氨基酸，即精氨酸、半胱氨酸（或胱氨酸）、异亮氨酸、亮氨酸、赖氨酸、甲硫氨酸、苯丙氨酸、苏氨酸、色氨酸、组氨酸、酪氨酸和缬氨酸。这些氨基酸是细胞自身不能合成，但需要用其合成蛋白质，因此必须从培养基中获取。其中胱氨酸和酪氨酸对于不同细胞系的需求量不同。谷氨酰胺能促进各种氨基酸进入细胞膜，是细胞合成核酸和蛋白质所必需，在缺少谷氨酰胺时，细胞表现出生长不良甚至死亡，因此所有培养细胞都需要谷氨酰胺。最近的研究表明，在细胞培养液中的谷氨酰胺还可作为碳源，提供细胞生长代谢所需的能量。谷氨酰胺的使用浓度为 2mmol/L，可配制为 100 倍的浓缩储存液过滤除菌分装于 −20℃中保存。由于谷氨酰胺溶液不稳定、易降解，可使用二肽谷氨酰胺溶液进行替代。

3. 维生素　水溶性维生素包括 B 族维生素、维生素 C、生物素、叶酸、烟酰胺、泛酸等，以及脂溶性维生素（A、D、E、K）在很多常用培养基中已成为必需成分。细胞生长代谢中大多数的酶、辅酶需要依赖维生素发挥活性，因此维生素是细胞生长的重要活性物质。例如，生物素参与糖代谢和脂肪酸合成，维生素 C 对具有合成胶原能力的细胞尤为重要。

4. 无机离子 培养基含有平衡盐溶液的钾、钠、钙、镁、氮和磷等基本元素外，培养基还应含有微量元素，如铁、锌、硒、铜、锰、钼、钒等。无机离子构成细胞的组成成分，还可调节培养基的渗透压，维持细胞内外离子梯度和氧化还原电位。无机离子还可作为酶的辅基或者构成某些蛋白质的活性中心，参与细胞代谢调节。

5. 抗生素 细胞培养基中加入适量的抗生素可以防止微生物污染，有时也作为微生物轻度污染时对培养细胞的挽救措施。常用的有青霉素、链霉素、卡那霉素等，其中青霉素一般使用浓度为 100U/ml，链霉素为 100μg/ml。

（二）天然培养基

天然培养基是指从动物体液或从动物组织分离提取的溶液，如血清、组织和胚胎提取液、水解乳蛋白和胶原等。其特点是含有丰富的促进细胞生长的各种营养物质及细胞生长因子、激素类物质等，其渗透压、pH 也与体内环境相似，用于体外细胞的培养。但天然培养基成分不明确，来源或批次不同会产生较大差异，且有些天然培养基的来源受限。

1. 血清 血浆去除纤维蛋白原即为血清（serum），溶液透明，呈淡黄色，是目前细胞培养中最常用和最有效的天然培养基成分。血清含有多种促进细胞生存、生长、增殖以及维持细胞生物学活性的营养物质，包括蛋白质、无机离子、氨基酸、维生素、激素、生长因子等，这些成分对细胞黏附也有着明显作用。白蛋白是脂类物质的载体，纤连蛋白可以促进细胞贴壁；激素和生长因子能刺激细胞生长，诱导细胞分化，如胰岛素、甲状腺素、表皮生长因子（epidermal growth factor, EGF）、成纤维细胞生长因子（fibroblast growth factor, FGF）、血小板源性生长因子（platelet derived growth factor, PDGF）、神经生长因子（nerve growth factor, NGF）、血管内皮细胞生长因子（vascular endothelial growth factor, VEGF）和胰岛素样生长因子（insulin-like growth factor, IGF）等。血清还为培养基提供良好的缓冲系统，血清中的蛋白酶抑制剂保护细胞免受蛋白酶损伤，如 α_2 巨球蛋白为胰蛋白酶抑制剂等。目前常用的血清包括胎牛血清（fetal bovine serum, FBS）、新生小牛血清（newborn calf serum, NCS）和小牛血清（calf serum, CS）、马血清、兔血清、羊血清和人血清等。

培养基中加入血清也存在一些问题，如血清中的免疫球蛋白、补体和一些生长抑制因子等影响细胞生长和增殖，因此血清使用前需要在 56℃中水浴 30min 灭活，以避免补体成分对细胞的毒性作用。另外，血清成分复杂不稳定从而影响对结果的分析，而且不同动物、不同批次的血清成分和活性差别较大，实验中应使用同一批号血清。

2. 胚胎提取液（embryonic extract） 是将胚胎磨碎，加入等量缓冲液，离心收集的上清液。常用鸡胚和牛胚提取液，能促进细胞的生长增殖，目前使用较少。

3. 水解乳白蛋白 是乳白蛋白经蛋白酶和肽酶水解后的产物，含有丰富的氨基酸。以 Hank 溶液配制成 0.5% 的溶液，再与合成培养基等比例混合。

4. 鼠尾胶原 胶原能改善细胞生长的表面特性，促进组织和细胞的附着。胶原来源有大鼠尾腱、豚鼠真皮、牛真皮和牛晶状体等，实验室常用大鼠尾制胶原。

（三）合成培养基

合成培养基是根据已知细胞生长所需物质（包括微量元素在内）的种类和数量严格配制而成的，一般在实验室中进行的营养、代谢、遗传、鉴定和生物测定等要求较高的研究中应用广泛。合成培养基的成分明确，配方恒定，便于分析和调整控制培养条件。但合成培养基成分较为简单，目前多数只能维持细胞的生存，需要补充天然培养基，如 5%～20% 血清、生长因子等，以支持细胞生长和增殖。5% 的血清能维持大多数细胞不死和缓慢生长，10%～20% 的血清能使细胞顺利增殖生长。不同种类的合成培养基组成成分及浓度均不一样，适合不同的细胞类型，目前常用的培养基包括 M199、MEM、DMEM、RPMI-1640、Ham's F12 等。

MI99 培养基含有 69 种成分，包含葡萄糖、氨基酸、维生素、核酸衍生物、脂质、生长因子、激素、硝酸铁等，是由摩根（Morgan）等于 1950 年开发。MEM 培养基含有氨基酸、维生素、无机盐以及其他必需的营养物等，组成成分简单，由厄尔利（Earle）开发。DMEM 培养基是由杜尔贝科（Dulbecco）等在 MEM 培养基的基础上研制而成，除了增加氨基酸的量，还提高了维生素的量，该培养基分低糖（1g/L 葡萄糖）和高糖（4.5g/L 葡萄糖）两种。RPMI-1640 培养基由摩尔（Moore）等设计，最初主要用于培养淋巴细胞，含有 21 种氨基酸、维生素及其他营养成分，目前广泛用于多种细胞的培养。Ham's F12 培养基是哈姆（Ham）等针对小鼠体细胞培养设计而成，该培养基中加入了白蛋白和胎球蛋白后可以实现无血清培养细胞，适合单细胞的分离培养，是无血清培养基常用的基础培养基。

（四）无血清培养基

血清成分复杂不稳定，不同来源或不同批次的血清差异较大，在某些研究药物作用或者细胞对营养成分要求细致的实验中影响较大。另外，血清中的病毒和支原体难以去除，也会影响相关实验的设计和结果分析。无血清培养基是指细胞培养液中不含血清，加入促进细胞生长的生长因子或激素，以及提供细胞贴壁所需的基质等成分，维持细胞活力、促进细胞增殖生长。无血清培养基组分确定，则能保证实验结果的准确、稳定、重复性好。无血清培养基有利于体外培养细胞的分化，可提高产品的表达水平并使细胞产品易于纯化，广泛应用于培养哺乳动物和无脊椎动物细胞以制备单克隆抗体、病毒抗原和重组蛋白质等。但细胞在无血清培养基中易受某些机械因素和化学因素的影响，培养基的保存和应用不如传统的合成培养基方便。

无血清培养基包括基础培养基和血清替代物，合成培养基可作为基础培养基，常用的是 DMEM 和 F12 培养基的混合。血清替代物具有替代血清支持细胞生长的功能，主要包括激素和生长因子、促细胞黏附因子、结合蛋白与转运蛋白、酶抑制剂等。

1. 激素和生长因子　无血清培养液中需加入胰岛素、生长激素、胰高血糖素等激素，以促进细胞增殖生长。胰岛素能促进细胞利用葡萄糖和氨基酸，有利于细胞生长增殖。此外，甲状腺素、黄体酮、氢化可的松和雌二醇也是常用的无血清培养补充因子。不同细胞株需要激素的种类和剂量不同。生长因子能有效促进有丝分裂，缩短细胞群的倍增时间，如具有丝裂原活性 PDGF 刺激成纤维细胞和神经胶质细胞的生长。其他如 EGF、FGF、NGF、VEGF、IGF-Ⅰ和 IGF-Ⅱ 等也具有促进不同细胞在无血清培养基中生长的功能。生长因子之间或者激素之间可起协同作用或加成作用，如乳腺上皮细胞培养液中同时加入雌激素和雄激素，或联合使用黄体酮和氢化可的松以帮助细胞生长。

2. 促细胞黏附因子　体外培养贴壁依赖性细胞，培养基中需要加入促细胞黏附因子。它们有助于细胞贴附在各种底物或支持培养介上增殖生长。常用的促细胞贴壁成分有纤连蛋白、层粘连蛋白、胶原、多聚赖氨酸等，其中纤连蛋白、层粘连蛋白等胞外基质成分还具有刺激细胞生长和维持细胞功能等作用。

3. 结合蛋白与转运蛋白　牛血清白蛋白具有调节渗透压、保护细胞免受机械损伤及促进细胞增殖、分化等作用，还能运载微量元素、激素、多肽生长因子和产物表达需要的外源脂质或脂质前体。转铁蛋白是一种结合铁离子的糖蛋白，与细胞表面特定受体结合可以帮助铁离子穿过质膜，还能整合有害金属离子。

4. 酶抑制剂　贴壁依赖性细胞传代时会使用胰蛋白酶进行消化，无血清培养基中必须加入酶抑制剂以终止消化作用、保护细胞，常用的有大豆胰蛋白酶抑制剂。

5. 其他物质成分　无血清培养基中还需要加入维生素、微量元素（如硒元素），以及代谢的中间产物、氧化还原剂、ATP、辅酶 A 等，以促进细胞的生长。为适应某些特殊培养的需要可以补加一些新的成分，如丙酮酸钠和 2-巯基乙醇。另外，无血清培养基中的某些维生素浓度需增加，如胆碱和烟碱。

表 6-1 列举了无血清培养基中添加血清替代物及其使用浓度。

表 6-1 常见的血清替代物及其使用浓度

血清替代物	使用浓度	血清替代物	使用浓度
生长因子和激素		促细胞黏附因子	
表皮生长因子	1~100ng/ml	纤连蛋白	0.1mg/L
成纤维细胞生长因子	1~100ng/ml	层粘连蛋白	0.1mg/L
神经生长因子	1~10ng/ml	冷球蛋白	0.5~5μg/ml
卵泡刺激因子	50~500ng/ml	血清辅因子	0.5~5μg/ml
生长激素	0.05~0.5μg/ml	胎球蛋白	0.5mg/ml
胰岛素	0.1~10μg/ml	胶原和多聚赖氨酸	基底膜层
胰高血糖素	0.05~5μg/ml	结合蛋白和转运蛋白	
甲状旁腺激素	1ng/ml	牛血清白蛋白	1mg/ml
促甲状腺激素释放激素	1~10ng/ml	转铁蛋白	0.5~100μg/ml
促黄体激素释放因子	1~10ng/ml	酶抑制剂	
前列腺素 F_{2a}	1~100ng/ml	大豆胰蛋白酶抑制剂	0.1%~0.5%
前列腺素 E_1	1~100ng/ml	其他物质	
三碘甲腺原氨酸	1~100pmol/ml	H_2SeO_3	10~100nmol/L
氢化可的松	10~100nmol/L	丁二胺	100μmol/L
孕酮	1~100nmol/L	抗坏血酸	10μg/ml
睾酮	1~10nmol/L	维生素 A	50ng/L
雌二醇	1~10nmol/L	亚油酸	3~5μg/ml

（五）其他培养细胞的液体

1. 平衡盐溶液（balanced salt solution, BSS） 主要是由无机盐和葡萄糖组成的，各种平衡盐溶液的离子种类、浓度及缓冲体系不同，根据需要进行选择。平衡盐溶液中可加入 0.001%~0.005% 的酚红，酚红是一种 pH 指示剂，溶液酸性时呈现黄色，中性时为橘红色，碱性时为紫红色，因此可以直接观察溶液的 pH 变化。平衡盐溶液主要是用于配制各种培养基，以维持细胞的渗透压和 pH，并提供细胞正常代谢所需的水分和无机盐。常用的有 Hank 溶液、D-Hank 溶液，其中 D-Hank 溶液即为不含 Ca^{2+} 和 Mg^{2+} 的 Hank 溶液，一般用于胰蛋白酶溶液的配制。

2. 细胞消化液 进行原代培养和传代培养时，需要用消化液分离组织或分散细胞，常用的消化液包括胰蛋白酶（trypsin）溶液，EDTA 溶液，胶原酶（collagenase）溶液等。它们可单独使用，也可根据自己的实验需要按一定比例与胰蛋白酶混用。

（1）胰蛋白酶溶液：胰蛋白酶是从牛、羊、猪的胰脏中提取的一种丝氨酸蛋白酶，能水解细胞间的蛋白质，在细胞传代时使贴壁生长的细胞脱落并分散成单个细胞。胰蛋白酶溶液的消化能力和 pH、温度、胰蛋白酶浓度有关。Ca^{2+} 和 Mg^{2+} 对胰蛋白酶的活性有一定抑制作用，血清中含有抑制胰蛋白酶活性的因子，可用于终止消化作用。胰蛋白酶应用浓度为 0.01%~0.5%，使用时用 7.5% $NaHCO_3$ 调整溶液到最佳 pH 8~9，最适作用温度为 37℃。配好的溶液经过滤除菌、分装，于 -20℃ 中保存。

（2）EDTA 溶液：EDTA 是一种非酶性消化物。组织细胞需要 Ca^{2+} 和 Mg^{2+} 以维持细胞间的连接，EDTA 能吸收这些离子形成螯合物，破坏细胞间连接而常用于贴壁细胞的解离。实验室中一般使用 0.02% EDTA 钠盐溶液。EDTA 可以与胰蛋白酶溶液联合使用消化贴壁牢固的细胞，多数细胞传代消化用 0.05% 胰蛋白酶加 0.02% EDTA 的混合消化液。EDTA 不能被血清中和，使用后培养瓶要彻底清洗，否则在培养时细胞容易脱壁。

（3）胶原酶（collagenase）溶液：胶原酶是一种从细菌中提取出的酶，对胶原有很强的消化作用。一般使用 0.1% 的 I 型胶原酶溶液（pH 6.5），可用 Hank 溶液来配制。过滤除菌后，分装于 –20℃ 中保存。

3. pH 调整液 大部分合成培养液呈微酸性，需用 pH 调整液调控培养基的 pH，此外配制后的培养液存放一段时间，CO_2 逸出，pH 会升高，也需要调整。常用的 pH 调整液有 $NaHCO_3$ 溶液、HEPES 溶液、NaOH 溶液以及 HCl 溶液等。为了稳定营养成分并延长其储存时间，$NaHCO_3$ 需在使用前再加入。

六、细胞污染的检测与处理

细胞污染是指在细胞培养液中出现对细胞生存有害的成分。

（一）细胞污染的类型

对于不同微生物污染，因其形态不一，可通过显微镜观察分辨。

1. 真菌污染 是最多见的微生物污染，包括烟曲霉、黑曲霉、毛霉菌、白念珠菌、酵母菌等。真菌污染后很容易发现。肉眼即可观察到许多白色或浅黄色小点漂浮于培养液表面，培养液一般不变混浊，显微镜下观察可见丝状、管状或树枝状的菌丝，纵横交错穿行于细胞间。念珠菌和酵母菌呈卵圆形，散在于细胞周边和细胞之间。真菌污染后能消耗培养基中的营养并且产生毒素造成培养细胞的死亡。

2. 细菌污染 常见的细菌污染包括大肠埃希菌、枯草杆菌、假单胞菌和葡萄球菌等。细菌污染后培养液 pH 改变且短期内培养液颜色变黄呈现混浊状态。也有些细菌污染后培养液肉眼观察无变化，但可在显微镜下观察到菌体散在分布细胞间。细菌污染后的细胞胞内颗粒增多、增粗，最后细胞变圆脱落，细胞崩解死亡。一般在培养液中加入抗生素对预防细菌污染有一定效果。

3. 支原体污染 支原体是介于细菌与病毒之间能独立生活的最小微生物，直径 300～800nm，能在细胞内繁殖，污染后不易察觉。支原体的生存环境偏碱（pH 7.6～8），缺乏细胞壁，对抗生素如青霉素和链霉素有耐药性，而且一般无法通过过滤除菌去除。支原体多吸附于细胞表面或散在于细胞之间，显微镜下难以看清其形态结构，电镜下可见支原体的三层结构，无细胞壁，中央有电子密度大的密集颗粒或丝状的中心囊。支原体污染后的细胞培养液状态变化不明显，有些轻微的变化可经传代或换液而缓解。少数严重情况下可使细胞增殖缓慢，部分细胞变圆，从瓶壁脱落死亡。支原体污染是细胞培养的首要威胁，发生率高达 30%～60%，支原体污染会影响细胞的形态功能、代谢、染色体和细胞内信号转导等各种细胞生理特性。各类细胞对支原体的敏感性有差异，一般初代培养和二倍体细胞对支原体耐受性强，多倍体和无限细胞系较敏感。

4. 病毒污染 病毒污染不影响细胞原代培养，但对于生产疫苗是不安全的。通常以组织细胞培养生产疫苗，若组织培养物有潜在病毒未除去，则病毒会污染产生的疫苗。

5. 黑胶虫污染 黑胶虫一般存在于血清中，其本质不属于细菌、霉菌或支原体。黑胶虫可以穿透 0.1μm 滤膜，也可以通过空气传播。低倍显微镜下观察可见黑色点状散在分布细胞间，高倍显微镜下可看见黑色的小虫游来游去。一般情况下培养液颜色、透明度无明显变化，细胞生长状态一般无明显影响。细胞增殖旺盛，细胞密度变大之后黑胶虫自然消失，可多次换液处理。因此，增加细胞的种板密度、提高细胞的生存率可以避免黑胶虫的影响。

6. 原虫污染 是单细胞的真核生物，原虫与细胞可共生但会与细胞争夺营养，因此如果细胞数量占优势就不会影响到正常生长，但当原虫到达一定的数量时就会影响到细胞的生长。原虫在显微镜下表现为细小的点状物，轻微运动，数量较多。培养液轻微混浊，细胞边缘不清楚且不透亮，细胞可以生长但繁殖速度却明显减慢。

7. 非同种细胞污染　由于培养不同细胞株所用的器材或溶液未严格分开，可导致一种细胞被另一种细胞污染。现有报道几十种细胞被 HeLa 细胞污染，致使许多实验宣告无效。

8. 化学污染　细胞培养中还可能发生化学成分污染，一般为培养细胞所用器械物品清洗消毒不彻底所致，如重金属或其他非培养必需化学试剂。

（二）细胞污染途径

1. 空气　是扩散微生物的主要途径，如果操作室与外界隔离不严或消毒不充分，很容易造成污染。现各实验室普遍应用净化工作台，能产生无菌的屏障气流，可防止不洁空气污染。但净化工作台使用过久，滤器未定期更换或受尘埃堵塞情况下，工作时不戴口罩或外界气流过强，污染空气可进入操作空间，导致污染。

2. 清洗消毒　培养器皿洗刷不净而残留污物，培养液和操作器材灭菌不彻底等，可引起细胞污染。

3. 实验操作　实验操作马虎、动作不准确、不注意无菌操作，操作时未戴口罩、帽子，呼出气中可能含有细菌和支原体导致污染。动作不正确而将吸管或无菌器具碰到了污染的物品，如手上皮肤和瓶子外壁等，以及不及时更换吸头，或瓶口未封严，或瓶口未用酒精灯烧灼，可导致污染。若同时培养两种以上细胞，操作不慎，使用同一吸管或营养液，或者细胞换液时倒出培养瓶或者滴落在超净台上，未及时擦净或者灼烧，也可能导致细胞交叉污染。

4. 血清　也是污染细胞的来源，有的市售血清制备水平低或灭菌不彻底导致潜在的支原体或病毒污染。

5. 组织标本污染　组织细胞的原代培养，在取材过程中，因动物组织本身含有细菌，若不用抗生素或酒精洗涤浸泡，其皮毛及表面的微生物会造成原代培养细胞的污染。或者通过手术获取组织，用碘酒消毒时，擦拭不净混入碘污染。

（三）细胞污染的检测

1. 肉眼观察　细胞培养时要经常观察细胞状态，若发现培养液变混浊，或略微摇晃后有漂浮物漂起，则需要注意细胞受到污染。一般细菌、真菌污染常在传代、换液、加样等操作之后 48h 内可明显观察到培养液的变化。

2. 显微镜观察　在倒置高倍镜显微镜下观察若发现培养液中有大量圆球状颗粒漂浮，即为细菌污染；若细胞之间有丝状、管状、树枝状或卵形的物质则常为真菌污染。

3. 接种观察　若未观察到培养液的变化，或显微镜下未发现污染，但细胞生长状态不佳，怀疑污染，可用普通肉汤或用未加双抗药物的培养液接种培养，判断是否存在污染。

4. 支原体污染的检测　支原体污染常用检测方法包括：①显微镜观察，支原体在相差显微镜下呈现位于细胞之间的暗色微小颗粒，且类似于布朗运动；②荧光染色法观察，即用荧光染料 Hoechst33258 可与 DNA 特异性结合的特点，将细胞固定后，以 $50\mu g/ml$ 的 Hoechst33258（生理盐水配制）染色 10min，荧光显微镜下观察支原体呈绿色小点，散在于细胞周围或附于细胞表面；③用支原体肉汤培养基培养细胞悬液，14 天后观察培养液是否出现雾状沉淀，若有沉淀则取 0.5ml 悬液加入已冷却到 50℃的培养基中，再用琼脂培养基分离培养，37℃培养 3 天，若出现"荷包蛋"菌落则表示有支原体污染；④ PCR 法是利用 16S rDNA 作为靶序列进行检测，待测细胞用无双抗培养基培养 7 天后，收集培养上清液，13 000g 离心 5min，从获得的沉淀中抽提 DNA 作为模板，利用支原体通用引物 Myco 进行 PCR 扩增，琼脂糖凝胶电泳观察 PCR 产物中是否存在支原体特异条带（502～520bp）。

5. 病毒污染的检测　培养细胞所用的血清、消化细胞的胰蛋白酶均可能有潜在的病毒污染。病毒感染细胞可产生细胞病变，从而导致细胞死亡；也有的不产生细胞病变。病毒污染的检测较为复杂，常结合以下几种方法进行：①观察细胞形态的变化；②通过抗体进行免疫染色或者 ELISA 筛选，此为检测病毒污染的最佳方法；③血细胞吸附试验：培养的细胞加 0.2%～0.5% 鸡和豚鼠红细胞混合悬液，静置 30min 后生理盐水洗去未吸附的红细胞，镜下观察红细胞的凝集与吸附现象进行判断；④利用合适的病毒引物通过 PCR 的方法也能鉴定病毒污染。

（四）细胞污染的处理

一般情况下，细胞培养一旦发现了污染，都很难排除或杀灭，尤其是支原体污染，因此污染后的细胞需要弃掉，重新培养，同时注意操作规范以预防污染为主。但若培养细胞比较珍贵，则可通过一些处理方式清除污染物以挽救细胞。

1. 抗生素大剂量冲击法 细胞培养的培养基中加入抗生素可抑制微生物污染。对于已污染的细胞，可加入高浓度的抗生素，即 5～10 倍于常用量培养 24～48h，再换常规浓度抗生素培养基继续培养。

2. 加温除湿 支原体耐热性差，可将支原体污染的细胞置于 41℃中处理 5～10h 以杀灭支原体。但 41℃对培养的细胞也有较大影响，所以要进行预实验，选择能最大限度杀伤支原体而对培养细胞影响较小的处理时间。

3. 动物体内接种 受微生物污染的肿瘤细胞可接种于同种动物皮下或腹腔，因动物体内的免疫系统可清除污染微生物，也不影响肿瘤细胞在体内生长，一段时间后从体内取出肿瘤细胞继续体外培养。

4. 巨噬细胞共培养 体外培养的巨噬细胞仍可吞噬并清除微生物，将极少量的培养细胞与巨噬细胞置于 96 孔板共培养，因培养细胞浓度被稀释，微生物污染程度也大大降低，在此情况下巨噬细胞能高效发挥清除微生物的作用。本方法与抗生素联合应用效果更好。

第二节 培养细胞的基本技术

根据细胞特点，其培养方式包括贴壁培养、悬浮培养和固定化培养三类。①贴壁细胞可贴附在固相介质表面生长并扩展成单层。贴壁培养的装置结构简单，操作方便，易更换培养液，但缺点是扩大培养受限。贴壁细胞的生长会经历游离期、吸附期、繁殖期和退化期，经过一段时间培养，营养物耗竭，代谢物积累影响细胞活性，细胞死亡从而脱落。促进贴附的表面介质有玻璃和塑料，为了帮助细胞黏附和铺展，可在培养介质表面加入促细胞贴附的因子，包括胶原蛋白、纤连蛋白、氨基多糖等。②非贴壁依赖性细胞离体培养时可在培养容器中自由悬浮生长，如杂交瘤细胞、血液白细胞、淋巴细胞等。某些贴壁依赖性细胞，也可以在无血清培养液中悬浮培养。悬浮培养的细胞传代时无须消化，培养过程操作简单，无须使用细胞贴附因子，降低细胞培养成本。③固定化培养时利用物理化学方法将细胞控制在特定空间内进行培养的技术，可用于贴壁依赖或非依赖性细胞的培养，培养液更换方便，细胞生长密度高，抗剪切力和抗污能力强。多用于收集和分离纯化细胞代谢产物。

一、细胞计数法

细胞悬液制备后，需要计算细胞悬液中所含细胞数量，以确定铺板的细胞浓度，一般以细胞数/毫升表示。传统细胞计数方法是利用细胞计数板结合显微镜观察计算细胞数。细胞计数板和盖玻片均用 75% 乙醇溶液冲洗并擦拭干净，将干净的盖玻片覆盖在计数板上面。将培养液吸出终止细胞培养，向培养瓶皿内加入 0.25% 胰蛋白酶溶液 1ml，37℃消化 3～5min。显微镜下观察细胞变圆、细胞间距变大接近脱壁时，弃消化液终止消化。加入一定量的细胞培养液或 PBS，用吸管吹打至细胞脱壁，制成细胞悬液。注意吹打充分，避免细胞成团。细胞悬液按一定比例稀释后从计数板边缘轻轻滴 1～2 滴，使之慢慢渗透充满计数板和盖玻片间空隙中，避免产生气泡。10×物镜的显微镜下观察可见细胞分散各处，计算 1～4 个四角大方格内的细胞数（图 6-1），压中线者只计算左线和上线者，右线和下线不计算在内（即仅计算压两个边的细胞）。

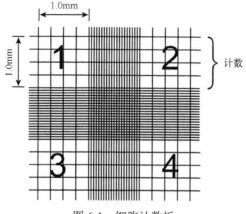

图 6-1 细胞计数板

按以下公式计算细胞数：

$$细胞数/毫升原细胞悬液 = \frac{4\ 大格细胞总数}{4} \times 10\ 000 \times 稀释倍数$$

注意：①向细胞计数板中滴细胞悬液时要干净利落，量不宜多，勿令细胞悬液没过盖玻片，或使盖玻片漂移，但过少易出现气泡。②镜下计数对，偶见由两个以上细胞组成的细胞团，应按单个细胞数计算，如细胞团数占 10% 以上，说明消化不充分；如细胞数少于 200 个/10mm^2 或者多于 500 个/10mm^2 时，均说明细胞浓度过低或过高，需重新稀释细胞悬液。③计数板计算细胞法有一定误差，用作测定细胞生长曲线时，每一样品应重复计算 4 次取均值，较为可靠。

目前使用电子细胞计数仪操作更加简便，可避免人为误差。

二、原代细胞培养

人体内的各种组织细胞都能进行体外培养，将动物组织或细胞分离后，模拟体内生长环境，培养到第一次传代前即为原代培养。原代培养一般包括取材、分离组织块或细胞，接种到培养液进行体外培养。不同组织细胞虽然存在共同基本的培养技术和培养条件，但各组织和细胞具有生物学差异，体外培养条件与要求在一些技术细节和培养液组成上会稍有差异。因此本节侧重点在于介绍基本培养方法、要领和原理等，以此为基础，可应用于大部分组织细胞的体外培养。

（一）组织材料的获取

原代细胞培养尽量选取分化程度低、易培养的组织进行培养。注意使用新鲜材料，取材后将组织切成小块，一般 6h 内分离细胞，成功率高。取材过程注意严格无菌操作，也要避免紫外线照射或接触任何化学试剂及有害药物如碘、汞等。可采用高浓度抗生素溶液处理，如取肿瘤和其他病理组织时容易带菌，可用含 500～1000U/ml 青霉素、链霉素的 BSS 液，漂洗 5～10min 后再做处理。尽量避免锋利器械对细胞的机械损伤，避免组织干燥。

1. 动物内脏器官组织的获取 小鼠组织细胞是最常用培养材料，其优点是生长效果好，取材方便。但小鼠皮毛中易隐藏微生物，取材时要注意消毒。麻醉小鼠后引颈法处死小鼠（如取脑和脊髓等器官需用其他方法），把整个小鼠浸入 75% 乙醇溶液中，乙醇溶液能去除体表微生物，同时防止解剖动物时皮毛飞扬。用无菌棉布擦干皮肤表面后固定小鼠，用镊子加起小鼠下腹部一小块皮肤，尖剪刀切开皮肤，注意不剪破腹膜，用止血钳分别夹住两侧皮肤拉向头尾两端，暴露出胸腹部，换无菌剪刀剪开腹膜，找到所需组织剪下后，置无菌器皿中备用。但要注意小鼠在乙醇溶液中浸泡时间不能过长，以免乙醇溶液从口或其他孔道侵入体内影响组织活性，而且在操作中注意避免让乙醇溶液沾染组织。

2. 体液细胞的获取　体液如血液中白细胞是常用的培养材料，一般多用静脉取血法。常用肝素等抗凝剂防止凝血。抽血前先用 500U 肝素/ml（生理盐水配制）湿润针管后推出即可保证抽血过程中血液不凝固。吸出血后拔掉针头，立即把血注入无菌容器中备用。可从指尖或耳垂取血，若要取小鼠血液，麻醉小鼠后用采血针从眼球后静脉取血。

（二）细胞的分离及培养

体内取出的各种组织除含有目的细胞外还可能含有组织纤维成分和其他细胞，而且结合十分紧密。原代细胞培养可以是将组织块置于适宜的基质中，使细胞自组织块向外迁移并生长，也可以经处理获得细胞悬液，接种并黏附到培养基质中生长。一般体积大于 1mm³ 的组织块置于培养瓶中后，处于周边的少量细胞即可能生存和生长增殖，但大部分中心的细胞可因营养物质无法穿透而代谢不良，且受纤维成分束缚而难以移出。为获取多量生长良好的细胞，多采用第二种方式，即使目的细胞解离出来，能达到单细胞水平更好，并保证细胞活力不受影响，有利于后期体外培养。

1. 离心分离法　血液、羊水、胸腔积液和腹水等细胞悬液，可采用离心法分离。一般用 400～800g 低速离心 5～10min 即可。如细胞悬液量较多，离心时间可适当延长，但如离心速度过大和时间太长，细胞易受挤压而受损或死亡。微量全血法淋巴细胞培养时，不必进行淋巴细胞分离，可采用全血培养法。在需要用大量白细胞连续培养情况下，才应采用特殊分离技术如使用细胞分层液等方法。

淋巴细胞分层液（lymphocyte separation medium）是根据细胞比重不同，结合离心法分离各淋巴细胞。红细胞比重 1.092，淋巴细胞和大单核等白细胞比重为 1.070。具体方法如下：取抗凝血若干毫升，按体积比 1∶1 缓慢加入无菌分层液（滤过除菌），400～800g 离心，无菌分离出白细胞（白细胞位于红细胞上层，呈微白色），BSS 漂洗 1～2 次，可用于细胞培养或其他实验。注意：如用动物（如小鼠）血，白细胞的比重与人不同，小鼠白细胞比重为 1.080 左右，需用相应比重的分层液。

2. 机械分离法　对分离的组织块进行细胞分离培养时，可先将组织块剪切成约 1mm³ 大小的块。具体操作如下：无菌切取 1cm³ 组织一块，置入青霉素瓶或小烧杯中，左手斜持容器，右手持眼科尖剪或弯剪（剪柄较长为好）伸入容器中，反复剪切组织至 1mm³ 大小（组织呈糊状），加入 Hank 溶液后，用吸管反复轻轻吹吸冲打片刻，低速离心，去上清液，沉淀即可用于组织细胞培养。剪刀剪切法可能对组织有一定损伤，但操作比较方便。另外，亦可用手术刀反复切割法，把组织块放在凹容玻璃中，两手各持尖手术刀一把，交错反复切割。手术刀切割法对组织损伤较小，但在空气中暴露时间较长，污染机会大些。以上两方法都适用于组织块培养法。

某些软组织如脑、胚胎、脾等，可直接放入注射器针管中压挤，或把组织置于不锈钢纱网中用钝物压取法。具体操作如下：取得组织后，用缓冲液洗去表面血污，预切成 5～10mm³ 的小块，置于不锈钢网筛（网眼有 1mm、10μm 和 20μm 三种，根据组织硬度选用）中压挤组织，使之穿过纱网，然后用营养液把纱网上剩余组织吹洗掉，反复操作后，将滤过悬液在显微镜下检查，以尽量获得单个细胞或细胞团。机械纱网压挤滤过法简便易行，节省时间，但对组织可能有一定损伤。纱网网眼越小，所需压力越大，组织受损越重，故本法仅适用于处理软组织，对较硬组织和纤维性组织效果不好。

3. 消化分离法　是在把组织剪切成较小体积的基础上，应用酶学和化学手段进一步分散组织的方法。最后使被处理的组织分散成细胞团或单个细胞，然后加入培养液制成细胞悬液，接种至培养器皿后，细胞容易生长增殖。各种消化液的作用机制各不相同，根据组织的不同，可选用特定的消化手段。

（1）胰蛋白酶消化法：胰蛋白酶适用于消化细胞间质较少的组织，如胚胎组织、羊膜、上皮组织、肝、肾等软组织，也用于细胞传代。但对消化纤维性组织或较硬的癌组织则效果较差。在细胞传代时，用胰蛋白酶消化细胞后，直接加入含有血清的培养液即可终止消化细胞的作用。0.25%

的胰蛋白酶在 37℃下作用组织 20～30min，即可消化 $5mm^3$ 大小的胚胎类软组织。组织块较大或组织较硬时，作用时间要延长至数小时。若作用温度为 4℃时，胰蛋白酶仍能缓慢消化组织，消化时间延长 12～20h。但胰蛋白酶浓度过大或消化作用时间太长，细胞可被消化掉，但消化不充分也达不到分散细胞的目的。因此在新条件下使用胰蛋白酶时，开始需做预实验，以确定出最佳浓度和作用时间。

（2）胶原酶消化法：适用于消化纤维性组织、上皮组织以及癌组织等。上皮细胞对胶原酶有一定耐受性，但胶原酶能消化细胞间质，使上皮细胞与胶原成分脱离而保持细胞活性。此酶消化作用较缓和，无须机械振荡。

胰蛋白酶和胶原酶的生物学活性及作用的比较见表 6-2。

表 6-2 胰蛋白酶和胶原酶生物学活性的差别

项目	胰蛋白酶	胶原酶
消化特性	适用于消化软组织	适用于消化纤维多的组织
用量	0.01%～0.5%	0.1～0.3mg/ml（200U/ml）
消化时间	0.5～2h（小块）	1～12h
pH	8～9	6.5～7
作用强度	强烈	缓和
细胞影响	时间过长有影响	无明显影响
血清抑制活性	有	无
Ca^{2+} 和 Mg^{2+}	有影响	无影响

经过胶原酶消化后的上皮组织，由于上皮细胞对酶有耐受性，可能有一些上皮细胞团尚未被完全消化开。但成小团的上皮细胞比分散成单个上皮细胞更易生长，因此不必要再做进一步消化处理。

（3）EDTA 消化法：EDTA 单用比较适合消化传代细胞，若与胰蛋白酶混合使用，则比例为 1∶1 或 2∶1。

（三）培养细胞的种属鉴定

1. 形态学鉴定 不同的细胞形态不同，利用倒置显微镜观察辨认是最简单直接的方法，但要注意细胞形态受培养环境的影响。

2. 种属鉴定 使用特异性分子探针组合与染色单体杂交，识别特定配对染色体，具有种属特异性，可与同工酶电泳联合使用进行鉴定。

3. 谱系或组织标记 器官由组织构成，组织由细胞谱系组成，有些谱系会分亚系，如造血细胞。细胞系一般具有特殊的标记物，谱系标记的表达还受分化过程的影响。谱系标记包括如下几类：①细胞表面抗原可用于细胞的分选，如利用造血细胞亚系的表面抗原进行分析。此外，人抗肌内膜抗体（endomysial antibody, EMA）能区分上皮与基质等。②中间纤维蛋白是应用最广泛的细胞谱系标记，如神经胶质纤维酸性蛋白标记星型细胞，结蛋白标记肌细胞，细胞角蛋白标记上皮和间皮，神经纤维蛋白标记神经元和神经内分泌细胞等。③特异性酶类的检测包括基础水平，对诱导物和抑制物的反应，以及同工酶谱分析。例如，肌酸激酶 BB 同工酶是神经元和神经内分泌细胞特有的，地塞米松可以诱导肝细胞特异的酪氨酸转氨酶的表达，而乳酸脱氢酶同工酶谱在不同组织中的分布不同等。④分化产物表达水平的检测也能鉴定不同细胞，如血红蛋白标记红细胞、肌球蛋白标记肌细胞、黑色素标记黑色素细胞、血清白蛋白标记肝细胞等。

4. 染色体标记 在各类培养细胞中，有时可见到异形染色体，如双着丝点、环形染色体、长臂或短臂缺失等。当某一特殊形态的染色体不断反复出现并占有很大比例时，这种染色体称为标记染色体（marker chromosome），可作为描述细胞群细胞遗传学特征和改变的一项标志。

三、传代细胞培养和细胞建株

传代细胞培养是指培养的原代细胞经过增殖，生长环境受限，代谢产物增加，需继续转接培养，以建立细胞外大量增殖、相对均质的细胞系。每经过一次分离转接培养到新的培养器皿，为传一代，不同细胞系生长增殖速度不同，传代换液时间因此也不同。5~10 代以内的细胞为次代培养细胞，10~20 代以上为传代细胞系，一般传代 10~15 次之后，细胞进入衰退期，增殖逐渐缓慢。

（一）体外培养细胞的种类

从一个经过生物学鉴定的细胞系用单细胞分离培养或通过筛选的方法，由单细胞增殖形成的细胞群，称细胞株。再由原细胞株进一步分离培养出与原株性状不同的细胞群，亦可称为该细胞系的亚株（substrain）。各种经过细胞生物学鉴定的已命名细胞系或细胞株，都是一些形态比较均一、生长增殖比较稳定、生物性状清楚的细胞群。已鉴定的细胞可用于各种实验研究和生产生物制品。

1. 原代细胞系　初代培养细胞开始第一次传代培养（subculture）后，即称为细胞系。如细胞系的生存期有限，则称为有限细胞系（finite cell line）；已获无限繁殖能力能持续生存的细胞系，称连续细胞系或无限细胞系（infinite cell line）。无限细胞系大多已发生异倍化，具异倍体核型，有的已成为恶性细胞，因此本质上已是发生生物活性转化的细胞系。无限细胞系有的只有永生性（或不死性），但仍保留接触抑制，并且无异体接种致瘤性；有的不仅有永生性，异体接种也有致癌性，说明已恶性化。

2. 二倍体细胞　细胞染色体数目具有与原供体二倍体细胞染色体数相同或基本相同（$2n$ 细胞占 75% 或 80% 以上）的细胞群，称二倍体细胞。如仅数目相同，而核型不同的即染色体形态有改变者为假二倍体。二倍体细胞在正常情况下具有有限生命期，故属有限细胞系。但随供体年龄和组织细胞的不同，二倍体细胞的寿命长短各异，人胚肺成纤维细胞可传 50 代 ±10 代，人胚肾只能传 8~10 代，人胚神经胶质细胞可传 15~30 代。如从老龄个体取材培养，则细胞生存期更短，可传代次数更少。为保持二倍体细胞的生物学活力，一般在初代或 2~5 代即大量冻存细胞作为原种细胞（stock cell），需要时再进行复苏培养繁殖，用完后再继续冻存，可延缓细胞衰老供长期使用。

3. 肿瘤细胞系或株　肿瘤细胞系多由癌瘤分离培养建成，多呈类上皮型细胞，常已传几十代或百代以上，并具有不死性和异体接种致瘤性，是现有细胞系中最多的一类。

4. 遗传缺陷细胞　从先天遗传缺陷者取材培养的细胞，或用人工方法诱发突变的细胞，都属遗传缺陷细胞。这类细胞可能具有二倍体核型，也可呈异倍体。

5. 重组细胞　利用基因工程技术，将外源基因重组到细胞中，稳定表达特定编码蛋白质的细胞系即为基因重组细胞，可用于蛋白质药物、抗体等的生产。

（二）已建立细胞系或株的鉴定、管理和使用

对于什么样的体外培养细胞，可确认为已被鉴定的细胞，国际上也尚无统一的规定。一般依具体情况而定，若只用作初代培养细胞，只要供体性别、年龄等统一，取材部位及组织种类等条件稳定，做鉴定的项目无须很多，有几项能说明细胞的相关性状的即可。

当一个细胞系或细胞株建成后，研究者需要认真负责地把有关资料、培养参数等发表在杂志或刊物上，包括如下几方面：

1. 组织来源　细胞供体所属物种，来自人体、动物等；供体的年龄、性别；取材的器官或组织，如系肿瘤组织，应说明临床病理诊断、组织来源及病历号等。

2. 细胞生物学检测　应了解细胞一般和特殊的生物学性状，如细胞的一般形态、特异性结构、细胞生长曲线和分裂指数、倍增时间、接种率；若为腺细胞，须注明特殊产物，包括分泌蛋白或

激素等；如为肿瘤细胞，应力求证明细胞确系来源于原肿瘤组织，并仍保持一定的恶性度，需进行软琼脂培养、异体动物接种致瘤性和对正常组织浸润力等实验。

3. 培养条件和方法　各种细胞都有比较适合的生存环境，因此应指明使用的培养基、血清种类和用量以及细胞生存的适宜 pH 等培养条件。若有较特殊的培养方法，也须注明。

国际上许多国家已建有细胞库，如美国模式培养物集存库（American type culture collection, ATCC）和人遗传突变细胞库（HGMR）、细胞衰老细胞库（CAR），以及中国科学院细胞库/干细胞库等。其中 ATCC 不仅是美国也是世界最大的细胞库。ATCC 下属有一组协作实验室和一个由众多专家组成的咨询委员会。ATCC 也是美国国立癌症研究所（NCI）和美国国立卫生研究所（NIH）的资源库，与 NCI 有密切的关系。ATCC 也是世界卫生组织 WTO 的国际培养细胞文献中心。ATCC 现液氮冻存有包括来自正常人和各种疾病患者的皮肤成纤维细胞系，和来自不同物种的近 75 个杂交癌细胞株等。ATCC 接纳来自世界各国已经鉴定的细胞予以储存，同时也向世界各国的研究者或实验室免费提供研究用细胞（做营利性研究时收费）。

ATCC 接纳入库细胞必须符合其入库标准，ATCC 入库细胞要求检测项目如下：①培养资料：组织来源日期、物种、组织起源、性别、年龄、供体正常或异常健康状态、细胞已传代数等；②冻存液：防冻液名称；③细胞活力：融解前后细胞接种存活率和生长特性；④培养液：培养基种类和名称（一般要求不含抗生素）、血清来源和含量；⑤细胞形态：类型，如为上皮或成纤维细胞等；⑥核型：二倍体或多倍体，标记染色体的有无；⑦无污染测验：包括细菌、真菌、支原体、原虫和病毒等；⑧物种检测：检测同工酶，主要为葡萄糖-6-磷酸脱氢酶和乳酸脱氢酶，以证明细胞有无交叉污染；⑨免疫检测：一两种血清学检测；⑩细胞建立者：建立者姓名、检测者姓名。以上为 ATCC 入库基本要求，杂交瘤入库标准尚有所不同，详细情况请参阅 ATCC 的 "Catalogue of Cell Lines and Hybrid Ornas"。

（三）传代细胞系（或株）的常规培养

体外培养的细胞需要定期更换培养基，当培养的细胞增殖到覆盖大部分培养器皿时，还需进行分离并转移接种到新的培养器皿。

1. 更换培养基　细胞在体外培养也会代谢，消耗培养基的营养成分或者产生废物。培养基更换频率取决于细胞生长速率和新陈代谢情况。通过观察培养基颜色和细胞状态决定是否更换培养基。培养过程中 pH 会降低，培养基 pH 低于 6.5，细胞停止生长并开始失去活性，因此培养基颜色由红色变为橙色甚至黄色，就必须更换。

培养器皿从培养箱拿出后，倒置显微镜观察细胞状态，如果发现培养基 pH 降低、细胞密度变大或细胞形态衰退，则以 75% 乙醇擦拭后放置在超净工作台内。对于单层贴壁细胞用无菌吸管吸取旧培养基至废液缸，取新的无菌吸管加入预热到 37℃ 的新鲜培养基，重新放置到培养箱进行培养。对于悬浮细胞，则利用离心的方法（300~400g，5min，4℃）收集细胞，弃培养上清液，再用新鲜培养基重悬细胞后转入新的培养器皿。

2. 单层贴壁细胞的传代　指数生长中期的贴壁依赖性细胞增殖成片后，需要进行传代。采用消化酶破坏细胞的贴壁，注意在显微镜下观察贴壁细胞变圆、细胞间隙清楚但细胞尚未脱落时，加入含血清的培养基终止胰蛋白酶的消化作用，注意避免过度消化破坏细胞活力。还可结合或单独使用直接轻轻吹打、软硅胶刮刮除法，使贴壁细胞悬浮。不同的细胞特性不同，需要选择不同的消化方式、消化酶和消化时间。细胞计数后，用新鲜培养基稀释到合适接种浓度，并分装到各个培养器皿中。

3. 悬浮细胞的传代　可以直接加入新鲜培养基稀释并细胞计数后，分散到几个新的培养器皿中，但会残留细胞培养产生的代谢产物。若需要去除代谢产物，可以静置使细胞自然沉降后吸出培养基，再加入新鲜培养基混悬细胞；或者离心后收集细胞，用新鲜培养基重悬细胞并计数，适当稀释后以合适的细胞密度转入新的培养器皿。

四、细胞冻存、复苏和运输

(一)细胞冻存

细胞冻存是细胞保存的主要方法之一,细胞置于液氮-196℃中储存时间几乎是无限的。细胞冻存可以使细胞暂时脱离生长状态而将其细胞生物学特性保留,在需要的时候可以复苏细胞用于实验。这种方式保存细胞可以防止培养的细胞污染或其他意外事件而使已有细胞系丢失。目前低温液氮冻存细胞已是细胞培养室细胞保种的通用技术。

细胞在-5~0℃温度下最易受损,细胞内外环境中的水会结成冰晶,导致细胞发生一系列变化,如机械损伤、电解质升高、渗透压改变、脱水、pH改变、蛋白质变性等,最终导致细胞死亡。因此细胞冻存条件常包括:①细胞添加保护剂甘油或二甲基亚砜(dimethyl sulphoxide, DMSO),可使溶液的冰点降低,在缓慢冻结条件下,使细胞内水分透出细胞外,可避免冰晶的产生损伤细胞。因此,冻存细胞需要在细胞中加入终浓度5%~15%的甘油或20% DMSO作为保护剂。②采用慢冻快融的方式,这样可保持细胞最大存活率。冷冻开始时的降温速度为1~2℃/min,当温度低于-25℃时可加速至5~10℃/min,到-80℃之后可直接投入液氮内(-196℃)低温保存。也可将细胞先放入4℃冰箱2h,然后放入-70℃冰箱中过夜,取出冻存管,移入液氮容器内。目前市售的细胞冻存盒可以帮助细胞程序性自动降温,降温速度为1℃/min。细胞冻存盒外围加入异丙醇,由于异丙醇易挥发,并且容易吸收空气中的水分,所以在冷冻细胞的过程中可以辅助实现缓慢降温,直接从室温放进-80℃冰箱时降温速度近似于1℃/min,最后移至液氮罐中冻存。③冻存细胞需要用细胞冻存管。原则上细胞在液氮中可储存多年,但为妥善起见,冻存一年后,应再复苏培养一次,然后再继续冻存。

各种细胞对冻存速度的要求略有差异,上皮细胞和成纤维细胞对降温速度的耐受性可能大些,骨髓干细胞以2~3℃/min降温速度较合适;胚胎细胞耐受性较小,不宜太快。保护剂的选择和用量也依细胞而定,初代培养细胞用DMSO较好,一般细胞可用甘油,用量以较小为好。

对于贴壁细胞的冻存,要先将对数生长期的细胞经0.25%胰蛋白酶消化,并分散细胞,收集细胞并离心后,以含血清的培养液重悬细胞。经细胞计数,以培养液调整细胞浓度为2×10^6~5×10^6个/ml,加入等量20% DMSO冷冻保护液,置于细胞冻存管中,按上述缓慢降温的方式进行细胞的冻存。但对于悬浮细胞,可直接收集后细胞计数,调整浓度后加入冷冻保护液进行冻存。

(二)细胞复苏

细胞复苏指按一定的复苏温度将冻存的细胞恢复到室温。冷冻细胞复苏的原则是快速融化,以保证细胞外结晶快速融化,避免水分渗入细胞内,再次形成胞内结晶损伤细胞。故复苏细胞时应该在1~2min内使冻存细胞完全融化。

迅速将待复苏的细胞冻存管投入到已经预热37℃的水浴锅中迅速解冻,并不断地摇动,使管中的液体迅速融化。1~2min后冻存管内液体完全溶解,从水浴锅中取出。迅速将细胞悬液吸到离心管,加入10倍以上细胞培养液,混匀,低速离心(400g以内)5min左右,弃上清液。向离心管中细胞沉淀加入适量培养液,吹打成细胞悬液,注意动作要轻柔。细胞计数后,加入细胞培养液稀释细胞到一定浓度,转移到细胞培养瓶皿,放入37℃细胞培养箱内培养。

(三)细胞的运输

一般短途运输,如市内,可仅用培养液覆盖细胞单层进行培养,运输中注意保温即可。若需要长途运输细胞,可利用保温容器装入液氮或干冰后,放入细胞,进行冷冻储存运输,该方法对细胞的保存效果较好。还可根据运输路程选择细胞数量,以细胞长满1/3~1/2瓶底时,换新培养液到达瓶子颈部,盖紧瓶盖后胶带密封,进行运输过程中注意防震防压即可。到达后弃去多余培养液，37℃培养过夜，次日传代。此方法对细胞活力影响不大，但路程在四五天内为宜。还可将装有细胞的冻存管放入便携式液氮罐中进行运输。

第三节　细胞共培养

细胞共培养是将不同种类、不同来源的两种细胞或两种以上细胞混合在同一体系中共同培养。细胞共培养通过建立细胞与细胞之间的接触作用，引起细胞质膜产生 ECM，包括间质胶原、纤连蛋白、蛋白多糖及层粘连蛋白等成分，更好地模拟体内细胞生长微环境，有利于维持细胞的立体形态、促进细胞正常生长增殖及细胞的功能发挥。目前研究中常用的共培养细胞包括干细胞和体细胞、不同种类的免疫细胞、免疫细胞与体细胞、不同的骨细胞、神经元和神经胶质细胞以及不同来源的组织细胞共培养等。

一、细胞共培养的技术与方法

目前细胞共培养方法包括直接接触式共培养、间接共培养和三维细胞培养。

1. 直接接触式共培养体系　即在合适的条件下，将细胞按照一定比例在同一培养皿中共同培养。利用细胞或组织间封闭连接、锚定连接和通讯连接等细胞连接接触方式，传递细胞因子和离子，直接接触共培养使细胞更接近体内自然状态。此方式适合体内邻近的组织细胞共培养，如将大鼠肝细胞与库普弗细胞按 6∶1 直接接触共培养，观察不同情况下肝细胞生存时间和形态。

2. 间接共培养体系　细胞与细胞之间不直接接触，将细胞分别接种于不同的载体上，然后将这两种载体置于同一培养环境之中，通过培养基质内营养物质或细胞分泌细胞因子的交流实现细胞之间的通讯，使细胞处于共培养环境。间接共培养有如下几种方式：①将一种细胞的培养上清液，加入另外一种细胞的培养基中进行细胞培养，由于细胞培养后会分泌一些生长因子，其培养液可对另外一种细胞生长产生影响，如用 L929 细胞培养液对小鼠骨髓干细胞进行培养，可诱导骨髓干细胞分化为单核巨噬细胞，这是由于 L929 细胞培养液中含有促进干细胞分化的巨噬细胞集落刺激因子（macrophage colony stimulating factor, M-CSF）；②利用 I 型胶原凝胶预处理的载玻片培养细胞，再以一定的比例放入另一细胞的培养皿中进行共培养；③利用 Millicell 插入式细胞培养皿（又名 Transwell 小室）进行共培养。Transwell 小室呈杯状，底层有通透性膜，孔径大小为 0.1～12.0μm，可允许小分子的自由穿透，一般常用聚碳酸酯膜（polycarbonate membrane）。培养细胞时将 Transwell 小室放入培养皿中，将细胞置于上室内，下层为另一种细胞，其培养液中的成分可以影响到上室内的细胞，从而研究下层细胞分泌或代谢产物对上层细胞生长、增殖、生物学功能等的影响。

3. 三维细胞培养（three dimensional cell culture, TDCC）　是一种利用具有三维结构的载体同时培养各种不同种类的细胞的一种特殊体外细胞共同培养方式，此方法可通过细胞分化生成三维组织特异性结构，获得三维细胞载体复合物，在组织工程（tissue engineering）中应用较广泛。常用的支架材料如基质胶（matrigel），一种从小鼠肿瘤组织中提取的物质，更接近于体内的 ECM 样物质。TDCC 能最大程度地模拟体内微环境，细胞能生长繁殖，还能分化产生新的组织结构。

二、细胞共培养的应用

细胞共培养可用于研究细胞间的相互作用、交流通讯对细胞生长、功能性状或组织形成的影响，如某一细胞的分泌物对另外一种细胞某些基因表达的影响，从而改变细胞生物学性状；研究药物对细胞形态、功能的影响及机制，细胞共培养能保留体内细胞微环境的物质及结构基础，具有细胞培养的直观性及条件可控性的优势，有利于新药研发中快速筛选药物疗效和毒性。细胞共培养技术还在研究调控细胞增殖和分化因素、促进早期胚胎的发育因素或提高细胞代谢物产量的方式等方面有广阔的应用前景。

1. 维持细胞的功能和活力　细胞共培养过程中，细胞间的交流通讯可以调节细胞的生长状态、维持细胞的基本生物学功能。例如，体外培养的肝细胞存活期短而且高速分化，但在建立生物人工肝时需要肝细胞快速增长并且维持其功能不变，最后成为肝组织。单独培养的原代大鼠肝细胞活力逐渐降低，白蛋白和乙氧基-9羟基异吩噁唑酮-邻-去乙基酶的分泌减少，而将3T3成纤维细胞与原代的大鼠肝细胞共培养18天后，肝细胞活力保持不变，表现出良好的分泌功能。

2. 促进早期胚胎的发育　胚胎共培养是指在培养基内加入某一种辅助细胞，如输卵管上皮细胞、子宫内膜细胞和卵丘细胞等与胚胎一起培养，建立更类似于体内环境的培养体系，使细胞间能相互沟通信息，更好地满足胚胎在不同发育期对物质的需求，使胚胎的体外发育率得到大大的提高，避免早期胚胎的发育阻滞。有研究显示用人体子宫内膜细胞与体外受精移植胚胎共培养，胚胎细胞数显著增加，胞质碎片率明显下降，培养至囊胚阶段的胚胎数增加，种植率和妊娠率得到了提高。

3. 干细胞的诱导分化　干细胞（stem cell）在体外特定培养条件下可以被诱导分化成具有不同体细胞表型的细胞。除了通过不同培养条件进行体外诱导分化的方法外，用成熟体细胞与干细胞共培养同样可以诱导干细胞定向分化。如造血干细胞与肝间质细胞共培养后可分化为成熟肝细胞；骨髓间充质干细胞和心肌细胞共培养后，骨髓间充质干细胞可以向心肌细胞分化，逐渐表现出有节奏而强烈的收缩活动；人脐带血干细胞和角质细胞共培养，人脐带血干细胞可以分化为上皮细胞。

4. 研究肿瘤细胞生物学特性　细胞共培养技术在肿瘤的实验性治疗、肿瘤的侵袭性、转移和中心坏死机制、肿瘤的血管形成和营养供给、体内基因表达的模拟等方面具有重要意义。目前，肿瘤转移复发的研究多集中在肿瘤细胞的信号转导，而癌旁组织亦在肿瘤的复发转移中起到关键性的作用。为了研究周围邻近的健康组织如何受到异源化肿瘤细胞增生行为的影响，将成纤维细胞、内皮细胞和各种上皮细胞加入到肿瘤组织中共培养，观察肿瘤细胞的侵入和正常细胞生长行为的改变。另外，利用细胞共培养还可以有效地观察药物对肿瘤向邻近组织转移的抑制效果，同时探讨药物的分子作用机制。细胞共培养也应用于肿瘤血管形成的机制研究中，将体外培养的毛细血管内皮细胞置于肿瘤细胞的条件培养基中，可发现这些内皮细胞能形成完整的毛细血管网，通过模拟体内内皮细胞的生长微环境，充分再现肿瘤血管内皮细胞单层的结构特征及功能。

5. 研究软骨细胞生长和骨组织工程　原代软骨细胞的取材部位有限，而且软骨细胞增殖能力低，不易传代培养，但研究者将骨髓干细胞与牛的软骨细胞按不同比例混合进行共培养，软骨细胞的增殖速度和ECM的合成量与骨髓干细胞的比例呈正相关，因此利用骨髓干细胞和软骨细胞共培养可优化和扩大软骨细胞源，有效避免软骨细胞老化和去分化。多类型细胞的共培养系统对于研究骨组织工程很重要，并有助于理解骨组织发展过程。有研究报道了成骨细胞和韧带纤维细胞共培养14天时，韧带纤维细胞和成骨细胞都增殖并扩展超出了初期的培养区域，彼此接触形成一连续、难以分开的交界区域。将人骨祖细胞（human osteoprogenitor, HOP）和人脐静脉内皮细胞（human umbilical vein endothelial cell, HUVEC）共培养，观察到HUVEC能沿着HOP移行，促进初级血管形成和成骨细胞分化。骨组织工程共培养系统将促进骨组织工程的研究。

6. 研究血管修复和再生　血管遍布全身为各组织器官输送血液，有目的地改变病变组织器官的血管形成将成为治疗领域重大的突破。有研究表明，与平滑肌细胞共培养的血管内皮细胞除形态发生改变外，内皮细胞的多种与血管新生有关的基因表达也随之改变。人的皮肤成纤维样细胞和血管内皮细胞共培养，发现成纤维样细胞可以维持血管内皮细胞的完整性。将间充质干细胞（mesenchymal stem cell, MSC）和内皮细胞共培养，则与内皮细胞直接接触的MSC平滑肌肌动蛋白表达增加。目前细胞共培养在血管方面的应用主要集中在组织工程化血管（tissue engineering blood vessel）构建上。利用干细胞作为共培养种子细胞来源，研究组织工程化血管构建中蛋白质水平的变化，探讨细胞分化、细胞形态和功能的改变，将促进心血管疾病的治疗、组织器官的移植与再造的发展。

7. 在神经免疫方面的研究　神经细胞与神经细胞或神经细胞与其他细胞相互作用是目前研究的热点，如神经细胞与免疫细胞的相互作用，对于神经源性炎症、肠道疾病、哮喘和自身免疫性疾病的治疗具有重要应用前景。另一个热点是选用神经干细胞取代帕金森病中损伤的神经组织。以前已经证实神经细胞微环境可以诱导骨髓间充质干细胞（bone marrow mesenchymal stem cell, BMSC）向神经细胞分化。将 BMSC 和来源于人胎脑组织的神经细胞共培养，发现 BMSC 形态改变，共培养 4～5 天后，荧光免疫法检测 BMSC 表达神经元特异标记-神经元特异性烯醇化酶（neuron specific enolase, NSE），而对照组并不表达 NSE。

8. 用于提高代谢物产量　共培养体系中的辅助细胞可以提高细胞产生的代谢产物。例如，通过使用不同物种材料进行共培养来提高植物，特别是药用植物细胞的培养效率及其次级代谢产物合成的能力。

但目前细胞共培养在技术及应用上仍存在一些问题，如共培养的环境与体内环境还是有差别，并不能完全反映体内的变化；而且共培养体系的条件对细胞培养有一定影响，因此对培养液 pH、细胞培养时间和种植密度等需要优化。随着细胞生物学和生物技术的发展，细胞共培养技术将逐步完善并有更广阔的应用前景。

实验 6.1　小鼠腹腔巨噬细胞的原代培养

【原理】　小鼠腹腔巨噬细胞来源于单核细胞，在体内参与非特异性防御（先天性免疫）和特异性防御（免疫细胞）反应。巨噬细胞吞噬体内异物、体细胞代谢弃物、死亡的血细胞等，消化或排出体外，是研究细胞免疫和分子免疫的主要细胞，可以通过小鼠腹腔注射巯基乙醇酸盐的刺激产生大量腹腔巨噬细胞。

【试剂】

（1）磷酸盐缓冲液（PBS，pH 7.4）：将 8g NaCl，0.2g KCl，1.44g Na_2HPO_4（3.63g $Na_2HPO_4 \cdot 12H_2O$）和 0.24g KH_2PO_4 溶解于 800ml 去离子水中，盐酸调节 pH 至 7.4，定容至 1L，高压灭菌。

（2）3% 巯基乙醇酸盐溶液：称取 3g 巯基乙醇酸盐粉末，溶于 100ml 蒸馏水中，在磁力搅拌器上加热，煮沸 20min，等到溶液颜色由紫变黄后，分装，高压灭菌，室温避光保存。

（3）小牛血清：水浴锅 57℃灭活 30min，分装于 10ml 灭菌小青瓶，于–20℃保存。

（4）双抗：100U/ml 青霉素，100mg/ml 链霉素混合液。

（5）低糖 DMEM 细胞培养液。

（6）异氟烷（市售）。

（7）2% 乙酸溶液。

（8）75% 乙醇溶液。

【操作步骤】

（1）3 天前将 3% 巯基乙醇酸盐溶液 3ml 注射入小鼠腹腔，观察小鼠腹部呈均匀鼓胀。注意若注射到小肠中，会导致小鼠死亡。

（2）3 天后以异氟烷麻醉，断颈处死小鼠，75% 乙醇溶液喷洒小鼠皮毛，纱布蘸干，用镊子夹起腹壁皮肤，并用剪刀剪开一个小切口，注意不能剪开腹膜，用戴手套的手撕开切口，完全暴露腹膜。

（3）用带针头的注射器，往腹腔注射 10ml 预冷的 PBS，轻轻晃动小鼠腹部 1～2min，小心抽出腹腔液（约 9ml），注入离心管中，冰上放置。

（4）4℃ 400g 离心 10min。取出后置于超净工作台。弃上清液，向细胞沉淀加入 2ml 含 10% 小牛血清的低糖 DMEM 细胞培养液，将离心管中的细胞吹散，制成细胞悬液。

（5）细胞计数：取 10μl 细胞悬液至 1.5ml 离心管，加入 990μl 2% 乙酸溶液（100 倍稀释），上下颠倒混匀后，取 10μl 于细胞计数板上，显微镜观察计数（若每个方格中有 70 个细胞，则细胞

数为 70×10^6 个/ml）。

（6）用含 10% 小牛血清的低糖 DMEM 细胞培养液稀释细胞为 1.5×10^6 个/ml。

（7）细胞铺板：6 孔细胞培养板中每孔加入 2ml 细胞悬液，置于细胞培养箱，培养 1h，巨噬细胞贴壁。

（8）取出细胞培养板，弃去悬液，每孔加 1ml 不含血清的低糖 DMEM 细胞培养液轻轻晃动洗涤，弃去悬浮细胞，重复一次。

（9）每孔加 2ml 含 10% 小牛血清的低糖 DMEM 细胞培养液，置于细胞培养箱，培养过夜，即可用于后续实验。

【注意事项】

（1）经巯基乙醇酸盐诱导后产生的炎性巨噬细胞多呈梭形，有较强的运动和吞噬能力。鉴定方法可以用吉姆萨染色，非特异性酯酶染色或乙酰化低密度脂蛋白荧光染色。

（2）吸取腹腔细胞时，减少对腹壁和肠壁的摩擦，避免成纤维细胞和上皮细胞的混杂。

（3）巨噬细胞的附着比较牢固，可适当延长胰蛋白酶的消化时间。

【思考题】

（1）原代培养细胞发生污染的原因有什么，如何避免？

（2）铺板后巨噬细胞贴壁率低的原因是什么？

实验 6.2　HepG2 肝细胞系的传代培养

【原理】 HepG2 是肝癌细胞系，来源于一位 15 岁白人的肝癌组织，细胞分泌多种血浆蛋白，是经常用于研究细胞的增殖活性、凋亡能力、对药物的反应等实验的细胞系。体外培养的细胞浓度过高，超过培养基能力时，细胞生长受限制，因此当细胞汇合度为 80%～90% 时，需要进行分瓶培养，即传代培养。

【试剂】

（1）HepG2 细胞株：来源 ATCC，80% 或接近汇合成片的细胞。

（2）细胞消化液：0.25%～0.5% 胰蛋白酶溶液，或者 0.02% EDTA 溶液与 0.25% 胰蛋白酶混合液（体积比为 1∶1）。

（3）细胞培养用 PBS（pH 7.4）：见实验 6.1。

（4）细胞培养液：DMEM 培养基，20% 胎牛血清（FBS）溶液，100U/ml 青霉素，100mg/ml 链霉素。

（5）2% 乙酸溶液。

【操作步骤】

（1）在超净台中将培养瓶内的培养液完全吸出。

（2）用细胞培养液（或 pH 7.4 PBS）洗 1～2 次后，加入 1ml 细胞消化液覆盖于单层细胞表面，置入 37℃细胞培养箱。

（3）在倒置显微镜下观察被消化的细胞，当细胞质回缩，细胞变圆，细胞间隙增大相互分离时，立即终止消化，吸出消化液。

（4）加入适量 PBS 清洗 1～2 次，注意不要让液体直接对着细胞加入，朝向边缘空隙处缓慢加入为好，以避免把细胞从瓶壁上冲下来，然后手持培养瓶轻轻晃动，让 PBS 在细胞面上来回流动，以洗掉残余的消化液，不要用力过猛，否则能把附着不牢的细胞冲掉，减少细胞数量。若使用胰蛋白酶作为细胞消化液可省略此步骤。

（5）加入 2ml 细胞培养液，用吸管反复轻轻吹打瓶壁上的细胞，使之脱离瓶壁形成细胞悬液。吹打时要按顺序进行，以确保瓶壁所有部分均吹打到；吹打时要轻柔，尽可能不出现气泡，以避免细胞机械性损伤。

（6）细胞计数：取 10μl 细胞悬液至 1.5ml 离心管，加入 990μl 2% 乙酸溶液，上下颠倒混匀后，取 10μl 于细胞计数板上，显微镜观察计数。

（7）细胞悬液加入的适量新鲜细胞培养液稀释，分装成 2～3 个细胞培养瓶，置 37℃培养箱培养。一般情况下，传代后的细胞在 2h 左右就能附着在培养瓶壁上，2～4 天就可形成单层细胞，需要再次传代。

【注意事项】　使用 EDTA 处理细胞后，因血清对其无中和作用，一定要用 PBS 冲洗净，因残留在细胞培养液中的 EDTA 对细胞能产生不良作用。

【思考题】

（1）如何控制细胞消化酶使用浓度和作用时间？

（2）培养液 pH 变化太快的原因有哪些？

（3）传代后，细胞不贴壁的原因是什么？

（杜　芬　刘　军）

第七章 培养细胞的活性与细胞功能检测技术

处于生长周期中的活性细胞，在一定条件下培养繁殖扩增，以获得一定数量的细胞进行后续实验。不同类型的细胞表现出不同的功能，而在培养过程中细胞群体中总有一些因各种原因死亡的细胞，但只有活性细胞才可用于研究在特殊条件或特定因子的刺激作用下细胞功能的改变及其影响机制等。因此，体外培养获得的细胞须检查其活性，以确定分离过程对细胞是否有损伤作用。通常对细胞状态与功能的检测包括细胞形态学检测、细胞活性与增殖能力以及特殊功能的检测等方面。

第一节 培养细胞的形态学观察

一、培养细胞形态的分类

根据能否贴附在支持物上生长的特点，体外培养细胞可分为贴壁依赖性细胞和悬浮细胞。

（一）贴壁依赖性细胞

贴附在支持物表面才能生长的细胞称贴壁依赖性细胞或锚定依赖性细胞（anchorage-dependent cell）。当细胞贴附在支持物之上后，易失去它们在体内时原有的特性，细胞分化现象变得不显著。在形态上表现为单一化的现象，并常反映其胚层起源形态，呈现类似"返祖现象"，如来源于内、外胚层的细胞多呈上皮型细胞形态；来自中胚层的则易成纤维型细胞形态（原供体越年轻则"返祖现象"越明显），它与细胞分化有关。由于上述原因，体外培养细胞形态常表现有一般化的倾向。因此镜下判定培养细胞形态时，很难再按体内细胞标准确定，仅能作大致分类。

1. 成纤维型细胞 细胞与体内成纤维细胞的形态相似，呈梭形或不规则三角形，细胞中间有卵圆形核，胞质向外伸出2～3个长短不同的突起，细胞在生长时多呈放射状、火焰状或旋涡状走向。除成纤维细胞外，凡是中胚层间充质起源的组织，如心肌、平滑肌、成骨细胞、血管内皮细胞等多呈现此形态。

2. 上皮型细胞 此类型细胞具有扁平不规则多角形特征，细胞中间有圆形核，细胞紧密相连呈单层膜样生长。起源于内、外胚层的细胞如皮肤、表皮衍生物、消化管上皮、肝、胰和肺泡上皮等组织培养时，皆呈上皮型形态生长。上皮型细胞生长时，尤其是外胚层起源的细胞，细胞之间常出现所谓拉网（netting）现象，即在构成上皮膜生长的细胞群中一些细胞常相互分离卷曲，致使上皮细胞膜中形成网眼状空洞。

3. 游走型细胞 此型细胞在支持物上散在生长，细胞质膜伸出伪足或突起状，细胞进行活跃地游走或变形运动，速度快且不规则。细胞不稳定，细胞密度增大时，可呈类似多角形，若培养基发生改变，也可能呈现纤维细胞形态。常见于羊水细胞培养早期。

4. 多形型细胞 有一些组织和细胞，如神经组织细胞等，难以确定它们规律的形态，统一归入多形型细胞。

（二）悬浮细胞

有的细胞在培养时不贴附于支持物上，而在细胞培养液中呈悬浮状态生长，如某些癌细胞和血液白细胞等。细胞悬浮生长时，胞体呈圆形。悬浮细胞在培养液中生存空间大，可长时间生长，能繁殖较多量的细胞，便于做细胞代谢等研究。

二、培养细胞形态结构观察

体外培养细胞的形态结构与体内细胞基本相同，但在大体形态以及某些细微结构方面仍存在一定的差异。

（一）光镜下的细胞形态结构

在一般光镜下直接观察培养的细胞时，细胞是均质而透明的，细胞轮廓清晰但内部结构不明显，可用相差显微镜观察细胞内部结构。当细胞呈悬浮状态生长在液体环境中，胞体呈圆形。当细胞贴附于支持物表面后，开始仍为圆形，但很快便经过形态演变过渡成扁平形态。细胞轮廓形态可随支持物的形状而改变，支持物为球体时，细胞与球体呈同心圆层；支持物表面平坦时，细胞先由圆形延展成圆饼形。

细胞形态结构与细胞在体外生存时间的长短、细胞种类等有直接关系。初代培养的正常二倍体细胞，除大体形态外，在结构和生物学性状上与原体内细胞相似性大，细胞均质性和透明度都很强。随细胞在体外生活时间延长和反复传代，会发生一些变化，如轮廓增强、核仁增多、有时出现双核或多核巨细胞等。如细胞发生转化，它们的形态发生的变化更大。

在细胞功能状态不良时，细胞轮廓会增强，边缘不整齐，细胞发暗。胞质中时而出现囊粒、脂滴和空泡等；细胞间隙加大，细胞形状不规则，贴壁性变差；反差很大的暗色颗粒是变形的线粒体。

（二）电镜下的细胞形态结构

1. 细胞膜的形态结构　电镜下培养细胞的膜结构亦属双层膜结构，双层磷脂分子嵌有蛋白质。细胞膜向外凸出形成泡状、叶状、丝状和指状突起，长度比较一致，存在时间也长，这类突起称微绒毛。随细胞类型正常或异常（肿瘤细胞），以及细胞周期阶段不同，微绒毛的形状和数量均有差别。即使细胞连接成片时，在细胞之间仍存着一定的间隙，成纤维细胞之间的间隔不恒定，上皮细胞相互之间一般有 1.5～15nm 的间隙，且在细胞相互接触部位可见到桥粒，桥粒的有无可作为识别上皮细胞的标志。

细胞膜表面附着由细胞分泌物形成的糖蛋白膜，即细胞外衣。它对细胞的运动，尤其对细胞贴附于支持物生长有很大作用。用胰蛋白酶消化处理细胞是因为能改变细胞外衣的性质，使细胞易从支持物上脱落下来。此外细胞外衣与物质交换、酸碱平衡及膜电位等均有一定的关系。

2. 细胞膜内胞质区的结构　细胞膜下面有一层厚 100～500nm 的胞质区，中等电子密度，称膜下皮质层，主要有直径 5～7nm 的微丝和更粗的微管。微丝由多聚肌纤维蛋白组成。它们在膜下皮质层中有两种存在形式，即无定形基质或微丝束，后者可利用电镜观察到。当细胞从支持物脱离时，微丝可能消失再变成无定形基质，当细胞贴附于支持物后胞质延展，微丝又出现。微丝受温度的影响，低温时解聚，温度恢复时又重新再现。微丝的可逆性变化存在形式与微丝组成成分肌动蛋白有密切关系。微管是另一种细丝，比微丝粗而长，由微管蛋白组成，分散在细胞中各处。微丝与微管构成细胞质中骨架系统（cytoskeleton system, CSS），CSS 除与细胞形态和细胞运动有关外，还与细胞膜的功能如吞饮、免疫反应等有关。转化细胞中的 CSS 排列状态与正常细胞不同，正常细胞中的微丝微管走行有一定的方向，而转化细胞的微丝和微管走向紊乱，可作为检测标志。

3. 细胞质内亚细胞器的结构　细胞质中还存在其他结构如线粒体、内质网、高尔基体、中心体和溶酶体等。其中线粒体形态结构与体内细胞相似，但常随细胞生长状态不同而发生变化。在功能状态良好的细胞中，线粒体呈杆状或卵圆形，数量较多。当细胞功能低下或代谢不良时，线粒体能变成颗粒形或集聚成更大的团粒。

4. 细胞核的结构　细胞核超微结构与体内细胞无大差别，核膜仍为双层结构，也可以看到核孔。女性细胞核仍可观察到巴氏小体。永生性细胞和肿瘤细胞的细胞核一般比较大，染色体丰富，核仁大而多。

第二节　培养细胞的生长与增殖特点

很多细胞特别是正常细胞，在体外的生存也不是无限的。体外培养的细胞经传代后，细胞的生长和增殖都会受一定的影响。组织细胞在体外培养中有着一系列与体内不同的生存特点。

一、培养细胞的生命周期

培养细胞的生命周期是指细胞在培养中持续增殖和生长的时间。进行正常细胞培养时，不论细胞的种类和供体的年龄如何，在细胞的生存过程中，大致都经历以下三个阶段。

1. 原代培养（primary culture）期　原代培养也称初代培养，即从体内分离细胞接种培养到第一次传代阶段。一般持续 1～4 周。此期细胞移动活跃，可见细胞分裂，但不旺盛，多呈二倍体核形。初代培养细胞与体内原组织在形态结构和功能上相似度高，是很好的实验对象。原代培养细胞物种细胞成分混杂，具有异质性，各细胞的遗传性状不相同，细胞相互依存性强，细胞独立生存性差。

2. 传代期　初代培养细胞经传代形成细胞系，在培养条件较好情况下，细胞增殖旺盛，并能维持二倍体核型，即二倍体细胞系。为保持二倍体细胞性质，细胞应在初代培养期或传代后早期冻存。当前世界上常用细胞系均在 10 代以内冻存。如不冻存则需反复传代以维持细胞的适宜密度，以利于生存。但多次传代可能导致细胞失去二倍体性质或发生转化。一般情况下传代 30～50 次后细胞增殖逐渐缓慢，以至完全停止，细胞进入衰退期。

3. 衰退期　此期细胞仍然生存，但增殖很慢或不增殖，细胞形态轮廓增强，最后衰退凋亡，即使更换培养液也很难增殖。

4. 细胞转化　细胞的遗传性状发生永久性表型变化，主要发生在传代末期或衰退期，细胞发生自发转化获得永生性或转为恶性生长。

二、培养细胞生存期

具有生长增殖能力的体外培养细胞，当生长达到一定密度后，都须做传代处理。传代的频率与培养液的性质、接种细胞数量和细胞增殖速度等有关。连续细胞系和肿瘤细胞系比原代培养细胞增殖快，培养液中血清含量多时细胞增殖比血清量少时快。在增殖速度相同条件下，接种细胞数量多，细胞饱和越快，传代间隔时间越短。

所谓细胞"一代"一词，系指从分离接种培养到传代的这一段时间内的细胞，这已成为培养工作中的一种习惯说法。如某一细胞系为第 153 代细胞，即指该细胞已传代 153 次。它与细胞世代（generation）或倍增（doubling）不同，在细胞一代中，细胞能倍增 3～6 次。细胞传代一次后，一般要经过以下三个阶段：

1. 延迟期（lag phase）　细胞接种培养后，先经过一个在培养基中呈悬浮状态的无增殖时期。随后细胞附着或贴附于底物表面上，即细胞开始贴壁，细胞铺展。各种细胞贴附速度不同，这与细胞的种类、培养基成分和底物的理化性质等密切相应。初代培养细胞贴附慢，若干小时不等，也可长达 10～25h 或更多；连续细胞系和恶性细胞系 10～30min 即可贴附。细胞贴附是一个非常复杂的过程，与多种因素有关，如培养器皿底物表面附着物的支持能促进细胞贴附；底物表面带有正电荷利于贴附，底物表面不洁不利于贴附。

2. 指数增生期（logarithmic growth phase）　这是细胞增殖最旺盛的阶段，细胞分裂象增多，是进行各种实验的最好和最主要阶段。一般以细胞有丝分裂指数（mitotic index, MI），即细胞群中每 1000 个细胞中的分裂象数，作为判定细胞生长旺盛与否的一个重要标志。体外培养细胞分裂指数受细胞种类、培养液成分、pH、培养箱温度等多种因素的影响。一般细胞的分裂指数为

0.1%～0.5%，初代细胞分裂指数低，连续细胞和肿瘤细胞分裂指数可高达 3%～5%。pH 和培养液血清含量变动对细胞分裂指数有很大影响。

在接种细胞数量适宜情况下，指数增生期持续 3～5 天，随细胞数量不断增多，生长空间渐趋减少，最后细胞相互接触汇成片。正常细胞相互接触能抑制细胞的运动，即接触抑制现象。但只要营养充分，细胞仍能够进行增殖分裂。但当细胞密度进一步增大，培养液中营养成分减少、代谢产物增多时，则发生密度抑制，导致细胞分裂停止。恶性肿瘤细胞则无接触抑制现象，因此接触抑制可作为区别正常与癌细胞标志之一。

3. 停滞期（stagnation period）　细胞数量达饱和密度后细胞停止增殖，进入停滞期。此时细胞数量持平，故也称平顶期（plateau）。停滞期细胞虽不增殖，但仍有代谢活动。当培养液中营养渐趋耗尽、代谢产物积累、pH 降低时需及时传代，否则细胞受毒性的影响，发生形态改变，导致脱落死亡。传代延迟将影响下一代细胞的功能状态。若已发现细胞中毒迹象，虽进行了传代，但细胞已受损伤，至少还要再传代 1～2 次以恢复细胞状态，通过更换培养液淘汰死细胞和使受损轻微的细胞得以恢复后，才能使用。

三、培养细胞的增殖动力学

体内细胞与体外培养细胞均有两种基本生活状态，即增殖态和功能态。

（一）增殖态

增殖态即细胞进行增殖或自我复制的状态，即细胞有丝分裂。细胞增殖的基本条件是细胞质和细胞核的复制，之后细胞发生有丝分裂，即细胞质和细胞核的分配。

1. G_1 期　为细胞在上一个增殖周期的分裂期后与 DNA 合成期前的阶段，故也称为细胞分裂后期，或 DNA 合成前期。细胞进入 G_1 期标志细胞已进入增殖态，是细胞质复制的主要阶段。子细胞进入 G_1 期及之后均受外源生长因子和其他增殖相关因子的调控。G_1 期的持续时间变化很大，短则 4～6h，长可达几天。细胞在 G_1 期时因营养物质缺乏或在调节因子的作用下，可导致生长阻滞，G_1 期延长；增殖旺盛细胞的 G_1 期持续时间短，衰退细胞持续时间长。培养细胞一般具有较短的 G_1 期。G_1 期主要活动为细胞内的蛋白质合成、RNA 合成、聚核蛋白体合成增多等；显微镜下可观察到 G_1 期胞体逐渐增大。

2. S 期　即 DNA 合成期，主要功能活动为进行 DNA 合成。各种细胞 DNA 合成持续时间差别不大，比较恒定，平均 6～8h。细胞一旦进入 S 期开始合成 DNA，便能持续进行，独立性较大，对环境的不利因素有一定耐受能力。但 DNA 进行合成时，核苷酸双链发生分离，在此阶段细胞易受环境因素影响导致 DNA 突变。

3. G_2 期　发生在 DNA 合成后和细胞分裂期之前，故也称 DNA 合成后期或细胞分裂前期。在 G_2 期主要的变化是与细胞分裂相关的 RNA 的合成和染色体的螺旋化。持续时间较短，平均 2～5h。G_2 期对外界环境敏感，易受温度、pH 及其他因素的影响。

4. M 期　即细胞有丝分裂期，M 期结束形成两个子细胞，是细胞增殖周期的终结期。处于分裂中的细胞叫分裂象，可以直接观察到。培养细胞是研究细胞有丝分裂过程理想的对象，在相差显微镜下可清晰观察到活细胞的分裂象形态和分裂过程。细胞分裂过程分前、中、后、末四期，活细胞分裂过程表现如下：

（1）前期：用缩进逐格显微摄影技术可观察到细胞核发生转动是前期的开始。之后，核膜和核仁突然解体消失，染色体逐渐混于细胞质中并呈现活跃的运动。从细胞膜表面向外伸出很多长短不等的突起，细胞质逐渐回缩，细胞轮廓趋于变圆，染色体由分散状态渐向细胞中央部移动，然后突然"冻结"于赤道平面，进入中期。前期持续时间为 20～30min。

（2）中期：细胞进入分裂中期后，细胞质进一步回缩，细胞胞体呈圆球形，与支持附着面缩小达极限，折光性强，在镜下极易识别。此时细胞极易从瓶壁脱落，摇动培养瓶可作为收集中期分裂象的简易方法。染色体集中于赤道平面后，失去明显的运动；中期染色体集聚在赤道平面上称中期板。中期板有一定的方向性，即中期板常与支持物平面相垂直，两中心体分别位于两半端，镜下观察呈"一"字形，此现象可能与两中心体密度较大有关。细胞分裂中期持续 20～30min，此期细胞对外界因素敏感，易受外界因素如秋水仙素作用发生阻滞、延缓或停止向后期过渡。

（3）后期：一旦中期板染色体开始一分为二，即标志后期开始。接着染色体分成两组分别向两极移动，与此同时整个细胞由圆球逐渐变成椭圆球形；在赤道部出现绞窄，胞体呈哑铃形。后期是细胞分裂过程中最快的，仅持续 5～7min，在显微镜下可直接观察到。

（4）末期：此时两组染色体已到达两极，胞体中部进一步变细，继之一切变化与前期相反；染色体变成染色质，核体核膜再现。胞体逐渐分离，形成两个子细胞，但两者间仍有细丝相连，经过较长时间后才彻底分开。两个子细胞独立后，细胞质复延展附于底物变扁，整个细胞又恢复成原有状态。末期持续时间 20～30min。

细胞分裂全程持续时间一般为 30～60min，因细胞种类不同和温度的变化，分裂时间有一定差别。正常细胞的一次增殖过程，以分裂形成两个相同的子细胞而结束。这既依赖于遗传物质复制和细胞质分裂，也依赖于它们之间的相互协调性。在长期传代或体外培养环境中的某些因素影响下，常发生异常分裂，如三极分裂或多极分裂等。如只有胞核分裂而胞质不分裂，反复经过几个细胞增殖周期后，可形成多核巨细胞。另有一种异常分裂叫核内有丝分裂，又称内复制，即仅有 DNA 的复制，而无核分裂现象，经下一次细胞增殖或经过几个细胞增殖周期后才出现分裂，可导致多倍体产生，并常伴有双染色体。上述几种异常分裂，在体外培养细胞尤以无限细胞系和肿瘤细胞系是比较常见的。

（二）功能态

功能态细胞进行特定功能活动如分泌、传导、吞噬、收缩等功能，是细胞的第二种生存状态。细胞完成特定功能是在细胞发生分化基础上完成的，因此细胞功能态也是细胞的分化态。若从细胞增殖态周期角度看，功能态是两次增殖周期之间的间期或 G_0 期。同一 G_0 期，由于细胞的不同，其生物学的意义不同。以功能活动为主的细胞的 G_0 期是功能期；以增殖活动为主的细胞的 G_0 期则是名副其实的间期。

（三）细胞的分型

细胞的增殖态和功能态是相对的状态，能发生交替和有相互依存的关系。根据这两种状态属性的不同，可把细胞分作如下三类。

1. 活跃增殖细胞 是指以增殖为主的细胞，它们增殖频繁，具有较短的 G_0 期，无分化现象。它们的 G_0 期最为符合间期概念，故可称为 G_{0i}。体内各种干细胞、肿瘤细胞和体外培养细胞均属之。本型细胞在体外易于培养，成活率高。

2. 功能 Ⅰ 型细胞 这类细胞是以完成功能活动为主的细胞，其 G_0 期是完成功能活动的主要阶段。故本型细胞的 G_0 期可称为 G_{0t}。体内各种腺细胞、结缔组织细胞、淋巴细胞等属之。在一定条件下，本型细胞尚可重返增殖态：如肝细胞受损后能重新再进入增殖态，损伤修复后又恢复功能态，故可称为 G_{0f} 型细胞。本型细胞也可在体外培养，但要求条件较复杂。

3. 功能 Ⅱ 型细胞 体内神经细胞、骨骼肌细胞等终末分化细胞，长期处于 G_0 期进行功能活动，少见或不进行增殖，这类细胞的 G_0 可称为 G_{0n}。本型细胞在体外难以培养和存活。

体外培养细胞属于活跃增殖细胞，在营养充分的培养液中，可反复进行增殖活动，具有较短的 G_0 期。但当营养缺乏，如降低血清含量则缺乏生长因子，细胞多停滞于 G_0 期。此时细胞蛋白质和 RNA 的降解、核糖体为单体、酶的活性较低等变化，细胞体积较小。其次 G_0 期也随细胞种类不同而异，二倍体细胞较长，永生细胞和肿瘤细胞系较短。此外，细胞发生恶性转化，出现血清需求降低的现象。研究证明，这是因为恶性转化细胞能以自泌（autocrine）方式产生生长因子，即细胞具有"自给自足"供给生长因子能力，因此细胞降低血清需求可视为细胞恶变的一项指标。

四、培养细胞的遗传学特征

细胞遗传学特征是检测培养细胞的一项极重要的指标。体内细胞的遗传学特征是比较稳定的，但细胞离体培养过程中，却很容易发生细胞遗传特征变化。因此掌握培养细胞遗传学特征，是了解细胞性状的一个极重要方面。

（一）细胞的核型变化

染色体、染色质和 DNA 是细胞中同一遗传物质的不同存在形式。间期细胞核中的染色质在细胞进入分裂期时变成染色体，在分裂中期时染色体呈标准形态，是研究染色体形态结构最好的阶段。人体细胞具有二倍体核型，染色体数目为 46（$2n$）。初代正常培养细胞多呈二倍体。通过传代建成细胞系后，在培养条件良好的情况下，二倍体细胞状态可能长期保持。但细胞经长期传代后，会发生偏离二倍体现象，即染色体数变成多于或少于 46。但只要具有二倍体核型细胞数在这一群体中占 75% 以上，仍可视为二倍体细胞系（株）。当细胞发生转化，发生恶变或转化为肿瘤细胞，大多为多倍体、异倍体或其他形式，其中以异倍体居多。培养细胞经常发生异倍化，可视为是细胞随环境的变化呈现自然选择和淘汰的过程。结果导致在培养细胞中存在几个不同核型的细胞系，因此实验者对长期使用的细胞或新引进的细胞做定期核型检查，以掌握细胞的遗传特点。

（二）细胞永生化和恶变

细胞永生化（immortalization）是细胞获得持续生长增殖的特性。而恶变（malignant change）是指细胞不仅能长期增殖生长并具有异体接种致瘤性。在体外培养的正常细胞具有二倍体核型而且增殖生长是有限的。而永生化的细胞则具有无限增殖生长性，长期传代不死，并多伴有核型改变。永生化的细胞不一定具有恶性，但却易进一步演变成恶性细胞，因此永生化可能为癌变过程中的一个阶段。

（三）细胞的群体依赖性

一定条件下，细胞体外培养的单个细胞也能生存和增殖生长，表现有很大的独立性，但单个细胞不能长期生存。有活力的细胞需经过繁殖形成群体，只有群体细胞才是培养细胞的基本存在形式。体外培养细胞之间仍具有在形态和功能上的相互依存关系。已观察到在体外培养细胞之间存在有管状结构的连接物。在生理活动上，细胞密度大时比少时易于培养，说明细胞之间能相互沟通信息。例如，正常培养的细胞一旦发生接触抑制即导致运动停止，凡此种种，都是细胞相互沟通信息的结果，使细胞呈现着相互依存性或群体依赖性（population dependence, PD）。正常细胞群的 PD 比转化细胞大，转化细胞和恶性细胞 PD 小，即 PD 与细胞恶性呈反比关系；恶性细胞独立生存能力增大。单个细胞培养和软琼脂培养是检测培养 PD 的常用方法。

第三节 培养细胞的检测分析技术

培养细胞可用于研究细胞中的生命信息，检测细胞的变化，分析细胞中各种物质的定性、定量、定位及结构变化，对于生命科学研究具有重要的学术意义和应用价值。

（一）细胞周期的检测

1. 细胞的同步化 培养的细胞多处于不同的细胞周期中，因此对药物的干预存在不同的反应，影响实验结果的可靠性和重复性，因此一般在对培养细胞进行实验处理之前，需要使细胞处于同一细胞周期，即细胞的同步化。可利用药物或其他方法使细胞停留在某一细胞周期时相，调节并恢复细胞周期后，所有细胞在同一细胞周期中运行。细胞同步化的方法有温度休克法、短时间饥饿法和药物抑制法等。不同的处理方式下细胞可停留在不同的细胞周期时相。

（1）M 期同步化细胞：细胞同步化于 M 期的方法包括振荡收集法、秋水仙酰胺阻抑法和 N_2

阻断法。振荡收集法是利用 M 期细胞变圆易脱落的特点，每隔一定时间将贴壁细胞振荡脱落并收集细胞，放入 4℃冰箱保存，即获得 M 期细胞。秋水仙酰胺阻抑法是将指数增生期的细胞加入终浓度为 0.05～0.1μg/ml 的秋水仙酰胺，作用 6～7h 后，振荡并收集细胞，300g 离心收集沉淀细胞即为 M 期细胞，该法对细胞毒性作用较大，要严格控制剂量及作用时间。N_2 阻断法是将对数生长期的细胞置于 N_2 罐中通入约 5% 体积的 CO_2，再向罐中充入 N_2 直到压力为 550～630kPa，置于 37℃培养箱中 10～16h，收集细胞。

（2）S 期同步化细胞：一般采用胸腺嘧啶核苷（TdR）双阻断法，由于 TdR 能阻断 DNA 合成，可利用两次 TdR 阻断使细胞同步化于 S 期。第一次阻断时间相当于 G_2、M 和 G_1 期时间总和或稍长，释放时间介于 S 期时间和 G_2+M+G_1 时间总和之间，则细胞未进入下一个 S 期，第二次阻断时间与前次相同，释放后收集细胞，即可使细胞同步化在 S 期。

（3）G_2 期同步化细胞：同样可使用 TdR 双阻断法，使细胞同步化在 G_1/S 期交界处，去除 TdR后，培养时间大于 S 期时间但小于 G_2+S 期时间，通过振荡法去除 M 期细胞后，胰蛋白酶消化仍贴壁的细胞，离心收集细胞即为 G_2 期细胞。

（4）G_1 期同步化细胞：以缺乏异亮氨酸的培养基培养细胞超过一个细胞周期，可使细胞处于 G_1 期。

（5）G_0 期同步化细胞：一般采用血清饥饿法，以 0.5%～1% 的小牛血清培养基培养对数生长期的细胞 48～72h 后，换用无血清的培养基培养 24h，胰蛋白酶消化即可获得 G_0 期细胞。

2. 细胞周期蛋白依赖性激酶检测　周期蛋白依赖性激酶（cyclin dependent kinase, CDK）在细胞周期不同时相激活，通过检测不同 CDK 活性和表达水平，结合蛋白质印迹法分析判断待测细胞所处的细胞周期。例如，E-CDK2 出现于晚 G_1 期，于 S 期消失；A-CDK2 出现于早期 S 期，消失于 M 期。

3. 碘化丙啶结合流式细胞仪分析法　碘化丙啶（propidium iodide, PI）是一种可插入到多聚核苷酸结构中的荧光染料，导致 DNA 和 RNA 显色。细胞在不同的细胞周期时相中 DNA 含量有差异，对细胞进行 PI 染色后，通过流式细胞仪（flow cytometer）可以分析细胞内 DNA 荧光强度变化，从而判断其所处的细胞周期时相。流式细胞术（flow cytometry, FCM）是一种对荧光标记的单细胞或其他生物粒子进行定量分析和分选的检测手段。以激发光源激发荧光标记的细胞发出荧光，通过荧光检测器和散色检测器检测细胞的荧光和散色光，通过计算机分析处理获得相关信息参数，多用于不同细胞类型或不同标记细胞的计数和分选，它可以高速分析上万个细胞。

（二）细胞增殖的检测

1. 细胞生长曲线法　在培养的不同时间段，进行细胞计数代表细胞密度，以培养时间为横坐标、细胞密度为纵坐标绘制细胞生长曲线（cell growth curve）。细胞生长曲线监测细胞绝对增长数值和生长繁殖基本规律，可确定培养细胞生长的稳定性，分析细胞增殖速度的变化程度及增殖高峰的时间，以确定细胞传代、细胞冻存或进行细胞实验的最佳时间。

2. 四噻唑蓝法　广泛应用于细胞增殖和细胞毒性的检测方法。四噻唑蓝（methylthiazoletetrazolium, MTT）可被细胞线粒体内的脱氢酶还原成不溶于水的蓝紫色结晶甲䐶，后者沉积在细胞中，而死亡细胞则无此酶活性，不会形成蓝紫色结晶沉淀。在一定细胞数范围内，甲䐶结晶的形成量与活细胞数成正比。生成的结晶产物可被 DMSO 溶解，溶解后溶液的颜色深浅与结晶产物量相关，利用酶标仪测定 490nm 处的 A 值，通过结晶产物生成量以反映出活细胞数目，即 A 值越大，细胞活性越强。该方法灵敏度高、重复性好，操作简便、快速、经济。

3. WST-8 检测法　WST-8 是一种新型的水溶性四唑盐，在电子耦合载体 1-甲氧基-5-甲基吩嗪硫酸二甲酯（1-methoxy PMS）的作用下被线粒体内的脱氢酶还原成高度水溶性的橙黄色甲䐶产物，其颜色深浅与活细胞数量成正比。利用含 WST-8 成分的 CCK-8 试剂盒与细胞作用，每隔 24h 用酶标仪测定各组细胞在 450nm 处的 A 值，连续监测 7 次。以时间为横坐标、A 值为纵坐标，绘制生长曲线。CCK-8 已广泛用于检测细胞增殖和细胞毒性。

4. 台盼蓝染色法　台盼蓝可穿透变性的细胞膜，因此当细胞损伤或死亡时，细胞膜通透性发生改变，台盼蓝穿入细胞与解体的 DNA 结合并着色。而活细胞能阻止染料进入细胞内。死细胞被台盼蓝染成蓝色，而活细胞不着色，故亦称拒蓝染色法。细胞经台盼蓝染色后，利用细胞计数板结合显微镜观察计算活细胞数。细胞悬液按一定比例稀释后，与等量 0.4% 台盼蓝溶液混合均匀，吸取染好色的细胞悬液滴至计数板，显微镜下对活细胞进行计数。活细胞胞体完整，透明不着色。

细胞存活率计算公式如下：

$$细胞存活率（\%）= \frac{未蓝染细胞数}{蓝染细胞数+未蓝染细胞数} \times 100\%$$

5. 细胞集落形成试验　单个细胞在体外持续增殖 6 代以上时，细胞数量可达 50 个左右，并形成克隆或集落样的细胞群体，大小为 0.3~1.0mm。通过计数集落形成率，对单个细胞的增殖能力做定量分析，因此细胞集落形成试验主要是针对活细胞的增殖能力。在不同条件下进行细胞集落形成试验可以了解细胞的增殖率和对生存环境的适应性。但细胞集落形成受到很多因素的影响，如培养液、血清浓度和质量、温度、酸碱度及细胞的密度等。原代细胞集落形成率低于传代细胞，正常细胞集落形成率低而转化细胞的高。集落形成试验在干细胞和肿瘤细胞的研究应用中较多。对集落形成的形态和酶学鉴定可反映干细胞诱导分化后形成细胞的种类和活性。在肿瘤研究中，可用集落抑制率分析抗癌药物或致癌物质的效果。细胞集落形成试验可选用平板集落形成或软琼脂集落形成两种方式。平板集落形成试验主要适于贴壁生长的细胞，软琼脂集落形成试验适用于悬浮型生长细胞。

6. BrdU 掺入试验　胸腺嘧啶的衍生物 5-溴脱氧尿嘧啶核苷（bromodeoxyuridine, BrdU）可以竞争性参与 S 期细胞 DNA 的合成，因此可利用荧光标记的抗 BrdU 单克隆抗体对增殖细胞的细胞核进行免疫荧光染色，并在荧光显微镜下观察计数。也可以结合其他特异荧光标记物进行双重免疫荧光染色。

7. 中性红染色法　中性红是常用的活体染色染料，活细胞能摄取中性红并使溶酶体着色，可直接在显微镜下观察染色细胞并计数。但其毒性大，染色后细胞不能再培养。以每孔细胞的 A 值反映细胞活性，A 值越大，细胞活性越好。可用中性红相对摄取率即受试组的 A 值与对照组 A 值的百分率，来反映实验因素对细胞增殖状态的影响。

（三）细胞迁移与侵袭的检测

1. 划痕试验　细胞划痕（修复）试验用于测定贴壁细胞的迁移修复能力。在体外培养皿培养贴壁细胞，单层生长，在细胞生长的中央区域划线并去除中央部分的细胞，继续培养细胞，在设定时间（如 72h）后取出细胞培养皿，观察细胞是否生长（修复）迁移至中央划痕区，判断细胞的生长迁移能力。一般观察细胞在某种处理因素或药物、外源性基因等的作用下，细胞迁移修复能力的差异，判断各因素对细胞的迁移修复能力的影响。

2. Transwell 小室试验　Transwell 小室用以进行细胞共培养以及细胞趋化、迁移、侵袭能力等多方面的研究。Transwell 小室是一个可放置在细胞培养孔板里的小杯子，杯子底层为有微孔的具通透性的膜，孔径大小不一，膜的材料一般常用的是聚碳酸酯膜。

（1）细胞迁移试验：将 Transwell 小室放入细胞培养孔板，一般小室内称为上室，培养板与小室间的空间称为下室，将待研究的细胞接种于上室内，下室为条件培养液，由于聚碳酸酯膜有通透性，上室内的细胞受到下层培养液中的某些成分（如趋化因子）的影响，可穿过聚碳酸酯膜进入下层培养基。因此培养细胞一段时间后，对下层培养基中细胞进行计数分析，可判断细胞的迁移能力。一般选择孔径为 8μm 或 12μm 的聚碳酸酯微孔滤膜。

（2）细胞侵袭试验：Transwell 小室的聚碳酸酯微孔滤膜上铺一层人工重建基底膜材料基质胶，其主要成分为层粘连蛋白、Ⅳ型胶原和与天然基底膜相似的膜结构。局部蛋白水解可导致基底膜降解、断裂，细胞可穿出。进行细胞侵袭试验时，细胞接种于 Transwell 上室，以低营养培养液培养，下层加入高营养的培养液，为了寻找营养，细胞会往高营养的培养液里面跑，细胞消化降解基质胶并穿过聚碳酸酯微孔滤膜，并贴附在聚碳酸酯微孔滤膜下表面，或者进入高营养的培养液，对穿过细胞进行计数可以判断细胞的侵袭能力。

（3）细胞共培养体系：Transwell 小室也可以用于研究某一细胞分泌或代谢产物对其他细胞的影响。将细胞 A 接种于上室，细胞 B 接种于下室。细胞不会迁徙通过微孔小于 $3.0\mu m$ 的聚碳酸酯滤膜，可用以研究细胞 B 分泌或代谢产生的物质对细胞 A 生长的影响。

（四）细胞活性的检测

酶在细胞内发挥重要功能，其结构不同，功能各异，对酶的检测可以反映细胞的功能状态。对酶的特异性检测主要是酶的活性检测、酶的定量和定位分析。

1. LDH 测定法　正常情况下 LDH 不能透过细胞膜，但当细胞受损或死亡时，细胞膜通透性增强，LDH 会从细胞质中渗出，细胞质内 LDH 减少，培养液中 LDH 增多。因此通过检测培养液中 LDH 量的变化，判断细胞质膜完整性，也可作为检测细胞活性的指标，培养液中 LDH 越高说明细胞损伤越严重，LDH 活性测定见实验 4.1。

2. 酸性磷酸酶活性测定　酸性磷酸酶（acid phosphatase）是溶酶体的特征性酶，故利用此酶的活性测定对溶酶体进行研究。酸性磷酸酶在酸性条件下（pH 5）分解磷酸酯，释放出的磷酸基团与醋酸铅的醋酸根置换，形成无色的磷酸铅沉淀，再与硫化铵反应，最终形成棕黑色的硫化铅沉淀，显微镜下观察清晰可辨。

3. 过氧化物酶活性测定　过氧化物酶（POD）多存在于过氧化物酶体中，参与细胞的氧化反应。细胞内的 POD 把联苯胺氧化为蓝色联苯胺蓝，转变为棕色的联苯胺棕。

4. 琥珀酸脱氢酶活性测定　琥珀酸脱氢酶（succinate dehydrogenase）是线粒体的标志酶，参与细胞有氧呼吸，其活性与线粒体活性平行，在癌细胞中其活性常减弱。琥珀酸脱氢酶使底物琥珀酸钠脱 H^+，无色 NBT 获得 H^+ 后被还原成蓝色物质。

5. 一氧化氮合酶活性测定　一氧化氮合酶（NO synthase, NOS）的辅酶为 NADPH，将底物的氢脱下后，传递给 NBT，NBT 还原为蓝黑色沉淀，显示出的部位代表 NOS 的定位。还可以用免疫组化的方法显示出一氧化氮合酶。

（五）其他分子探针型细胞功能学检测

1. 细胞活性氧簇水平检测　活性氧（reactive oxygen species, ROS）簇是判断细胞的氧化应激状态的重要参考指标。现一般多用 ROS 检测试剂盒对活性氧进行标记并检测。原理是利用本身没有荧光的荧光探针 DCFH-DA 进行活性氧检测，DCFH-DA 可以自由穿过细胞膜，由细胞内的酯酶水解生成 DCFH。而 DCFH 不能通透细胞膜，而积聚在细胞内，受细胞内活性氧的氧化作用，使无荧光的 DCFH 生成有荧光的 DCF（绿色荧光）。通过检测 DCF 的荧光强度分析细胞内活性氧的水平。可利用激光扫描共聚焦显微镜直接观察 DCF 的荧光并定量分析，也可通过流式细胞仪检测 DCF 的荧光强度，对细胞 ROS 水平进行定量分析。

2. 线粒体膜电位检测　线粒体跨膜电位的下降，是细胞凋亡级联反应过程中的早期事件，在细胞核染色质浓缩、DNA 断裂出现之前发生。线粒体跨膜电位使一些亲脂性阳离子荧光染料结合到线粒体基质，如罗丹明 123（rhodamine 123）、3,3′-二乙基氧杂羰花青碘（DiOC6）、线粒体膜电位探针 JC-1、四甲基罗丹明甲酯（tetramethylrhodamine methyl ester, TMRM）等，通过流式细胞仪检测其荧光的增强或减弱，分析线粒体内膜电性的增高或降低。荧光染料的使用一般为 1mmol/L 罗丹明 123、25nmol/L DiOC6、1mmol/L JC-1 或 100nmol/L TMRM 和细胞混匀后在 37℃下孵育 30min，以流式细胞仪进行检测。

（六）细胞凋亡检测

细胞凋亡（apoptosis）是指在生理或病理条件下某些因素触发的由基因控制的细胞程序性死亡，

是一个主动的过程。凋亡细胞在形态学、生物化学等方面都具有特殊性。凋亡细胞的溶酶体和细胞质膜结构完整，但是染色质浓缩聚集，染色体 DNA 断裂、可形成由细胞膜包裹核碎片或胞质组成的凋亡小体。细胞坏死与细胞凋亡不同，是由外界因素导致的细胞急速死亡，表现为膜通透性增高、细胞肿胀、溶酶体酶释放致使细胞溶解，可引起炎症反应。

1. 凋亡细胞的形态学观察 凋亡细胞的形态学特征可直接通过显微镜观察。

（1）倒置相差显微镜观察：将接种培养在盖玻片上的细胞直接封片后，可用倒置相差显微镜直接观察凋亡细胞，其表现为细胞连接和微绒毛消失，细胞体积变小，细胞核固缩，染色质呈凝聚状态似新月形或块状，细胞皱缩，细胞膜收缩并内陷，将细胞自行分割为多个具有膜包围的、内含各种 DNA 和细胞器的凋亡小体（apoptotic body），晚期凋亡细胞胞体破裂，形成不规则细胞碎片。

（2）光学显微镜观察：普通的光学显微镜不能直接观察到凋亡细胞的形态特征，一般需要将细胞进行染色观察。常用的染色方法包括苏木精-伊红和吉姆萨（Giemsa）染色法。苏木精是对细胞核的染色，伊红使细胞质显示为粉红色。高倍显微镜下观察苏木精-伊红染色后的凋亡细胞，核染色质固缩、边集，染色呈深紫色，胞体周围的凋亡小体着色深浅不同，晚期凋亡小体染色较浅，呈不规则碎片。吉姆萨是一种复合染料，由天青和伊红组成，也用于细胞核和染色体的着色观察。

（3）荧光显微镜观察：利用可结合 DNA 的荧光染料，也可在荧光显微镜下观察到凋亡细胞的形态。Hoechst 33258 是一种可与 A-T 结合的 DNA 染料，在荧光显微镜以 346nm 紫外光激发下，细胞核呈蓝色，凋亡细胞核凝聚显示为强蓝色荧光，还可见带蓝色荧光的凋亡小体。吖啶橙（acridine orange, AO）能同时与 DNA 和 RNA 结合，但是亲和力不同，以 488nm 激发波长，在荧光显微镜下的细胞核发黄绿色荧光，细胞质和核仁发橘红色荧光，而凋亡细胞核凝聚呈黄绿色，凋亡小体呈绿色。

（4）透射电镜观察：透射电镜可在超微水平上观察凋亡细胞的内部结构，凋亡细胞的体积缩小，核固缩，电子密度增加，核呈不规则状，胞质内细胞器结构完整，染色质聚集在核膜周围，呈高电子密度块状。细胞膜结构完整，可见凋亡小体，其内部有膜状结构。

（5）扫描电镜观察：扫描电镜可以观察到凋亡细胞的表面形态变化，即细胞体积缩小，表面微绒毛减少，还可观察到凋亡小体。

2. 琼脂糖凝胶电泳法 凋亡细胞内的染色质 DNA 由激活的内源性核酸内切酶降解，形成长度为 180～200bp 及其倍数的大小不一的 DNA 片段，在琼脂糖凝胶电泳中 DNA 条带呈现特征性的梯状条带。

3. TUNEL 法 脱氧核糖核苷酸末端转移酶介导的缺口末端标记法（TdT-mediated dUTP nick-end labeling, TUNEL）是一种对 DNA 双链断裂后生成的 3′—OH 进行标记从而检测细胞凋亡的方法。细胞凋亡发生后，内源性核酸水解酶激活，DNA 双链发生断裂，产生 3′—OH 端。脱氧核糖核苷酸末端转移酶（terminal deoxynucleotidyl transferase, TdT）催化在末端加 dNTP 的聚合反应。TdT 可将生物素标记的 dNTP 结合到 DNA 的 3′—OH 端，加入连接了过氧化物酶（peroxidase, POD）的亲和素与生物素特异性结合，最后加入 POD 底物 DAB 发生颜色反应，即可在普通光学显微镜下观察凋亡细胞并计数。也可利用荧光素标记 dNTP 对 DNA 的 3′—OH 端进行标记，在荧光显微镜下观察细胞凋亡。

4. 流式细胞仪分析法 磷脂酰丝氨酸（phosphatidylserine, PS）一般分布于正常细胞膜内侧，细胞凋亡发生后，早期 PS 分子由内侧翻转至外侧，因此细胞膜表面检测到 PS 是细胞发生凋亡的标志。膜联蛋白（annexin）Ⅴ是一种钙离子依赖性磷脂结合蛋白，分子量约 36kDa。Annexin Ⅴ 和磷脂有特异性高亲合力，尤其是带负电荷的磷脂如 PS。Annexin Ⅴ 和异硫氰酸荧光素（FITC）共轭结合后，作为荧光探针标记 PS。碘化丙啶（PI）是标记核酸的特异性荧光染料，但不能穿透正常细胞的细胞膜，只有当细胞凋亡到晚期或是细胞死亡时，细胞膜通透性增加，PI 进入细胞与核酸结合进行标记。

FITC-Annexin V 和 PI 同时作用细胞，利用流式细胞仪可对细胞的凋亡进行检测。正常细胞 FITC-Annexin V（绿色荧光）和 PI（红色荧光）标记均为阴性，早期凋亡细胞的 FITC-Annexin V 标记阳性，而 PI 标记阴性，晚期凋亡细胞的 FITC-Annexin V 和 PI 标记均表现为阳性。染色后的凋亡细胞也可通过荧光显微镜直接观察。坏死细胞的 PS 亦同样暴露于细胞膜外表，FITC-Annexin V 结合呈阳性，因此不能区分坏死或凋亡细胞。细胞凋亡时膜上 PS 外翻发生于早期，先于 DNA 断裂发生。且该法不需要固定细胞，避免了细胞碎片过多及 DNA 片段丢失，因此更加省时，结果亦更可靠，是目前最为理想的凋亡定量检测方法。

5. 蛋白质印迹法 检测细胞凋亡信号通路中的关键蛋白质 caspase-3、caspase-8、caspase-9。caspase-3、caspase-8、caspase-9 的活化状态代表细胞是否处于细胞凋亡过程中，结合蛋白质印迹法检测并比较活化和非活化的 caspase-3、caspase-8、caspase-9 蛋白质水平，即可分析细胞凋亡状态。

实验 7.1　MTT 法检测细胞增殖与活性状态

【原理】　无论药物对细胞的增殖有促进作用或毒性抑制作用，MTT 法都是常用的检测细胞活力的方法。MTT 呈粉末状，在不含酚红的培养基或平衡盐溶液中为黄色。MTT 可在活细胞线粒体内的脱氢酶作用下还原为紫色不溶于水的甲瓒结晶并沉积在细胞内，而死细胞不能还原 MTT。利用 DMSO 溶解甲瓒结晶，并用酶标仪测定 490nm 处的 A 值，可以定量分析活细胞比例。MTT 比色法常用于细胞毒性试验、抗肿瘤药物筛选等。

【试剂】

（1）293T 细胞：来源 ATCC。

（2）细胞培养液：含 10% 新生小牛血清的 DMEM 培养液。

（3）药物溶液：以生理盐水配制不同浓度的甘草酸溶液。

（4）MTT 溶液（5g/L）：5mg MTT 溶于 1ml 细胞培养液（与所用的细胞培养液相同，不含酚红）或 0.01mol/L PBS（pH 7.2）中。磁力搅拌器搅拌 30min，充分溶解后用 0.22μm 滤膜除菌分装，避光 4℃ 保存，两周内有效。–20℃ 冻存可保存更长时间。

（5）DMSO（分析纯，市售）。

【操作步骤】

（1）对数生长期的 293T 细胞，计数后适当稀释接种于 96 孔板，每孔加 100μl 细胞培养液，单层细胞铺满孔底，37℃ CO$_2$ 培养箱培养过夜，使细胞贴壁。

（2）分别加入不同浓度药物溶液，作用细胞 48h。

（3）每孔加入 20μl MTT 溶液，继续培养 4h。

（4）终止培养，小心吸弃（或倒置培养板）孔内培养上清液。每孔加入 150μl DMSO，在微型振荡器上振荡 5～10min，使结晶充分溶解。

（5）比色：选择 490nm 波长，在酶标仪上测定各孔 A 值，记录结果。

（6）结果分析：以药物浓度为横坐标、A 值为纵坐标绘制生长率曲线，并按以下格式计算细胞存活率。

$$细胞存活率（\%）= \frac{实验组\ A\ 值}{对照组\ A\ 值} \times 100\%$$

【注意事项】

（1）选择合适的细胞浓度，培养终止时细胞密度不宜过大，这样才能保证 MTT 结晶形成的量与细胞数呈良好的线性关系。

（2）避免高浓度的血清影响实验孔的吸光度，一般选低于 10% 血清的培养液，而且在加入 DMSO 之前尽量吸净培养基。

（3）实验需设置对照孔，与实验孔平行。设不加细胞只加培养基、MTT 和 DMSO 的空白孔，其他实验条件保持一致，比色时以空白对照孔调零。

（4）每组设置多个复孔以减少误差。

【思考题】

（1）细胞铺板时密度过低或过高对实验结果的影响如何？

（2）MTT 重复实验中发现第二批实验结果 A 值偏高，请说明如何分析结果。

实验 7.2　流式细胞术检测细胞凋亡

【原理】　以依托泊苷（商品名 VP16）作为一种抗肿瘤实验药物，作用于 DNA 拓扑异构酶Ⅱ，阻碍肿瘤细胞的 DNA 修复，导致肿瘤细胞凋亡。细胞凋亡坏死（中晚期凋亡细胞）后，细胞膜破坏，核酸特异的荧光染料 PI 进入细胞标记核酸，但早期凋亡细胞膜保持完整时 PI 不能对核酸进行标记。同时利用荧光素 FITC 标记的 Annexin Ⅴ对细胞凋亡后裸露在细胞膜表面的 PS 进行标记。采用流式细胞仪可检测细胞凋亡情况并进行量化分析。FITC-Annexin Ⅴ和 PI 的联合染色还可区分凋亡早晚期的细胞和死细胞。

【试剂】

（1）HeLa 细胞（购于中国科学院细胞库）。

（2）PBS（pH 7.4）：配制见实验 6.1。

（3）0.02% EDTA：称取 0.02g EDTA，溶于 PBS，$NaHCO_3$ 调 pH 至 7.4 左右，以 PBS 定容至 100ml，于 4℃保存。

（4）FITC-Annexin Ⅴ（市售）。

（5）50μg/ml PI：PBS 配制。

（6）100mmol/L VP-16 储存液，DMSO 配制，分装后于 –20℃保存。

（7）10×结合缓冲液：0.1mol/L HEPES-NaOH（pH 7.4），1.4mmol/L NaCl，25mmol/L $CaCl_2$。

【操作步骤】

（1）6 孔板接种 HeLa 细胞进行培养，细胞贴壁，以 VP-16（终浓度 500μmol/L）作用细胞 24h，诱导细胞凋亡。

（2）收集细胞：0.02% EDTA 消化细胞使之脱壁，收集至离心管，4℃，400g 离心 5min，弃上清液。

（3）预冷的 PBS 重悬细胞，4℃，400g 离心 5min，弃上清液，重复一次。

（4）使用 1×结合缓冲液重悬细胞，并调整细胞数为 1×10^6 个/ml。

（5）取 500μl 细胞至 2ml 圆底离心管，加入 5μl FITC-Annexin Ⅴ、10μl PI，轻轻混匀后室温下避光孵育 15min（注意设置对照，即对照 1 细胞不加 FITC-Annexin Ⅴ和 PI，对照 2 细胞只加 FITC-Annexin Ⅴ，对照 3 细胞只加 PI）。

（6）4℃，400g 离心 5min，弃上清液；预冷的 PBS 重悬细胞，洗细胞 2 次。

（7）PBS 重悬细胞，尽快以流式细胞仪分析。

【注意事项】

（1）FITC-Annexin Ⅴ和 10μl PI 均为荧光染料，需避光保存。

（2）细胞经染色后要快速操作，以免荧光衰减。

（3）流式细胞仪分析细胞荧光强度，一定要设置对照管。

【思考题】　流式细胞术结合 FITC-Annexin Ⅴ和 PI 染色法中活细胞、早期凋亡细胞和坏死细胞各处于哪个象限？

实验 7.3　HepG2 肝细胞转染 EGFP-CD36 及 CD36 定位观察

【原理】　在基因表达干预的实验研究中，常常会采用特定的方式将外源 DNA 转入到靶细胞。脂质体法是目前最常用的转染方法，转染脂质体是一种高效的阳离子脂质体转染试剂，可用于质粒 DNA 或 shRNA 等的转染，从而进行基因过表达或基因沉默等实验研究。如 Lipofectamine 2000 可以和带负电荷的核酸形成核酸-阳离子脂质体复合物，当复合物接近细胞膜时通过膜融合或被内吞进入细胞。

质粒转染的实验中，为了直观地观察到质粒的转染效率和质粒所携带的基因在细胞内的表达情况，通常构建含有荧光融合蛋白基因的表达质粒进行转染。绿色荧光蛋白（GFP）是最常用的荧光标记分子，易于检测、荧光性质稳定、分子量小，能和许多蛋白质的 N 端或 C 端融合但不改变蛋白质的功能。将蛋白质进行荧光标记后可于荧光显微镜下直接检测其细胞内的表达量、定位的改变或与其他蛋白质的相互作用。

本实验选择特殊的糖基化跨膜蛋白 CD36 作为研究对象，CD36 蛋白是 B 类清道夫受体家族的一员，由 472 个氨基酸组成的单条肽链，其 N 端和 C 端各有一个疏水氨基酸区，从而将蛋白质固定在细胞膜上。CD36 蛋白的胞外段有 1 个脂肪酸结合位点，可介导多种细胞如脂肪细胞、内皮细胞、巨噬细胞、肌细胞等对脂肪酸或氧化低密度脂蛋白（oxidized low-density lipoprotein, oxLDL）等的摄取，当胞外脂质过量时会导致细胞摄取脂质过多而形成脂质累积和代谢障碍。CD36 可进行棕榈酰化和去棕榈酰化修饰的动态变化，对于维持 CD36 的细胞膜定位，促进长链脂肪酸的吸收具有重要作用。如长链脂肪酸处理细胞可使 CD36 去棕榈酰化，从质膜上解离，内化并介导脂肪酸的内吞，促细胞内形成脂滴。

本实验将构建的 pcDNA3.1-EGFP-CD36 重组表达质粒转染 HepG2 肝细胞系，将于荧光倒置显微镜下直接观察 GFP 的表达水平反映 GFP-CD36 融合蛋白表达水平在细胞膜上的定位；并进一步利用油酸不同时段孵育的细胞，再用染料 LipidTOX 标记胞内脂滴，ATP1A1 蛋白标记细胞膜，于激光扫描共聚焦显微镜下观察细胞 CD36 蛋白定位的动态变化（不同时段的荧光图像比较，可观察 CD36 在细胞内的运动轨迹）。

【试剂】

（1）培养的 HepG2 肝细胞转染重组质粒

1）HepG2 肝细胞系（购于中国科学院细胞库）。

2）细胞培养用 PBS（pH 7.4）：见实验 6.1。

3）细胞培养液：如 DMEM 培养基，含 10% FBS，100U/ml 青霉素，100mg/ml 链霉素。

4）转染脂质体，如 Lipofectamine 2000（市售试剂）。

5）Opti-MEM 培养基（市售试剂）。

6）pcDNA3.1-EGFP-CD36 质粒。

（2）细胞 CD36 定位的动态变化观察

1）0.25% 胰蛋白酶溶液。

2）油酸（100μmol/L，市售）。

3）4% 多聚甲醛溶液：4g 多聚甲醛溶于 100ml PBS，磁力搅拌器上加热助溶。

4）5% BSA 溶液：称取 2.5g BSA，溶于 50ml PBS 中。

5）0.05% NP40 溶液：吸取 50μl NP40 溶液，溶于 100ml PBS 中，混匀。

6）anti-CD36 以及 anti-ATP1A1（市售）。

7）Alexa Fluor 488 羊抗兔二抗以及 Alexa Fluor 594 羊抗鼠二抗（市售）。

8）LipidTOX（市售）。

【操作步骤】

（1）培养的 HepG2 肝细胞转染重组质粒

1）HepG2 细胞传代：转染前一天 24 孔板中每孔接种 $1.5×10^5$ 细胞，培养箱中培养过夜（具体步骤见实验 6.2）。

2）转染前，在显微镜下观察 24 孔板中细胞的状态和密度，当细胞的生长状态良好，细胞密度达到 70%～80% 可进行细胞的转染试验。

3）转染液的制备

①将 Lipofectamine 2000 从 4℃冰箱中取出后，使用前轻轻混匀。

②取 2 只离心管，分别制备 A 液和 B 液：

A 液：50μl Opti-MEM 培养基+0.8μg pcDNA3.1-EGFP-CD36 质粒；

B 液：50μl Opti-MEM 培养基+2μl Lipofectamine 2000，室温孵育 5min。

③将 A 液、B 液轻轻混合，室温下静置 20min。

4）去除 24 孔板的培养基，用 PBS 洗 2 次。

5）在 24 孔板中加入 0.4ml 的含有 10% FBS 溶液的 DMEM 培养基。

6）将转染液（即 A、B 混合液）逐滴加入到培养皿中，轻轻摇匀。

7）将 24 孔板放入 CO_2 培养箱中培养，6h 后换 10% FBS 溶液的 DMEM 培养基，继续培养。

（2）荧光倒置显微镜观察 GFP 蛋白的表达水平

1）打开荧光显微镜（带紫外防护罩装置）的电源。打开高压汞灯电源开关，预热 15min。

2）开启电脑及控制软件。

3）将质粒转染 24h 后的 HepG2 细胞培养平皿置于载物台上。

4）打开显微镜的白光灯源，在低倍显微镜下，调节粗调和细调聚焦旋钮，使样品在显微镜下聚焦，调节载物台螺旋杆，找到样品的最佳视野。

5）打开荧光光路，根据样品标记的荧光素选择对应的滤光片，调节细调焦螺旋调节物镜的升降和焦距，观察实验结果。

6）切换光路至相机，拍摄细胞内 GFP-CD36 融合蛋白表达情况。使用结束，关闭仪器电源并做好使用记录。

（3）观察油酸处理肝细胞时 CD36 蛋白的动态变化

1）前述转染质粒的 HepG2 细胞（转染率可达 70%～90%），利用 0.25% 胰蛋白酶溶液消化后的细胞悬液接种至放有盖玻片的 12 孔板中，细胞的密度为 50%～70%，让细胞培养贴壁 2h。

2）移除细胞培养基，更换为无血清 DMEM 培养基培养 4h。

3）分别于不同孔中加入 100μmol/ml 的油酸，油酸处理细胞时间分别为 15min、30min、1h、2h、4h、24h、48h，同时设立一个未加油酸处理的样品孔作为对照。

4）用 PBS 漂洗细胞 2 次后，不同样品孔中分别加入 4% 多聚甲醛溶液，室温固定细胞 15min。

5）于不同样品孔中分别加入 0.05% NP40，处理 5min。

6）于不同样品孔中分别加入 5% BSA 溶液，室温封闭 1h。

7）于不同样品孔中分别同时加入按一定比例稀释的 anti-CD36（兔抗）、anti-ATP1A1 抗体（鼠抗），4℃孵育过夜（注意：抗体要加在孔中的盖玻片上）。

8）PBS 洗涤细胞 3 次后，不同样品孔中分别同时加入 Alexa Fluor 488 羊抗兔二抗、Alexa Fluor 594 羊抗鼠二抗，室温孵育 2h（注意：此步骤开始注意避光）。

9）PBS 洗涤细胞 3 次后，不同样品孔中分别加入 LipidTOX 染色后，PBS 漂洗 3 次。

10）从 12 孔板中取出盖玻片，用指甲油固定在载玻片上。注意做好样品的标记。

11）于激光扫描共聚焦显微镜下观察样品中 CD36 定位动态变化，以及与脂滴共定位状态。

【注意事项】

（1）转染时要求细胞状态好，细胞密度达 80%～90%。

（2）转染混合液配制时，要求用无血清培养基稀释 DNA 和转染试剂，以免影响复合物的形成。

（3）使用荧光显微镜观察样品时须安装紫外防护罩，以保护眼睛；汞灯打开后不要立刻关闭，须等待 15min 后才可关闭，以免降低汞灯的使用寿命；汞灯关闭后不要马上打开，须等待 30min 后才能再次开启，以免汞灯爆炸；汞灯使用的总时长有限，使用者需认真记录使用时间，总时长达到汞灯的寿命时须更换灯泡，避免因亮度不够影响结果的观察。

【思考题】

（1）细胞转染后,荧光显微镜观察,发现死细胞过多或转染效率较低,应该如何优化转染条件?

（2）何为融合蛋白？怎样构建含有荧光融合蛋白基因的表达质粒？

（3）所有待检测的蛋白质都可以加 GFP 荧光标签吗？ GFP 荧光标签加在蛋白质的 N 端还是 C 端？为什么？

（4）还有什么方法能直观观察到 CD36 在细胞内的运动轨迹？

（李　珊　刘　琳　李冬民）

第八章 干细胞与干细胞培养

20 世纪 60 年代，加拿大科学家麦卡洛克（McCulloch）和蒂尔（Till）研究发现骨髓细胞可在经过致死剂量的 X 射线照射过的小鼠脾脏中形成集落，具有多向分化潜能和自我更新能力。1981 年，伊文斯（Evans）、考夫曼（Kaufman）和马丁（Martin）分别从小鼠囊胚内细胞团分离出小鼠胚胎干细胞（embryonic stem cell, ESC），建立了小鼠 ESC 系。ESC 具有正常的二倍型，与生殖细胞一样产生三个胚层的衍生物，将 ESC 注入小鼠，能诱导形成畸胎瘤。

1989 年，人胚胎癌细胞系建立，此细胞系能产生三个胚层的组织，但这些细胞具有非整倍体的染色体，且在体外的分化潜能有限。1998 年美国汤姆森（Thomson）等成功从人胚胎组织中培养出了多能干细胞系，并保持了 ESC 分化为各种体细胞的全能性。之后，人胚胎生殖细胞（embryonic germ cell, EGC）系建立，促进了体外受精分离获得人 ESC 以及诱导生成各种体细胞研究的发展。2006 年山中伸弥（Shinya Yamanaka）研究发现可将已分化的小鼠皮肤细胞改造为类似 ESC 分化潜能的诱导性多能干细胞（induced pluripotent stem cell, iPSC），为体外培育所需细胞、组织或器官，修复取代人体内组织器官的临床应用创造条件，避免了干细胞临床应用面临的伦理、宗教等问题。

第一节 干细胞的分类与特点

干细胞（stem cell）是一类具有多向分化潜能和自我更新能力的细胞，在体内能够分化产生特定组织类型。干细胞形态上通常呈圆形或椭圆形，细胞体积小，细胞核多为常染色质，相对较大，胞质少，结构简单。干细胞具有自我更新（self-renewing）的能力，能够产生高度分化的功能细胞。干细胞是自我更新还是分化成为功能细胞，主要由细胞本身的状态和微环境因素（周围细胞、ECM 以及可溶性因子与干细胞的相互作用）所决定。目前根据干细胞的分化潜能，可分为不同的干细胞种类，并各有其特性。

一、干细胞按分化潜能分类

按分化潜能的大小分类，干细胞可分为全能干细胞（totipotent stem cell）、多能干细胞（pluripotent stem cell）和专能干细胞（unipotent stem cell）。

1. 全能干细胞 全能干细胞具有最强的分化潜能，能分化产生各种组织细胞，具有发展成完整独立个体的能力，如受精卵。

2. 多能干细胞 多能干细胞具有分化成多种细胞组织类型的潜能，如 ESC 和 iPSC，可以无限次复制且尚未分化。有些仅可复制有限次数且已是较分化的干细胞，则被称为多潜能干细胞（multipotent stem cell），如造血干细胞和间充质干细胞。

3. 专能干细胞 专能干细胞只能分化产生一种细胞类型，但具有自我更新的特点，一旦组织受损，则被激活达到修复组织的目的，可将其与非干细胞区分开，如上皮干细胞和骨骼肌干细胞。

二、干细胞按发育阶段分类

按发育阶段分类，干细胞可分为胚胎干细胞（ESC）和成体干细胞（adult stem cell/ somatic stem cell）。

（一）胚胎干细胞

受精卵分裂发育成囊胚时，外表面是一层扁平细胞为滋养层，中间是囊胚腔，腔内一侧有内细胞团（inner cell mass），这群未分化细胞即为 ESC。ESC 是一种高度未分化细胞，具有体外培养无限增殖、发育多能性、能自我更新并在特定培养基上分化出除胎盘之外的所有胚胎结构，在解除分化抑制的条件下具有发育为成体动物所有组织和器官的能力。ESC 可来源于畸胎瘤细胞、桑葚胚细胞、囊胚内细胞团、拟胚体细胞、生殖原基细胞等。

（二）成体干细胞

成体干细胞是存在于成年动物已分化组织和器官中的未分化细胞，具有自我更新能力，分化为组织专一细胞类型。成体干细胞的特点是能长时间自我复制，并产生有特征性形态和功能的成熟细胞。成体干细胞常位于特定的微环境——干细胞龛（stem cell niche）中，其中的间质细胞能够产生一系列生长因子或配体，控制成体干细胞的更新和分化。在特定条件下，成体干细胞可自我复制产生新的干细胞，或按一定的程序分化形成新的功能细胞，从而使组织和器官保持生长和衰退的动态平衡，保持组织功能稳定。

1. 造血干细胞（hematopoietic stem cell, HSC） 是体内可以分化成各种血细胞的起始细胞，多数以静息状态存在于骨髓中，也存在于脐带血和少量的外周血中。HSC 可分化为髓系祖细胞（myeloid progenitor）和淋巴系祖细胞（lymphoid progenitor）以及各种成熟的血细胞和免疫细胞，因此向动物体内移植少许 HSC，便能稳定增殖并自发分化，形成完整的血液系统。HSC 的分化受生长因子和细胞因子的介导，一旦开始分化，则失去自我更新的能力，某些条件下需要特定因子产生的特殊信号以维持 HSC 的自我复制能力。胎盘中也含有大量的 HSC，在胎盘中行使着造血的功能，可以分化形成各种血细胞，注射到体内同样可以发挥造血功能。HSC 的移植是治疗血液系统疾病、先天性遗传疾病以及多发性和转移性恶性肿瘤疾病的最有效方法。

2. 间充质干细胞（mesenchymal stem cell, MSC） 也是一种多能的成年干细胞，存在于骨髓、胎盘、脐带和脂肪组织等位置，具有强大的增殖能力和多向分化潜能，可分化为肌细胞、脂肪细胞、成骨细胞、软骨细胞、基质细胞等多种细胞。MSC 来源方便，易于培养、增殖、分离和纯化，连续传代培养和冷冻保存后仍具有多向分化潜能，可作为理想的种子细胞用于衰老和病变引起的组织器官损伤修复，也是引入临床治疗的常用干细胞。MSC 还具有免疫调节功能，通过细胞间的相互作用及产生细胞因子抑制 T 细胞的增殖及其免疫反应，从而发挥免疫重建的功能。

3. 神经干细胞（neural stem cell, NSC） 一般是指存在于脑部的中枢神经系统干细胞，是能自我更新，并具有分化为神经元、星形胶质细胞和少突胶质细胞的能力。目前体内的 NSC 还未发现合适的细胞标志物来进行鉴定识别。理论上讲，任何一种中枢神经系统疾病都可通过 NSC 的补充进行治疗，如给帕金森综合征患者的脑内移植含有多巴胺生成细胞的 NSC。此外，NSC 的功能还可延伸到药物检测方面。

4. 肌肉干细胞 也称为卫星细胞（satellite cell），是具有增殖和自我更新能力的成肌前体细胞或单能干细胞，位于肌纤维的质膜和周围基底层之间。肌肉干细胞可分化为成肌细胞，互相融合成为多核的肌纤维，从而形成骨骼肌最基本的结构。肌肉的生长和受伤肌肉的再生是肌肉干细胞的激活与自我增殖。

5. 上皮干细胞 广泛存在于各种组织，如皮肤、消化道、血管腔、肝脏和胰腺。在小肠中主导更新肠上皮细胞的细胞群存在于肠黏膜隐窝，即肠道干细胞（intestinal stem cell）。位于隐窝基底部的肠道干细胞不断向隐窝顶部（肠腔方向）迁移，并分化形成不同的肠黏膜细胞。哺乳动物的皮肤毛囊凸起部位的干细胞能分化为多种细胞类型，包括产生皮肤表皮。表皮基底层的干细胞，在基底层增殖，并转移到皮肤外侧进行分化。

6. 视网膜干细胞（retinal stem cell） 是多潜能干细胞，具有自我增殖和多向分化能力，可分化为多种视网膜神经细胞。视网膜干细胞可用于治疗难治性视网膜疾病，如黄斑变性、视网膜色素变性、青光眼视神经萎缩等。视网膜干细胞移植也可成为细胞替代治疗视网膜变性疾病的有效手段，但技术上还不成熟。

7. 牙髓干细胞（dental pulp stem cell） 是从成体牙髓组织中分离获得的具有向成牙本质细胞

分化能力的细胞。牙髓源性干细胞研究开发应用于对牙体修复、自体牙再造和克隆等方面的治疗，将极大促进牙髓再生和牙齿组织工程。

8. 诱导性多能干细胞（iPSC） 是通过导入特定的转录因子基因等手段将终末分化的体细胞重编程得到的多能干细胞，最早发现用 4 种转录因子［八聚体结合转录因子 4（*OCT4*）、性别决定区盒转录因子 2（*SOX2*）、Krüppe 样因子 4（*KLF4*）和细胞 myc 家族原癌基因（*c-MYC*）］可诱导小鼠成纤维细胞转变为类似 ESC 的细胞类型。iPSC 与 ESC 拥有相似的分化能力，理论上可以分化为成体的所有器官、组织，面临的伦理道德争议较小，且应用该技术可以产生基因型与移植受体完全相同的干细胞，规避了排异反应的风险。iPSC 有广泛的应用前景，如细胞移植、建立疾病模型、研究发育生物学、发现新基因以及新药的筛选等。

第二节 干细胞的分离培养与鉴定

干细胞分离培养的前提条件是获得具有发育多能性的细胞，建立维持多能性和有效增殖的培养体系，同时还包括对所得干细胞的鉴定和保存。

一、胚胎干细胞的分离培养与鉴定

（一）胚胎干细胞的分离

胚胎干细胞（ESC）是从早期胚胎或原始性腺中分离出来的多能干细胞。不同动物胚胎的发育速度存在差异，分离不同种属的 ESC 须采用不同发育阶段的胚胎，如小鼠取 3.5 天囊胚，猪取 9～10 天囊胚，人取 7～10 天囊胚效果较好。此外，从胚胎生殖嵴分离原始生殖细胞并培养的胚胎生殖细胞也具有 ESC 特性，可以分化为各种类型细胞。分离原始生殖细胞，则小鼠取 12.5 天的生殖嵴，牛取 29～35 天的生殖嵴，人取 35～63 天的生殖嵴。

对早期胚胎可采用不同的处理方法去除透明带和滋养层细胞，分离出内细胞团，包括：①组织培养法；②免疫外科手术法；③机械剥离法；④酶处理法。为了阻止 ESC 在培养过程中分化，培养基需加入细胞分化抑制因子如白血病抑制因子（leukemia inhibitory factor, LIF）等，并常常采用经过有丝分裂阻断剂（如丝裂霉素 C）或 γ 射线处理过的小鼠胚胎成纤维细胞（mouse embryonic fibroblast, MEF）作为饲养层（feeder layer），后者为 ESC 提供营养物质和生长因子，支持 ESC 保持旺盛增殖能力和不分化状态。若无饲养层细胞，则利用含抑制分化因子的条件培养基，能保证小鼠 ESC 增殖的同时维持未分化的二倍体状态。

ESC 具有正常的整倍体核型，但在传代培养过程中可能会出现非整倍体核型，同时也可能发生自发分化现象，故 ESC 系建立后需要定时进行鉴定。

（二）胚胎干细胞的鉴定

1. ESC 的形态特征鉴定 体外培养时，ESC 排列紧密、呈集落状生长，细胞克隆形态多样，多数呈岛状，细胞边缘不清楚。细胞团经消化、传代培养，分散的细胞仍保持多能性，经多次消化、传代或改变培养条件，如降低血清浓度、去除其他某些生长因子等，细胞团松散，边缘可看到圆而大的细胞，开始自分化，形成拟胚体，可收集并进行检测和鉴定。

2. 核型分析 正常的二倍体核型是 ESC 多能性的基础。应经常检测 ESC 的染色体组成，检查染色体数目或辅以畸形分析。

3. 碱性磷酸酶活性的检测 碱性磷酸酶活性可以判断 ESC 是否处于未分化状态，碱性磷酸酶染色后 ESC 呈棕红色，而周围的成纤维细胞呈淡黄色。

4. ESC 特异性抗原标志物的检测 胚胎阶段特异性抗原（stage-specific embryonic antigen, SSEA）是细胞发育全能性的标志，SSEA-1 在前移植期的鼠胚表面以及畸胎瘤干细胞表面表达，但在其衍生的分化细胞表面不表达。SSEA-3 和 SSEA-4 在卵子发生时合成，在卵母细胞、受精卵和早期卵裂球细胞膜上存在。OCT4 的表达对于维持干细胞的自我更新和多能性是必要的，可作为鉴定 ESC 的标志物。人 ESC 表达的细胞特异性表面标志物还包括肿瘤排斥抗原 TRA-1-60 和 TRA-1-81，这些标志物常用荧光标记细胞分选法检测。

5. ESC 分化能力的检测 ESC 的多能性是区别于成纤维细胞等体细胞的显著特点。ESC 在体外需接种在饲养层细胞上才能维持其未分化状态，一旦脱离了饲养层就会自发地进行分化，ESC 在体外某些物质诱导下可以发生定向分化。

（1）体外分化试验：将所得细胞系制成悬液培养在铺有明胶的培养皿内，ESC 在培养过程中聚集贴壁，经一段时间的培养可分化为神经、肌肉、软骨等不同组织细胞；同时还有部分细胞不贴壁，呈悬浮生长，先形成简单类胚体，进一步培养可形成囊状胚体。

（2）体内分化试验：将 ESC 注射到同源动物皮下，经过一段时间后可形成组织瘤。手术取瘤，常规制作切片观察，一般可见代表三个胚层的不同组织细胞。

（3）嵌合体形成法：将 ESC 注射入囊胚与受体胚胎结合，参与受体胚胎发育得到嵌合体动物。ESC 是否参与生殖系嵌合且形成功能性配子，可通过是否形成同种或同品系后代来确定。

二、造血干细胞的分离培养与鉴定

人类的造血干细胞（HSC）在胚龄第 2～3 周时开始产生，主要产生位置在卵黄囊；胚龄第 2～3 月时，主要产生 HSC 的位置在肝和脾；胚龄第 5 个月起，一直到出生之后，主要产生 HSC 的位置则在骨髓，也存在于脐带血和少量的外周血中。小鼠胚胎发育至第 7 天时开始在卵黄囊形成血岛，发育至 10～11 天时 HSC 开始分裂并迁移至肝脏，继续分裂和迁移，最后移至脾脏、胸腺和骨髓。

（一）造血干细胞的分离

骨髓是分离 HSC 的主要来源。抽取骨髓，利用机械分离或酶学解离制成单细胞悬液，或经密度梯度离心抽取骨髓单个核细胞（bone marrow mononuclear cell）层制备细胞悬液，之后利用 HSC 表面抗原标志物对细胞悬液进行分离提纯。HSC 可分为①长期 HSC：其表面标志物为 $CD34^+$、KLS^+（$c-kit^+$ Lin^- $sca-1^+$）；②短期 HSC：其表面标志物为 $CD34^+$、KLS^+、$Flt3^-$。提纯方法包括流式细胞术和免疫吸附分离法（免疫亲和柱/磁珠分离等）。

HSC 的培养方法：①液体悬浮培养法，HSC 为非贴壁生长的细胞，可以用含有生长因子的培养基进行体外悬浮培养；②骨髓基质细胞培养法，骨髓基质细胞分泌的各种调节因子能调节 HSC 的自我更新、增殖与分化；③微载体-微囊培养法，从立体结构上模拟造血微环境，扩展基质细胞黏附的空间，以利于造血因子的富集。

（二）造血干细胞的鉴定

HSC 还没有特异性的形态学特征，从形态上与普通白细胞相似，无法从其外观上加以辨别，常以表面抗原标志物进行鉴定。另外也可以进行功能性鉴定，体内长期多系造血重建是鉴定 HSC 最可靠的方法，最常用的是脾结节形成测定法。用 X 射线或 γ 射线对受体小鼠进行致死剂量全身照射，从尾静脉输入 HSC 悬液，14 天后处死动物取出脾脏，计数形成的脾脏结节数。一个 HSC 增殖分化为 1 个多种血细胞混合的集落，生成的脾结节数与输入的 HSC 数呈线性相关。

三、间充质干细胞的分离培养与鉴定

间充质干细胞（MSC）是来源于中胚层具有自我复制和多向分化潜能的一类干细胞，主要存在于全身结缔组织和器官间质中，其中以骨髓组织中含量最为丰富。骨髓 MSC 是一个缺乏 HSC 的混合细胞群，包含不同的细胞亚群，包括：①大的处于相对静息期的成熟干细胞，核较大，单核仁，核质比大，胞质内细胞器少；②小的处于相对活跃期的再循环干细胞（recycling stem cell, RS cell），多核仁，核质比小，胞质中有丰富的细胞器，具有较强的蛋白质合成能力。

MSC 在骨髓中的含量很少，在骨髓的单个核细胞中所占比例约为 1/10 万，仅为 200 个/ml。目前用于分离骨髓 MSC 的方法主要有全骨髓贴壁法、密度梯度离心法、流式细胞术和免疫吸附分离法，其中以全骨髓贴壁法和密度梯度离心法最为常用。①全骨髓贴壁法：利用 MSC 具有在塑料组织培养皿中贴壁生长的特性对其进行分离，MSC 黏附于组织培养皿上，而不贴壁的造血细胞经几次换液后被除掉，得到呈纤维样贴壁、快速增殖的 MSC；②密度梯度离心法：是先富集骨髓单个核细胞层再进行贴壁培养；③流式细胞术和免疫吸附分离法：均是利用了 MSC 的表面抗原标志物进行分离。后续培养中应注意以低密度培养，如果过度传代或高密度培养，会导致 MSC 失去克隆形成能力，降低分化潜能。

MSC 是混合细胞群，多数为成纤维样细胞，具有黏附性。MSC 的表面抗原类型不特异，表达有内皮细胞、表皮细胞等其他细胞的表面抗原，缺乏造血细胞的表面抗原，不同组织来源的 MSC 具有不同的表面抗原。常用于筛选骨髓 MSC 的表面抗原有 SH2、SH3、CD29、CD44、CD71、CD90、CD106、CD124 等。MSC 的重要特征之一是具有自我更新能力，可用集落形成试验检测。另外，可以体外检测其分化形成多种组织细胞的分化潜能。

四、诱导性多能干细胞的制备与鉴定

诱导性多能干细胞（iPSC）是由体细胞诱导而成的干细胞，具有与 ESC 类似的发育多潜能性。2006 年日本科学家山中伸弥从 24 种与分化能力相关的候选基因中筛选出四个转录因子（*OCT4*、*SOX2*、*KLF4* 和 *c-MYC*）的组合，通过逆转录病毒引入小鼠皮肤成纤维细胞中，发现可诱导产生在形态、基因表达和表观修饰、细胞增殖和分化能力等方面都与 ESC 极为相似的 iPSC。2007 年山中伸弥实验室和汤姆森实验室分别报道可以诱导人皮肤成纤维细胞产生 iPSC，不同的是后者以慢病毒载体引入 *OCT4*、*SOX2*、*NANOG* 和 *LIN28* 这四种因子组合。此后，iPSC 研究快速发展，在建立疾病模型、药物筛选和临床治疗等方面具有巨大的应用价值。

目前，基因导入技术是制备 iPS 细胞的主要技术，基因载体的改良推动无遗传修饰 iPSC 的建立。早期使用的病毒载体如逆转录病毒和慢病毒都属于整合型载体，有插入突变的风险，同时导入了外源基因有成瘤风险，不适合应用在临床细胞治疗中。后续研究将四个因子构建到一个病毒载体中，减少了载体整合引起基因突变的概率；或者利用低整合率的腺病毒载体进行瞬时表达，以降低其致癌风险；也有研究报道直接转染蛋白质分子可实现 iPSC 的诱导，或者使用无病毒组分的小分子能代替一个至多个基因，基因导入与小分子联用可以提高 iPSC 的诱导效率。

iPSC 具有与 ESC 类似的特征：相似的细胞形态和正常核型；很高的端粒酶活性和碱性磷酸酶活性；表达 OCT4、NANOG 等关键多能性因子和 SSEA 等细胞表面标志物；体外悬浮培养可形成拟胚体并诱导分化成三胚层细胞；体内形成畸胎瘤等。因此，用于鉴定 ESC 的方法也可以用于鉴定 iPS 细胞。

第三节　干细胞的分化诱导

干细胞分化受内外环境影响和调控，有时外部控制条件对形成特定细胞起着决定性作用。选择适当的诱导剂和诱导模式对细胞的增殖和分化进行调控，可使被诱导干细胞按预定的细胞类型方向分化，得到人们所需要的细胞类型。

一、干细胞分化的调控方式

（一）内源性调控

干细胞自身有许多调控因子可对外界信号起反应，从而调节其增殖和分化，包括细胞周期调节因子、调节细胞不对称分裂的细胞质因子、控制基因表达的转录因子等。

1. 细胞周期调节因子对干细胞增殖的调控 在发育过程中，细胞周期模式会不断发生变化。早期细胞分裂迅速，没有明显的间期，随着发育的进展和多胚层的出现，细胞周期的长度随着间期的延长而显著增加。ESC 在适当的体外培养条件下，能够保持快速分裂的细胞周期结构（约12h），其中 G_1 期短，仅持续 3h。在分子水平上，ESC 中多种细胞周期蛋白（cyclin）的表达水平以及 CDK 的活性与体细胞相比均显著升高，在干细胞分化过程中，细胞周期调节因子的活性需要被下调。

2. 细胞质因子对干细胞不对称分裂的调控 干细胞可能进行对称分裂，产生两个新的干细胞；也可能进行不对称分裂，产生新的干细胞及分化的功能细胞。这种不对称除了周围环境的作用，也可以为细胞本身成分的不均等分配造成。如在果蝇卵巢中，调控干细胞不对称分裂的是一种称为收缩体的细胞器，包含有许多调节蛋白，收缩体与纺锤体的结合决定了干细胞分裂的部位，从而把维持干细胞性状所必需的成分保留在子代干细胞中。

3. 转录因子对干细胞分化的调控 发育过程中各种新类型功能细胞的分化，是相关基因相继活化而合成特异蛋白质的结果，细胞分化的本质问题是基因表达调控，转录因子对干细胞分化的调节非常重要。例如，*NANOG* 是 *OCT-4* 基因启动后维持内细胞团全能性所必需的，*NANOG* 基因仅在 ESC 中特异性表达，在分化的细胞和体细胞中不表达；*NANOG* 基因沉默使 ESC 失去多能性，开始分化。又如 T 细胞因子 4（T cell factor-4，Tcf-4）/淋巴细胞增强因子（lymphoid enhancing factor，Lef）转录因子家族对上皮干细胞的分化非常重要。Tcf/Lef 是 Wnt 信号通路的中间介质，当与 β-联蛋白（catenin）形成转录复合物后，促使角质细胞转化为多能状态并分化为毛囊。

（二）外源性调控

干细胞的分化还可受到其周围组织细胞及 ECM 等外源性因素的影响。细胞间的相互作用既可能有细胞间的分化诱导，也可能有细胞间的分化抑制。前者指一部分细胞对邻近细胞产生影响，并决定邻近细胞分化方向及形态发生的过程；后者指已分化的组织细胞产生抑素，抑制邻近细胞进行同样分化以避免相同的器官重复发生或过度发育。对分化的影响可以通过长距离的分泌因子介导，也可以通过细胞-细胞以及细胞-胞外基质的直接接触起作用。

1. 分泌因子 间质细胞能够分泌许多因子，如激素、信号分子、生长因子等，用于维持干细胞的增殖、分化和存活。视黄酸（retinoic acid, RA）、血管内皮细胞生长因子（VEGF）、骨形态生成蛋白 4（bone morphogenetic protein 4，BMP4）和碱性成纤维细胞生长因子（basic fibroblast growth factor, bFGF）主要诱导外胚层和中胚层细胞的形成；转化生长因子-β_1（transforming growth factor beta-1, TGF-β_1）主要诱导中胚层细胞形成；神经生长因子（NGF）主要诱导三胚层所有细胞的形成。

2. 膜蛋白 穿膜蛋白 Notch 及其配体也对干细胞分化有重要影响，在果蝇的感觉器官前体细胞、脊椎动物的胚胎及成年组织包括视网膜神经上皮、骨骼肌和血液系统中发挥作用。当与配体结合后 Notch 被激活，通过多次蛋白酶切反应生成 Notch 受体的细胞内结构域（Notch intracellular domain, NICD）片段，NICD 转移入核激活下游基因转录，决定细胞命运。而相邻细胞则受到接触抑制，分化成其他细胞。

3. 细胞外基质 整合素（integrin）家族是介导干细胞与 ECM 黏附的最主要分子，其与配体相互作用为干细胞的非分化增殖提供了适当的微环境。例如，ECM 通过调节整合素 β_1 的表达和激活，影响干细胞分布和分化方向，当整合素 β_1 丧失功能时，上皮干细胞可逃脱微环境的制约，分化成角质细胞。

二、诱导干细胞定向分化的方法

体内干细胞能分化成多种细胞。在体外培养的干细胞，也可以通过在不同的培养阶段添加不同种类的化学物质、条件培养基或细胞因子等，改变细胞的培养条件诱导其定向分化为某种特殊类型的细胞。诱导干细胞定向分化的常用方式有化学试剂诱导法、细胞因子诱导法和外源基因诱导法。

（一）化学试剂诱导法

向干细胞培养基中添加特定化学诱导剂培养后，干细胞会发生定向分化。例如，视黄酸就是一种体外诱导 ESC 定向分化的常用因子，在胚胎发育过程中，视黄酸可沿胚轴形成浓度梯度，影响胚胎背腹部和四肢的形成，起重要的激素样调节作用。0.5μmol/L 视黄酸诱导分化的 ESC 表达胶质原纤维酸性蛋白、γ-氨基丁酸、酪氨酸羟化酶等神经元相关蛋白，继续培养可分化为成熟神经元细胞。10nmol/L 视黄酸处理 ESC，可检测到脂肪特殊基因过氧化物酶体增殖物激活受体 γ（peroxisome proliferator-activated receptor γ，$PPARγ$）和脂肪因子 Adipsin 的高效表达。此外，维生素 C、维生素 K_3、过氧化氢、β-磷酸甘油、地塞米松和 DMSO 等化学试剂也能诱导干细胞的定向分化。添加维生素 C、β-磷酸甘油和地塞米松后，ESC 可形成 50～100 个细胞组成的矿化骨小结，且 ECM 中含有胶原和骨钙素。

（二）细胞因子诱导法

细胞因子能显著改变干细胞的发育方向，因此将干细胞与其他细胞进行共培养，其他细胞分泌的细胞因子能诱导干细胞的定向分化。例如，将 ESC 与骨髓基质细胞共培养，可诱导 ESC 分化为巨噬细胞和成纤维细胞；ESC 与成骨细胞共培养比 ESC 单独培养形成的骨小结数量增加 5 倍。也可以直接在干细胞培养液中加入细胞因子对干细胞进行定向诱导分化。例如，巨噬细胞集落刺激因子（M-CSF）可诱导 HSC 分化为巨噬细胞；粒细胞巨噬细胞集落刺激因子（granulocyte-macrophage colony-stimulating factor, GM-CSF）则可使干细胞分化为树突状细胞。神经前体细胞的条件培养基同时加入成纤维细胞生长因子（FGF）、表皮细胞生长因子（EGF）、血小板源生长因子（PDGF）可协同诱导干细胞分化为寡树突胶质细胞。

（三）外源基因诱导法

利用基因转染技术在特定发育阶段向干细胞导入起决定作用的外源性基因可诱导干细胞的定向分化。这种方法诱导干细胞分化的效率高，得到的分化细胞的纯度也较高，但要注意选择决定细胞分化方向的关键基因，并保证外源基因的整合不会影响基因组的功能。目前有报道用这种方法可使 ESC 定向分化为神经细胞、肌细胞、内皮细胞等。例如，将外源 TGF-β 基因转染小鼠 ESC，然后以悬滴法培养，7 天后 ESC 诱导为具有内皮细胞特征的细胞。继续贴壁培养后，细胞周围呈辐射状长出许多血管样结构，这些管状结构由内皮细胞排列组成。

第四节　干细胞在医学中的应用

干细胞具有自我更新且分化为多种细胞的分化潜能，在基础医学研究以及临床医疗方面具有极大的应用前景。

一、研究细胞分化机制

单一受精卵通过分化形成众多结构和功能各异的成熟细胞，最终发育为复杂的生物个体，这个过程受到精密的调控。研究 ESC 可以帮助理解发育过程中的复杂事件，促进对胚胎发育和细胞分化机制的基础研究。人 ESC 系的建立促进了人 ESC 的研究，由于其具有体外可操作性，避免了伦理学问题，使研究者能在细胞和分子水平上研究人体发育过程中的早期事件。

二、生产克隆动物和遗传修饰动物

理论上，ESC 可以无限传代和增殖且不失去其正常的二倍体核型，以其作为核供体进行核移植后，在短期内可获得大量基因型和表型完全相同的个体。利用同源重组技术对 ESC 进行遗传操作，通过细胞核移植或嵌合体胚胎生产遗传修饰性动物，如基因打靶小鼠，可用于建立人类疾病动物模型。

三、测试药物疗效和安全性

干细胞能在体外培养基中不断自我更新，可经体外定向诱导分化为多种组织类型的细胞，还可以进一步培养出具有一定 3D 结构的类器官（organoid），用于模拟细胞间复杂的相互影响。干细胞用于药物筛选研究，包括药理作用和毒性试验，能提高对新药的药理、药效、毒理及药物代谢等研究的效果，加快药品研发的进展，同时可以减少药物毒性检测所需动物的数量。

四、用于细胞替代治疗

利用干细胞生产大量细胞和组织，在临床上可用于对疾病进行细胞替代疗法。用基因工程技术改造人体干细胞，如纠正患者体内存在的基因突变，然后使之定向分化为特异组织细胞并直接移植或输回患者体内，达到治愈和控制疾病的目的。干细胞经体外的定向改造，获得转基因干细胞系，使基因的整合数目、位点、表达程度和插入基因具有稳定性，克服了基因治疗中难以控制导入基因的整合和表达的问题，为细胞移植提供无免疫原性的材料。任何涉及丧失正常细胞的疾病，都可以通过移植由改造过的干细胞分化形成的特异组织细胞来治疗，如用神经细胞治疗神经退行性疾病（帕金森病、亨廷顿病、阿尔茨海默病等），用胰岛细胞治疗糖尿病，用心肌细胞修复坏死的心肌等。但如何让移植的细胞与原先的细胞组织更好整合以发挥正常功能，仍在持续研究中。

五、用于器官组织移植

干细胞可以为临床上组织器官的移植提供大量材料。人 ESC 经过免疫排斥基因剔除后，再定向诱导为终末器官以避免不同个体间的移植排斥。这样就可能解决一直困扰着医学界的同种异型个体间的移植排斥难题，解决供体器官来源短缺的问题。

实验 8.1　鼠源性干细胞的分离与培养

【原理】 胚胎干细胞（ESC）来源于胚泡期胚胎的内细胞群，具有多潜能性质，可以产生三个初级胚层及内胚层、中胚层和外胚层的分化衍生物。本实验中采用饲养层培养法进行 ESC 的体外培养，即用小鼠胚胎成纤维细胞（mouse embryonic fibroblasts, MEF）经丝裂霉素 C 或 γ 射线处理终止其分裂后制备饲养单层，饲养层细胞能分泌促进 ESC 增殖并抑制其自主分化的因子。可从小鼠囊胚中分离 ESC，种植在饲养细胞单层进行培养并传代。

其次，本实验也从小鼠骨髓细胞悬液中分离 HSC 和 MSC。HSC 使用悬浮培养，能形成集落，进行传代。MSC 有贴壁特性，可借此与 HSC 分离。与密度梯度离心法相比，全骨髓贴壁法操作步骤简单，既降低了离心对细胞的损害，又减少了污染机会。

【试剂】

（1）饲养层细胞：MEF 细胞（来源 ATCC），用 50Gy γ 射线处理过。

（2）冲胚液：即 DMEM 培养液（pH 7.4），含 10% 胎牛血清溶液（FBS）和 25mmol/L HEPES。

（3）干细胞培养液：DMEM（1.0g/L 葡萄糖），10% FBS，青霉素 100U/ml，链霉素 100μg/ml。

（4）D-Hank 溶液：不含钙离子和镁离子的 Hank 平衡盐溶液（市售）。

（5）细胞消化液：0.25% 胰蛋白酶-0.02% EDTA 混合消化液，或 0.25% 胰蛋白酶液和 0.1% 胶原酶 V 型。

（6）Ficoll-Paque 淋巴细胞分离液（市售）。

（7）2% 甲基纤维素溶液。

【操作步骤】

（1）从小鼠囊胚中分离培养 ESC 及鉴定

1）取受孕 3.5 天的小鼠处死，剪开腹腔取出子宫角，用冲胚液从子宫一侧冲出胚胎。

2）将小鼠囊胚随机放入铺有饲养层细胞的 4 孔培养板上，每孔 1 枚，每孔加 5ml 干细胞培养液，置于 37℃、5% CO_2 培养箱中培养。

3）分别于培养 24h、48h、72h 记录胚胎贴壁附着饲养层的生长行为。一般 24～48h 后，胚胎从透明带中孵化出来，随着饲养层的移动而黏附到培养皿上，此时可清楚地辨别出内细胞团。48h 后内细胞团迅速生长。

4）4～5 天后，内细胞团长成一簇簇未有分化、形似鸟巢状的小鼠细胞团衍生物。用无菌玻璃针拨动，使其与滋养层细胞分离。用 D-Hank 溶液洗涤细胞团 2 次，用细胞消化液孵育细胞团 5min，直至细胞团开始松散，并离散成小细胞团块，离开培养皿的底部。

5）加干细胞培养液终止反应，然后转移至离心管中，200g 离心 5min，弃上清液，轻轻将细胞重新悬浮在培养液中。

6）按 1∶5 的比例稀释细胞，移种到新制备的有饲养层细胞的培养板上，置于 37℃、5% CO_2、饱和湿度的培养箱中培养。如此每隔 2～3 天重新传代一次。收集不具有分化表型的小鼠 ESC 集落再传代培养。

7）可取部分细胞进行碱性磷酸酶染色和 SSEA 表面抗原免疫荧光染色，鉴定小鼠 ESC 分化程度。

（2）从小鼠骨髓中分离培养 HSC 及鉴定

1）将小鼠股骨两端剪断，用注射器吸取干细胞培养液，从股骨一端冲出骨髓。

2）300g 离心 5min，弃上清液，用无血清培养液清洗细胞，用干细胞培养液重悬细胞。

3）在 15ml 离心管中加 5ml 的 Ficoll-Paque 淋巴细胞分离液，铺上 1～2ml 稀释过的骨髓细胞悬液，800g 离心 20min，分离中间层的有核细胞。

4）用无血清培养液清洗细胞 2 次，去除残留的 Ficoll-Paque 淋巴细胞分离液。

5）将分离的有核细胞与等体积的 2% 甲基纤维素溶液混匀，置于培养皿中培养 10～14 天后肉眼可见集落形成。

6）挑出细胞集落，24 孔板扩大培养，并进行细胞表面抗原标志物（CD34$^+$、KLS$^+$、Flt3$^-$）的鉴定。

（3）从小鼠骨髓中分离培养 MSC 及鉴定

1）使用注射器用干细胞培养液冲出小鼠股骨内骨髓。

2）300g 离心 5min，弃上清液，用无血清培养液清洗细胞，用干细胞培养液重悬细胞。

3）以 $1×10^9$/L 浓度直接接种到细胞培养瓶中，置于细胞培养箱中培养 48h，其间保证静置培养，不要移动培养瓶。

4）取出细胞培养瓶，吸弃培养液和悬浮细胞（主要为血细胞），更换新鲜干细胞培养液。

5）MSC 鉴定：继续培养 3～4 天，镜下观察干细胞克隆的形成及生长情况；或检测 MSC 的特定表面抗原，如 SH2、SH3、CD29、CD44、CD71、CD90、CD106、CD124 等。

6）贴壁细胞培养至 70%～80% 融合时，按照 1∶3 比例进行扩增传代。

【注意事项】

（1）在无菌条件下获取细胞，避免污染。

（2）间充质干细胞培养开始的前两天不要晃动培养瓶。

（3）间充质干细胞培养中应注意以低密度培养。

【思考题】

（1）如果饲养层细胞未经过丝裂霉素 C 或 γ 射线处理，会有什么结果？

（2）间充质干细胞培养初期晃动培养瓶，会对结果造成什么影响？

（张瑞霖）

第九章　细胞工程

细胞工程（cell engineering）是以生物细胞、组织和器官为研究对象，通过细胞生物学和分子生物学技术，并运用工程学原理，在细胞水平上改变细胞结构和遗传性状，生产生物新品种或生物活性成分、创造新的细胞类型或动物品种的前沿生命科学。细胞工程是在多学科交叉渗透、互相促进的基础上产生的，广泛应用于生物学研究，或获得为人类服务有价值的生物产品，如应用于发育生物学或其他胚胎生物的研究中，可改良品种，保护濒危物种。细胞工程研究内容涉及的范围较为广泛，根据研究种类可将细胞工程分为植物细胞工程、动物细胞工程以及微生物细胞工程。本章主要介绍动物细胞工程。

第一节　细胞工程的研究基本技术

细胞工程的研究内容主要包括利用细胞培养技术对动物的组织或细胞进行离体培养，研究或优化培养系统和条件，研究器官、组织和细胞的结构和功能特点；利用细胞融合（cell fusion）技术对细胞进行改造，创造新品种或获得具有新遗传性状的组织细胞；利用物理化学方法改造动物细胞染色体的数目、结构和功能，并创造新的物种或获得新的遗传性状，用于动物新品种或品系的培育。

一、细胞的大规模培养技术

细胞培养包含了原代细胞培养、传代细胞培养及动物细胞的大规模培养等，是动物细胞工程发展和应用的基础。小规模体外培养细胞的技术方法参见第六章，但细胞工程用于制备生长激素、干扰素、单克隆抗体等生物制品需要量较大，可通过大规模体外培养细胞进行制备。根据动物细胞的特点，目前常用的大规模培养动物细胞的技术有以下几种。

1. 滚瓶培养系统　滚瓶培养用于贴壁依赖性细胞从小量培养到大规模培养的过渡。滚瓶培养系统包括滚瓶机和不同规格的滚瓶，可在培养过程中不断旋转，提供细胞接触培养基和空气的机会，拥有传质和传热条件。但占地空间大，单位体积提供的表面积小，细胞生长密度低，且不利于实时监测培养条件。

2. 气升式培养系统　气升式培养反应器利用进入反应器的气流上升带动培养液进行循环，为细胞生长提供足够的溶解氧气，同时混合均匀细胞所需的营养环境，主要有内循环和外循环两种模式，其中内循环式适用于动物细胞的大规模培养。

3. 中空纤维培养系统　中空纤维反应器是在一个特制的圆筒培养器中封装数千根半透膜性质的中空纤维。中空纤维一般由聚砜或丙烯聚合物制成，具有海绵多孔结构，小分子营养物质和气体能自由通过。纤维之间的空隙形成内室和外室，细胞贴附在外室的纤维管壁，培养液在内室流动并渗透到外室给予细胞营养，但是细胞分泌的产物因分子量大不能渗入内室，在外室集中并浓缩，如单克隆抗体。小分子的细胞代谢废物则可进入内室并排出以减少对细胞的毒害作用。该系统可以实现模拟细胞在体内的三维生长，当细胞达到最大密度时还可以无血清培养液进行培养。其优点是培养时间长，细胞可持续存活并分泌所需的生物产品长达几个月，产品浓度高，易于纯化；缺点是培养规模不容易扩大。

4. 微载体培养系统　以直径在 $60\sim120\mu m$ 的固体小颗粒作为载体，贴壁依赖性细胞可吸附在载体上进行生长。将细胞和微载体悬浮于培养器中，通过连续搅拌使细胞保持悬浮并单层生长繁殖，兼具单层细胞培养和悬浮培养的优点。微载体一般是由天然葡聚糖或各种合成的聚合物组成。

微载体培养系统培养的细胞产率高，易于控制生长条件，收集细胞、取样和计数简单，适合包括原代细胞和二倍体细胞株的多种贴壁依赖性细胞的大规模培养。目前开发了多孔微载体，增加了细胞固定化的稳定性，避免细胞受到机械损伤，有利于提高搅拌强度和通气量，减少血清的用量，还可用于悬浮细胞的固定化连续灌流培养。

5. 微囊培养系统 该系统是利用亲水的半透膜将细胞包围在珠状的微囊中，细胞可在半透膜中生存并不能逸出，小分子物质和营养物质则可自由出入半透膜，细胞代谢产生的废物也可通过半透膜排出，细胞生长状态较好且密度高。其优点是可进行细胞的高密度培养，提高产物浓度，产品也易于分离纯化，抗污染能力强，但微囊成功率不高，制作复杂，限制了其在动物细胞大规模培养中的使用。

二、细胞融合技术

动物细胞融合（animal cell fusion）是指在自然条件下或使用人工方法在体外将两个或两个以上的细胞融合形成双核或多核的单细胞过程，又称细胞杂交。细胞融合过程包括质膜的连接和融合，细胞质合并，细胞核、细胞器和细胞内的酶融合成混合体系。通过人工诱导细胞融合可以是同源细胞的融合（同核体），也可以是异源细胞的融合（异核体），即细胞杂交。同核体细胞来自同一亲本的核，异核体细胞来自两种亲本的核，也就是杂交细胞。自然情况下，存在自发性细胞融合，如精子和卵子结合时的细胞融合以及二倍体新细胞形成，在器官组织发育和修复过程中也发生细胞融合。但不同生物的远源杂交是受到限制的，因此细胞融合一般是指体细胞的无性杂交。

（一）细胞融合方法

细胞融合的主要方法有病毒诱导法、化学诱导法和细胞电融合技术、微流控技术、激光诱导技术及离子束技术等。

1. 病毒诱导法 该法比较麻烦，重复性和融合效率较低，目前基本不用，但关于病毒融合入侵细胞过程中的膜融合机制以及膜融合蛋白作用方面的研究是目前的研究重点。

2. 化学诱导法 利用化学物质诱导细胞融合的方法，最常用的细胞融合剂是聚乙二醇（polyethylene glycol, PEG），一种乙二醇的多聚化合物，有不同分子量的多聚体，常用的是600～6000，浓度为30%～50%。PEG活性稳定，容易制备和控制。但PEG对细胞有一定的毒性，操作上要注意作用时间和强度。PEG可与水分子通过氢键结合，在高浓度的PEG溶液中的自由水消失，细胞脱水，质膜结构改变，促使细胞凝聚并破坏互相连接处细胞膜的磷脂双分子层，导致细胞融合，生成双核或多核的融合细胞。

3. 细胞电融合技术 将细胞在电场中极化为偶极子，沿电力线排列成串，接着用高频直流脉冲击穿并破坏细胞膜，诱导细胞融合。如未发生细胞核的融合，则成为嵌合细胞。该方法操作简单，控制性好，效率高，且对细胞无毒性作用，目前应用较为广泛。

4. 微流控技术 以芯片技术为基础的，可对单个细胞的转移、定位和变形进行操作，可同时输送、合并、分离和分选大量细胞，在芯片上实现细胞融合。

5. 激光诱导技术 以微束激光对细胞的作用为基础，对细胞进行远距离的捕获，建立细胞间接触并实现融合。

6. 离子束技术 以离子束对细胞作用为基础，通过离子的传递和电荷交换引起细胞膜和跨膜电场的改变，从而导致细胞融合。

（二）融合细胞的筛选

细胞融合具有随机性，人工诱导的细胞融合可产生不同类型的细胞，包括亲本细胞互相融合的杂合细胞，两种亲本细胞的自体融合细胞，以及没有融合的细胞。可根据细胞的形态特征和物理特征进行筛选，即非选择性筛选，如利用显微镜或离心机根据细胞的形状大小、颜色、密度或表面标记物等进行杂合细胞的分选。而选择性筛选是改变培养基成分或添加某些药物，主要是利用细胞上的选择性标记，如基因缺陷互补、抗性标记、营养缺陷、温度敏感突变等，限制亲本细胞的生长，促进杂合细胞生长，从而实现筛选。

1. 遗传互补筛选　原理是将亲本细胞的某基因进行突变，通过细胞融合，产生的杂合细胞拥有未突变基因，则可对杂合细胞进行筛选。例如，HAT 选择性培养基含有次黄嘌呤、氨基蝶呤、胸腺嘧啶等成分，亲本细胞若为次黄嘌呤鸟嘌呤磷酸核糖基转移酶缺陷型细胞株，或胸苷激酶缺陷型细胞株，则不能在该培养基中生存，但亲本细胞与野生型细胞融合后产生的杂合细胞则能生存，从而达到筛选目的。

2. 营养缺陷型互补筛选　通过将营养缺陷型细胞恢复为野生型杂合细胞的筛选方法。例如，色氨酸营养缺陷型细胞和苏氨酸营养缺陷型细胞融合后的杂合细胞，不能在色氨酸、苏氨酸缺乏的培养基中生长。

3. 药物抗性标记筛选　利用转染将不同抗性基因导入亲本细胞，融合后的杂合细胞则具有两种药物的抗性，从而实现筛选。

4. 生长特性筛选　是利用细胞对培养基成分的要求和反应差异来达到分选杂合细胞的目的。用两种不同的生化抑制剂分别作用亲本细胞，融合后生成的杂合细胞由于受到不同损伤发生互补，则能在培养条件下存活，而亲本细胞不能生存。

5. 温度敏感突变性筛选　利用不同细胞对温度的敏感性不同，通过调节培养环境温度达到筛选目的，如将具有卡那霉素抗性细胞与高温敏感突变型细胞融合，产生的杂合细胞可在含卡那霉素的培养基以及高温培养条件下生存增殖。

（三）融合细胞的克隆化培养

筛选获得的杂合细胞是异质性的细胞群，需要进行克隆化培养纯化，获得遗传性状一致的单克隆细胞群。克隆化培养方法包括以下几种：

1. 有限稀释法　将筛选的杂合细胞进行计数、稀释并接种到单个培养孔，如 96 孔培养板的单孔，使每孔有一个细胞，继续培养，细胞增殖后获得单细胞克隆。

2. 半固体培养法　将筛选的杂合细胞接种于半固体培养基，通常为软琼脂培养基和甲基纤维素培养基。细胞分散为单个生长，增殖后的细胞聚集形成细胞集落，挑取细胞进行扩大培养，即获得单克隆细胞。

3. 单细胞显微操作法　利用倒置显微镜和显微操作仪，通过分别杂合细胞形态特征分离单个细胞，置于培养基中进行培养，获得单细胞克隆。

4. 流式细胞术　将杂合细胞进行特殊荧光标记后，利用流式细胞仪分离单个细胞，置于培养基中培养获得单细胞克隆。

三、单克隆抗体技术

单克隆抗体是由单一 B 淋巴细胞克隆产生的特异识别单一抗原表位的抗体，其氨基酸序列一致，高度专一，广泛用于免疫学检测和治疗疾病等方面。目前的制备方法包括传统的 B 淋巴细胞杂交瘤技术、抗体库技术、转人 Ig 基因小鼠和单个 B 淋巴细胞 PCR 等多种技术。

1. 杂交瘤技术　用细胞融合技术将产生单一抗体的免疫动物的 B 淋巴细胞与骨髓瘤细胞融合形成的杂交瘤细胞，利用 HAT 选择培养基，只允许杂交瘤细胞生长，通过免疫学检测和单细胞培养，最终获得能产生单一抗体且能不断增殖的杂交瘤细胞系，接种于动物腹腔，即可在腹水中分离得到高效价的单克隆抗体。HAT 选择培养基中含有氨基蝶呤，能阻断正常细胞 DNA 合成中二氢叶酸到四氢叶酸的途径，因此只有能利用旁路 DNA 合成途径的野生型细胞才能存活。骨髓瘤细胞是筛选出的次黄嘌呤鸟嘌呤磷酸核糖基转移酶缺陷型或胸苷激酶缺陷型细胞株，未融合的骨髓瘤细胞 DNA 合成途径受氨基蝶呤阻断，又不能利用旁路 DNA 合成途径，不能在 HAT 培养基上生存，免疫动物的 B 淋巴细胞培养液中会自然死亡，因此只有杂交瘤细胞可能繁殖进而筛选。

制备单克隆抗体的主要步骤如下：

（1）抗原的制备：抗原包括多肽、表达蛋白、全细胞抗原、天然纯化蛋白质等。完全抗原可同时具有能刺激机体产生免疫应答的免疫原性，以及能与免疫应答产物结合的反应原性。而半抗原只有反应原性没有免疫原性，需要通过偶联载体蛋白成为完全抗原，如多糖、类脂、小分子化合物和药物等。制备单克隆抗体需要根据其用途选择合适的抗原，若制备用于免疫印迹的单克隆抗体，抗体需要能识别变性蛋白，即能识别线性表位，则抗原可选择线性状态下的蛋白质或者多肽；若制备用于检测细胞表面蛋白的抗体，则抗原须用具有天然构象的蛋白质。

（2）免疫脾细胞的获得：获得足够多的能识别目的抗原的 B 淋巴细胞，可以采用直接分离动物淋巴细胞，加入适当浓度抗原刺激 3～4 天后收集的方法。还可将抗原注射到动物体内，诱导免疫 B 淋巴细胞，3～4 天后取脾脏，剔除结缔组织和脂肪，在 100 目不锈钢网筛上研磨，无血清培养液冲洗，400g 离心 5min 后弃上清液，加入含血清培养液重悬细胞。动物体内免疫要经过初次免疫、第二次免疫和加强免疫三阶段。最好的免疫接种动物是小鼠，其次大鼠、亚美尼亚仓鼠和兔也可以用于制备单克隆抗体。

（3）骨髓瘤细胞的制备：选择与免疫动物同一品系的骨髓瘤细胞，常用的是来自 BALB/c 小鼠的骨髓细胞，具有次黄嘌呤鸟嘌呤磷酸核糖基转移酶或胸苷激酶缺陷，同时也不分泌免疫球蛋白的重链和轻链。选用处于对数生长期的细胞，以含 10%～20% 血清的培养基进行培养，最大密度不超过 10^6 个细胞/ml。

（4）细胞融合：一般用分子量 1000～4000 的聚乙二醇诱导，骨髓瘤细胞与脾细胞的混合比例为 1:（5～10），37℃水浴，边旋转摇动边滴加预热的 50% 聚乙二醇，加入无血清培养液终止细胞融合，离心沉淀细胞。重悬后接种在带盖 96 孔板，密度为每孔约 $1×10^5$ 个细胞。还可利用小鼠腹腔巨噬细胞作为饲养细胞，促进杂交瘤细胞的生长。

（5）杂交瘤细胞的筛选和克隆：利用 HAT 培养基进行筛选获得杂交瘤细胞。根据免疫用抗原性质选择用 ELISA、放射免疫测定、流式细胞术、间接免疫荧光抗体法、免疫印迹或免疫组化等方法检测可溶性抗原、细胞或病毒的单克隆抗体。利用单个细胞克隆化培养选育遗传稳定而且分泌特异性抗体的杂交瘤细胞。克隆化培养包括软琼脂培养法和有限稀释法、单细胞显微操作法和流式细胞术等。

（6）单克隆抗体的制备：建立的单克隆杂交瘤细胞系换成不含 HAT 的培养液并建库冻存，并减少生长因子的添加。大量生产单克隆抗体的方法有两种：①一种是在动物体内接种杂交瘤细胞，收血清或腹水提取单克隆抗体；②另一种是利用传统的培养方法或者生物反应器大量培养杂交瘤细胞，并从上清液获取单克隆抗体。

2. 人源化单克隆抗体 人源化改造获得低免疫原性而且高效的单克隆抗体能有效激活人体中的补体和 Fc 受体相关免疫反应，避免外源抗体直接在人体循环系统中被清除。制备方法：①抗体库技术是利用基因克隆技术将全套抗体分子重组到表达载体，通过相应表达系统表达并展示在其表面，保持抗体的天然构象和生物学活性，进一步通过亲和筛选获取制备高特异性的人源抗体，如噬菌体抗体库、核糖体展示抗体库和酵母抗体库；②利用人外周血淋巴细胞-严重联合免疫缺陷小鼠或者转 Ig 基因小鼠制备全人抗体；③单细胞 PCR 构建全人源单克隆抗体技术，直接从疫苗免疫或者针对某种抗原有免疫应答的个体外周血或骨髓单核细胞中，通过 B 细胞表面特异性的分子标记物分选获得抗原特异性的浆细胞或记忆 B 细胞，用单细胞 PCR 技术获得单个 B 细胞中抗体基因，重组到人 IgG 轻/重链恒定区表达载体上，转染哺乳动物进行表达并制备全人源单克隆抗体。

四、转基因技术

转基因技术（transgenic technology）是指以基因工程技术将目的基因导入生殖细胞、早期胚胎干细胞或者早期胚胎细胞，并整合到基因组中，经发育产生完整生物个体的技术。

1. 转基因动物（transgenic animal） 借助生物、化学或物理的方法，将外源基因导入动物早期胚胎细胞内，并整合到动物基因组，作为遗传物质的一部分，稳定遗传给后代，产生带有该目的基因并在体内表达的动物个体，动物的生物学特征或遗传特征也发生改变。对转基因动物的遗传修饰包括产生新功能基因组、基因功能丢失和基因替换。转基因动物制备流程：①外源基因的克隆与基因转移载体构建；②将目的基因转移到胚胎干细胞或生殖细胞；③在适宜条件下培养繁殖胚胎；④建立稳定遗传的纯合子转基因动物系；⑤转基因动物的检测与鉴定。以下是几种常用的将目的基因导入细胞的技术方法：

（1）显微注射技术：利用显微注射仪将一个外源目的基因直接注射到受精卵雄性原核中，再将受精卵移植到假孕雌性动物子宫内，随着受精卵的繁殖，外源基因整合到宿主动物基因组，结合胚胎移植技术将整合的胚胎移植到受体子宫内继续发育成转基因动物。

（2）胚胎干细胞转导法：胚胎干细胞可与受体胚胎的桑葚胚融合，将携带外源基因的胚胎干细胞作为供体，导入受体早期胚胎参与宿主胚胎发育并获得转基因动物。

（3）逆转录病毒感染法：将逆转录病毒作为载体，外源基因重组到长末端重复序列（long terminal repeat, LTR）下游，并包装为高滴度病毒颗粒，感染受精卵或显微注射到囊胚腔中，将目的基因整合到宿主胚胎基因组中，通过繁育建立遗传稳定的转基因动物。

（4）精子载体转导法：将外源目的基因导入精子，通过人工授精或体外受精技术体外培养受精卵使其发育，再将体外发育的胚胎移植到假孕动物子宫，获得转基因动物。

（5）酵母人工染色体转导法：构建携带外源目的基因的酵母人工染色体，转染胚胎干细胞，筛选后将携带外源基因的胚胎干细胞导入早期胚胎，经过一段时间的发育移植到假孕雌性动物体内，培育繁殖获得转基因动物。

2. 基因打靶 是用以改造生物遗传特性的方法，通过同源重组技术改变遗传信息，设计载体将靶基因导入细胞，使靶基因与染色体同源序列发生重组，以实现基因打靶，改变细胞性状并可稳定遗传，基因打靶分为基因敲除、基因敲入、基因修饰和条件性基因打靶。转基因技术属于基因打靶的一种，基本原理详见第五章。

3. 转基因动物的鉴定 获得的转基因动物需要经过鉴定确定外源基因是否存在。对于杂合子动物的鉴定，首先检测其表型变化，还可进行转基因 DNA 序列的检测，或者检测转基因的蛋白表达情况。纯合子转基因动物的鉴定，还需要检测外源基因是否能作为稳定的遗传因子进行遗传，也就是建立纯合子转基因动物之后，检测是否发生转基因的缺失、移位、染色体突变等。

五、动物胚胎技术

动物胚胎技术是对动物的早期胚胎进行重组操作，将改变后的重组胚胎移植到同期发情的受体雌性动物，以获得目的动物并培养繁殖，使其拥有新的遗传特征，用于基础研究或者用于生产实践，如珍稀动物的保护、遗传育种等，主要包括以下技术：

1. 胚胎移植（embryo transfer, ET）技术 将获得动物的早期胚胎，或经体外受精发育到一定阶段的早期胚胎，移植到同种生理状态的同种动物中，使之受孕并产生后代。后代的遗传特征由移植胚胎决定，而母体仅影响胚胎的发育情况，其主要过程包括：①选择生产性能优良且无遗传缺陷的供体和受体动物，在动物发情周期，用促性腺激素诱发供体卵巢的卵泡发育并排卵、受精；②从供体生殖道中取出胚胎，显微镜检查胚胎质量，包括观察形态特征、透明带的规则性、胚胎的色调和透明度、卵裂球的致密程度、卵周隙，并判断胚胎发育阶段；③胚胎移植，即找到受体动物输卵管或子宫角，将胚胎注入后复位缝合，或者通过子宫颈将胚胎植入子宫角。胚胎可冷冻保存，延长存活时间。

2. 嵌合体动物（chimeric animal） 在同一动物个体中存在不同基因型的细胞或组织，两种或两种以上不同来源的具有不同遗传性的细胞或组织相互作用，形成的聚合胚胎共同发育成为嵌合体动物。嵌合体动物的制备方法有三种，早期胚胎与卵裂球聚合法、囊胚注射法、囊胚重组法。获得的嵌合体动物通过观察动物的外观表型分析鉴定，还可通过遗传标记、PCR、蛋白质印迹法等方法分析基因及其表达产物进行鉴定。

3. 细胞核移植（nuclear transfer） 将不同发育时期的胚胎或成体动物细胞的细胞核经显微操作或细胞融合，移植到去核成熟卵母细胞中，重构胚胎，经过人工活化和体外培养后，再移植入代孕母体内，使其发育为含有与核供体细胞相同遗传物质的个体。这样的个体所携带的遗传性状仅来自一个亲本个体，因而是无性繁殖。

4. 动物克隆技术（animal cloning technology） 以无性繁殖方式生产后代的过程，是利用细胞具有的全能性和可逆性的特点，以单个细胞发育出处于各种级别分化状态的组织细胞，并执行各自特异的生物功能，获得的后代成员在遗传组成上完全相同。克隆细胞的全能性是细胞包含个体的全部遗传信息，可逆性是细胞具有回复到发育零点状态的潜能，可在一定条件调节下，回复到受精卵状态，发育成为一个完整的生物个体。1996 年英国科学家伊恩·维尔穆特（Ian Wilmut）将羊的乳腺细胞的细胞核移植到另一只羊的去核卵细胞中，诞生了世界上第一只克隆哺乳动物——绵羊"多莉"（Dolly）。这一创举标志着动物克隆技术的成熟。哺乳动物的克隆技术包括胚胎克隆和体细胞克隆。

六、动物染色体技术

染色体工程是对生物的染色体组或染色体结构进行改造，如添加、削减或替换染色体，定向改变遗传特性，从而选育新品种或创造人工新物种。染色体工程主要包括动物多倍染色体技术、人工诱导雌雄核的发育，动物染色体的结构改造，染色体转移技术及人工染色体技术。染色体工程可用于动物新品种或品系，在家畜遗传育种、水产养殖新品种培育等研究领域具有重要的科学和实用价值，如我国学者童第周在 20 世纪 60 年代就在该领域开展了大量的研究工作。

1. 染色体的倍性育种 动物的倍性育种有单倍体育种和多倍体育种。动物的单倍体育种以人工方法单性繁殖的过程，有雌核发育和雄核发育两种。多倍体是指体细胞中含有三个或更多染色体组的个体，多倍体动物生长速度快、成活率高、抗病能力强，遗传人工诱导多倍体可改善动物遗传性状。

2. 染色体改造技术 包括染色体的分离、微切割技术、结构改造技术和转移技术。①染色体分离是利用 Hoechst 33258 对 AT 特异性染色，色霉素对 GC 的特异性染色，激光照射后呈现不同荧光带，结合计算机控制系统收集发出同一波长的染色体；②染色体微切割技术是一种微细玻璃针（尖端直径约为 0.17μm）切割法，另一种是显微激光切割法，即利用激光扫描共聚焦显微系统，以高能量激光照射非选择细胞或染色体并获得目的染色体；③染色体结构改造是通过染色体片段删除和重排，产生特定染色体区片段缺失突变的动物，以此研究染色体区系统基因定位及其功能。包括放射性诱导染色体结构改变和 Cre-loxP 介导染色体重组技术两种；④染色体转移是将特定基因表达有关的染色体或片段转入受体细胞并稳定遗传的技术，包括微细胞介导的基因转移技术和染色体介导的基因转移技术。

3. 人工染色体（artificial chromosome） 是人工构建的具有天然染色体基本功能单位的载体，染色体具有 3 个关键序列包括自主复制 DNA 序列、着丝粒 DNA 序列和端粒 DNA 序列。人工染色体是基因治疗的理想载体，还可应用于基因组物理图谱的构建、基因图位克隆、基因组文库构建、基因表达调控、基因转化、基因测序及基因结构分析等方面。目前包括酵母人工染色体、细菌人工染色体、哺乳动物人工染色体和人类人工染色体。

第二节　细胞工程的医学应用

细胞工程主要应用于改善人类的生产生活，可涉及多方面，如生物、农业、医药健康、科学研究等。随着细胞工程相关技术的不断发展成熟，其应用也越来越广泛。

一、基础医学研究

细胞融合技术可用于基因定位、绘制人类基因图谱、研究检测病毒转化细胞与肿瘤细胞致瘤性变化、研究遗传基因缺陷的互补、研究细胞分化功能的表达调控、研究细胞质和细胞核遗传、核质相互关系等，深入研究了解细胞生命活动基本规律。转基因动物可用于研究外源基因的结构和功能，其在组织中的表达特异性，研究发育相关基因在体内不同发育阶段的特异性表达及调控，基因多级调节系统的研究以及对细胞功能的研究。利用克隆动物技术建立动物的疾病模型，可用于开展生殖发育、衰老疾病机制等方面的研究等。

二、生物制药及生物技术产品的生产

1. 动物细胞生物制药　通过大规模培养细胞，结合细胞工程技术生产制备生物技术产品或生物工程药品，高质量表达有价值的蛋白质，包括酶、细胞因子和重组蛋白质等以用于临床疾病的治疗，如抗血栓药物组织型纤溶酶原激活物（tissue-type plasminogen activator, tPA）、促红细胞生成素、凝血因子Ⅷ和Ⅸ、干扰素等。细胞融合结合杂交瘤细胞培养技术用以大量制备单克隆抗体药物、生产疫苗等，还可用于提高肿瘤细胞的抗原性，如将树突状细胞和肿瘤细胞融合后，产生能特异性识别肿瘤的疫苗，以刺激免疫系统辅助治疗肿瘤。

2. 杂交瘤细胞生产单克隆抗体　单克隆抗体具有高度特异性的特点，还可用于对疾病进行准确诊断及发挥治疗作用，目前已应用于肿瘤、自生免疫性疾病、心血管疾病、感染性疾病及过敏症等方面。单克隆抗体主要作为药物载体发挥作用，将抗肿瘤药物与肿瘤特异性的单克隆抗体连接，可将药物定向作用于肿瘤细胞，最大效果发挥药物的治疗作用。例如，目前最有效的肿瘤治疗药物就是针对免疫检测点程序性死亡蛋白-1（programmed death-1, PD-1）及其配体（PD-1 ligand, PD-L1）、细胞毒性 T 淋巴细胞相关抗原 4（cytotoxic T lymphocyte antigen-4, CTLA-4）的抗体药物。

3. 动物基因工程　转基因动物的发展也促进了生物制品的发展。转基因动物的生物反应器可提供大量的转基因动物，可从这些动物中获取乳汁、血液等材料用于生产含目的基因的产品，其优越性在于产量高、易提纯，产品具有稳定的生物活性，且开发周期短，经济效益高。例如，利用乳腺生物反应器或血液生物反应器生产具有生物活性的人凝血因子、促红细胞生成素、抗体药物等功能蛋白。

三、动物克隆

动物细胞工程技术通过体外受精、胚胎移植、基因克隆、染色体人工诱变等技术对家畜的品种进行改良，提高良种家畜的利用率，加快家畜的繁殖效率，培育新的优良家畜品种；也成功用于濒危动物的保护和珍稀物种的保存，例如：我国对大熊猫和东北虎的保护。胚胎冷冻技术可通过引种，将大型动物的胚胎引进繁殖，降低成本。嵌合体动物主要可应用于研究哺乳动物发生机制及细胞生物学、免疫功能和机制分析、建立疾病动物模型、制备种间嵌合体和杂种、人工制备有价值的动物，还可用于分析胎儿与母体的关系等。转基因动物还可用于改良动物品种，如改变猪的产肉性能，提高牛乳房的抗菌能力等。尤其在疾病机制研究或药物筛选而创建模拟人类疾病的动物模型方面，我国的动物克隆技术走在了世界前列。早在 1963 年，著名的胚胎学家、"中国克隆之父"童第周在艰苦困难的实验条件下,凭借坚持和努力,通过核移植克隆技术在中国培育了世界首条克隆鱼——"童鱼",开创了人类按需进行人工培育新物种的历史先例,使我国在克隆领域跻身世界前列。2018 年中国科学院神经科学研究所孙强等科学家历经 9 年的执着研究,成功培育出了世界首个体细胞克隆猴"中中"和"华华"。其后,又利用体细胞核移植结合基因编辑技术,首次构建遗传背景一致的生物节律紊乱猕猴模型,提升了脑疾病和大脑高级认知功能研究,以及新药研发的自主创新平台。克隆猴的出现标志我国率先开启了批量化、标准化创建疾病克隆猴模型的新时代。

四、临床医学诊断与治疗

细胞工程在临床医疗方面的应用研究是目前的热点研究领域。近年利用细胞工程研制和生产诊断试剂盒,尤其是免疫诊断试剂和分子诊断试剂已成为发展迅速、热门的生物技术产业之一。在治疗上,已有许多难以治疗的疾病可利用细胞工程技术进行有效治疗,包括细胞治疗、基因治疗、组织工程治疗以及器官移植等。利用细胞工程技术结合干细胞技术,可在体外繁殖体细胞并获得患者所需的功能性器官组织进行移植,以减少排斥反应,如已用于临床的组织工程软骨和皮肤组织。

生殖细胞工程在不孕不育治疗、优生优育及辅助生殖中发挥了极大的作用,也推动了生殖医学的快速发展,尤其是通过体外受精技术出生的试管婴儿为许多家庭带来了幸福。转基因技术和动物克隆技术主要可用于人体组织器官的移植,可极大避免免疫排斥反应、促进再生医学发展,如现在已经培育出的含有人基因的克隆猪及克隆绵羊在临床上的应用。2022 年 1 月美国一位患者成为首位成功从转基因猪身上接受心脏的移植,而经过基因编辑技术改造的猪心脏免除了器官移植手术中的排异反应。

(杜 芬)

第三篇　现代组织形态学研究技术及应用

组织形态学研究技术是生命科学研究领域中最为经典、最为基础的研究技术及方法之一。随着生命科学的迅猛发展，组织形态学研究技术已经广泛应用于各个学科和研究领域。现代组织形态学研究技术涵盖了组织制片技术、组织化学与细胞化学技术、免疫组织化学技术、原位杂交组织化学技术、显微镜技术等，其最大的优势在于能以鲜艳的色彩或反差明显、对比强烈的图像形式直观显示细胞、组织、器官的形态结构，或某种特定物质（如蛋白质、糖类、核酸等）的组织定位及相对含量等。在当今生命科学研究领域中，一个设计严谨的研究课题往往涉及整体、器官、组织、细胞和分子等多层面多种技术的应用，因此，学习掌握现代组织形态学研究技术，对准备涉足医学研究领域的学生或其他研究人员都有着非常重要的意义。

第十章　组织制片技术

组织制片技术随着生命科学的发展而不断进步。1665 年罗伯特·胡克（Robert Hooke）运用自制的显微镜观察并首次描述了软木塞薄片中的细胞结构，至今已有 300 多年的历史。组织学工作者开始采用徒手切片法或较为简单的机械切片法来制作组织标本，但这些标本的局限性是不能看到细胞的内部结构。19 世纪中叶，生物学、物理学及化学等学科的迅速发展，推动了各类显微镜的广泛应用与逐步完善，制造出较为精细的各种组织切片机，逐步建立了取材、固定（fixation）、包埋（embedding）、切片（section）、染色（staining）和封固等一整套完整而科学的组织制片操作技术。20 世纪 50 年代以来，冷冻干燥、组织化学（histochemistry）、免疫细胞化学（immunocytochemistry）和组织培养等现代新技术和新仪器不断涌现，使组织学进入了一个新的发展时期——由细胞水平进入分子水平。

利用组织制片技术制作的标本，不仅可以显示组织细胞的结构和形态，而且可以显示组织细胞之中的某些化学成分的变化，为研究提供最直观的依据，因此组织制片是研究医学和生物学的一个最基本且最重要的手段。

第一节　组织制片技术的种类

组织制片技术可分为两大类：切片标本制备、非切片标本制备。

一、切片标本制备

切片标本制备是利用化学试剂将组织经过固定、脱水和透明等一系列步骤后，再利用石蜡、火棉胶或明胶等支持物渗透进组织内部，使组织保持一定硬度，并包埋成块，然后用切片机将包埋好的组织块切成以微米计的薄片，再根据需要进行各种染色，得到可供显微镜下观察的标本的方法。常用切片标本的制备包括冷冻切片法、石蜡切片法、火棉胶切片法、明胶切片法等。这里以冷冻切片法的制作过程为例介绍其基本要点。

冷冻切片法是为保持组织内所含的脂类或某些酶类的活性，将所取材的新鲜组织，经过固定或不固定，用一种最佳切削温度化合物（optimal cutting temperature compound, OCT）包埋后，直接快速冷冻，利用恒冷式冷冻切片机切成薄片，然后进行染色，得到可供显微镜下观察的标本的方法。因石蜡切片的制作步骤多、耗时长，故临床上为快速诊断手术中的组织样本也常采用简便迅速的冷冻切片法。

（一）前期处理，防止冰晶的形成

冰冻时，组织中水分易形成冰晶，往往影响抗原定位。一般认为冰晶少而大时，影响较小；冰晶小而多时，对组织结构损害较大，在含水量较多的组织中上述现象更易发生。冰晶的大小与其生长速率成正比，而与成核率（形成速率）成反比，即冰晶形成的数量越多则越小，因此，应尽量降低冰晶的数量。

1. 组织速冻　菲什（Fish）认为冷冻开始时，冰晶成核率较慢，以后逐渐增加，其临界温度为-33℃，从-30℃降至-43℃，成核率急剧增加，然后再减慢。基于上述理论可使组织温度骤降，减少冰晶的形成。其方法有二：

（1）干冰-丙酮（乙醇）法：将150～200ml丙酮（乙醇）溶液装入小保温杯内，逐渐加入干冰，直至饱和呈黏稠状，再加干冰不再冒泡时，温度可达-70℃，用一小烧杯（50～100ml）内装异戊烷约50ml，再将烧杯缓慢置入干冰丙酮（无水乙醇）饱和液内，至异戊烷温度达-70℃时即可使用。将组织（1cm×0.8cm×0.5cm）投入异戊烷内速冻30～60s后取出，或置于恒冷箱内以备切片，或置于-80℃低温冰箱内储存。

（2）液氮法：将组织块平放于软塑瓶盖或特制小盒内（直径约2cm），如组织块小可适量加OCT包埋剂浸没组织，然后将特制小盒缓缓平放入盛有液氮的小杯内，当盒底部接触液氮时即开始气化沸腾，此时小盒保持原位，切勿浸入液氮中，10～20s组织即迅速冰结成块。取出组织冰块立即置入-80℃冰箱储存备用，或置入恒冷箱切片机冷冻切片。

2. 高渗蔗糖溶液处理　将组织置于20%～30%蔗糖溶液中1～3天，利用高渗吸收组织中水分，可减少组织含水量。

（二）冷冻切片机的选择

影响冷冻切片的因素较多，因此，技术难度较大，选择好的冷冻切片机是保证切片质量的关键。目前冷冻切片机有两类：

1. 恒冷箱式冷冻切片机（cryostat microtome）　为较理想的冷冻切片机，其基本结构是将切片机置于密闭冷冻室内，切片时不受外界温度和环境影响。切片的厚度为1～100μm，可以满足临床和科学研究的需要。冷冻室的温度范围可达0℃～（-35℃±5℃），样本头的温度范围是-10℃～（-45℃±5℃）。室温20℃时，冷室温度降至-25℃约需5h。切片时，冷室的工作温度通常以-18～-15℃为宜，但常需要根据组织类型进行调整，温度过低组织易破碎。冷冻切片机能处理的最大样品的尺寸约50mm×80mm。目前，为满足大型解剖和形态学分析的全身切片冷冻切片机，其最大样本尺寸可以达到450mm×150mm×200mm。

2. 开放式冷冻切片机　包括半导体制冷切片机和甲醇制冷切片以及老式的CO_2、乙烷等冷冻切片机。切片时暴露在空气中，温度不易控制，切片技术难度大，在高温季节，切片更加困难，且切片厚8～15μm，不易连续切片，但其优点是设备价廉。

二、非切片标本制备

非切片标本制备是指不经过切片即制成观察组织与细胞的标本，如细胞涂片、压片、磨片、消化分离、铺片、活体标本、整装标本和血管注射标本等。根据不同对象和实验目的可选择不同方法。这些方法制作过程简单、标本内细胞结构完整，但一般不能观察到细胞内部的结构。

1. 细胞涂片　将细胞悬液涂抹于载玻片上，经染色后供显微镜下观察的标本称涂片，如血液、骨髓和精子的涂片等。

2. 压片　压片是将组织处理成小块状，然后经化学药品软化和染色，再用盖玻片压封于载玻片上供显微镜下观察的标本，如运动终板等。

3. 磨片 骨和牙齿等坚硬的组织，不经脱钙和切片，直接在磨石上用手工磨成大约 50μm 的薄片，贴附于载玻片上，然后再进行染色和封固。

4. 组织分离标本 将组织分离成小块，然后利用化学试剂溶解或胰蛋白酶消化溶去细胞间质，再以振荡、吹打、离心等机械分离方式制成单细胞悬液，经涂片、染色、封固后，在显微镜下观察单个细胞的形态结构，如平滑肌分离标本、脊髓的运动神经细胞标本等。

5. 组织铺片 将观察的薄片组织用手工的方法直接铺于载玻片上，然后经过固定和染色等程序制成供显微镜下观察的标本，如蛙的肠系膜铺片、大白鼠的皮下组织铺片等。

6. 活体标本 标本加生理盐水稀释后直接滴于载玻片上，在显微镜下观察，如观察精子的运动等。

7. 整装标本 一种是将胚胎或小动物经前期固定后，整体封藏于盛满固定液的透明容器中。另一种是将发育至某一阶段的胚胎（如鸡胚）整体取出，经固定、染色、脱水和透明后，封固于载玻片上。

8. 血管注射标本 将有色物质注射进血管，用酸或碱将血管周围的组织腐蚀后，做成整体封藏的血管标本。另一种是将有色物质注射进血管后，经一系列制片技术处理，封固于载玻片上，于显微镜下观察。

第二节 组织制片的基本流程

组织制片技术常见的是石蜡切片技术，下面以石蜡切片的制作为例，介绍其基本流程步骤，包括：取材、固定、脱水、透明、包埋、切片、染色、封固。

一、组织取材

取材是根据实验研究对象获得所需组织或细胞材料的过程。组织标本可来源于实验动物或者临床标本；细胞标本包括体外培养细胞、体液中离心收集的细胞，或者脱落细胞。

1. 组织取材方法 组织的来源、结构不同以及分析目标不同，取材方法也有所不同。

（1）根据实验目的选择动物：取材应按实验目的选择动物的种类、组织部位和材料大小。例如，观察肝脏结构以猪肝的肝小叶和门管区最为典型和清楚；猫卵巢的各级卵泡最齐全；狗胃的壁细胞嗜酸性最强；做运动终板的材料应取自爬虫类动物；肥大细胞采用大、小白鼠的皮下组织；间皮和内皮细胞则以蛙的肠系膜铺片显示效果最好。

（2）选择合适的动物处死方法：①麻醉法，一般可采取吸入麻醉（如异氟烷、乙醚），或者注射麻醉（4% 戊巴比妥作静脉或腹腔注射）；②颈椎脱白法，适用于小鼠麻醉后的快速处死。注意力度适中，避免造成小鼠人为损伤；③股动脉放血法，适用于大型动物，如犬或者猴。将动物麻醉后，切开股动脉放血，致动物失血过多而死亡。

（3）根据器官组织的结构特点选择部位：应熟悉不同器官组织的结构以保证顺利取材。例如，胰腺以胰尾部的胰岛分布较多，运动神经元则应取脊髓的颈膨大和腰膨大处，肺门处的各级支气管最丰富，胃则取胃底部等。

（4）根据器官组织的结构特征选择切面方向：取材应利用不同器官组织的结构特征选择适宜的切面方向进行切片。如肾脏从肾门处作纵切，这样切开标本的包埋面可将肾盂、肾髓质和肾皮质呈放射状排列的结构特点完整展现；皮肤则以顺毛根方向纵切，切面上可见毛球、毛根、毛干、立毛肌和皮脂腺；显示大肠、小肠的环形皱襞则应将其纵切；气管和食管应将其横切。

2. 取材的注意事项

（1）力求组织材料新鲜：取材组织要求迅速快捷，尽量保持组织细胞生活时的状态，避免组织细胞自溶，应立即投入固定液中，或先在生理盐水内清洗所取组织块上的血液和黏液等之后，再即刻投入固定液中。

（2）取材时应注意环境温度的影响：如果取材时环境温度较高，则应采取冷固定方法，即迅速置于 4℃冰箱中固定 24～48h。

（3）取材应力求小而薄：在满足实验要求的前提下，所取组织块大小应小于 1.5cm×1.5cm，厚度小于 0.5cm，并应在装固定液的容器底部垫上 2～3 层纱布，防止组织黏底。

（4）取材时应保持组织的原有形态：避免组织经固定后发生变形。例如，应将胃、肠、膀胱和胆囊等空腔性器官剪开，平铺在软木板上，边缘用木刺扎住后再投入固定液中。坐骨神经和血管等材料应将两头用纱线捆于玻璃棒的两端，避免组织经固定后收缩而弯曲。

（5）取材时手术器械如刀、剪应锋利，器皿等应洁净。取材时用力要均匀，一刀见血，勿拉锯似的来回切割。取材台面应清洁无灰尘，防止组织污染。

二、组 织 固 定

组织细胞经某些特殊化学试剂（固定剂）浸泡后保持生前结构和状态的过程叫固定（fixation）。固定是组织制片工作中一个必不可少的重要步骤。固定的目的主要包括：①防止组织细胞在水解酶和病原微生物的双重作用下产生自溶和腐败，并且使组织细胞的组成成分如蛋白质、糖原、脂肪和各种酶类等凝固成不溶性物质而得以保存；②经过固定液的媒染作用使细胞的各成分易于被不同的染料着色，便于鉴别细胞结构；③通过固定可使组织适度硬化，利于制作切片。组织固定时应根据研究目的与标本种类而选择不同的固定剂和固定方法。

（一）固定的方法

1. 直接固定　将所取的组织块直接浸入相应的固定液中。

2. 蒸气固定　在培养皿中滴入少量的 1%～2% 锇酸溶液或甲醛溶液，将薄片或细胞涂片放置其中，密闭，通过加热时产生的蒸气固定标本 30s 或 1min 后水洗染色。

3. 灌注固定　将固定液经血管途径灌注到待固定的器官。

（1）局部灌注固定：肾和肝可从其动脉注入固定液，并剪断其静脉以利血液流出；眼球可从眼后房注入固定液；肺可从气管或支气管缓慢注入固定液，注入时用量要适当，以免胀破肺泡；脑组织从颈总动脉朝向头部方向进针注入固定液，同时剪开对侧颈内静脉或左心房以利血液流出。经局部灌注固定的器官取下后，应投入相同的固定液中进行后固定。

（2）全身灌注固定：较大的动物（如猫和犬）可采用全身输液法进行固定：动物经前期麻醉后，从一侧股动脉输入固定液，剪开另一侧股静脉以利血液流出，直至流出液为固定液。灌注固定后取下的组织应以相同固定液进行后固定 12～24h。注意：动物注入固定液前应先注入生理盐水以冲洗血管，但固定液最好用有色液体，以便鉴别注入效果。

较小的动物如大鼠和小鼠，用 10% 水合氯醛溶液腹腔麻醉后手术暴露心脏，剪开心包膜，在左心室尖向主动脉弓方向进针，剪开右心耳放血，先注入生理盐水（可含有 40mg/L 肝素钠，5g/L 盐酸普鲁卡因），观察右心耳流出液体呈无色时，即可换成 4% 多聚甲醛溶液，约 30min 后停止。取下组织用 4% 多聚甲醛溶液后固定 12～24h。

（二）常见的固定液

能溶入与动物体液相同渗透压的生理盐水中，用以固定组织细胞的化学试剂称固定剂。固定剂可以快速渗入组织内部，使组织内成分固化为不溶物，并达到一定硬度。固定剂主要有：①交联固定剂：甲醛、多聚甲醛、戊二醛等；②凝固沉淀固定剂：甲醇/乙醇、丙酮、苦味酸、乙酸、三氯乙酸、氯化汞（升汞）等；③氧化固定剂：铬酸、重铬酸钾、锇酸等。由固定剂配制的固定液可分为单纯固定液和混合固定液两种。各种固定液配方及处理方式见表 10-1 和表 10-2。

（三）固定的注意事项

1. 固定液的用量　一般为组织块体积的 15 倍左右，并须考虑组织块内所含水分对固定液浓度的影响。

2. 固定液的配制 应尽量使用新鲜配制的固定液，以现配现用最为理想。有些特殊固定液如 Helly 液等则应 24h 更换一次，否则固定液将会变得混浊而失去固定效果。

3. 固定的时间 应视组织块的大小、部位、性质、种类，固定液的性质、渗透力，以及固定时的温度而确定。一般情况下固定 24h 即可达到固定要求。

4. 固定剂的处理 对于培养细胞或铺片，常用的固定剂进行短时间处理即可，如 4% 多聚甲醛溶液固定 10～20min，–10℃甲醇溶液或 4℃丙酮溶液固定 5～15min，取出自然干燥。

5. 特殊条件下固定液的选择 后期拟进行免疫组织化学的标本宜选择合适的固定液，其一，要保持组织细胞的形态结构；其二，要尽可能保存标本的抗原性。

（四）固定后处理

组织固定后还需要用各种方法除去组织中渗入的固定液和一些由固定液产生的沉淀物、结晶、色素等，采用的方法主要依据固定液的不同而不同。

1. 流水冲洗 用甲醛和重铬酸钾等固定的组织要经过流水冲洗，冲洗时间视组织块大小和固定时间而定，一般冲洗 24h 可达到要求。冲洗时宜从瓶底注入流水，水量不应太大，以组织块在水中稍有移动时为佳。不宜流水冲洗的组织，可采用浸泡换水方法。

2. 乙醇洗涤 用苦味酸固定的组织须经 70% 乙醇溶液浸泡洗涤才能脱去黄色。脱黄也可在组织被切成薄片经脱蜡后入下行乙醇至 70% 乙醇溶液时进行，可在 70% 乙醇溶液中加入少量的饱和碳酸锂溶液加速脱黄。

3. 脱甲醛色素 经甲醛长期固定的组织较易产生黑色或棕黑色结晶，多见于肝、脾等多血组织。此结晶不溶于水、乙醇或二甲苯，但可用两种方法除去：①浓氨水溶液 1ml，70% 乙醇溶液 200ml。切片脱蜡后经下行乙醇溶液至上液中浸泡 30min，流水冲洗后染色。② 1% 氢氧化钾溶液 1ml，70% 乙醇溶液 100ml。切片脱蜡后经下行乙醇溶液至上液中浸泡 10min，流水冲洗后染色。

4. 固定后的组织漂白 经锇酸固定后的组织呈黑色，须经漂白处理后方能着色。方法如下：切片脱蜡后经下行乙醇入水后入漂白液Ⅰ液（0.25% 高锰酸钾溶液）5min，切片呈棕褐色；水洗后入漂白液Ⅱ液 5min，流水冲洗 10min 后染色（漂白液Ⅱ液：1% 草酸溶液，1% 亚硫酸钾溶液。Ⅱ液中的两种溶液分瓶保存，用时两液等量混合）。

5. 骨、牙齿和内耳的固定后处理 骨、牙齿和内耳等含钙组织在固定后还需进行脱钙处理，再流水处理 24h。脱钙有酸性脱钙、螯合脱钙和电解脱钙三种方法。

（1）酸性脱钙：常采用以下两种酸性脱钙液的处理方式。

1）Ⅰ液：硝酸 5ml，10% 甲醛溶液或生理盐水 95ml。每克组织约需此脱钙液 30ml，脱钙时间 2～3 天，标准为到针刺组织无抵抗时为止。脱钙时禁盖瓶盖，以使脱钙时产生的气泡逸出。脱钙后用弱碱性溶液（如碳酸锂溶液）中和后流水冲洗 24h。

2）Ⅱ液：5% 三氯乙酸溶液 90ml，商品甲醛 10ml。此液脱钙作用缓慢，适合胚胎及幼年动物的骨组织。脱钙后切勿流水冲洗，应转入 90% 乙醇溶液中浸洗数次。

（2）螯合脱钙：常用 15% 的 EDTA 溶液（缓慢加入适量 NaOH 调 pH 为 7 时使用）。此法脱钙作用缓慢，需 2 周至 3 个月不等。特点是能保存骨组织中的酶类，并能除去金属离子如铁、镁和铅等。

（3）电解脱钙：可在直径不小于 30cm 的玻璃容器中盛装电解液（50% 盐酸溶液），进行直流电或交流电的电解脱钙法。①直流电电解脱钙法：将需脱钙的组织捆于铂金丝作为阳极，电解液另一端接阴极，连通 6V 直流电，电解 2～6h 即可达到脱钙要求；②田中克己交流电电解脱钙法：将需脱钙的骨组织放入电解液中，然后在容器的两端插入两根直径为 1cm 的碳棒作为电极，棒间距离不小于 5cm，接通交流电电源，通过 2～6V 的小型变压器，以 2～3A 电流通过碳棒电极间。其他同直流电电解脱钙法。

表 10-1　单纯固定液

名称	固定浓度	固定时间	固定后处理	配制方法	特性	注意事项
甲醛 (formaldehyde)	10%~20%溶液	12~24h	流水冲洗 24h	甲醛原液 10~20ml，生理盐水（或蒸馏水）80~90ml	甲醛原液浓度为40%，放置时间过长易产生白色沉淀"三聚甲醛"，氧化后变为甲酸，使溶液变为酸性，严重时可影响到细胞核着色，因此需长期保存的甲醛溶液应加入适量的碳酸钙或碳酸镁作为中和剂	酸性甲醛固定的组织易产生甲醛色素，应用碱性溶液洗去
多聚甲醛 (paraformaldehyde)	4%磷酸盐 (PB) 溶液	12~24h	流水冲洗 12~24h	多聚甲醛溶于 PB 溶液，搅拌并微加热至溶液变透明	多聚甲醛为白色粉末状的聚合物，固定液较温和，适合用于免疫组织化学的组织和细胞标本固定	配制时加热可使多聚甲醛解聚为单体，必要时可滴加 1mol/L NaOH 少许促进解聚
乙醇 (ethanol)	80%~90%乙醇	依组织块大小和乙醇浓度而定，一般 4~12h	直接入脱水剂	无水乙醇 80~90ml，蒸馏水 10~20ml	乙醇的沸点为78.4℃，易被氧化成乙醛继而变为醋酸，所以不能与铬酸、重铬酸钾或锇酸等氧化剂混合。乙醇单独作为固定剂使用时其渗透力较差，故取材应薄。高浓度（通常指90%以上）乙醇不溶解细胞内糖原，宜作为糖原的固定液。组织在高浓度乙醇中放置时间过长，收缩明显，易发脆，影响制片。50%以上浓度的乙醇溶解组织内脂肪、类脂质和色素等，因此不能作为此类物质的固定剂。70%~80%的乙醇可作为组织固定后的保存剂	乙醇易挥发，并且易吸收空气中的水分，应注意保存
乙酸 (acetic acid)	2%~5%	较少单独使用	无特殊处理	多与其他固定液混合使用	环境温度低于15℃时常结成冰状，高于17℃时融化，可与水及乙醇以任何比例混合。冰醋酸的渗透力强，能较好地沉淀核蛋白，保存染色体，所以有助于细胞核着色。冰醋酸易使组织膨胀，特别是原纤维等	冰醋酸浓度过高易破坏细胞的线粒体和高尔基体
苦味酸 (picric acid)	饱和溶液（溶解度 0.9%~1.2%）	不超过 24h	用 70%乙醇除去黄色	多与其他固定液混合使用	黄色的结晶体，有毒。酸晶体，弱酸。空中能自燃，因此常制成饱和水溶液保存。苦味酸的渗透力弱，很少单独使用。苦味酸有软化火棉胶的作用，用含有苦味酸的固定液固定的头皮、指皮等组织无硬化现象。苦味酸对酸硬化蛋白的作用	苦味酸有软化火棉胶的作用，因此用苦味酸固定的组织不能用火棉胶包埋
重铬酸钾	1%~3%溶液	24h 至数天	流水冲洗 24h	多与其他固定液混合使用	橙黄色结晶，有毒。酸性的重铬酸钾能保存染色色素，破坏线粒体。未酸化的重铬酸钾的能则相反。重铬酸钾对酸性的组织染料亲和力强，对碱性染料亲和力弱。经重铬酸钾固定的组织的固定液染料亲和力强	重铬酸钾是强氧化剂，醇还原成原铬盐，与甲醛混合后需即刻即用，不能久存。否则液体将变得混浊而失去固定效果
丙酮 (acetone)	原液	冷固定 (4℃冰箱 2~8h)	直接脱水	有时也与其他固定液混合使用	能与水、醇、氯仿及醚等多种试剂以任意比例混合，渗透力强，具有较强脱水作用，广泛用于组织化学中对酶（磷酸酶及氧化酶）的固定	丙酮对组织的收缩作用明显，对细胞核的固定欠佳，且对糖原无固定作用
铬酸 (chromic acid)	0.5%~1%	24h	流水冲洗 24~48h	多与其他固定液混合使用	铬酸是三氧化铬结晶，溶于水使用。铬酸的渗透速度慢，对组织有较强的收缩作用	铬酸对脂肪无固定作用，但适合于核蛋白、高尔基体及线粒体的固定，能增强细胞核的着色能力

表 10-2　混合固定液

试剂名称	配制方法	固定时间	固定后处理	适用组织
中性甲醛溶液	40% 甲醛溶液 120ml、蒸馏水 880ml、磷酸二氢钠 4g、磷酸氢二钠 13g	24h	流水冲洗 24h	实验室常备固定液，适用于多种组织的固定
乙醇-甲醛溶液（A-F 溶液）	95% 乙醇溶液 90ml、40% 甲醛溶液 10ml	组织块固定 4～12h，铺片固定 5～10min	直接入脱水剂脱水	皮下组织中的肥大细胞、组织化学中对糖原的固定等
布安（Bouin）液	饱和苦味酸溶液 75ml、40% 甲醛溶液 25ml、冰醋酸 5ml	12～24h	用 70% 乙醇浸洗除去苦味酸的黄色	实验室常备固定液，特别适合固定皮肤组织等的免疫组织化学研究标本
苦味酸硫酸液	饱和苦味酸溶液 100ml、硫酸 2ml	2～24h	70% 乙醇中加入少量碳酸锂浸洗	胚胎组织，尤以固定鸡胚最好
卡诺（Carnoy）液	冰醋酸 10ml、氯仿 30ml、无水乙醇 60ml	20～40min，较大材料不超过 2～4h	直接入高浓度脱水剂（95% 乙醇）脱水	固定细胞质和细胞核，也适用于糖原、染色体和尼氏体等的固定
埃利（Helly）液	重铬酸钾 2.5g、升汞 5g、蒸馏水 1000ml，使用时取上液 95ml 加入 40% 甲醛溶液 5ml	12～24h	流水冲洗 24h	固定细胞质较好，适合于骨髓、脾或肝等造血器官，胰岛、脑垂体前叶等含特殊颗粒的细胞
阿尔特曼（Altmann）液	5% 重铬酸钾溶液 10ml、2% 锇酸溶液 10ml，用时配制	24h	流水冲洗 24h	脂肪组织、线粒体、神经细胞等
费尔霍夫（Verhoeff）液	40% 甲醛溶液 10ml、95% 乙醇溶液 48ml、蒸馏水 3ml		直接入脱水剂脱水	眼球
岑克尔（Zenker）液	重铬酸钾 2.5g、升汞 5g、冰醋酸 5ml（临用时加入）、蒸馏水 100ml	24h	流水冲洗后碘酒脱汞，方法见"固定后处理"	实验室常备固定液，适用于多种组织的固定
苏沙（Susa）液	氯化钠 0.5g、升汞 4.58g、三氯醋酸 2g、蒸馏水 80ml、冰醋酸 4ml、甲醛 20ml（后两种临用时加入）	24h	直接入 80% 乙醇脱水，切片行碘酒脱汞	适用于内耳等固定液较能渗入的组织

三、组 织 脱 水

　　组织经固定和水洗后均含有大量的水分，水分不能与透明剂相溶，必须用某些化学试剂将组织块内的水分逐步置换出来，以利于透明剂渗入组织内。能置换组织内水分并能与透明剂融合的化学试剂称脱水剂（dehydrant）。脱水应从脱水剂的低浓度逐级转入高浓度，最后转入透明剂中。脱水必须彻底，否则将会给以后的制片带来困难。组织在高浓度脱水剂中浸泡时间不能过长，否则会因脱水剂对组织的收缩作用使组织变硬而脆化。

（一）脱水剂的种类

　　脱水剂的种类很多，常用的有非石蜡溶剂和脱水兼石蜡溶剂两种脱水剂。如乙醇和丙酮等属于非石蜡溶剂脱水剂，使用这种脱水剂在脱水完成后必须经过透明剂透明后才能进入下一环节。脱水兼石蜡溶剂的脱水剂有正丁醇和二氧六环等，使用该脱水剂在脱水完成后不必经过透明剂透明可直接进入下一步骤。两种试剂方法各有优缺点，应根据实验需要选择使用。

（二）常用的脱水剂

　　1. 乙醇（ethanol）　乙醇沸点 78.4℃，既是固定剂又是常用脱水剂，脱水能力强，能与二甲苯等透明剂较好地融合。用乙醇脱水时应遵循从低浓度向高浓度的梯度脱水原则。一般组织的脱水过程是：70% 乙醇溶液 1~2h → 80% 乙醇溶液 1~2h → 90% 乙醇溶液 2~3h → 95% 乙醇溶液 2~3h →无水乙醇Ⅰ 2h →无水乙醇Ⅱ 2h，胚胎组织从 30% 浓度开始。组织在高浓度乙醇溶液中停留时间不能过长，否则会使组织脆化。

2. 丙酮（acetone） 丙酮沸点 56℃，脱水能力及对组织的收缩脆化作用均比乙醇强，因此主要用于组织固定兼脱水或切片的快速脱水，以保护某些特殊染色的标本不被褪色。

3. 正丁醇（n-butyl alcohol） 其沸点 100~118℃，脱水能力较弱，但很少引起组织的收缩和脆化。因其能与乙醇混合又能与石蜡混合，因此经正丁醇脱水的组织可直接浸蜡包埋。脱水方法：组织块经固定洗涤后入 50% 乙醇溶液、70% 乙醇溶液、80% 乙醇溶液中进行基础脱水，然后转入正丁醇中 12~24h 后浸蜡包埋。对韧性较大或硬度较高的标本如皮肤、韧带、肌组织、关节等适合使用正丁醇。

四 、 组 织 透 明

透明（clearing）是制作石蜡切片所必需的一个重要步骤，脱水后的组织块内部为脱水剂所占领。由于大多数脱水剂不能与石蜡混合，因此必须经过一种既能与脱水剂混合，同时又能与石蜡混合的"媒剂"的作用，这种媒剂称为"石蜡诱导剂"，又称为透明剂。它能逐渐渗入组织块内，最终将脱水剂从组织块中完全排出以利于石蜡渗入，此时组织块如有光线透过，呈透明状态，故透明剂渗入组织的过程称为透明。透明的时间根据组织块的大小、性质和透明剂的特性而定。

常用的透明剂有二甲苯、苯甲酸甲酯、三氯甲烷和水杨酸甲酯等，以二甲苯最为常用。

1. 二甲苯 透明能力强。该液体易挥发，对呼吸道黏膜有较强刺激作用。组织在二甲苯中浸泡时间过长较易发生过度收缩和脆化现象。一般用二甲苯透明 2 次，每次 1~2h，小块组织 20min~1h，大块组织可适当延长时间。如果组织块在透明时呈白色混浊不透明状态时，则为脱水不彻底所致，此时应重新脱水。

2. 苯甲酸甲酯 无色透明液体，易挥发，透明能力强，对组织块的收缩和脆化影响较小，但透明时间较长，一般为 12~24h。组织块经各级乙醇（至 100% 浓度）脱水后可直接入苯甲酸甲酯透明。由于苯甲酸甲酯可溶解火棉胶，故也可用于火棉胶切片的透明。

3. 三氯甲烷（氯仿） 无色透明的液体，极易挥发，透明能力较差，透明时间可长达 2h，但氯仿不易使组织收缩和变脆，目前广泛用于火棉胶包埋组织块的透明。

五 、 组 织 包 埋

将组织包埋成块使其硬化以利于切片的过程称作包埋（embedding）。目前常用的包埋剂有非水溶性的石蜡（paraffin）、火棉胶（collodion）、树脂、碳蜡、水溶性的明胶及 OCT 等。不同包埋剂的包埋操作程序不同，常用的有石蜡包埋法与 OCT 包埋法。

（一）石蜡包埋法

该法选用石蜡作支撑剂将组织包埋成块使其硬化以利于切片。在石蜡包埋前还需一个浸蜡的过程。组织经过透明后，用熔化的液状石蜡作为渗入剂渗入组织内部以置换组织内透明剂的过程称作浸蜡（paraffin infiltration）。组织浸蜡的过程必须在 50~60℃恒温箱中进行。经数次纯石蜡液浸泡，待石蜡完全浸入组织内部置换组织中的透明剂，即可包埋。

1. 浸蜡 用于组织块浸蜡的石蜡分为低熔点蜡（熔点 48~50℃，也称软蜡）和高熔点蜡（熔点 60~62℃，也称硬蜡）两种，习惯上将浸蜡的恒温箱也分为软蜡箱和硬蜡箱两种。软蜡箱的温度控制在 52~54℃，组织浸蜡时间一般可达 2~4h 或更长，硬蜡箱的温度控制在 62~64℃，组织浸蜡时间一般不超过 1h。组织块浸蜡的成功与否，与温度和时间有很大关系，温度越高，时间越长，则组织块的收缩越大，脆化越明显。用于免疫组织化学的标本包埋温度不能高于 60℃。

2. 包埋　将完成浸蜡的组织置于模具中，倒入熔化的石蜡，迅速冷却进行组织块包埋。用于组织块包埋的是硬蜡，使用前须在恒温箱中多次熔化，利用热胀冷缩原理挤出石蜡里的空气，再加入一定数量（约 1/10）的蜂蜡（无蜂蜡时亦可用旧蜡代替）混合，提高石蜡的密度和黏滞度，以使切片时便于形成完整的蜡带。

传统的组织块包埋一般采用两块"L"形的金属框和一块金属底板相对拼合而成的模具（称包埋器）来进行。目前多采用不锈钢的包埋底盒和一次性的塑料包埋框。包埋组织时应注意将组织块的切面朝下放平，包埋镊应加温后使用。组织包埋好后，可将包埋框置于室温自然冷却或者放于冰箱冷冻室加速石蜡的凝固。应等石蜡凝固后才可将蜡块从包埋框取出。为利于连续切片，需要对包埋好的蜡块进行修整。修整蜡块时，在组织块的各边缘保留 2～3mm 宽的蜡块。

（二）OCT 包埋法

OCT 是聚乙二醇和聚乙烯醇的水溶性混合物。OCT 是冷冻切片最常用的包埋剂，一般可直接将结构致密的组织直接埋入室温 OCT 液体中，入 -20℃ 冰箱冻存。对于含水量大的组织可采用以下方法进行 OCT 包埋：

（1）将放在蔗糖溶液中的组织块取出，放入 20g/L 蔗糖与 OCT 包埋剂 1∶1（体积比例）混合液中，室温浸泡 2h。

（2）移入 OCT 包埋剂中室温浸泡 4h，更换新的 OCT 包埋剂，室温浸泡 6h。

（三）其他材料包埋法

火棉胶、明胶、碳蜡等包埋材料也有不同特点，用于组织包埋有其不同特点。

1. 火棉胶　是由浓硫酸和浓硝酸作用于脱脂棉而制成的硝化纤维。火棉胶用等份的乙醚与无水乙醇溶液混合，置于棕色玻璃瓶中避光保存。火棉胶包埋过程是人工控制下乙醚-无水乙醇逐渐缓慢挥发的过程。用火棉胶包埋对组织的收缩作用很小，适用于某些较硬、较脆或易于凹陷的组织，如骨、牙和眼球等。但火棉胶包埋法的缺点是制作时间太长以及不能制作薄切片。

2. 明胶　常用 1% 石炭酸溶液配制成不同浓度的明胶溶液，固定的组织在 37% 温箱中依次浸入 5%、10%、20% 和 25% 的明胶溶液内各 24h，再于冷水或冰箱中使其凝固，并用 10% 甲醛溶液硬化 24h。明胶包埋法多用于制作冷冻切片或按火棉胶包埋法在滑动式切片机上制作切片。明胶组织切片稍干燥后应用温水溶去明胶后方可染色。

3. 碳蜡（化学名：多乙烯二醇）　是一种水溶性油蜡，碳蜡的硬度与其分子量的大小成正比，分子量越大则硬度越高。碳蜡具有较强吸水性，极易溶于水，因此组织可不经脱水、透明等程序而直接入碳蜡中浸蜡。碳蜡也能被多种有机溶剂溶解，如乙二醇和乙醇等。组织固定后必须充分洗涤方可切片进行碳蜡包埋。

六、组 织 切 片

根据需要或不同组织类型，组织经包埋后，可选用不同切片方法切成薄片。常用的有石蜡切片、冷冻切片、碳蜡切片等。

（一）石蜡切片

石蜡切片（paraffin section）易于制作大量极薄的并能进行连续切片的观察标本，其制备的切片组织结构清晰，而且石蜡包埋块又可长期保存，因此是组织学及病理学中应用最为广泛的制片方法。

1. 仪器及器材准备　轮转式切片机、切片刀、恒温水箱式摊片仪、清洁的载玻片（防尘备用）、眼科弯镊、中号羊毫毛笔和黏片剂等。

对于一般组织学染色的切片最常用的黏片剂为蛋白甘油，配方如下：取新鲜鸡蛋的蛋白清（注意不要夹带蛋黄），以玻璃棒搅拌至蛋白完全变为雪白的泡沫后，倒入垫有 2～3 层纱布的漏斗中过滤，得到透明蛋白液，再加入等量的甘油，不停地振摇使其充分混合，再加入 1% 麝香草酚粉末混合溶解后防腐。由于蛋白甘油的黏附作用弱，且含蛋白质易导致非特异性的免疫反应，制作免疫组织化学染色的切片时常选用多聚赖氨酸等黏附剂进行防脱片处理。

2. 切片过程　首先将恒温水箱式摊片仪的温度调至 47℃ 左右并置于恒温状态，将修整好的石蜡包埋块预冷后装在切片机的蜡块固定器上，调节所需切片的厚度，一般为 4～6μm。利用切片机上的快速修片装置修整蜡块的包埋面，暴露出完整的组织块切面，然后左手平持毛笔稍加旋转，右手转动切片机的摇柄用力均匀地切出连续的蜡带，用毛笔轻托蜡带，用眼科弯镊子轻镊蜡带头端，以正面放入恒温水箱的水面上，利用热水的蒸汽将蜡带展平。待蜡带完全平展无皱褶时，用眼科弯镊子将蜡带以组织块为中心分成一片片的蜡片，左手持载玻片（载玻片的右 2/3 处涂上黏片剂）右手持镊子，将蜡片顺势贴在载玻片右 2/3 的中间处，滤干水分后即可用 60℃ 恒温箱或烤片器烤干，使蜡片平展、紧贴于载玻片上。

3. 切片时的注意事项

（1）切片前将切片机各部位的螺丝旋紧，否则会引起切片时震动，造成切片厚薄不匀。

（2）蜡块切面和切片刀的倾斜度之间的夹角应按切片机刀台上的刻度进行适当调整。

（3）恒温水箱的温度应比包埋蜡的熔点低 5～6℃。

（4）环境温度高时蜡块易变软，可用冰块使蜡块表面迅速冷却，以增加蜡块表面硬度。

（二）冷冻切片

为快速得知实验结果或进行临床手术的快速诊断，可以将固定后或者未经固定的组织用 OCT、明胶等作为支持物包埋后，冷冻变硬，进行冷冻切片。冷冻切片因其操作简单，无须脱水、透明等处理，可以较完好保存细胞膜表面、酶活性、抗原的免疫原性，是酶组织化学和免疫组织化学染色的常用切片方法。

冷冻切片的基本过程包括①开机预冷：提前 1～5h 开机预冷，根据组织类型将冷冻室温度设置至 -18～-15℃，并将刀片置于刀架上；②组织包埋冷冻：具体方法如前述；③切片：将包埋冷冻好的组织块置于滴加少量 OCT 的标本托上，待 OCT 凝固后，将标本托置于切片机标本头。调整刀架和组织块方法同石蜡切片，设置切片厚度 10～40μm，将防卷板放置于适当位置，开始切片。用毛笔将切片铺平，取处理好的载玻片轻压切片，使其平整粘贴于载玻片上。

对于细胞有树枝状突起的神经组织，结构疏松、间隙较多的肺和睾丸组织，为防止切片时发生细胞的散乱和分离移位，可以选择明胶进行包埋。明胶包埋的组织根据实验目的可用冷冻切片机或滑动切片机切片。

冷冻切片的切片厚度一般在 10μm 以上，与石蜡切片相比，组织结构的清晰度较差；另外，冷冻时冰晶形成容易破坏组织结构，将组织用高渗蔗糖液处理以后快速冷冻，或用干冰、液氮进行快速冷冻组织，可以减少冰晶的形成。此外，冷冻切片不宜长期保存，未固定的新鲜组织在切片后，如不立即染色，需置 -70℃ 低温冰箱内保存，或者短暂固定后置于 -20℃ 冰箱内保存。

（三）碳蜡切片

碳蜡切片与石蜡切片的操作方法基本相同，但应在干燥的状态下制作切片。切片贴附时，由于碳蜡极易溶于水而使组织片分散，因此往往在贴片的水中加入 1% 白糖溶液以防止此现象发生；也可采用载玻片贴片法，将载玻片上涂一层蛋白甘油，再用毛笔蘸水在载玻片上涂一层，然后用干毛笔和贴片镊将切片移在水上。切片遇水后碳蜡迅速溶化，组织片则自然贴于载片上。此时将载片一端稍稍提起略倾斜使水流尽，干燥后入 40℃ 左右恒温箱中备染。

七、染　　色

组织细胞要通过染色才能在显微镜下显示其细微的结构特征。组织染色方法最早是受纺织物印染技术的启发而产生。各种特殊染色方法也不断推陈出新。其中苏木精-伊红（hematoxylin and eosin, HE）染色方法至今仍被广泛应用于组织细胞的正常形态和病理变化的研究中。

（一）染色原理

染色就是染料与组织细胞的分子相结合，使组织细胞着色，一般认为其基本过程是化学反应和物理现象。

1. 染色的化学反应　化学反应在组织细胞染色的过程中起主导作用。在组织细胞内都含有酸性物质和碱性物质，染色时酸性物质与碱性染料中的阳离子结合，碱性物质与酸性染料中的阴离子结合。细胞核中主要含有酸性物质（如核酸等），所以与苏木精等碱性染料有很强的亲和力；细胞质主要由碱性物质组成，所以与伊红等酸性染料有很强的亲和力。组织细胞内的物质能被碱性染料着色的性质称为嗜碱性（basophilia），能被酸性染料着色的性质称为嗜酸性（acidophilia）。

2. 染色的物理现象　组织细胞有许多微小的毛细小孔，染料色素离子通过毛细小孔渗入细胞内，这种渗入与细胞没有牢固地结合，但色素离子和组织细胞分子之间相互结合，被细胞的分子所吸附而使细胞着色。

（二）染料的种类

染料是指分子中含有发色团和助色团的有机化合物，有新鲜色彩并对组织有极强亲和力。染料根据来源可分为两类：天然染料和合成染料。天然染料，来源于植物、动物和矿物质，很少或没有经过化学加工的染料，如卡红和苏木精等；合成染料主要从煤焦油分馏或石化初级产品加工后经化学加工而成，如苦味酸和橘黄 G 等。染料又可根据其化学性质分为碱性染料（basic dye）、酸性染料（acid dye）和中性染料等。常见的染料种类有：

1. 碱性染料　含有碱性发色团和助色团，一般可作为细胞核染色剂，如苏木精（hematoxylin）、卡红和番红等。

2. 酸性染料　含有酸性发色团和助色团，一般可作为细胞质染色剂，如伊红（eosin）、刚果红和亮绿（light green）等。

3. 中性染料　又称为复合染料，是由碱性染料和酸性染料混合而成的，如瑞氏染液（由伊红和亚甲蓝混合）、吉姆萨染液（由伊红和天青混合）等。

4. 金属染料　一种重金属盐，染色时金属微粒附着在细胞或组织表面呈棕黑色或棕黄色而显示其结构，如硝酸银、氯化金。在银染法中，有些组织具有亲银性（argentaffin），可直接使硝酸银还原而显色，有些组织为嗜银性（argyrophilia），无直接还原作用，需加入还原剂后才能显色。

5. 脂肪染料　指能溶于适当浓度的有机溶剂并能被脂肪溶解从而使脂肪着色的染料，如苏丹系列和油红 O（oil red O）等。

6. 荧光染料　荧光染料多数是具有多个芳香环的有机分子，可在吸收激发光后发出荧光。荧光团通常包含几个组合的芳香族基团，或具有多个键的平面或环状分子。荧光染料可以通过反应基团与核酸或者蛋白质相连。荧光染料可以与特异的抗体结合后，用于免疫荧光；也可以直接对 DNA 和细胞器进行直接染色，如 DAPI 和 MitoTracker®。

（三）常用的染料

1. 碱性染料染液

（1）埃利希（Ehrlich）苏木精染液：将 3g 铵明矾溶于 100ml 蒸馏水中煮沸，2g 苏木精溶于 100ml 无水乙醇中并加入甘油 100ml，待铵明矾溶液冷却后将两液混合经 6～8 周后即可使用。有时为了加速氧化，可加入碘酸钠 2.4g。

（2）磷钨酸-苏木精染液：先将 0.05g 苏木精和 10g 磷钨酸分别溶于热的蒸馏水中，两液（总体积为 500ml）混合后加入 0.025g 红色氧化汞，冷却后再加 2g 过氧化氢，经 1 周后即可使用。

（3）魏格特（Weigert）苏木精染液：将苏木精 2g 溶于 100ml 无水乙醇，经 1 个月时间使其自然成熟后成为储存液，使用时将储存液稀释成 1% 浓度即可。

（4）中性红染液：将 1g 中性红（neutral red, CAS：553-24-2）、50ml 蒸馏水、5ml 浓氨水充分混合溶解，瓶口敞开挥发氨气直至消失，溶液即为中性。此液用于分离的脊髓前角运动神经元染色。

（5）奥斯（Orth）锂胭脂红染液（orth lithium carmine）：胭脂红（carmine, CAS：1390-65-4）3g 溶于饱和碳酸锂溶液 100ml，煮沸 15min，冷却后过滤使用。

（6）棓酸菁蓝染液：将 0.15g 棓酸菁蓝于 5% 铬明矾溶液 100ml 中煮沸 3min，冷却后过滤使用。

2. 酸性染料

（1）伊红：又名曙红，红色粉末状，易溶于水溶液或乙醇溶液。其种类较多，常用的有伊红 Y、伊红 B、甲基伊红等水溶液或乙醇溶液。

（2）亮绿：绿色粉末状，易溶于水，染色液常用 1% 的浓度。

（3）橘黄 G：橘黄色粉末状，为马洛里（Mallory）结缔组织染色液中的主要成分。

（4）苦味酸：黄色晶体状，液态保存，主要用于万·吉森（Van-Gieson）结缔组织染色。

（5）酸性复红：红色粉末状，多用于 Mallory 或 Van-Gieson 结缔组织染色。

（四）染色的基本程序

以制备的石蜡切片进行常规的 HE 染色为例，染色的基本过程包括：①脱蜡：切片利用二甲苯脱掉组织中的石蜡，脱蜡的效果取决于温度、时间和切片厚度，较厚的切片脱蜡时间要延长些。②梯度乙醇水化：切片分别进行 100%、95%、90%、80%、70% 的下行梯度乙醇溶液水化处理，溶解洗涤组织中的石蜡和二甲苯。③苏木精染色：利用水溶性染料苏木精使细胞核着色。④水洗：切片放入自来水洗去多余的苏木精染液。⑤分色：避免染料中过度染色，避免胞质也被染成蓝色，可利用 1% 盐酸乙醇溶液（70% 乙醇溶液配制）进行分色，使细胞核和细胞质染色对比分明。⑥蓝化：由于分色后苏木精着色较弱，可将切片放入 1% 氢氧化铵或饱和碳酸锂溶液中 30~60s，使细胞核变为蓝色，促进切片蓝化，之后可用自来水洗去多余的碱性物质，再用蒸馏水洗；分色和蓝化程度根据显微镜镜检效果决定。⑦伊红染色：入 1% 伊红染液中染色 1~5min，观察细胞核和细胞质颜色对比情况决定染色时间，用自来水快速洗去掉多余染料。⑧脱水：再将切片放入 70%、80%、90%、95%、100% 的乙醇溶液中进行脱水处理，同时也是对伊红的分色过程，目的是为二甲苯透明创造条件。⑨透明：切片放入二甲苯，将其中的乙醇置换出来。最后进入下一步的封片处理。

具体实验步骤详见本章实验 10.1。

（五）染色的注意事项

1. 溶媒　染料的溶媒主要选择蒸馏水和乙醇，因其不会影响染料的化学性质，并能增强染料的染色效果。

2. 浓度　一般采用低浓度染液、较长时间浸泡的染色方法。若无特殊要求，一般染料的浓度为 0.5%~1%。

3. 温度　温度增高能促进染料溶解，缩短染色时间，增强染色效果。

4. 金属染料　金属染料浸染时（如镀金、镀银），必须使用经过清洁处理的玻璃器皿并避光染色。

5. 石蜡切片染色　染色时必须彻底脱蜡，否则会影响细胞着色。

6. 媒染剂、促染剂和分化剂的使用

（1）媒染剂：是指能增强染料对组织的着色能力，其本身又能与染料或组织结合的化学试剂，如配制各种苏木精染色液时添加的钾明矾和铵明矾等。

（2）促染剂：是指能增强染料对组织的着色能力，但本身并不参与染色反应的化学试剂，如伊红染色液中添加的冰醋酸等。

（3）分化剂：分化既能除去组织切片上过染的染色液，使受染的部位与周围组织对比鲜明，着色深浅适当，便于观察细胞的结构。分化剂又可分为酸性分化剂，如低浓度的盐酸和醋酸等；氧化分化剂，如高锰酸钾和重铬酸钾等；媒染分化剂如铁明矾等。选用何种分化剂需根据染色时的具体情况而定。

八、封　　固

组织切片黏附于载玻片上经过染色等一系列制片程序后，滴加适量的封固剂（mounting medium），用盖玻片覆盖其上，以利于镜下观察，并借以阻断组织切片与外界的接触，从而防止组织切片脱片、氧化、受潮、干裂或遭受机械磨损等，以延长切片的使用时间，这一步骤称为封固。

封固分为干封和湿封两种。切片染色经脱水和透明后用中性树胶等无水封固剂封固，称为干封。切片染色后直接用含水封固剂封固，称为湿封。干封后的切片可保存数年不褪色，湿封后的切片保存时间不长，主要用于某些组织化学或特殊染色的标本。

（一）常用封固剂

1. 无水封固剂　此类封固剂最常见的是中性树胶，可以来源于提炼中的和天然树胶或者人工合成树胶。中性树胶的溶解剂为二甲苯，稀释后的中性树胶折光率与玻璃近似，干燥后凝结成透明无色的固体。

2. 含水封固剂　主要有甘油、液体石蜡、甘油明胶等几种。含水封固剂遇热熔化，冷却后凝固，并有一定的折光率和硬度。因其内含少量水，染色后切片无须脱水，直接封固，操作简单，适用于冷冻切片的组织化学和免疫组织化学染色。但随着封固剂内水分逐渐挥发，封固效果减弱，切片保存时间短。

甘油明胶封固剂的配制方法：先将40g明胶溶于蒸馏水210ml，再加入甘油250ml及石炭酸5ml，加温并不时以玻璃棒搅拌，直至混合液全部溶解。

（二）封固的方法

封固时，取出透明好的切片，擦干组织周围的二甲苯，在载玻片中央滴2～3滴中性树胶，然后用镊子夹取盖玻片，从组织一侧慢慢放上去，中性树胶会扩散至整个盖玻片。可以调整盖玻片位置，如有气泡可以轻轻挤压盖玻片，将气泡赶出。如气泡过多过大，可以将切片置于二甲苯内浸泡，去除盖玻片，再次封固。将切片置于通风处晾干，可常温保存。

（三）封固时的注意事项

（1）无论干封或湿封，在封固切片时都必须避免产生气泡。若气泡较多影响结果观察，可将已封固的切片重新放入二甲苯中脱去盖玻片，再重新进行封固。

（2）封固剂浓度应适中，过稀或过浓均影响封固。

（3）选择大小合适的盖玻片，以盖好组织后四周约有2mm的余隙为恰当。

（4）封固剂应避光保存。

第三节　组织学特殊标本的制作

不同组织制备标本要求不一样，且部分组织结构还需要用特殊的染料及染色方式加以显示，称特殊染色。下面介绍几种特殊组织标本的制备和染色方法。

一、银染法示间皮

间皮（mesothelium）是指位于心包腔、胸膜腔、腹膜腔表面的单层扁平上皮（simple squamous epithelium）。在切片中观察的单层扁平上皮，多为上皮的侧面观，用铺片（stretched preparation）镀银法显示的间皮，可显示出上皮的表面观。间皮上皮组织常用镀银法染色。各种银染法的原理类似，均是由于组织细胞内的蛋白质与银化合物结合，再经还原而成金属银沉积于组织细胞内及其表面，使组织细胞的结构清晰显示。最常用的银染液是硝酸银溶液。类似的方法可用于显示肠系膜内的毛细血管内皮，甚至小静脉的内皮。以下采用镀银法显示青蛙的肠系膜（mesentery）。

【试剂】 0.5% 硝酸银（silver nitrate）溶液。

【操作步骤】

（1）青蛙处死后，取下小肠及肠系膜，用木刺固定在软木板上，常规固定。

（2）连软木板一并剪下，平放在含 0.5% 硝酸银溶液的平皿内。

（3）置于阳光下暴晒，待肠系膜呈棕色时取出（保证阳光直射），水洗。

（4）连同软木板一起脱水、透明；剪成小块置载玻片上，中性树胶封片即可。

（5）结果观察：单层扁平上皮细胞呈多边形，相邻细胞间以锯齿状相互嵌合，细胞核显示不清（彩图 10-1）。

【注意事项】

（1）有污物的肠系膜组织不能使用。所用的取材器具、玻璃器皿等均须保持清洁。

（2）作间皮时，镀银前忌用水洗组织。

（3）铺片直至透明后才能从软木板上取下，否则铺片不宜摊平。

二、结缔组织的纤维标本制作

疏松结缔组织（loose connective tissue）中通常含有三种纤维、六种细胞。三种纤维是胶原纤维（collagen fiber）、弹性纤维（elastic fiber）、网状纤维（reticular fiber）。常规 HE 染色后，光学显微镜下不容易区分这三种纤维，只有通过特殊的染色方法才能显示。

（一）伊红-醛品红复染法显示胶原纤维和弹性纤维

格默里（Gomori）醛复红染液是 Gomori 在实验期间偶然发现的。由碱性品红（basic fuchsin）、三聚乙醛（paraldehyde）、浓盐酸配制而成。在酸性试剂作用下使三聚乙醛（乙醛的三聚体）解聚成乙醛，乙醛与碱性品红外露的氨基起反应产生偶氮甲碱，呈深紫色，即为醛复红染液。其对特殊的蛋白质、含硫酸根的黏多糖具有很强的亲和力，因此与富含硫酸根的弹性纤维结合紧密而显色。以下采用伊红-醛复红复染法对大鼠或小鼠皮下组织的胶原纤维和弹性纤维染色。

【主要试剂】

（1）Gomori 醛复红染液：先将 0.5g 碱性品红溶入 100ml 70% 乙醇溶液，然后先加入三聚乙醛 1ml，再加入浓盐酸 1ml，静置 1~2 天，待其变为深紫色后，过滤置于冰箱待用。

（2）1% 伊红染液：1g 伊红 Y 充分溶于 100ml 蒸馏水，加入 0.1~0.5ml 乙酸可增强染色。

【操作步骤】

（1）常规方式处死大鼠或小鼠，取其皮下组织铺于干净载玻片上，自然晾干。

（2）放入乙醇-甲醛溶液（表 10-2）内固定 5min；水洗 3min。

（3）室温下置于 Gomori 醛复红染液中染色 5min；水洗 5min。

（4）入 1% 伊红染液中，染色 30s。

（5）常规脱水、透明、封片。

（6）结果观察：在铺片较薄的部位，可见许多纵横交错的纤维，呈带状或细丝状，其中胶原纤维染成粉红色，为长带状，波浪状走行。弹性纤维染成紫色，为细丝状，直行，末端常卷曲。两种纤维均可见有分支（彩图10-2）。

【注意事项】

（1）取皮下组织时应该尽量避免取到肌肉和脂肪。

（2）制作铺片时，玻片一定要处理干净，铺片时皮下组织应尽量铺开。

（3）该法要求组织固定剂不选择重铬酸钾成分固定剂。甲醛和 Bouin 固定剂可使染色无背景。含氯化汞成分的固定剂较甲醛和 Bouin 固定剂稍差，可有紫色背景。

（二）Gomoris 镀银法显示网状纤维

网状纤维由含糖蛋白的胶原蛋白构成，易与银氨结合。网状纤维经银氨溶液浸染能变成棕黑色，故又称嗜银纤维。胶原纤维结构疏松，宽孔粗纤维能够与酸性染料结合，可同时用丽春红等进行胶原纤维的对比染色。以下采用 Gomoris 镀银法染色淋巴结的网状纤维。

【主要试剂】

（1）硝酸银溶液：10.2g 硝酸银溶于 100ml 蒸馏水。

（2）氢氧化钠（NaOH）溶液：3.1g NaOH 溶于 100ml 蒸馏水。

（3）银氨溶液：取 5ml 硝酸银溶液，滴加氨水至溶液变为清亮。再加入 5ml NaOH 溶液，此时溶液变为黑色，再滴加氨水至清亮后，补加 4 滴氨水。最后加蒸馏水稀释至 100ml，置于棕色瓶中备用。

（4）高锰酸钾溶液：0.5g 高锰酸钾溶于蒸馏水 95ml，再加入 5ml 3% 硫酸。

（5）氯化金（chlorinated golden）溶液：0.2g 氯化金溶于 100ml 蒸馏水中。

（6）草酸（oxalic acid）溶液：草酸 2ml，蒸馏水 98ml。

（7）硫酸铁溶液：2g 硫酸铁溶于 100ml 蒸馏水中。

（8）甲醛（formaldehyde）溶液。

【操作步骤】

（1）新鲜组织用 10% 甲醛溶液固定，石蜡切片，常规脱蜡入水。

（2）入高锰酸钾溶液中氧化 5min，水洗 1min。

（3）草酸溶液漂白 2min，水洗 2min。

（4）硫酸铁溶液媒染 2min，水洗 1min，蒸馏水洗 2min。

（5）银氨溶液处理 1～5min（25℃），蒸馏水洗 2 次，各 2min。

（6）在 20% 甲醛溶液中还原 5min，蒸馏水洗 2 次，各 2min。

（7）氯化金溶液调色 1～3min，蒸馏水洗 2 次。

（8）95% 乙醇溶液及无水乙醇脱水，二甲苯透明，中性树胶封片。

（9）结果观察：在淋巴结内可见明显的网状纤维，为黑色，粗细不等，相互交错成网（彩图10-3）。

【注意事项】 所有器皿必须非常干净，配制银氨溶液时氨液不可过多。

三、骨组织的特殊标本制作

骨质是人体中最坚硬的组织，一般通过脱钙后进行病理切片来分析其组织学的变化。但由于脱钙后破坏了骨矿化过程中所留下的痕迹，不能进行相应的骨形态学测量。而不脱钙可以完整地保存骨组织的矿化结构，标本经特殊染色后，可区分钙化骨质与未钙化的类骨质。不脱钙法可以制成 40～50μm 的骨磨片和骨切片。取干枯或新鲜长骨骨干，用细齿锯或电动锯将骨干横断及纵断，锯成薄片。将骨薄片用研磨器或手工磨制成菲薄的骨磨片。

（一）空气封闭法制作骨磨片

【主要试剂】

（1）10% 中性甲醛溶液。

（2）70%、80%、95% 乙醇溶液及无水乙醇。

（3）纯乙醚（ethylether）。

【操作步骤】

（1）取新鲜长骨，用 10% 中性甲醛溶液固定，除去周围的软组织。

（2）磨片：用钢锯锯成 1mm 厚的不同断面的薄片。先在粗磨石上磨制至 100μm，后改用细磨石，随时镜检，要求能看清晰骨小管。

（3）流水冲洗，清除研磨的杂质。

（4）依次经过 70%、80%、95% 乙醇溶液及无水乙醇各 1～2h。

（5）入纯乙醚 30min，取出干燥。

（6）封片：取洁净载玻片，滴大滴中性树胶，并置于酒精灯上加热使二甲苯挥发，树胶浓缩，将磨好的骨片置于树胶中，待其完全干后，再加新树胶封片。

（7）结果观察：骨小管和骨陷窝呈黑色，其他区域呈浅黄色。

（二）浸银法制作骨磨片

【主要试剂】

（1）还原液：焦性没食子酸（pyrogallic acid）1～1.5g；浓甲醛液 8ml；蒸馏水 100ml。

（2）1%～2% 硝酸银溶液：1～2g 硝酸银溶于 100ml 蒸馏水。

【操作步骤】

（1）将前述制备的骨磨片浸入 1%～2% 硝酸银溶液，瓶底垫以纱布，放入 37℃温箱，镀银数日。

（2）水略洗，置还原液内 12～24h。

（3）流水冲洗后，可继续在研磨石上磨至骨片 40～50μm。

（4）流水冲洗，经上行乙醇脱水，二甲苯透明，封片。

（5）结果观察：骨板（bone lamella）呈黄色，哈弗斯管（Haversian canal）、骨陷窝（bone lacuna）及骨小管（bone canaliculus）呈黑色。

（三）大力紫染色法制作骨磨片

【主要试剂】

（1）大力紫染液 A 液：大力紫 2g 溶于 100ml 的 70% 乙醇溶液中。

（2）大力紫染液 B 液：大力紫 1.5g 溶于 100ml 的 95% 乙醇溶液中。

（3）大力紫染液 C 液：大力紫 1g 溶于 100ml 的无水乙醇中。

【操作步骤】

（1）将前述制备的骨磨片先后置于大力紫染液 A 液浸泡 2～3 天、大力紫染液 B 液浸泡 2～3 天；大力紫染液 C 液再浸泡 2 天；在室温下让无水乙醇自然挥发 1 天。

（2）将磨片放在磨石上滴加二甲苯磨至 40～50μm，再用二甲苯充分洗净。

（3）二甲苯透明，中性树胶封片。

（4）结果观察：骨陷窝、骨小管、哈弗斯管均呈紫蓝色，骨板呈淡黄色（彩图 10-4）。

【注意事项】 各种大力紫染料必须过滤后使用。骨片染色后不可用水磨，否则会使染料溶解扩散。

（四）不脱钙法制作骨切片

【主要试剂】

（1）渗透液Ⅰ：甲基丙烯酸甲酯 400ml，邻苯二甲酸二丁酯 100ml，二甲苯 500ml。

（2）渗透液Ⅱ：甲基丙烯酸甲酯 400ml，邻苯二甲酸二丁酯 100ml。

（3）渗透液Ⅲ：甲基丙烯酸甲酯 400ml，邻苯二甲酸二丁酯 100ml，过氧化苯甲酰 10g。

（4）包埋液：甲基丙烯酸甲酯 400ml，邻苯二甲酸二丁酯 100ml，过氧化苯甲酰 25g。

（5）10% 甲醛溶液。

（6）70%、80%、95% 乙醇溶液及无水乙醇。

【操作步骤】

（1）取材：将人新鲜长骨锯成 0.5cm×0.5cm×0.6cm 的小块。

（2）固定：10% 甲醛溶液固定 2～3 天。流水冲洗 24h，梯度乙醇溶液脱水各 24h。二甲苯透明 12～24h。

（3）渗透包埋：二甲苯透明后的组织在渗透液Ⅰ、Ⅱ、Ⅲ中分别浸泡 24～48h，再用新配的渗透液Ⅲ于小瓶内 40℃过夜。次日，盖瓶塞，置于 38～40℃水浴中聚合 2～3 天。

（4）切片：用硬组织切片机和钨钢刀片切片，厚 4～5μm。

（5）染色：切片可进行多种染色（HE 染色、甲苯胺蓝染色、吉姆萨染色和马森染色法）。

（6）结果观察：可以清晰显示骨基质、类骨质、骨细胞和成骨细胞等结构。

【注意事项】 HE 染色不能完全区分骨矿化的阶段，一般采用马森（Masson）染色法、吉姆萨染色等特殊染色法对不脱钙的骨切片进行染色。

（五）脱钙法制作骨切片

【主要试剂】

（1）硝酸脱钙液：5ml 硝酸溶液缓慢加入 95ml 水中。

（2）EDTA 螯合剂脱钙液：取 5.5g EDTA 溶于 10% 中性甲醛溶液 100ml。

（3）5% 亚硫酸钠。

【操作步骤】

（1）取材：将人新鲜长骨锯成 0.5cm×0.5cm×0.6cm 的小块。

（2）固定：置于 10% 甲醛溶液中固定 2 天。

（3）脱钙：①酸性溶液脱钙法：组织块于硝酸脱钙液中浸泡 1～3 天，至组织软化，流水冲洗 24h；5% 亚硫酸钠处理 24h，再流水冲洗 24h。②螯合剂脱钙法：EDTA 为有机化合物，能结合钙盐，用此方法脱钙，对组织破坏性小，即放置数月亦不致引起对组织的破坏。骨组织块脱钙时间一般为 7～21 天。

（4）常规石蜡包埋切片。

（5）染色：HE 染色。

（6）结果观察：可见骨细胞、骨陷窝、骨小管和哈弗斯管，骨板呈粉红色（彩图 10-5）。

【注意事项】

（1）硝酸脱钙液是常规脱钙剂，作用迅速，能适用于多种染色技术。脱钙时，最好每日早晚更换一次新鲜溶液。EDTA 是一种良好的脱钙液，对组织破坏极小，不影响染色，如果加温至 37℃，可以加快脱钙速度。但由于其脱钙速度太慢，不适用于常规标本的制作。另外，EDTA 脱钙后，组织稍硬。

（2）脱钙彻底的标准：①针刺法，脱钙后组织柔软，容易被刺透；②X 射线法，亦可评估组织内是否存在钙质；③化学实验法，取脱钙液用氢氧化钠调整 pH 至中性，加入草酸钠，溶液混浊表示仍有钙质。

四、血液细胞标本的制作

血液中除红细胞外，还有多种有核细胞，包括中性粒细胞（neutrophil）、嗜酸性粒细胞（eosinophil）、嗜碱性粒细胞（basophil）、淋巴细胞（lymphocyte）、单核细胞（monocyte）等。瑞氏和吉姆萨染色均为伊红和亚甲蓝或天青等组成的复合染料，仅亚甲蓝或天青的比例不同，它们均可对多种细胞进行染色。伊红使细胞中碱性物质（嗜酸性成分）染成红色，而亚甲蓝和天青等为碱性染料，能够将细胞中的酸性物质染成紫蓝色，中性物质与伊红和亚甲蓝、天青均可结合而染成淡紫色。瑞氏染色对细胞质的着色较好，吉姆萨染色对细胞核的着色较好，也可将二者结合形成瑞氏-吉姆萨染色，可以对细胞质和细胞核染色均较好。

伊红-亚甲蓝染色又称为瑞氏染色，是最常见的对血液或骨髓涂片的染色方法之一。瑞氏染液是伊红和亚甲蓝组成的复合染料，可以对血涂片上不同的血细胞（红细胞、粒细胞、淋巴细胞等）进行染色，从而区别各种细胞。

血涂片的瑞氏染色法

【主要试剂】

（1）瑞氏染液：将 0.1g 瑞氏染料置于研钵内充分研磨成粉末，逐步加入 60ml 甲醇，边加边研磨直至粉剂全部溶解。置于棕色试剂瓶内密封保存，一周后可用，月余后效果更佳。

（2）0.1mol/L 磷酸盐缓冲液（phosphate buffered saline, PBS, pH7.0）：取 0.2mol/L 磷酸二氢钠溶液 19.5ml、0.2mol/L 磷酸氢二钠溶液 30.5ml，加入 8.7g NaCl，混匀后再加蒸馏水定容至 100ml。

【操作步骤】

（1）采血和制作涂片：可在耳垂或指尖采血，通常以耳垂为好。所采血滴在载玻片上，直径约 3mm 较合适（第一滴可弃去不用）。涂血膜时，将另一载玻片放置血滴前方，以约 45° 角为宜，先向后拉与血滴接触，再向前平稳推载玻片，使血液铺成血膜。两载玻片夹角不能过大或过小（图 10-6）；移动载玻片的速度勿太快或太慢，应该一气呵成，不可中断或抖动。

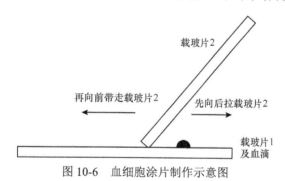

图 10-6　血细胞涂片制作示意图

（2）将血涂片干片后用蜡笔划出染色区，以防染液溢流。

（3）平放血涂片，滴加瑞氏染液至染色区的血膜（恰好布满范围内），染色约 2min。

（4）加入等量 PBS（pH 7）或蒸馏水，再染色约 3min，弃染液后用蒸馏水冲洗，待洗净至血膜呈淡红色。

（5）染色后甩干或直立晾干，用中性树胶或合成树脂封片。

（6）结果观察：红细胞呈橘红色，无细胞核，中央染色较浅；中性粒细胞细胞质为粉红色，内含细小的紫红色颗粒，核分叶；嗜碱性粒细胞颗粒大小不等，分布不均，呈深蓝色（彩图 10-7）；嗜酸性粒细胞的颗粒粗大均匀，呈橘红色；淋巴细胞核圆，深蓝色，细胞质少、呈天蓝色；单核细胞核为马蹄铁形，细胞质呈灰蓝色（彩图 10-8）。

【注意事项】

（1）血涂片制作过程中，涂片干燥使细胞牢固黏附在载玻片上，避免染色时脱落。但滴加染液后不能干片，避免染料沉着于涂片上难以冲洗。

（2）瑞氏染液对 pH 较敏感；宜用优质甲醇配制；应密封储存，吸水后会使染色不佳。

（3）临床或研究中常采取骨髓液，与血涂片一样进行骨髓涂片。由于骨髓液的纤维蛋白原含量较高，易于凝固，可先在骨髓液内加 5～10 倍血清，充分摇匀后再涂片。推涂片时必须快，使其迅速干燥。骨髓涂片应尽量将骨髓内容涂展均匀，以利于较密集的骨髓细胞染色后的观察、分类和计数。

五、肌组织特殊标本的制作

（一）碘酸钠（sodium iodate）块染法显示心肌闰盘

常规的苏木精-伊红染色制作的心肌切片对于心肌闰盘和横纹显示不理想，利用碘酸钠-苏木精块染法可以完整地显示心肌纤维的形态结构。以下采用碘酸钠-苏木精块染法对（大鼠、小鼠、家兔等）的心室乳头肌进行染色。

【主要试剂】

（1）硝酸乙醇固定液（ADF 液）：80ml 无水乙醇装入玻璃试剂瓶，再依次加 16ml 蒸馏水、4ml 浓硝酸。

（2）碘酸钠-苏木精染液：先将 5g 钾明矾（potassium alum）溶于 100ml 蒸馏水，依次加入 0.1g 苏木精、0.02g 碘酸钠。

（3）70% 和 50% 乙醇溶液。

【操作步骤】

（1）将心肌组织分成 1～2mm 厚的小块，固定于 ADF 液中 24h。

（2）组织从硝酸乙醇固定液中取出后，转入 70% 和 50% 乙醇溶液各 4h；蒸馏水洗。

（3）置于碘酸钠-苏木精染液中 2 周或更长时间；然后流水冲洗 24h。

（4）常规脱水、透明、包埋、切片（厚 6μm），粘片干燥后脱蜡、脱水即可封片。

（5）结果观察：在心肌的纵切面，可看见间隔一定距离横过心肌纤维的蓝色或黑色线条，呈直线或阶梯状。闰盘（intercalated disk）之间为一个心肌细胞。此染色方法也可同时显示心肌横纹，横纹呈蓝色（彩图 10-9）。

【注意事项】 染色时间根据季节略有不同，可以先取小片做成压片镜检。

（二）肌组织 Masson 染色法

Masson 染色法是显示胶原纤维的经典染色法，以下用改良的 Masson 染色法显示心肌组织的胶原纤维和肌纤维。

【主要试剂】

（1）苦味酸乙醇溶液：苦味酸（picric acid）在 95% 乙醇溶液中饱和，取其饱和溶液 20ml，加 10ml 95% 乙醇溶液。

（2）Weigert 铁苏木精染液：用前将 A 液和 B 液等量混合。先配制 A 液：1g 苏木精，无水乙醇 100ml，密封保存，配制后数天可使用；B 液：30% 三氯化铁溶液 4ml，蒸馏水 100ml，浓盐酸 1ml，配制后即刻使用。

（3）丽春红酸性品红染液：0.8g 丽春红和 0.4g 酸性品红溶于 99ml 蒸馏水、1ml 冰醋酸的混合溶液中。

（4）0.2% 乙酸溶液：冰醋酸 0.2ml，蒸馏水 100ml。

（5）1% 磷钼酸（molybdophosphate）溶液：1g 磷钼酸溶于蒸馏水 100ml。

（6）苯胺蓝（aniline blue）溶液：2g 苯胺蓝溶于 98ml 蒸馏水和 2ml 冰醋酸的混合溶液中。

（7）亮绿（light green）溶液：2g 亮绿溶于 100ml 蒸馏水和 2ml 冰醋酸的混合溶液中。

（8）0.5% 盐酸乙醇溶液。

【操作步骤】

（1）组织固定以 Bouin 液或 Zenker 液（配制见表 10-2）为宜。甲醛固定组织应在苦味酸乙醇溶液中处理 1～2h。

（2）石蜡切片常规脱蜡至蒸馏水。

（3）入 Weigert 铁苏木精染液染色 5～10min；在 0.5% 盐酸乙醇溶液中分色；流水蓝化，蒸馏水洗 1～2min。

（4）丽春红酸性品红染液中染色 5～8min；蒸馏水洗，0.2% 乙酸溶液短时浸洗。

（5）1% 磷钼酸溶液中分色处理 1～3min；0.2% 乙酸溶液短时浸洗（不用水洗）。

（6）直接入苯胺蓝溶液或亮绿溶液 5min（如染色效果不佳，可用冰醋酸脱色后重染）。

（7）水速洗，置于 60℃温箱中烘干，二甲苯透明、封固。

（8）结果观察：胶原纤维呈蓝色（苯胺蓝复染）或绿色（亮绿复染），肌细胞呈红色，细胞核呈黑蓝色（彩图 10-10）。

【注意事项】

（1）Masson 染色中磷钼酸分色很重要，一定要把多余的丽春红洗尽。

（2）0.2% 乙酸溶液有脱色作用，浸洗时间勿过长，洗净染液即可。分色过程可在光镜下控制分色效果。

六、循环系统特殊标本的制作

地衣红（orcein）染色法是组织学中经典的弹性纤维染色方法之一，可以显示弹性纤维的细微结构和弹性蛋白的特点，以下显示大动脉弹性膜结构。

【主要试剂】 地衣红染液：1g 地衣红溶于 95% 乙醇溶液 100ml 和浓盐酸 1ml 混合溶液中。新配染液为佳。

【操作步骤】

（1）大动脉固定后，常规脱水、透明、包埋、石蜡切片。

（2）石蜡切片常规脱蜡至水。

（3）切片在地衣红染液中染色 1h 或更长；迅速用蒸馏水中洗涤。

（4）用 95% 乙醇溶液脱水 2min；无水乙醇分色直到镜检背景基本无色，弹性膜显示清楚。

（5）再用无水乙醇脱水、透明、封片。

（6）结果观察：弹性膜呈波浪状，染成棕红色（彩图 10-11）。

七、神经系统特殊标本的制作

（一）镀银块染法显示大脑皮质锥体细胞

神经组织一般采用火棉胶包埋法，可以避免纤维组织和肌肉组织的过度硬化，减少纤维组织的收缩和扭转，利于保存原有的神经组织结构。以下采用镀银块染法染色兔的大脑。

【主要试剂】

（1）中性甲醛溶液：100ml 40% 甲醛溶液与 900ml 0.1mol/L PBS（pH 7）混合。

（2）3% 重铬酸钾溶液：3g 重铬酸钾溶于 100ml 蒸馏水。

（3）1.5%～3% 硝酸银溶液：1.5g～3g 硝酸银溶于 100ml 蒸馏水。

（4）95% 乙醇溶液和无水乙醇。

（5）乙醚。

【操作步骤】

（1）固定：将组织块置于中性甲醛溶液中固定一周或更长时间，取出后流水冲洗 24h 时，再用蒸馏水洗 24h，中途换水几次。

（2）预染：组织块放入 3% 重铬酸钾溶液，置于 37℃温箱 3 天或更长（避光），每日换新液。

（3）染色：用吸水纸吸干组织块后，浸入少量 1.5%～3% 硝酸银溶液，开始会出现红棕色沉淀，中间换液几次至无沉淀，将组织块浸泡于硝酸银溶液中，于避光的 37℃温箱中浸染 3 天。试片检查切片染色情况。

（4）包埋：95% 乙醇溶液→ 100% 乙醇溶液→乙醚：乙醇（1：1）→ 4% 火棉胶溶液→ 12% 火棉胶溶液，各 30min。

（5）切片：从火棉胶中取出组织块，置于木质火棉胶头，放入硫酸干燥器内 1h 左右，再将盛有 5～10ml 氯仿的小皿放入干燥器内，1h 后行火棉胶切片。

（6）脱水、透明、封片：95% 乙醇溶液→ 100% 乙醇溶液→石炭酸（carbolic acid）：二甲苯（1：3）→二甲苯；透明后，用眼科剪修去周围的火棉胶，置于载玻片上，用浓中性树胶封片。

（7）结果观察：切片中的细胞成分和血管染成深黑色，大脑锥体细胞胞体为三角形，从顶部发出多个树突，从底部发出单个轴突；其中的星形胶质细胞胞体小，周围可见较多细小的分支；小血管呈树枝状（彩图 10-12）。

【注意事项】 组织要新鲜，器皿要干净，染液量充足。95% 乙醇溶液及 100% 乙醇溶液不要超过 30min。忌用载玻片。为保证染色结果，建议将脑髓质部分尽量除去，仅留皮质。此法也可用于制作兔小脑梨形细胞（彩图 10-13）。

（二）垂体 Masson 染色法

垂体包括腺垂体（adenohypophysis）和神经垂体（neurohypophysis），表面包有结缔组织被膜。腺垂体由远侧部、结节部和中间部组成。远侧部的腺细胞排列成索团状，其间有丰富的窦样毛细血管和少量的结缔组织。腺细胞有三种：嗜酸性细胞、嗜碱性细胞、嫌色细胞（chromophobe cell）。以下采用 Masson 染色法对猪垂体进行染色。

【主要试剂】

（1）丽春红酸性品红染液：0.7g 丽春红和 0.4g 酸性品红溶于 1% 冰醋酸溶液 100ml 中。

（2）Weigert 铁苏木精染液：配制见本节中肌组织 Masson 染色法。

（3）0.5% 碘乙醇（iodine tincture）溶液：0.5g 碘溶于 100ml 70% 乙醇溶液中。

（4）5% 硫代硫酸钠（sodium hyposulfate）溶液：5g 硫代硫酸钠溶于 100ml 蒸馏水中。

【操作步骤】

（1）切片脱蜡至水，10% 甲醛溶液固定的组织，用 Zenker 液（表 10-2）固定 12～24h，并脱汞。

（2）用 0.5% 碘乙醇溶液作用 5～10min。自来水洗，蒸馏水洗。

（3）用 5% 硫代硫酸钠溶液作用 3～5min。

（4）入 Weigert 铁苏木精染液染色 10～20min。自来水洗；1% 盐酸乙醇溶液分色；自来水洗蓝化。

（5）丽春红酸性品红染液 3～5min。蒸馏水速洗。

（6）1% 磷钼酸溶液分色处理 5min，倾去磷钼酸。

（7）不用水洗，直接用 2% 亮绿溶液染 3～5min。0.5% 醋酸溶液冲洗切片，洗去多余亮绿染液。

（8）95% 乙醇溶液、无水乙醇脱水，二甲苯透明，中性树胶封固。

（9）结果观察：可见腺垂体远侧部的嗜酸性细胞染成红色；嗜碱性细胞染成蓝色；嫌色细胞染成淡黄色或浅灰色（彩图 10-14）。

八、消化系统特殊标本的制作

（一）焰红复染法显示小肠帕内特细胞

帕内特（Paneth）细胞是人、猴和小鼠小肠腺的特征性细胞，常三五成群位于腺底部。细胞呈锥体形，顶部胞质中充满粗大嗜酸性颗粒。以下采用焰红复染法显示猫的小肠帕内特细胞。

【主要试剂】

（1）Helly 液：2.5g 重铬酸钾，5g 升汞（mercury bichloride）溶于 5% 甲醛溶液中。

（2）焰红（phloxine）染液：焰红 0.5g，氯化钙 0.5g，溶于 100ml 蒸馏水中。

（3）苏木精染液：配制见本章第二节-七、染色-（三）常用的染料-1.碱性染料染液。

【操作步骤】

（1）组织固定于 Helly 液中。

（2）常规脱水、透明、包埋、切片；切片脱蜡入水。

（3）苏木精染液染色 5min。

（4）焰红染液复染 20min。

（5）水洗后脱水、透明、封片。

（6）结果观察：位于小肠腺底部的帕内特细胞成群分布，细胞顶部可见染成红色的嗜酸性颗粒（彩图 10-15）。

【注意事项】 动物禁食一天后，颗粒更明显。一般含醋酸的固定液很容易将颗粒破坏，因此常使用不含醋酸的固定液。

（二）台盼蓝注射法显示肝库普弗细胞

肝库普弗细胞（Kupffer cell）属于一种巨噬细胞，利用活体注射台盼蓝及巨噬细胞吞噬异物的特性，台盼蓝很易被体内各种巨噬细胞所吞噬。以下采用台盼蓝染色显示大鼠肝库普弗细胞。

【主要试剂】

（1）0.5% 台盼蓝（trypan blue）溶液（台盼蓝溶解于水后，在沸水浴中加热灭菌 15min）。

（2）0.5% 中性红染液：配制见本章第二节-七、染色-（三）常用的染料-1.碱性染料染液。

【操作步骤】

（1）对大鼠或小鼠给予台盼蓝腹腔内注射：第一次约 1.5ml/kg，以后每天 2～3ml/kg，注射量逐渐增加。一周后即可见动物皮肤呈深蓝色，可取材。

（2）取动物肝组织块固定于 10% 甲醛溶液内；常规脱水、透明、石蜡包埋、切片（厚 8μm）即可。

（3）切片烘干后借二甲苯脱蜡下行各级乙醇入水。

（4）0.5% 中性红染液复染；脱水、透明、封片。

（5）结果观察：肝库普弗细胞为肝血窦内形状不规则的细胞，胞质中可见大小不等的蓝色颗粒物，细胞质为红色（彩图 10-16）。

实验 10.1　HE 染色观察组织细胞形态

【原理】 苏木精-伊红（HE）染色是组织学和病理学中最常用、最基础的染色方法。苏木精又称苏木素，可自然氧化或化学氧化后产生发色团醌型结构，是碱性染料，对含有核酸的细胞核和细胞质的嗜碱性物质等酸性物质高亲和力结合而显现紫蓝色；伊红是酸性染料，可结合蛋白质氨基端阳离子，与细胞质、细胞外基质中碱性成分高亲和力结合而呈现红色。大多数组织切片及细胞铺片都可以采用 HE 染色。不同组织细胞的不同成分对于苏木精的亲和力及染色性质不同，染色后的细胞呈棕红色，用盐酸乙醇分色和弱碱性溶液蓝化，可使细胞核呈深蓝色；细胞质等成分脱色后再用伊红染料，使不同成分的细胞质染成深浅不同的粉红色。

【主要试剂】

（1）70%、80%、90%、95% 乙醇溶液和无水乙醇。

（2）Harris 苏木精染液：Ⅰ液：苏木精 1g 溶于无水乙醇 10ml；Ⅱ液：硫酸铝钾（铵）20g 溶于煮沸的蒸馏水 200ml，去火，速加入Ⅰ液煮沸，再去火，立即加入氧化汞 0.5g 再煮沸，迅速冷却后加入冰醋酸 8ml，过滤备用。

（3）1% 伊红乙醇染液：取 0.5g 伊红 Y 溶于 5ml 蒸馏水，加冰醋酸 10 滴搅拌，加 10 滴蒸馏水，再加冰醋酸 10 滴，产生红色沉淀后再加蒸馏水 5ml，搅拌后过滤。将沉淀物连同滤纸一起放在 60℃恒温箱中烤干，待干燥后加入 95% 乙醇溶液即可。

（4）0.5% 或 1% 盐酸乙醇溶液：100ml 70% 乙醇溶液中加入 0.5ml 或 1ml 浓盐酸。

（5）饱和碳酸锂溶液：100ml 蒸馏水中加碳酸锂后不停地搅拌至有沉淀出现。

（6）二甲苯。

（7）中性树胶。

【操作步骤】

（1）脱蜡入水：石蜡切片须经二甲苯脱去组织中石蜡，并用梯度乙醇溶液水化，以洗去溶解的石蜡和二甲苯。

1）脱蜡处理：入二甲苯Ⅰ中5～10min，入二甲苯Ⅱ中5～10min。

2）入无水乙醇Ⅰ中2～5min；入无水乙醇Ⅱ中2～5min。

3）下行入 95% 乙醇溶液 5min；90% 乙醇溶液 2～5min；80% 乙醇溶液 1～2min；70% 乙醇溶液 1～2min。

4）入自来水洗 1～2min；入蒸馏水洗 2～3min。

（如从冰箱取出的冷冻切片，室温干燥后，用冷丙酮固定 5min，PBS 漂洗 3 次，可直接进入染色步骤。如为已固定的冷冻切片，用 PBS 洗 3 次后，进入染色步骤）。

（2）染色、分色与返蓝

1）室温下入 Harris 苏木精染液 5～10min 使细胞核着色；入自来水洗 1min，洗去多余的染料。

2）入 1% 盐酸乙醇溶液分色数秒；自来水洗数分钟（此时细胞核着蓝色，其他组织基本无色）。

3）切片蓝化：入饱和碳酸锂溶液返蓝 2～5min；自来水洗 1～2min；蒸馏水洗 1～2min。

4）入 80% 乙醇溶液 1～2min。

5）入 1% 伊红乙醇染液染色 1～5min，自来水快洗，再用蒸馏水洗。

（3）脱水、透明与封固

1）入 95% 乙醇溶液Ⅰ中1～2min；入 95% 乙醇溶液Ⅱ中 1～2min。

2）入无水乙醇溶液Ⅰ中2～5min；入无水乙醇溶液Ⅱ中2～5min。

3）切片透明：入二甲苯Ⅰ中1～2min；入二甲苯Ⅱ中1～2min。

4）中性树胶封固：滴加中性树胶，盖上盖玻片。

（4）结果观察：细胞核呈蓝色，细胞质、胶原纤维、肌纤维等呈红色（彩图 10-17）。

【注意事项】

（1）组织在染色时为了防止组织片产生收缩、龟裂现象，整个转移切片的过程必须在液体环境中进行。

（2）切片若采用含升汞的固定液固定，则必须在染色前脱汞。

（3）水化的最后一步不能过快，应该用蒸馏水洗，否则苏木精染液会由弱酸性棕红色转为弱碱性蓝色，导致染色结果为黑蓝色沉淀积累。

（4）切片进行 Harris 苏木精溶液染色后，分色与蓝化应遵循"少分多次"的原则，即每次在分色液停留时间短些，而分色蓝化过程可反复多次，以保证分色不会过度。分色应在显微镜下控制进行。一般以细胞核着色清晰、细胞质等组织基本无蓝色为佳。

（5）脱水过程中，在低浓度（70%～90%）乙醇溶液中伊红分色明显，可使伊红颜色过度减退。95% 乙醇溶液对伊红分色作用小，无水乙醇对伊红几乎无脱色作用，故常用 95% 乙醇溶液和无水乙醇进行直接较长时间的脱水。如脱水不彻底，切片经二甲苯透明时会变成乳白色混浊。

【思考题】

（1）HE 染色过程中，为保证分化适度，需结合镜检采用"少分多次"的原则，请问组织内是否有一种细胞可以作为分化成功的标准？

（2）在皮肤的 HE 染色切片中，常见的嗜酸性和嗜碱性的结构有哪些？

（王燕舞　刘　俊）

第十一章　组织化学和细胞化学技术

组织化学和细胞化学（histochemistry and cytochemistry）是运用物理学、化学、免疫学和分子生物学等原理与技术，对组织与细胞的化学成分、化学反应及其变化规律进行定性、定量和定位研究的科学。现代组织化学是介于细胞生物学、组织形态学、生物化学和分子生物学之间的一门新兴边缘学科，目前这门学科已经渗透和应用于生命科学的相关研究。

随着科学技术的不断发展，组织化学和细胞化学技术在近几十年来已经得到了迅速发展，产生了许多分支，如一般组织化学、电子显微镜（电镜）组织化学、免疫组织化学、原位杂交组织化学和放射自显影技术等。因此，现代组织化学的概念已经大大超过了以往的范畴，无论是理论还是研究手段都比以往更加广泛、更加深入。

应用组织化学技术（histochemical technique）能显示组织细胞内各种化学物质的组分和代谢状态。光镜组织化学技术（light microscopic histochemical technique）所显示组织或细胞内的化学物质，是呈色反应（staining rection），也称阳性反应（positive rection）。呈色反应的强弱，表示该组织或细胞内化学物质含量的多少。其中酶组织化学技术（enzyme histochemical technique）通过酶的催化作用显示呈色反应，酶活性高低由其呈色反应强弱反映。电子显微镜组织化学技术（electron microscopic histochemical technique），是指在电镜下观察组织化学反应标本，以化学物质呈现出的不溶物电子密度（electron density）的高低表明所观察物质含量的高低，主要研究细胞内各种成分在超微结构水平的分布。利用光镜和电镜组织化学，可对所显示的化学物质和酶类，在组织或细胞内进行定性、定量和定位观察。组织化学技术所显示细胞内的化学成分类型很多，主要有核酸、碳水化合物、脂类、无机成分及各种酶类。下面着重介绍这几种化学物质的组织化学方法。

第一节　酶类的组织化学技术

酶（enzyme）是生物细胞内合成的具有催化功能的特殊蛋白质，生物体内的一切新陈代谢活动都是在酶的催化作用下进行的。酶的种类很多，根据酶的催化功能可分为 6 大类：水解酶、氧化还原酶、转化酶、连接酶、裂解酶、异构酶。各种酶在结构上有很大差别，一些酶是单纯蛋白质，另一些酶是结合蛋白质，即除蛋白质组成外，还含有金属离子或其他小分子的有机化合物作为酶的辅基。因此，研究酶在机体内的各种反应和鉴定手段涉及生理学、生物化学、组织学和病理学等各门基础学科，当前借助组织化学技术所能显示的酶已有一百多种。

一、酶的组织化学反应法

将酶的特殊催化活性偶联不同化学显色反应，可显示不同酶的组织细胞分布。常用于显示酶的组织化学反应法有：

1. 偶氮染料法　酶使一部分萘酚释放，以"同时偶联"或"后孵育偶联"与某重氮盐结合。重氮盐是原发性芳香族胺与亚硝酸的反应产物经重氮化作用所形成的。重氮盐与某芳香化合物（如萘酚）形成的反应产物成为不溶性偶氮染料，其显示处即标志出酶的活性所在处。

2. 吲哚酚法　酶促使吲哚酚底物释放吲哚基，并很快被氧化为不溶性蓝色最终产物。

3. 金属-金属盐法　金属、金属盐及其化合物都具有颜色，容易发生呈色反应。酶的分解产物和金属一般都可以结合，因此，酶的活性可使孵育底物分解，生成的基团与金属离子结合而沉淀，最后使酶的活性所在处形成不溶性的有色盐。

4. 氧化-还原反应法 在氧化-还原反应后，氢被从某物质中移除（氧化作用），转移到另一物质里（还原作用）。如氧化酶的显示是酶的活性催化底物将氢转移到四唑盐，使之还原成为非水溶性色素于该酶活性所在处。

5. 色素形成法 酶的作用使无色化学物质在局部形成色素沉着，从而显示酶的定位。

由于酶的化学本质是蛋白质，酶催化活性具有可调性和不稳定性。酶活性受到环境条件和某些理化因素的影响，故进行酶的组织化学显色反应时要特别注意影响酶活性的因素，主要包括：①温度：酶促反应都有一个使酶充分显示其活性的最适温度，人体组织细胞最适温度一般为37℃。②pH：酶促反应过程中酶活性均需其最适pH。最适pH可因底物种类、浓度、缓冲液类型及其离子强度成分的不同而变化，大多酶的最适pH一般为中性，但也有例外。③酶浓度与底物浓度：酶促反应速度会受到酶含量、底物量及反应产物量的影响。④抑制剂或激活剂：除了酸和固定液可抑制所有酶的活性；某些物质在不引起酶蛋白变性的情况下也抑制酶的活性，称为酶的抑制剂；激活剂则是能提高酶活性的物质，常用激活剂有镁、锰、钙等金属离子。

二、常见酶的组织化学显示法

（一）碱性磷酸酶的钙-钴显示法

碱性磷酸酶（alkaline phosphatase, AKP），常见于具有活跃转运功能的细胞膜内，如毛细血管及小动脉的内皮，肝内胆小管膜，肾近曲小管的刷状缘，肾上腺、膀胱、脾脏内皮细胞以及乳腺和卵巢中。在pH 9.4及Ca^{2+}存在条件下，以磷酸酯作为作用底物，AKP（一种水解酯酶）能分解磷酸酯，释放出磷酸基与钙盐起作用，形成无色的磷酸钙。经硝酸钴处理后转变成磷酸钴，再与硫化铵作用，最终形成黑色沉淀的硫化钴。

【主要试剂】

（1）孵育液（pH 9.2）：2% β-甘油磷酸钠溶液10ml，2%巴比妥钠溶液10ml，2%氯化钙（或硝酸钙）溶液20ml，2%硫酸镁溶液1ml，蒸馏水5ml。

（2）中性甲醛溶液（表10-2）。

（3）甲醛-钙液：甲醛10ml、氯化钙1g，加水至100ml。

（4）2%硝酸钴溶液：2g硝酸钴，加水溶解，定容至100ml。

（5）1%硫化铵溶液：1g硫化铵，加水溶解，定容至100ml。

【操作步骤】

（1）样品处理

1）取2～3mm厚的新鲜组织，直接进行冷冻切片，切片置入孵育液中。

2）将新鲜组织经中性甲醛溶液或甲醛-钙液于4℃中固定24h后进行恒冷箱切片或冷冻切片，切片置入孵育液中。

3）取小块新鲜组织用丙酮在4℃中固定24h，再在室温下换丙酮2次，每次1h。经二甲苯透明，换液2次，每次30min。石蜡包埋（或减压石蜡浸埋），切片厚5μm。石蜡切片下行入水，水洗后入孵育液。

（2）孵育液中的切片37℃下孵育1～3h。蒸馏水洗一次，1～2min。

（3）入2%硝酸钴溶液2min；蒸馏水洗1min。

（4）1%硫化铵溶液1min。流水洗后可复染细胞核。

（5）常规脱水、透明、封片。

（6）结果观察：AKP所在处呈褐色甚至黑色（彩图11-1）。

（二）硫代胆碱法显示胆碱酯酶

应用硫代乙酰胆碱为底物，通过乙酰胆碱酯酶水解产生硫代胆碱，再经过硫酸铜作用生成白色的硫代胆碱铜沉淀，最后经硫化钠将其转变为黑色的硫化铜沉淀。

【主要试剂】

（1）孵育液：2ml 的 1mol/L 醋酸钠溶液，0.5ml 的 1mol/L 醋酸溶液，铜-甘氨酸溶液 2ml；底物溶液 3.2ml，蒸馏水加至 40ml。

其中，铜-甘氨酸溶液配制：先取硫酸铜 25mg 加蒸馏水 1L，配制 0.1mol/L 硫酸铜溶液；再取甘氨酸 0.75mg 溶于 20ml 0.1mol/L 硫酸铜溶液。

底物溶液配制：取碘化乙酰硫代胆碱 40mg，溶于蒸馏水 1.6ml，逐滴加入 1.6% 硫酸铜 2.8ml，产生沉淀，离心后的上清液即为底物溶液。需用前配制。

（2）硫化钠溶液（pH 6.5～7）：按 3g 硫化钠溶于 100ml 的 0.2mol/L 盐酸溶液中，可用稀 NaOH 或盐酸调整 pH。

【操作步骤】

（1）大鼠麻醉处死后，从左心室灌注 4℃ 10% 中性甲醛溶液 20～60ml，并在右心房开口排出血液，然后开颅取脑再固定于上述新鲜溶液中 4～6h 或长达 24h。

（2）用蒸馏水、生理盐水或流水冲洗 4～12h，一般应根据固定时间长短决定冲洗时间。

（3）冷冻切片厚 20～40μm。将切片收集于盛有无底物的孵育液或 0.1mol/L 醋酸缓冲液（pH 5）的小培养皿中或直接将切片粘贴于载玻片上。

（4）将切片移入孵育液中孵育 5～30min。脑组织一般室温孵育 2h（4℃ 或 37℃ 也可，孵育时间应按温度高低进行增减）。

（5）将切片移入硫化钠溶液约 1min（镜检染色满意即可）；切片经蒸馏水冲洗 3 次。

（6）切片在 1% 明胶溶液中贴片，晾干，常规脱水、二甲苯透明、中性树胶封片，也可直接用甘油明胶封片。

（7）结果观察：有胆碱酯酶活性部位显示棕色或棕黑色沉淀。

对照片：毒扁豆碱为常用抑制剂，对真伪胆碱酯酶均起抑制作用，常用浓度为 3×10^{-5}mol/L。将切片置于加有毒扁豆碱 3×10^{-5}mol/L 的无底物孵育液中孵育 1h 后，再移入加有毒扁豆碱 3×10^{-5}mol/L 的有底物孵育液，再按上述第（4）～（6）步处理，结果呈阴性。也可将切片至无底物孵育液中孵育 1h 后，直接用硫化钠处理，结果亦呈阴性。

毒扁豆碱溶液的配制：将水杨酸毒扁豆碱 12.4mg 溶于蒸馏水 100ml 中，则为 3×10^{-3}mol/L 毒扁豆碱溶液，置于棕色瓶内保存于冰箱中。使用时用无底物孵育液将其稀释成 3×10^{-5}mol/L 毒扁豆碱溶液。

【注意事项】

（1）此法用于不经固定的新鲜脑组织亦可得同样结果。

（2）孵育时的 pH、时间和温度都可能影响最后结果。高活性组织以 pH 5 为宜，低活性组织以 pH 6 为宜。温度太高酶易失活，太低则孵育时间要延长，一般以室温下为宜。

（3）分析纯的 $Na_2S \cdot 9H_2O$ 结晶体极易潮解，所以配制前可用 0.05～0.1mol/L 盐酸溶液迅速洗去 $Na_2S \cdot 9H_2O$（取多于 3g 的量）表面的氧化层，用滤纸吸干后迅速称取 3g 配制溶液。

（三）细胞色素氧化酶显示法

细胞色素氧化酶可使还原型细胞色素氧化。切片浸入含有 α-萘醌和二甲基对苯二胺的作用液中，细胞内的细胞色素氧化酶使其氧化形成蓝色的酚颗粒，从而证明酶的活性。

【主要试剂】 孵育液：0.1mol/L 磷酸缓冲液（pH 7.2～7.6）25ml，1% α-萘酚溶液 1～2ml，1% 二甲基对苯二胺盐酸溶液 1～2ml。

【操作步骤】

（1）取新鲜组织块，冷冻切片。

（2）入孵育液于 37℃ 下孵育 3～5min，室温需 10～60min；用生理盐水洗。

（3）必要时用钾矾-胭脂红染液复染细胞核 30min。

（4）用 5% 醋酸钾溶液封片，盖玻片周围用石蜡封闭，标本不能长期保存。

（5）结果观察：细胞色素氧化酶活性处呈蓝色或紫色。

（四）过氧化物酶显示法

过氧化物酶催化的反应中有两种底物，即受氢体和供氢体，前者的代表为过氧化氢，后者的代表为联苯胺系列试剂。细胞内的过氧化物酶氧化联苯胺而呈蓝色或棕色，根据颜色的反应确定酶的含量。

【主要试剂】

（1）过氧化物酶作用液：联苯胺 100ml，80% 甲醇溶液 25ml，3% 过氧化氢溶液 2 滴。用前加 1~2 倍蒸馏水稀释，避光保存。

（2）甲醛溶液。

（3）苏木精染液和伊红染液：见实验 10.1。

【操作步骤】

（1）新鲜小块组织固定于 10% 甲醛溶液中 8h。

（2）入 70% 丙酮溶液中 1h，入纯丙酮溶液中 30min。

（3）经二甲苯透明、石蜡包埋，切片厚 5μm。

（4）脱蜡经丙酮至水，入过氧化物酶作用液中作用 5min。

（5）蒸馏水速洗，入苏木精染液染色 2min，水洗，入伊红染液染色 20s。脱水、透明、封片。

（6）结果观察：过氧化酶呈黄色颗粒。

第二节　脂质的组织化学技术

脂质（lipid）又称脂类，是脂肪和类脂的总称。脂肪又称中性脂肪，是由一个分子甘油和三个分子脂肪酸结合所形成的酯，即甘油三酯。其是机体重要储能和供能物质，主要储存于脂肪细胞内，如大量堆积分布在组织细胞中，则发生脂肪变。在细胞内分布的类脂主要为磷脂和固醇类，磷脂由甘油或鞘氨醇、脂肪酸、磷酸和含氮化合物组成，是生物膜的重要组成部分。固醇类主要包括胆固醇及其酯，胆固醇为环戊烷多氢菲的衍生物，也是细胞膜的基本结构成分，并可转化为一些重要的类固醇激素、胆汁酸和维生素 D 原等其他固醇类化合物。

一、脂质的特点与组织化学方法

脂质是一类不溶于水而易溶于脂肪溶剂（醇、醚、氯仿、二甲苯、苯等非极性有机溶剂），并能被机体利用的重要有机化合物。针对脂质的组织化学技术在方法选择时要考虑脂质作为有机分子的非极性特征，脂质的熔点也是重要的参考因素。熔点在 37℃ 左右的脂类，在组织制备过程中常呈晶状，而不是如活体的液态，故用亲器官性（organotropic）染料染色常失败。因此，根据这些特性，均需选用适于个别脂质的固定方法与染色方法。

脂质的组织化学染色，通常均用含甲醛液的固定剂，如甲醛-钙液（40% 甲醛 10ml，氯化钙 2g，蒸馏水 90ml）既能保持中性，也利于保持磷脂，但不能保留脑磷脂，一般用该液于室温中固定 6h 或 4℃ 下固定 24h。固定时间过久可致脂肪酸增多使脂类水解，从而破坏磷酸甘油酯等。用 2% 醋酸钙-福尔马林溶液固定，也同样具有缓冲液的作用。脂类的切片，一般采用冷冻切片。

二、常用脂质的组织化学方法

（一）锇酸法显示非饱和脂质

非饱和脂质主要是指含有一个或以上双键的脂肪酸，包括单不饱和脂肪酸和多不饱和脂肪酸等。可采用锇酸法显示非饱和脂质。

【主要试剂】

（1）甲醛-钙液：40% 甲醛 10ml，氯化钙 2g，蒸馏水 90ml。

（2）1% 锇酸溶液。

【操作步骤】

（1）固定：甲醛-钙液短期固定，或不经固定恒冷箱切片，切片厚度 12～15μm。

（2）切片经漂浮水洗后贴片，或直接将切片粘装于载玻片上水洗，晾干防脱落。

（3）入 1% 锇酸溶液，密封，置室温下 1h。

（4）切片换水洗 5 次，每次 2min。贴装切片可用流水冲洗。切片用滤纸蘸干。

（5）水溶性封片剂封片；或入二氧六环，换液 2 次，每次 4min，略摇荡脱水，入四氯化碳透明，换液 2 次，合成树脂封片。

（6）结果观察：非饱和脂类呈棕黑色，饱和脂类及胆固醇等无反应。

（二）苏丹Ⅲ法

脂肪和苏丹（sudan）染液有比较强的亲和力。苏丹Ⅲ遇脂肪变成橘黄色。此方法为最常用的脂肪染色法，对各种组织均适用。

【主要试剂】　苏丹Ⅲ染液：苏丹Ⅲ 0.2～0.3g 溶于 70% 乙醇溶液 100ml，放置于 60℃ 温箱中 1h，冷后过滤，用时取 20ml 加蒸馏水 2～3ml。

【操作步骤】

（1）取新鲜组织于 10% 甲醛溶液中固定，冷冻切片。

（2）入 50% 乙醇溶液中数分钟。

（3）入苏丹Ⅲ染液中 15～30min（56～60℃ 温箱中）。

（4）入 50%～70% 乙醇溶液洗片刻，蒸馏水洗。

（5）入苏木精染液染细胞核，水洗。纯甘油透明，湿性封片。

（6）结果观察：脂肪呈深橘黄色，细胞核呈蓝色（彩图 11-2）。

（三）过氯酸-萘醌（PAN）法显示胆固醇及其酯类

过氯酸可致胆固醇缩合成胆甾烷-3,5-二烯（烃）（cholesta-3,5-diene），后者与萘醌（1∶2）反应生成红或蓝色素。这种颜色的差别可反映胆固醇的物理状态，即蓝色系晶态脂类，红色为其液态。

【主要试剂】

（1）60% 过氯酸溶液：过氯酸 60ml，缓慢加入 40ml 蒸馏水中。

（2）溶液Ⅰ：95% 乙醇溶液 50ml，60% 过氯酸溶液 25ml，40% 甲醛溶液 2.5ml，蒸馏水 22.5ml。

（3）溶液Ⅱ：10mg 萘醌-4-磺酸溶于 10ml 溶液Ⅰ中。萘醌溶液需临用前配制，当日使用。

【操作步骤】

（1）固定与切片：组织块固定于甲醛-钙液后冷冻切片；或不经固定由恒冷箱切片，再将切片固定于甲醛-钙液至少一周（最好是 3～4 周），以充分促胆固醇氧化作用。

（2）装贴切片于载玻片上，晾干。

（3）将萘醌溶液Ⅱ滴加在切片上，或用软毛笔轻涂布，加热至 65～70℃，放置 5～10min。随时滴加萘醌溶液保持切面湿润，直至组织由红色完全转成蓝色。

（4）加 60% 过氯酸溶液 2～3 滴，盖玻片，并将溢于载玻片周围的过氯酸溶液用滤纸蘸干。镜检。

（5）结果观察：胆固醇、其他酯类及少量紧密相关的类固醇均染成深蓝色，背底呈淡红色。颜色可稳定地保持数小时。

【注意事项】　如单独显示游离胆固醇，可利用游离胆固醇能与毛地黄皂苷化物（digitonide）

在丙酮内的不溶沉淀而与其他酯类区分。可按 Adams & Bayliss 法做如下处理：①晾干的切片入 0.5% 毛地黄皂苷/40% 乙醇混合溶液中，室温放置 3h；②切片入丙酮溶液，室温 1h 以抽提胆固醇的酯类；蒸馏水漂洗；③再按上述步骤中的萘醌反应液及过氯酸溶液处理，封片。结果可观察到，游离胆固醇呈蓝色或红色。

（四）酸性苏木精法显示磷脂

磷脂包括卵磷脂、脑磷脂以及神经鞘磷脂。广泛分布于神经系统、骨髓和肝脏。神经系统中，磷脂和糖脂共存，难以区别，常用酸性苏木精法显示磷脂。

【主要试剂】

（1）重铬酸钾-氯化钙液：重铬酸钾 5g，氯化钙 1g，溶于 100ml 蒸馏水中。

（2）酸性苏木精染液：0.1% 苏木精溶液 50ml，1% 过碘酸钠溶液 1ml，加热煮沸，待冷却后加冰醋酸 1ml。此液不稳定，需当日新配。

（3）分色液：硼砂（四硼酸钠）0.25g，铁氰化钾 0.25g，溶于 100ml 蒸馏水中（4℃可保持长久稳定）。

【操作步骤】

（1）固定与切片：小块组织固定于甲醛-钙液，室温下放置 6h，冷冻切片或恒冷箱切片后，在 4℃甲醛-钙液中固定 1h。

（2）切片贴装于载玻片上，充分晾干。

（3）切片入重铬酸钾-氯化钙溶液，室温下放置 18h，或 60℃时 2h；流水冲洗 6h，再换蒸馏水充分洗涤。

（4）入酸性苏木精染液染色，37℃，5h；流水充分冲洗，再换蒸馏水漂洗。

（5）在分色液内分色，37℃，18h；蒸馏水换洗 3～4 次。

（6）甘油明胶封片，或按常规上行乙醇脱水，二甲苯透明，合成树脂封片。

（7）结果观察：卵磷脂、神经鞘磷脂及核蛋白均呈深蓝色或黑色，细胞质呈淡黄色或无色。

【注意事项】 若在酸性苏木精染色后，再经常规油红 O 染色，仍按各步骤处理，则可同时区分正常与溃变的神经髓鞘，且染成红色的胆固醇酯类与甘油三酯均可与蓝色的卵磷脂、神经鞘磷脂及核蛋白清晰对比，但须由甘油明胶封片。

第三节　多糖类的组织化学技术

凡化学结构上含有糖分子的物质都称多糖类。多糖类物质分布很广，其中主要的有糖原、黏多糖、糖蛋白和糖脂类。机体的肝、肌肉、消化道、呼吸道和唾液腺的上皮黏液、甲状腺滤泡胶质、软骨基质、垂体嗜碱性细胞、基底膜、纤维蛋白、胶原纤维和中枢神经系统等都含有糖。常用的显示多糖类成分的方法有：过碘酸希夫反应（periodic acid Schiff reaction，PAS）、阿尔新蓝-PAS 法。

（一）过碘酸希夫（PAS）反应

过碘酸的氧化作用先使糖分子的乙二醇基变为乙二醛基，乙二醛基与希夫试剂反应生成红色不溶性复合物。

【主要试剂】

（1）0.5% 过碘酸溶液：0.5g 高碘酸溶于 100ml 蒸馏水中，置于冰箱中待用。

（2）希夫（Schiff）试剂：碱性品红 1g，1mol/L 盐酸 20ml，偏重亚硫酸钠 1g，双蒸馏水 200ml。

先将 200ml 双蒸馏水煮沸，稍有火焰，加入 1g 碱性品红，再煮沸 1min。冷却至 50℃加入 20ml 1mol/L 盐酸，待 35℃时加入 1g 偏重亚硫酸钠。室温中放置 2h 之后见稍带红色，5h 之后变为无色液体。若 24h 后颜色过深可加 0.5g 优质活性炭摇匀，脱色 1min（不超过 2min，以免被漂白），用布氏漏斗或粗滤纸快速过滤，装入棕色瓶密闭，保存于冰箱中。

【操作步骤】

（1）组织用 10% 甲醛溶液固定，冷冻切片或恒冷箱切片，须充分用自来水洗去游离醛。

（2）入 0.5% 过碘酸溶液 5min；自来水洗 3min。

（3）入希夫试剂染色 20min；自来水洗 20min。

（4）用苏木精染液复染 5min；自来水洗，经 1% 盐酸乙醇溶液分化 5s。

（5）无水乙醇脱水，二甲苯透明，中性树胶封固。

（6）结果观察：糖原、糖脂和黏蛋白等呈红色，细胞核呈蓝色（彩图 11-3）。

【注意事项】

（1）为避免多糖类物质溶解，勿用水溶性固定剂。对于糖原的固定，则须选用 Carnoy 固定液等。

（2）配制希夫试剂时，碱性品红和偏重亚硫酸钠的质量要好，碱性品红含杂质太多，或偏重亚硫酸钠陈旧、有刺激性气味，亚硫酸氢盐不能使品红脱色。

（3）希夫试剂染色后，不可用水冲洗过久，防止返红。应注意切片变红适中时即封片。

（4）希夫试剂储存过程中的失效及试剂 pH 改变，均可使染色深度变化。

（二）阿尔新蓝-PAS 法

阿尔新蓝-PAS 法利用阿尔新蓝和 PAS 反应共同染色，显示中性和酸性黏多糖。阿尔新蓝是一种水溶性氰化亚铁铜盐，它能与组织内含有的羧基和硫酸根等阴离子基团形成不溶性复合物，即阿尔新蓝染料分子中正电荷的部位与酸性黏多糖中负电荷的酸性基团结合而呈蓝色。阿尔新蓝染色同时阻断了羧酸分子中乙二酸，基于 PAS 反应，只有中性黏多糖乙二酸基和氨羧基与 PAS 反应生成紫红色阳性产物。

【主要试剂】　阿尔新蓝染液（pH 2.6～3）：1g 阿尔新蓝 8GX 溶于 3% 冰醋酸溶液 100ml 中。用前过滤，可在溶液中加入麝香草酚 2 粒防腐。

【操作步骤】

（1）组织切片，脱蜡至水。

（2）蒸馏水浸洗 1min；入 3% 醋酸溶液中 3min。

（3）入阿尔新蓝染液中 30min 或更长；入 3% 冰醋酸溶液中 3min；蒸馏水冲洗多次。

（4）入 0.5% 过碘酸溶液中氧化 10min；自来水冲洗，蒸馏水浸洗 2 次。

（5）在希夫试剂中染色 10～20min（根据室温可适当延长或缩短时间）。

（6）流水冲洗 2～5min，蒸馏水洗片刻（不宜在水中停留过长时间，以免颜色过深）。

（7）可用苏木精染液复染细胞核；0.5% 盐酸乙醇溶液分化数秒；蒸馏水洗多次。

（8）95% 乙醇溶液及无水乙醇脱水，二甲苯透明，中性树胶封固。

（9）结果观察：中性黏多糖呈红色，酸性黏多糖呈蓝色，中性和酸性黏多糖的混合物呈紫红色（彩图 11-4）。

第四节　核酸的组织化学技术

核酸（nucleic acid）是生物体内的遗传物质，广泛存在于所有动物细胞、植物细胞、微生物内；核酸常与蛋白质结合形成核蛋白。核酸可分为核糖核酸（RNA）和脱氧核糖核酸（DNA）。DNA 是储存遗传信息的主要物质基础，RNA 是进行基因表达的重要核酸分子，主要有 tRNA、mRNA、rRNA。本节介绍常用的显示核酸的组织化学方法。

（一）福尔根（Feulgen）反应显示 DNA

DNA 经 1mol/L 盐酸在 60℃下水解，破坏嘌呤和脱氧核糖之间的糖苷键而形成醛基，再与无色的希夫试剂结合使其还原，形成具有醌结构的紫红色化合物即 DNA。

【主要试剂】

（1）1mol/L 盐酸：用市售比重为 1.19 的浓盐酸 82.5ml，加蒸馏水到 1000ml 即成。

（2）亚硫酸溶液：取 10% $Na_2S_2O_3$ 溶液加 1mol/L 盐酸 5ml 及蒸馏水 100ml，用前混合。

（3）希夫试剂：配制见本章第三节 PAS 反应。

【操作步骤】

（1）取 2~3mm 厚的组织块，固定于 Carnoy 液（表 10-2）或 10% 甲醛溶液等均可。

（2）石蜡切片，脱蜡至水。

（3）入 60℃ 1mol/L 盐酸，水解 8~10min，蒸馏水洗。

（4）入希夫试剂反应 30min 至 1h；用亚硫酸溶液水洗 1min×3 次，洗去多余染液。

（5）自来水冲洗，冲洗前切片呈淡红色，冲洗后颜色可以加深。

（6）用 1% 亮绿溶液复染细胞质 1min。

（7）脱水、透明、树胶封片。

（8）结果观察：DNA 呈紫红色，细胞质呈淡绿色。

【注意事项】

（1）新鲜组织染色效果较好。

（2）以 Carnoy 液固定的组织染色效果较好。

（3）最佳盐酸水解时间随所用固定剂及方法而异：如用无水乙醇固定，水解时间为 5min；用 Carnoy 液固定则水解时间为 8min。

（二）甲基绿-派洛宁显示 DNA 和 RNA

同时存在于染液中的甲基绿和派洛宁与核酸结合时会出现竞争。甲基绿与 DNA 亲和力大，易与聚合度高的 DNA 结合，显示出蓝色；派洛宁则与聚合程度较低的 RNA 结合显示红色。

【主要试剂】

（1）甲基绿提纯液：2g 甲基绿溶解于 100ml 蒸馏水，其后须除去其中甲基紫：将甲基绿溶解液倒入分液漏斗中，加等量的氯仿充分摇荡数分钟，使甲基紫溶解于氯仿中；静置分层，放掉分液漏斗中下层的紫色氯仿；反复此法直至氯仿不显紫色，约需 5 次。最后在新鲜氯仿液中保存。同时取此原液配制染色液。

（2）派洛宁 Y 提纯液：2g 派洛宁 Y 溶解于 100ml 蒸馏水，再按上法除去甲基紫、提纯。

（3）醋酸缓冲液（pH 4.8）：0.2mol/L 醋酸溶液 41ml，0.2mol/L 醋酸钠液 59ml。

（4）甲基绿-派洛宁染液：甲基绿提纯液 9ml，派洛宁提纯液 4ml，醋酸缓冲液 23ml，甘油 14ml。本液以临用前新鲜配制为宜。

【操作步骤】

（1）取材后固定于 10% 甲醛溶液或 Carnoy 液，置于冰箱中 4~6h。

（2）切片脱蜡入水。

（3）切片放入甲基绿-派洛宁染液中 16~20h，取出用蒸馏水洗 1~2s，或不经水洗用吸水纸吸干。因派洛宁在水中极易褪色，故必须控制时间。

（4）入纯丙酮内半分钟，取出吸干，勿过久，因派洛宁易褪色，更不可用含水的丙酮。

（5）浸入正丁醇中脱水 30~60s，或用丙酮和二甲苯等量混合液脱水 1~2min。

（6）二甲苯透明，树胶封片。

（7）结果观察：DNA 呈绿色或蓝绿色，RNA 呈红色（彩图 11-5）。

【注意事项】

（1）避免使用酸性固定液。

（2）某些黏液细胞可被派洛宁着色。

（3）骨组织经酸液脱钙后，影响着色。为此可调整染液比例，增加甲基绿含量，减少派洛宁成分。

实验 11.1　油红 O 染色观察组织细胞脂质分布

【原理】　油红 O 属于偶氮染料，是很强的脂溶剂和染脂剂，与甘油三酯结合呈小脂滴状。利用染料在脂质内的溶解度远远大于在有机溶剂中的溶解度，染色时，染料从有机溶剂中转移到组织内的脂质（脂滴）内，从而使脂质着色。

【主要试剂】

（1）油红 O 染液原液：取 0.5g 油红 O 粉末溶于异丙醇 100ml，稍加热充分溶解后过滤。

（2）油红 O 染液工作液：原液 8ml，加入 2ml 蒸馏水，混合后静置 10min，过滤后备用。

（3）甲醛-钙液：40% 甲醛 10ml，氯化钙 2g，蒸馏水 90ml。

（4）60%、80% 异丙醇溶液。

（5）苏木精染液：见实验 10.1。

【操作步骤】

（1）组织用甲醛-钙液固定 24h。含水量较高的组织可用 15% 蔗糖溶液脱水沉于管底，再转到 30% 蔗糖溶液继续脱水沉于管底，脱水取出后吸干蔗糖溶液，用 OCT 包埋。

（2）制作 6~10μm 冷冻切片，入 60% 异丙醇溶液浸洗。

（3）入油红 O 染液中，37℃ 避光染色 15~30min（注意容器密封，防止溶剂挥发）。

（4）80% 异丙醇溶液分色至背景无色，可洗涤 2 次，1min/次。

（5）入苏木精染液复染细胞核 1min，水洗蓝化。

（6）甘油明胶封片。

（7）结果观察：细胞核呈蓝色，中性脂肪呈红色（彩图 11-6）。

【注意事项】

（1）油红 O 染脂质时，冷冻切片标本可以略厚。油红 O 染液可重复用，当脂滴着色偏黄时须更换染色液。

（2）异丙醇分色时，注意镜下观察把握分色程度。也可用 75% 乙醇溶液洗涤 5s 左右（镜下观察背景），再用水冲洗。

（3）封片时操作轻柔，避免脂滴泄漏或移位。

【思考题】

（1）油红 O 染色时，如采用苏木精染液复染细胞核，有哪些方法可以使细胞核蓝化？

（2）细胞干固会导致破裂，脂滴渗出，影响油红 O 染色的结果。在培养细胞的油红 O 染色时，如何操作能避免细胞表面干燥？

（汪　琳）

第十二章 免疫组织化学技术

免疫组织化学（immunohistochemistry, IHC）技术是用已知的抗原或者抗体去检测待检组织中的抗原或抗体，根据其结合后经一系列方法的呈色处理，在光镜下确定组织的来源属性和部位。它把免疫反应的特异性、组织化学的可见性巧妙地结合起来，借助显微镜（包括荧光显微镜、电子显微镜）的显像和放大作用，在细胞、亚细胞水平检测各种抗原物质（如蛋白质、多肽、酶、激素、病原体以及受体等）。IHC 技术按照标记物的种类可分为免疫荧光法、免疫酶法、免疫铁蛋白法、免疫金法及放射免疫自影法等。20 世纪 50 年代还仅限于免疫荧光技术，以后逐渐发展建立起高度敏感且更为实用的免疫酶技术。近年来，IHC 技术得到更迅速的发展如多重 IHC 和 CODEX 条码技术的发展，使在同一组织同时检测 40 余个指标成为可能。

第一节 免疫组织化学技术的原理与分类

一、免疫荧光法

免疫荧光法是将已知的抗体或抗原分子标记上荧光素，当与其相对应的抗原或抗体起反应时，在形成的复合物上就带有一定量的荧光素，在荧光显微镜下就可以看见发出荧光的抗原抗体结合部位，检测出抗原或抗体。免疫荧光法作为最早的 IHC 方法，其应用广泛，但也存在荧光切片标本不能长期保存、有些固定时间较长的石蜡切片抗原易于丢失等不足，随着免疫荧光法的不断发展，新型荧光染料如量子点等的面世，上述问题已得到较好的解决。

（一）常用的荧光素

常用的荧光素大多数是有机荧光素，包括如下几种：

（1）异硫氰酸荧光素（fluorescein isothiocyanate, FITC）：结晶粉末状，呈黄色、橙黄色或褐黄色，易溶于水和乙醇，最大发射光谱为 520～530nm，呈现明亮的黄绿色荧光。

（2）四甲基异硫氰酸罗达明（tetramethylyodamine isothiocyanate, TRITC）：结晶粉末状，呈紫红色，易溶于水和乙醇，最大发射光谱为 620nm，呈现橙红色荧光，与 FITC 发射的黄绿色荧光对比鲜明，常用于双重标记染色。

（3）四乙基罗达明 B200（tetramethylyodamine B200，RB200）：结晶粉末状，呈褐红色，易溶于乙醇和丙酮，但不溶于水，最大发射光谱为 596～600nm，呈现橙红色荧光。

（4）花菁类染料（cyanine dyes, Cy）系列荧光素：这类染料的荧光特性与传统荧光素类似，但水溶性和对光稳定性较强，荧光量子产率较高，对 pH 等环境不敏感，常用于多重染色。常见的有 Cy2、Cy3、Cy5 等，能与细胞内蛋白质结合。Cy3 可以和 Cy5 一起借助共聚焦显微镜进行多重标记。Cy3 和 Cy5 比其他的荧光团探针要更亮、更稳定，背景更弱。由于 Cy5 的最大发射波长为 680nm，很难用裸眼观察，通常观察 Cy5 时需使用激光扫描共聚焦显微镜。

（5）Alexa Fluor 系列染料：该系列荧光染料的激发光和发射光光谱覆盖大部分可见光和部分红外线光谱区域。可广泛应用于生物医学研究中，具有高亮度、稳定性、仪器兼容性、pH 不敏感、水溶性好并可产生多种颜色等特点。如 Alexa Fluor 350 呈蓝色荧光，其激发/发射波长为 346/442nm；Alexa Fluor 660 呈红色荧光，其激发/发射波长为 563/590nm。

（6）DyLight 荧光染料：最近几年才合成的新荧光素。它是通过将磺酸酯加成到香豆素、咕吨类（如 FITC 和罗丹明）以及花菁素类荧光染剂上而成，磺酸酯使 DyLight 带负电荷并呈亲水性。DyLight 荧光染料具有较宽的激发和发射波段，几乎覆盖了所有的可见光区域，包括蓝色、绿色、黄色、橙色、红色以及近红外和远红外波段，可用于大部分荧光显微镜以及远红外成像系统，与传统的荧光团相比，具有发光亮度更强、灵敏度更高、背景更低的优势，同时其对 pH 的稳定性更好，发光也更持久，因此更适合于拍照。

（7）量子点（quantum dot, QD）：又称半导体纳米晶体，具有激发光谱宽而连续、发射光谱窄而对称、发光效率高、光化学稳定性好、不易发生光漂白、发射光颜色与粒径大小关联等优点，常用的量子点有硫化镉（CdS）、硒化镉（CdSe）、硫化锌（ZnS）等。当一激发光对多种大小不同的量子点照射时，可同时观察到多种颜色，从而对多个目标同时进行观察。被广泛应用于蛋白质及 DNA 和 RNA 检测、细胞标记成像、药物筛选、病原体检测、活细胞生命动态过程示踪、活体动物体内肿瘤细胞靶向示踪、荧光共振能量转移等生物医学领域。

（二）免疫荧光法的分类

免疫荧光法可按照抗原-抗体反应的结合步骤进行分类，主要包括：

1. 直接法　最早建立的免疫荧光法，其基本原理是将已知的荧光素标记的特异性荧光抗体滴在载玻片上进行孵育，使之直接与载玻片上的抗原结合，于荧光显微镜下观察结果。该法简单易行、特异性高、操作方便，常用于肾活检中几种免疫球蛋白（immunoglobulin, Ig）和补体的检测以及病原体的检测。其不足之处是只能检测相应的一种物质，敏感性较差，效果有时不理想。

2. 间接法　其基本原理是用特异性抗体与切片中的抗原结合后，再用间接荧光抗体与抗原抗体复合物结合，形成抗原抗体荧光复合物，荧光显微镜下根据复合物发光情况来确定所检测的抗原。本法是在抗原抗体复合物上再结合荧光素抗体，发出的荧光亮度强，因而其敏感性强。此法应用较广泛，只需一种种属荧光抗体即可适用于多种第一抗体（一抗）的标记显示。

3. 补体法　用特异性抗体和补体的混合液与标本上的抗原反应，补体结合在抗原抗体复合物上，再用抗补体的荧光抗体与之结合，形成了抗原-抗体-补体-抗补体荧光抗体的复合物。荧光显微镜下所见到的荧光部分即是抗原所在部位。补体法敏感性强，同时适用于各种不同种属的特异性抗体的标记显示，在不同种属动物抗体的检测上为最常用的方法。

4. 双重或多重免疫荧光法　在同一组织细胞标本上需要检测两种或以上抗原时，可进行双重或多重荧光染色。例如，抗 A 抗体用 FITC 标记发黄绿色荧光，抗 B 抗体用 TRITC 标记发橙红色荧光，抗 C 抗体用 QD 标记发黄色荧光，将以上荧光抗体按适当比例混合后，加在标本上就分别形成抗原抗体复合物，发出黄绿色荧光的即抗 A 抗体结合部位，发出橙红色荧光的即抗 B 抗体结合的部位，发出黄色荧光的即抗 C 抗体结合的部位，可明确显示两种或以上抗原的定位。

最新的 Opal/TSA 多标记染色技术则打破了常规双标免疫荧光的局限性，无论是否一抗种属，均可同时染色 4~8 个指标，将多元信息呈现在同一画面内，配合多光谱成像技术和 InForm 软件的定量分析。Opal/TSA 多标记染色技术可以对肿瘤微环境中的目标分子或细胞及其相关因子进行全景分析，有望成为肿瘤微环境全景分析的一大利器。

二、免疫酶法的原理

免疫酶法是借助酶细胞化学等手段显示组织抗原或抗体的新技术，是在免疫荧光法的基础上发展起来的。由于免疫荧光法不易长期保存、需要荧光显微镜才能观察等问题，1966 年中根（Nakane）等尝试了用酶代替荧光素来标记抗体的方法，从而开创了酶标记抗体的新技术（酶标抗体法）。1970 年施特恩贝格尔（Sternberger）等又将非标记抗体过氧化物酶法成功引入，使免疫酶法有了很大的进步，成为当今使用最为广泛的 IHC 技术。

免疫酶法的基本原理与免疫荧光法相似，免疫酶法是将酶以共价键形式结合在抗体上，制成酶标抗体，再借助酶对底物的特异催化作用，生成有色的不溶性产物或具有一定电子密度的颗粒，于光镜或电镜下进行细胞表面或细胞内部各种抗原成分的定位。与免疫荧光法比较，免疫酶法具有以下优点：酶反应产物呈现的颜色不仅能在一般普通显微镜下观察，而且其产物因具有一定的电子密度也可在电镜下观察（免疫电镜技术），光镜与电镜的结合，使灵敏度进一步提高；标本能长期保存；能加设苏木精染色等其他复染，有利于将被检测物质与病变的形态学改变联系起来，同时进行定性与定位分析。

（一）用于标记的常见酶

理论上讲，用细胞化学方法能显示的酶，均可用于标记抗体进行免疫酶法染色，但实际上能用于 IHC 技术的酶并不多。

1. 标记酶的特点　免疫酶法中可用于标记抗体的酶一般具备以下特点：①酶催化的底物特异且反应产物易于在光镜和电镜下观察；②酶促反应终产物形成的沉淀必须稳定，即终产物不能从酶活性部位向周围组织弥散而影响组织学定位；③较易获得酶蛋白纯品；④中性 pH 时，酶分子应稳定；⑤酶连接到抗体上的酶标过程，不能影响二者的活性；⑥被检组织中不应存在与标记酶相同的内源性酶或类似物质，否则结果将难以判定。上述六点中以①和②两点最为重要，因为并非所有的容易显示的酶均能形成不溶性的复合物。

2. 常见的标记酶种类

（1）辣根过氧化物酶（horseradish peroxidase, HRP）：广泛分布于植物界，辣根中含量高，它是由无色的酶蛋白和红棕色的铁卟啉结合而成的糖蛋白。HRP 由多个同工酶组成，分子量为 4kDa，酶催化的最适 pH 因供氢体不同而稍有差异，但 pH 多在 5 左右。HRP 的辅基和酶蛋白最大吸收峰分别为 403nm 和 275nm，一般以 A_{403}/A_{275} 的比值表示酶的纯度。高纯度的酶纯度值应在 3.0 左右，RZ＞3，活性＞250U/mg。

（2）碱性磷酸酶（AKP）：是一种磷酸酶的水解酶，磷酸单酯酶对于连接于作用物磷酸基上的醇基没有特异性，因为它可以水解多种有机磷酸酯，生成醇和磷酸盐离子。该酶在许多人体组织或动物组织中有分布，如肝、胎盘、白细胞、肾、小肠等。AKP 分子量为 80kDa，最适 pH 为 9.8。AKP 的激活剂有 Mg^{2+} 和 Mn^{2+}，Mg^{2+} 的合适浓度为 10mol/L。甘氨酸、柠檬酸盐、EDTA 等对 AKP 有抑制作用。当选用不同的底物时，AKP 可催化形成不同颜色的终产物。例如，萘酚-AS-MX 和快蓝（fast blue）为底物时生成蓝色产物，可与 HRP 催化的产物形成鲜明的对比，用快红（fast red）代替快蓝则生成红色不溶性产物，而且内源性 AKP 较易清除，可以较好地避免内源性酶的干扰，故具备了一些独特优点而备受重视。

（3）葡萄糖氧化酶（glucose oxidase, GOD）：其催化的底物为葡萄糖，电子供体为对硝基蓝四氮唑，终产物比较稳定，为不溶性的蓝色沉淀。理论上讲，GOD 较 AKP 和 HRP 为佳，因为哺乳动物组织内不存在内源性葡萄糖氧化酶，这样可以很好地避免内源性酶的干扰。但 GOD 分子量较 HRP 大三倍，在标记时易形成广泛聚合而影响酶活性，同时，其形成的不溶性色素扩散作用较大，故应用上受到很大限制。

（二）免疫酶法的分类

按照抗原-抗体反应的结合步骤和酶标抗体的方式，免疫酶法可分为以下的类型。

1. 直接法　用酶标记的特异性抗体直接与标本中的相应抗原反应结合，再与酶的底物作用产生有色的产物，沉积在抗原-抗体反应的部位，即可对抗原进行定性、定位以至定量研究。以 HRP 为例，酶催化特异的底物 H_2O_2 形成初级复合物，在电子供体存在时，继之生成产物 H_2O，而电子供氢体被氧化、聚合、环化，最后形成吲哚胺多聚体，于酶反应部位形成不溶性棕褐色沉淀，与组织对比清晰。直接法简便、快速、特异性强，非特异性背景反应低，但缺点是，每种抗原必须分别用其抗体的酶标记物，且敏感性较间接法低。

2. 间接法　此法是先用未标记的特异性抗体（一抗）与标本中相应抗原反应，再用酶标记二抗（特异性一抗的种属抗体）结合一抗，形成抗原-特异性抗体-酶标记二抗的复合物，再加入底物进行显色反应，将抗原的性质、部位和含量检测出来。间接法的优点是用一种酶标种属抗体就可与多种特异性一抗配合而检测多种抗原，而且敏感性也优于直接法。

3. 酶桥法　该法用化学交联法将酶与抗体分子结合的技术改进为用酶和酶抗体免疫反应而结合的方法，避免了由于化学反应过程中对酶活性和抗体效价的不良影响。其基本原理是用酶免疫动物，制备高效价、特异性强的抗酶抗体（第三抗体），然后用第二抗体作桥，将抗酶抗体和特异性一抗（即直接连接在组织抗原上的抗体）连接起来，再将酶结合在抗酶抗体上，经过酶催化底物的显色反应显示出抗原所在的部位及含量。作为桥的第二抗体（即桥抗）必须对一抗和抗酶抗体都具有特异性，这样才能将二者相连起来，因此，一抗和抗酶抗体应由同一种属动物产生。例如，特异性一抗和抗酶抗体都是兔产生的，再用羊抗兔IgG作为桥抗体就能将两者连接起来。此过程中，由于任何抗体均未被酶标记，酶与抗酶抗体的免疫结合避免了共价连接对酶活性的影响，提高了方法的敏感性，同时也节省了特异性一抗的用量。

酶桥法虽然克服了酶标记抗体法的缺点，较好保护了抗体和酶的活性，但仍存在不足，主要表现为：①在抗酶抗体的抗血清中，含有低亲和力和高亲和力两类抗体，二者均可连接在桥抗体上。低亲和力的抗酶抗体与酶结合较弱，漂洗时易解离，使部分酶丢失，从而降低了方法的敏感性。②抗酶抗体的全血清中含有非特异性抗体，其抗原性与抗酶抗体相同，所以能与桥抗体结合，但却不能与酶结合，影响了组织抗原的显示。

4. 过氧化物酶-抗过氧化物酶复合物法（peroxidase-antiperoxidase complex method, PAP法）　Sternberger等在酶桥法基础之上建立的PAP法，基本原理与酶桥法相似，都是利用桥抗体将酶连接在一抗结合的部位。所不同的是，将酶和抗酶抗体制成PAP以代替酶桥法中的抗酶抗体和随后结合的酶，这一重要的改进，不仅仅是简化步骤，而且具有更大的优势，因为PAP是由3个过氧化物酶和2个抗酶抗体结合形成的一个环形分子，排列呈五角形结构，3个角为HRP，另2个角为抗HRP抗体，其分子量为400kDa～430kDa，直径约为20.5nm，这种结构相当稳定，冲洗时酶分子不会脱落，从而大大提高了敏感性。有学者证实，PAP法的灵敏度较酶桥法的高20倍，是免疫荧光法的100～1000倍。

PAP法是应用最为广泛的IHC技术之一，其主要优点为：①最大程度保存了抗体活性。因为此法反应中的所有抗体均未被酶标记，避免了标记过程对抗体活性的损害。②灵敏度高。由于多次抗原-抗体反应的免疫放大作用，使结合在抗原抗体复合物上的酶分子增多，并且PAP性质结构稳定，因此酶促反应后的呈色反应增强，可以高灵敏性地显示微量的或抗原性弱的抗原。③背景淡。酶桥法中酶标记的非特异性抗体可与组织抗原结合而引起背景染色。PAP法中，连接抗体内即使存在着非特异性抗体，因其不是抗IgG的特异性抗体，故不能与抗HRP抗体相结合，也就不能把PAP连接在非特异性抗体上。当然PAP内也可存在一些非HRP特异性抗体，假如这部分抗体能够与桥抗体及组织成分相结合，但因其不是抗HRP抗体，所以不能与HRP结合，也就无酶活性及背景染色，因此有利于结果的判断。当然，PAP法也存在不足，即PAP的制备较为复杂。

双PAP法又称双桥法（double bridged technique），是PAP法的重要改进，通过两次连接桥抗体和PAP，在抗原抗体复合物上结合了比PAP法更多的酶分子，可提高敏感性达20～50倍。一般认为，双PAP法通过下述途径来提高敏感性：①重复的桥抗体与PAP中的抗HRP抗体的抗原未饱和位置结合，再连接PAP，即在抗原之处，抗体间形成更大的抗原抗体复合物，具有多个酶分子，使免疫染色增强。②重复的桥抗体，与特异性一抗未饱和抗原相结合，使一抗上结合较多的桥抗体和PAP复合物，起到放大作用。双PAP法的不足之处是操作步骤多、耗时长，可能会带来非特异性放大的问题而影响结果判断。

5. 碱性磷酸酶抗碱性磷酸酶（alkaline phosphatase antialkaline phosphatase, APAAP）法　是1983年梅森（Mason）和莫伊尔（Moir）等在PAP法的基础上用AKP替代HRP而建立的方法，两种方法原理相同，都属于未标记抗体桥联法。APAAP法是利用桥抗体将AKP连接在一抗的结合部位，而AKP和抗AKP抗体被制成APAAP环状复合物，通过其中的AKP催化底物显色以显示抗原物质。

APAAP法的主要优点有：①在内源性过氧化物酶较高的组织中进行染色时，APAAP法较

PAP 法具有更多优势，仅需稍加处理就能消除内源性酶的干扰；②在血、骨髓、脱落细胞涂片的 IHC 染色上具有 PAP 法不能替代的优势；③敏感性与 PAP 法大致相似，同时反应稳定，着色清楚，背景淡。

6. 抗生物素蛋白-生物素-过氧化物酶复合物（avidin-biotin-peroxidase complex, ABC）法 抗生物素蛋白（avidin）是一种糖蛋白，在鸡蛋清中含量丰富，又称卵白素，其上有 4 个位点可以极高亲和力与生物素特异性非共价结合。生物素（biotin）即维生素 H，是一种含硫杂环单羧酸，可与蛋白质的氨基结合而标记抗体，一分子抗体可结合多达 150 个生物素分子，且不会影响抗体与抗原结合力。1979 年盖东（Guesdon）等将抗生物素蛋白-生物素系统应用于 IHC 技术中。

ABC 法是 1980 年 Hsu 等建立的最经典和最早的亲和 IHC 法，具有很高的信号放大作用。其与 PAP 法的区别是：以 ABC 代替 PAP，ABC 反应中，亲和素作为桥连接生物素偶联的过氧化物酶和生物素化的二抗之间，而生物素偶联的过氧化物酶又可作为桥连接于亲和素之间，形成一个含有 3 个以上过氧化物酶分子的网络复合物，故 ABC 法敏感性比 PAP 法高 20～30 倍。缺点是对于有些内源性生物素含量较高的组织如肝脏、肾脏和脾脏不是很适用，操作步骤相对比较复杂，但很多实验室还在使用。

7. 链霉亲和素-过氧化物酶/碱性磷酸酶（streptavidin/peroxidase or streptavidin/alkaline phosphatase, S-P/SAP）法 这是在 ABC 法基础上的进一步改良，用链霉菌中提取的亲和素代替 ABC 法中的卵白素（鸡蛋清中的亲和素），链霉亲和素也有 4 个亚基可与生物素结合，其结合生物素的亲和力更高，等电点中性且不含糖链，不会与组织中的凝集素及内源性生物素结合。将 HRP 或 AKP 直接结合链霉亲和素形成复合物，其保留一个生物素结合位点与生物素化的二抗结合，识别结合组织细胞中特异性抗原与一抗的复合物，最后通过 HRP 或 AKP 催化显色反应进行抗原显示。此类方法的优点是：操作更简便、灵敏度与特异性好、背景低。S-P/SAP 法目前仍有很多实验室使用。

8. Polymer 酶标二抗法 即两步法，原理如图 12-1 所示，在二抗和 HRP/AKP 之间连接有一段多聚氨基酸载体链，可以链接多个酶分子，所以同样具有很高的信号放大作用，也有很好的灵敏度，操作步骤非常简单。并且因为不使用生物素，所以内源性生物含量较高的组织同样适用，目前在临床病理诊断和鉴别诊断中广泛使用。

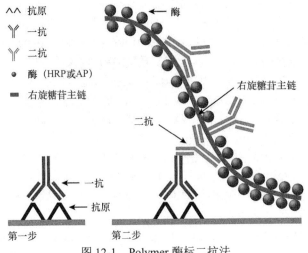

图 12-1　Polymer 酶标二抗法

9. 双重免疫酶染色法 对同一切片内两种或两种以上抗原以不同酶（HRP、AP）进行标示，从而催化不同底物显色而建立的多重免疫酶染色法。原理如图 12-2 所示，最佳选择是两个不同种属来源的一抗进行配伍检测。如采用双酶双底物：HRP 与其底物二氨基联苯胺

（3,3′-diaminobenzidine, DAB）和 AKP 及其底物萘酚 AS-MX-坚固蓝；HRP 与其底物 3-氨基-9-乙基咔唑（3-amino-9-ethyl-carbazole, AEC）和 AKP 及其底物萘酚 AS-MX-坚固红，在直接法、间接法、酶桥法中均可使用，灵敏度以酶桥法中的复合物法最高，特异性则以直接法最佳。该法优点：光镜下可以同时观察和对比，一次曝光即可成像，样品保存时间相对较长。如果是同时检测 3 个以上的标志物，最好能结合多光谱成像技术，效果更佳。

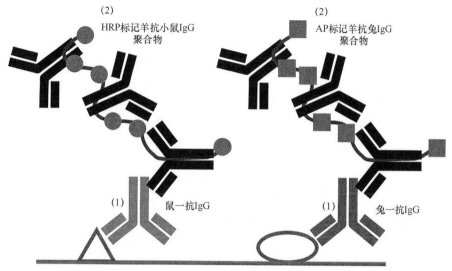

图 12-2 双重免疫酶染色法

第二节 免疫组织化学技术的基本条件

IHC 的标本制备与一般组织化学标本制备基本相同，此外，IHC 技术核心是抗原抗体的特异性结合反应，因此，操作中不仅保证组织与细胞的形态，还要保证抗原的完好固定及其免疫学活性。通常情况下，免疫荧光法适宜于进行冷冻切片的染色，因为此种切片一般抗原保存得较好，若是石蜡切片则应首先选用免疫酶法等染色技术。无论哪种 IHC 技术操作过程，应遵循以下基本条件与要求。

1. 新鲜组织及时取材并充分固定 造成的在判断 IHC 结果时，常可见到均匀一片似非特异性染色的现象，研究认为，它是一种抗原扩散造成的假性非特异性的染色。例如，肿瘤组织中的抗原较易发生弥散，由于肿瘤细胞无限制生长和生长过速，导致肿瘤中间部分血供困难，造成缺血坏死，而坏死细胞中的抗原可以被均匀地散布于细胞之间的间质。另一种抗原弥散的原因是组织没有及时充分固定引起的。离体组织不及时固定，易发生自溶而使抗原扩散。多发生在标本从外科切除到浸入固定液经过时间较长，或标本留取较大，固定液的量相对不足时难以在有效时间浸入标本中心，这时组织中的细胞实际上已发生了变化，抗原也随着发生扩散。这种现象在酶多的器官中比较明显，如胃癌切除后标本较大，虽然即刻已放入了固定液，但固定液要透过肌层达到胃黏膜面至少需要数小时，实际上固定液发挥作用前组织可能已经发生变化。因此，离体组织应尽快剖开，早取材，早固定。

对于冷冻切片的制备，更应采用新鲜组织，否则组织细胞内部结构破坏，易使抗原弥散。选用干净锋利的刀片、组织一定要冷冻适度等，防止裂片和脱片严重。切片风干后应立即用冰丙酮固定液进行固定 5~10min，尤其是要较长时间保存的白片，一定要及时固定和适当保存。

对于生长在载玻片或盖玻片的细胞，爬片可先用 PBS 洗几次后，再及时用纯丙酮或 4% 多聚甲醛溶液固定 10~20min。

2. 组织切片必须平展且牢固贴附

（1）组织脱水必须彻底干净：对取材的要求是平整、外观好看，还要求大小适中。组织块取材不能太大过厚，才能较好地完成脱水的过程。否则将引起一系列的问题，如浸蜡不彻底，切片不好完成，切不完整，或造成染色时切片脱落，则导致染色失败。

（2）载玻片上可使用合适的粘贴剂：IHC 染色前必须对新的载玻片进行处理。新出厂的载玻片表面覆盖着一层油脂样的物质，如果不加以处理，对切片的贴附极为不利。处理方法：新载玻片放于玻璃清洗液中浸泡 4h 或过夜，然后取出，经自来水彻底冲洗后，浸入乙醇中达 2h 以上，取出擦干或烘干。然后再将载玻片浸入了氨丙基-三乙氧基-硅烷（3-aminopropyltriethoxy-silane, APES）的稀释液（1∶50 用丙酮或无水乙醇稀释）中硅化 10min，后经无水乙醇洗 2 次，烘干即可使用。也可用多聚赖氨酸（poly-*L*-lysine）处理干净玻片或直接购买商品化的防脱载玻片。

（3）切片必须完整、均匀、平展：IHC 染色对切片的质量要求较高，切片必须完整、平展、无气泡。切片无皱褶有利于染色时的冲洗和切片的牢固贴附，否则皱褶之处可能出现染色深浅不一、不均匀的颜色，造成假阳性结果。如果切片有气泡，切片在烘烤时，由于气泡的破裂影响了其周围的组织黏附，结果可在其周围观察到深浅不一的染色。

（4）切片必须烘烤贴附牢固：应用于 IHC 染色的切片必须烘烤贴附牢固，既要经得起抗原修复时高温的作用而又不使轻易脱片，又不至于破坏抗原。由于整个过程需经几个阶段的处理，如抗原修复时抗原修复液的沸腾且需持续十几分钟，PBS 反复冲洗，有时甚至于 4℃冰箱中孵育达十几小时。因此，对切片的贴附程度与质量要求很高。已有实验证明，切片在 60℃恒温干燥箱中烘烤 2～5h 最为合适。这是因为抗原可耐受此温度，病理科一般使用的石蜡熔点在 60℃左右，组织浸蜡时，浸蜡箱中温度一般都调在 65℃左右，组织在这样温度中要浸泡 2h 以上才能彻底地浸蜡。组织中抗原已经受了 65℃的温度考验，都已具有耐热性。切片经烘烤后贴附牢固，抗原保存好，染色成功率可达 100%。特别注意的是，烘烤后的新鲜切片应尽快进行染色，这样才能显示更多的抗原。如切片存放时间过长，其中的抗原将会随着时间的延长而逐渐消失，甚至出现假阴性。

3. 切片脱蜡必须干净　蜡不溶于水，也不与抗体相融合。切片在染色前必须彻底脱蜡，否则易造成染色不均匀，阳性信号时隐时现、真假难辨、背景增加等问题。目前用于脱蜡的试剂主要是二甲苯，因它脱蜡力强，脱蜡时间较短，而受到使用者的青睐。脱蜡的时间要根据温度和试剂的新鲜程度而不同。例如，夏天室温较高，脱蜡试剂也新鲜，则脱蜡时间不需很长，3～5min 就已足够。如在室温较低的冬天，脱蜡试剂也较陈旧，则脱蜡时间需要延长 10～20min 或更长。切片脱蜡前的加温将有助于完成上述的要求。

4. 必须彻底抑制内源性过氧化物酶的活性　在各种组织中都含有很多的内源性过氧化物酶，尤其在红细胞、中性粒细胞、单核细胞、嗜酸性粒细胞，以及出血组织和坏死组织等，如果在染色前不对其进行处理和抑制，它们将会催化 DAB 底物显色，生成棕黄色的假阳性信号，所以，采用 HRP 的免疫酶法在染色前必须抑制内源性过氧化物酶，但抑制太厉害，对抗原可能也会有抑制效应。抑制剂常用的是 0.3% H_2O_2。可使用单纯的 H_2O_2 稀释溶液，也使用 H_2O_2 甲醇混合液。H_2O_2 甲醇液较适合于大多数的情况，因为甲醇对各种酶都有钝化的作用，H_2O_2 甲醇的双重作用效果较好。

5. 选择最佳的抗原修复方式　组织在制作过程中，由于化学试剂如甲醛的作用封闭了抗原，加热的作用使部分抗原的肽链发生扭曲，致使在 IHC 染色中抗原不能暴露，可利用化学试剂和热的作用将抗原重新暴露出来或修复过来，此过程称为抗原修复。

甲醛固定的石蜡切片标本在固定过程中会形成醛键，导致蛋白交联、封阻了组织中的部分抗原决定簇，染色前需进行处理：打开醛键暴露抗原，并增加细胞和组织的通透性，以使抗体和抗原最大程度结合，提高 IHC 的检测阳性率。常见的有酶消化、微波修复、高压处理等抗原修复方法。

（1）酶的消化：常采用 0.1%～0.5% 胰蛋白酶或 0.4% 胃蛋白酶使醛键断裂，暴露抗原决定簇，以增强抗体与抗原结合后染色效果。注意有些抗原必须先行消化，有些抗原消化反而破坏其抗原性，使阳性率下降。须消化的组织或细胞抗原，也要视抗原在切片中的封闭程度而定。对某些组织抗原经一种酶消化后结果不理想的情况可采用双消化法。

（2）微波修复：此法简单、有效，应用最多。原因是受高频能量的微波辐射后，组织内部分子产生高速运动，可使细胞质中或部分核抗原完全被暴露出来。在0.01mol/L柠檬酸盐缓冲液（pH 6）中微波修复时，温度控制95～100℃维持10min。

（3）高压修复：多用于核抗原修复。微波修复阴性的切片进行高压处理可转为阳性，如检测P27、P21WAP1、PR、Ki-67时此法效果好。将1.5～3L柠檬酸盐缓冲液（工作液）注入不锈钢压力锅中加热至沸腾。切片置于金属架上，放入锅内的液面以下，盖锅压阀。当压力锅开始慢慢喷气时（加热5～6min），计时1～2min，然后将压力锅冷水冲淋降温降压后，取出切片用蒸馏水洗后，PBS洗2min×3次，再接IHC染色步骤。加热处理后IHC染色敏感度大幅度提高，原因可能是加热打开了甲醛固定组织中交联的抗原决定簇。

6. 血清封闭 为防止内源性非特异性蛋白抗原（如胶原）的结合，减少背景产生的非特异性染色，在一抗孵育前，需要先使用非免疫动物血清进行封闭，以减弱背景着色。常用于封闭的血清有取自小牛、马、山羊、绵羊、兔等的血清，浓度可用1%、2%或1∶5、1∶10和1∶20稀释等，也可与牛血清白蛋白（bovine serum albumin, BSA）混用。血清封闭的时间是可以调整的，一般为10～30min。

7. 选择合适的抗体及抗体孵育条件 迄今为止，应用于临床的常用抗体有百余种，而能用于科研的抗体有几万种。市售的用于IHC的抗体一般可用于石蜡切片、冰冻切片、涂片和细胞培养片。抗体按来源动物不同，可分为兔抗体、小鼠抗体、羊抗体等。抗体按照制备的来源性质而言，有单克隆抗体和多克隆抗体之分。目前临床常用的抗体大部分都是单克隆抗体，其均一性和特异性强，重复性好，但稳定性较差。此外，特异性一抗又可分为浓缩型和即用型两种：①浓缩型抗体：其成本相对较低，新购回抗体应在无菌条件下分装，于–20℃冰箱中保存可达3年左右，临用时取出再稀释使用；②即用型抗体：其在IHC操作中取用方便，尤其初学者也无须自己摸索稀释度，按照说明书操作可获得较理想的结果。但其价格相对较贵，不可作为常备储存抗体，一般有效期为一年。

另外，IHC中如果使用的是S-P法或ABC法，需要根据特异性一抗的种属正确地选择连接抗体，否则可造成假阴性结果。例如：一抗选用的是单克隆鼠抗人抗体，连接抗体就要选择相应的兔抗鼠IgG，这样才能连接上（目前已有市售的混合型二抗）。

IHC操作中抗体的孵育应遵循以下条件：①抗体使用前必须对其效价进行重新确证，按照商品推荐稀释比例（如1∶200、1∶500等）进行预试，根据结果的特异性强度和染色背景分析选择最合适的稀释度，再进行批量染色。高稀释度的抗体可以减少非特异性着色，但会导致假阴性的出现；低稀释度的抗体使结果较易观察，但会带来非特异性着色甚至假阳性结果。免疫荧光法的稀释度以阳性物质发出明亮荧光而背景又较暗时为合适。②一抗孵育以4℃过夜为佳，或室温、37℃孵育1～2h，具体条件需要摸索。临床病理诊断中一般不主张一抗于4℃中过夜孵育，主要是市售用于临床的抗体纯度较高、特异性较强，不需要长时间孵育也能有很好效果，长时间孵育反而会使非特异性物质沉淀或被吸附，造成背景染色；其次也较容易引起切片脱落，造成染色失败。③二抗一般在室温或37℃中孵育30min～1h，如果室温低于20℃，则在37℃孵箱中进行，具体时间也要摸索。

8. 复染 目的是形成细胞轮廓，从而更好地对目的蛋白进行定位。一般常用苏木精或DAPI复染。

9. 切片清洗 IHC的染色过程几乎每道程序都需用蒸馏水、PBS或TBS充分洗涤以清除残留的试剂，达到特异着色的目的。因此，正确洗片十分关键，应注意几点：①使用一次性的PBS或TBS进行单独冲洗，防止交叉污染。如在一个缸内洗片，所用抗体种类不止一种，就会造成交叉污染。②温柔冲洗，防止切片脱落。让溶液轻轻自上而下流洗，不要冲洗；为防止脱片，一般以浸入静置并延长每次洗涤时间为宜。③中性和弱碱性（pH 7～8）以及低离子强度的条件有利于免疫复合物的形成，而高离子强度则促复合物分解，故 PBS 洗涤液的 pH 常为 7.4～7.6，浓度是 0.01mol/L（有市售的粉剂直接加蒸馏水配制）。④冲洗时间要足够，才能彻底洗去非特异性结合物质。一般一次洗片持续 2min 左右即可。对于洗涤免疫荧光法中吸附力很强的荧光染料，在缓冲液中加入 0.05% Tween-20，配成 PBST 或 TBST 溶液以增强洗涤效果。

10. 显色体系的选择 各种免疫酶法中有各自复合物及其偶联的标记酶（如 HRP、AKP 和 GOD），再通过催化不同底物而显色。常用的底物显色剂有：① DAB：产生棕黄色或棕褐色，其优点是显色背景清晰，阳性信号鲜艳易辨；切片可脱水透明，故适合于照相及半永久保存。其缺点是容易氧化，需新鲜配制，且有一定致癌性，需注意防护。② AEC：产生砖红色物质，显色的优点：室温下较稳定，较安全，其缺点是不能进行脱水等处理，且时间长易褪色，需要快速照相。③四唑氮蓝（nitroblue tetrazolium, NBT）+5-溴-4-氯-3-吲哚磷酸盐（5-bromo-4-chloro-3-indole phosphate, BCIP）是 AKP 的最佳底物组合之一，显色反应产物为蓝紫色。

11. 封片与拍照 为了长期保存，一般用缓冲甘油或中性树胶等封片，对于免疫荧光法还需使用专门的抗荧光猝灭封片液。有条件的话标本染色后最好立即观察拍照，荧光显微镜每次检查时长以 1～2h 为宜，否则超高压汞灯的发光强度逐渐下降，荧光减弱，标本照射 3～5min 后荧光也明显减弱或褪色。若不能及时拍照，也要封好片和用指甲油封固，保持避光和湿度。若将标本放在聚乙烯塑料袋中 4℃保存，可延缓荧光减弱时间，防止封片剂蒸发。

第三节 免疫组织化学技术的基本流程

一、免疫荧光法的基本流程

IHC 中的免疫荧光法优于使用荧光素标记抗体或抗原，容易出现自发荧光干扰、假阳性或假阴性结果。因此，染色的对照设计非常重要，所有实验均需同步进行严格的对照染色，如空白对照、阳性对照、阴性对照及抑制试验。①阳性对照：是用已经证实的含有靶抗原的组织切片与待检标本同样处理，结果应为阳性；②阴性对照：是指用确知不存在靶抗原的组织切片与待检标本同样处理，结果应为阴性；③空白对照：是指用免去特异性抗体或用 PBS 替代特异性抗体，结果应为阴性；④抑制试验：将标记抗体（荧光抗体）和未标记的抗体或血清等量混合后，按上述步骤处理切片，结果应为阴性（一步法）。开始实验时应做全面对照，每次实验时应做阳性和阴性对照。

免疫荧光染色后，为了增加荧光信号的可见性，便于观察组织和细胞的基本形态，可用特异性荧光染料进行不同颜色的复染。①蓝色荧光染色剂有 DAPI、True Blue、BOBO-1、Hoechest 33342/33258、Hoechest S769121 等。DAPI 是经典的细胞核染料，其不被二抗上的绿色或红色荧光掩盖，并且对活细胞有半通透性，可在固定细胞或组织切片中使用；True Blue 和 Hoechest S769121 常做黄色免疫荧光的复染剂。②绿色荧光染色剂有花菁类染料，如 YO-PRO-1 和 SYTOX 绿等。③红色荧光染色剂主要有碘化丙啶，也常用于绿色荧光标记抗体的免疫荧光的复染剂。

1. 直接法的基本流程

（1）切片前期处理

1）冷冻切片、涂片、培养于载玻片或盖玻片上的单层细胞：按要求进行固定：如纯丙酮或 4% 多聚甲醛溶液固定 10～20min。PBS 浸洗 3 次×2min。

2）石蜡切片：常规脱蜡，需进行抗原的修复处理，然后水化，也可加用 Triton X-100 通透处理细胞或组织，再用 0.01mol/L PBS（pH 7.2～7.4）洗 5min，冷风吹干，放入湿盒中。

（2）滴加经稀释的荧光抗体，37℃孵育 30～60min 或 4℃过夜（避光）。

（3）PBS 或 PBST 溶液（含 0.05% Tween-20）洗 2 次，蒸馏水洗 1 次。

（4）需要时，可利用 DAPI 衬染 3～5min；水洗，蒸馏水洗。

（5）抗猝灭的 90% 甘油缓冲液封片，荧光显微镜下检查（彩图 12-1）。

2. 间接法的基本流程

（1）标本处理同直接法。

（2）含 0.3% Triton X-100 的 PBS 室温孵育 20min，以增加细胞膜的通透性（抗原在细胞膜上就不必经此步骤）；PBS 漂洗 3 次×5min。

（3）滴加适当稀释的特异性一抗于标本上，在湿盒中 37℃孵育 30～60min 或 4℃过夜。

（4）滴加适当稀释的间接荧光二抗，置于湿盒中 37℃孵育 30～60min（避光）。

（5）PBS 或 PBST 溶液洗 2 次×10min，双蒸水洗 1 次，以洗去多余的抗体。

（6）抗猝灭的 90% 甘油缓冲液封片，荧光显微镜下观察结果（彩图 12-2）。

3. 双重或多重免疫荧光法　在同一标本上有两种抗原需要直接显示时，可用不同的荧光素分别标记抗体，进行双重染色（彩图 12-3）。

一步法双染色：先将两种荧光素标记抗体按适当比例混合，按直接法步骤进行。

二步法双染色：先用一个标记抗体孵育，不必洗，再用另一个标记抗体孵育，按间接法步骤进行。

科学研究中有时需要同时进行免疫荧光法检测 3 个或以上的抗原时，为了避免交叉反应，需要选择不同的荧光素标记的一抗，或者搭配使用不同荧光素标记的二抗，也可利用商品化的多标试剂盒（最多可检测 9 个指标，包括 DAPI），进行多重免疫染色（彩图 12-4、彩图 12-5），结果的分析需要利用共聚焦显微镜或多光谱成像系统才能完成每一种信号的分离解混。

二、免疫酶法的基本流程

免疫酶技术的最大优势是特别适用于石蜡切片的染色，为回顾性研究创造了条件；并且用一般光学显微镜就能观察，实验条件相对简单，成像方便。目前较常用的方法有直接法、间接法、ABC 法、S-P 法、二步法及双重或多重免疫酶法。实验中对照组的设计同免疫荧光法。

1. 直接法或间接法的基本流程

（1）组织切片常规脱蜡入水。

（2）抗原修复：切片于 37℃胰蛋白酶或胃蛋白酶消化 10～30min，水洗（或者根据需要用微波、高压的方式修复抗原）。

（3）内源性酶抑制：3% H_2O_2 甲醇溶液处理 10～15min；用水洗后再经 PBS 洗 1～2 次（冷冻切片、细胞涂片从此步骤开始）。

（4）血清封闭：用非免疫性动物血清或 BSA 室温孵育 15min。

（5）抗体孵育：甩掉切片上的血清后，按酶标抗体的不同可选择进行直接法或间接法。

1）直接法：滴加酶标记抗体，置于温盒内 37℃孵育 30～60min。

2）间接法：先滴加适当稀释度的特异性抗体（如兔源性的一抗），置于湿盒中 37℃孵育 30～60min 或 4℃过夜；用 PBS 洗 3 次×2min；再滴加适当稀释的酶标抗体（如羊抗兔 IgG-HRP 标记抗体）于标本上，室温或 37℃孵育 30～60min。

（6）PBS 洗 3 次×2min。

（7）显色反应。加酶的底物溶液，于显微镜下观察显色效果，以结果清晰、背景无非特异性染色为度，控制呈色反应。自来水充分冲洗。

（8）需要时用 Mayer 苏木精染液复染细胞核。

（9）封片。若用 DAB 呈色，可经乙醇脱水，二甲苯透明，中性树胶封片。若用 AEC 显色，则不能用乙醇脱水，用吸水纸吸去周围组织多余的水分，直接用水溶性封片剂（如明胶甘油）封片。

2. S-P 法的基本流程

（1）石蜡切片二甲苯脱蜡，梯度乙醇水化，以 PBS 漂洗 3 次×5min。

（2）组织可采用酶消化、微波或高压等方式修复抗原；室温冷却后，PBS 漂洗 3 次×5min。

（3）滴加 50μl 过氧化物酶的阻断液，37℃湿盒孵育 10min；PBS 漂洗 3 次×5min。

（4）滴加非免疫性动物血清进行封闭，37℃湿盒孵育 10min。

（5）甩去多余血清，滴加特异性一抗，37℃湿盒孵育 1～1.5h，PBS 漂洗 3 次×5min。

（6）滴加生物素标记的二抗，37℃湿盒孵育 12min，PBS 漂洗 3 次×5min。

（7）滴加 S-P 溶液，37℃孵育 12min，PBS 漂洗 3 次×5min。

（8）显色：每片滴加新配制的 DAB 显色液，光镜下控制反应时间，自来水充分冲洗。

（9）苏木精染液复染细胞核 1～5min，水洗，分化，蓝化。

（10）常规脱水、透明、中性树胶封片并镜检分析（彩图 12-6）。

3. 二步法（如 PV-8000 或 Elivision）的基本流程

（1）石蜡切片脱蜡至水。

（2）抗原修复；PBS 洗 3 次×2min。

（3）抑制内源性过氧化物酶：3% H_2O_2 甲醇溶液处理切片 10min，水洗。

（4）加入一抗孵育 30～60min；PBS 洗 3 次×2min。

（5）加入增强剂孵育 20～30min；PBS 洗 3 次×2min。

（6）加入酶标抗兔/鼠 IgG 复合物，孵育 20～30min；PBS 洗 3 次×2min。

（7）DAB-H_2O_2 孵育 1～10min，PBS 洗后再水洗。

（8）Harris 苏木精染液复染细胞核 1～5min，水洗，分化，蓝化；脱水、透明并封固。

4. 双重免疫酶法的基本流程

（1）石蜡切片脱蜡至水。

（2）内源性过氧化物酶抑制：3% H_2O_2 甲醇溶液处理切片 10min，水洗。

（3）组织抗原修复：可选择酶消化、微波或高压等合适的方法进行，PBS 洗 3 次×2min。

（4）加入非免疫性动物血清进行封闭，孵育 10min，PBS 洗 3 次×2min。

（5）加入第一抗体孵育 60min，PBS 洗 3 次×2min。

（6）加入生物素化的第二抗体，孵育 10min，PBS 洗 3 次×2min。

（7）加入 SAP 溶液孵育 20～30min，PBS 洗 3 次×2min。

（8）加入 DAB-H_2O_2 孵育 1～10min，PBS 洗 3 次×2min。

（9）加入双染增强液，孵育 10min。

（10）加入非免疫性动物血清孵育 10min。

（11）加入选用的第二种抗体孵育 60min，PBS 洗 3 次×2min。

（12）加入生物素标记的第二抗体孵育 20～30min，PBS 洗 3 次×2min。

（13）加入 SAP 溶液孵育 10min，PBS 洗 3 次×2min 。

（14）加入 BCIP/NBT 溶液，孵育 1～10min，自来水洗。

（15）视情况而定，苏木精染液染细胞核 1～5min，封片，光镜下观察结果。

注：第一种复合物也可先用 SAP 及 BCIP/NBT 溶液的显色体系，颜色为蓝黑色，但应与苏木精鉴别。适用于两种不同来源一抗的抗原检测，两种一抗也可以同时孵育。

第四节　免疫组织化学结果分析及其应用

IHC 结果判断和分析主要体现在定位、定性与定量分析。首先需要观察抗原的定位是否准确，抗原的定位主要在细胞膜、细胞质、细胞核或细胞外基质中。其次，阳性结果的判断可以参考已发表的文献采用半定量或用图像分析软件进行定量分析。然而，在实际做实验过程中，最终得到的结果可能与预想的或公司推荐的有些出入，这时需要认真仔细分析可能的原因。

一、IHC 结果的判断原则与特异性染色的特征

(一) IHC 切片的评判原则

1. 必须同时设对照染色　合格的 IHC 染色切片是正确判断结果的基础和前提。没有设立对照的 IHC 染色结果是不可信的，也容易导致误判。每批检测的切片，都须设有准确的阳性、阴性或空白对照片，以确保检测样本的准确性和可靠性。阳性对照片是用已被 IHC 确定为阳性的标本或者选用某些组织一定含有的抗原作为对照片，与待检片一起进行染色。最后每一例切片的结果评价都以明确阳性结果的阳性片为标准，其设立一是排除待检片中的假阴性病例；二是检测技术操作中有无问题，如果操作不当，就不可能得到阳性结果。在一批待测片中，如有确定的待检抗原（如上皮组织细胞一定表达角蛋白），为了节省抗体，可以利用待检切片上必定阳性组织作为自身对照，不需专门设立一张阳性对照片。在每一批 IHC 检测中，并非所有的切片都为阳性或阴性，有了标准的阳性对照片和阴性对照片，可以排除假阴性、假阳性结果。

2. 抗原表达定位要准确　阳性细胞所出现的部位无非是在细胞核、细胞膜和细胞质，但不管在什么部位都要定位准确。如陷窝蛋白 1（caveolin-1）应定位在肿瘤细胞或间质细胞胞质内（彩图 12-6），CD147 应定位在细胞膜上（彩图 12-7）；增殖细胞核抗原（proliferating cell nuclear antigen, PCNA）及 P53 蛋白应定位在细胞核内等（彩图 12-8）。不在抗原所在部位的阳性着色，一概不能视为阳性。例如 ER 和 PR，它们的阳性表达定位在细胞核，如果在细胞质中见到棕黄色的反应物，也应判为阴性。因为具有生物学效应的细胞核内受体才是真正的受体，又可称为 I 型受体；而细胞质内的所谓受体，实际上是一种能与性激素结合的大分子蛋白质，其功能只是将性激素从胞质转送到核内的载体作用，而非真正受体，故也可称为 II 型受体。

3. 准确判定主要细胞阳性　阳性细胞是依据其作出诊断的病变细胞。在一张切片中有正常的和病变的细胞，有的切片是以病变细胞为主，有的则是以正常的或炎症组织细胞为主。如鼻咽部黏膜组织的活检，其表面有一层黏膜上皮，角蛋白（cytokeratin, CK）和上皮细胞膜抗原（epithelial membrane antigen, EMA）标记时，其可显示出很强的阳性，但不能以此作为诊断依据。必须认真观察上皮黏膜下组织，此处才可见到病变的组织或细胞。如在这地方出现细胞的异常，即细胞大小不一，核染色深或者排列紊乱，加上 CK 和 EMA 阳性，即可作出阳性的诊断，有条件的还可做一张嗜银纤维的染色帮助诊断，如癌细胞周边可有大量嗜银纤维围绕，而癌组织或细胞中没有嗜银纤维的存在。

4. 排除人为因素造成的非特异性染色　尽量避开出血、坏死、切片刀痕和界面边缘细胞的阳性表达（见非特异性染色部分）。

5. 阴性结果不能视为抗原不表达　检测方法灵敏度不同，有些染色方法灵敏度不够，导致结果阴性。

6. IHC 阳性结果的判断不能绝对化　尽管 IHC 的作用越来越重要，但其仍有一定的局限性，要结合临床资料、影像学及实验室结果综合判断。一些最初认为具有器官或组织特异性的抗原都是相对的。例如，上皮性标记角蛋白常可在血管、平滑肌、横纹肌和肌成纤维细胞等非上皮性肿瘤中表达；间叶性标记波形蛋白（vimentin）对软组织肉瘤也并非特异，很多癌和恶性淋巴瘤也可表达，故在应用时应全面分析。

(二) 特异性染色的特征

IHC 结果阳性的特异性染色具有以下基本特点：

1. 特定的定位　细胞阳性，根据靶抗原不同而呈现胞膜型、胞质型或胞核型。间质阳性表现为细胞外着色，局限性或弥散性。

2. 阳性染色具有不均一性　即阳性细胞的染色分布不均，片状或点状散在分布。染色强弱不等，颜色深浅反映抗原量的多少。

3. 阳性染色呈颗粒性显色　DAB 显色在高倍镜下呈颗粒状而非均匀着色。

（三）非特异性染色

非特异性染色指 IHC 染色过程中产生非靶抗原的呈色，能严重干扰染色结果的正确判断，其原因涉及染色流程的各个环节。影响 IHC 染色的原因包括内在因素和外在因素。

1. 内在因素

（1）组织对抗体吸附性，包括：①疏水基团的相互连接。蛋白质具有疏水性，抗体蛋白与组织中的蛋白质可出现不同程度的交联，产生背景。可采用中性福尔马林固定，也可在抗体稀释液、缓冲液中加入一些蛋白、Tween-20 等改变 pH。②离子与静电的相互作用。离子间相互作用是正常的抗原抗体结合力量之一，同时也是制造非特异性染色的原因之一。例如，HRP 带正电，能与带负电荷的内皮细胞产生反应，造成非特异性染色。抗原修复液可使本该细胞质着色的抗体在切片上呈现核着色。其次，静电吸附力可使带负电荷的抗体和带正电荷的组织如胶原纤维结合；醛类固定后未彻底冲洗可导致醛基残留与抗体结合。

（2）交叉反应：多种交叉反应可引起非特异性染色背景，主要包括：①抗体与抗原的交叉反应：多克隆抗体比单克隆抗体易出现交叉反应；②抗体与 Fc 受体的交叉反应：IHC 染色中，二抗可与一抗 Fc 片段结合，有些正常组织细胞表面有 Fc 受体，该受体可与抗体的 Fc 片段结合，发生交叉反应；③二抗与组织中的内源性免疫球蛋白（Ig）发生交叉反应，种属越近，交叉反应越明显；④补体链接：使用抗血清作为一抗时，由于补体作用可能出现非特异性背景，主要见于冷冻组织。

（3）内源性物质干扰：①自发荧光：如弹性纤维对荧光检测造成干扰。②内源性过氧化物酶：如红细胞、粒细胞、单核细胞、横纹肌细胞、肝细胞及肾细胞等存在内源性过氧化酶。③内源性生物素：其广泛存在于人体和大鼠的上皮源性组织，特别是腺上皮组织，亦存在部分非上皮组织。内源性生物素在组织中既有散在分布也有弥漫分布，主要以颗粒状形式存在于胞质中。冷冻组织中可存在内源性生物素，经甲醛固定、石蜡包埋后生物素被封闭，加热抗原修复可造成内源性生物素暴露。内源性生物素暴露的强度可从弱阳性（+）到强阳性（+++）。内源性生物素暴露的强弱与修复液有关，其强度增加依次为：柠檬酸、EDTA、乙二醇双 2-氨基乙醚四乙酸（EGTA）。热抗原修复暴露的内源性生物素可被鸡蛋清封闭。④内源性色素：如嗜酸性粒细胞中细胞色素显色，吞噬细胞内含铁血黄素等也可干扰 IHC 染色结果判断。

（4）抗原扩散和摄取：①血液中存在的 Ig，可因组织固定不及时或组织冷冻过而扩散至间质中。这样进行 Ig 或 Ig 轻链染色时出现广泛着色。解决办法就是及时固定，尽量避免用冷冻组织做 IHC。②坏死组织由于细胞自溶，释放出各种蛋白质或多肽，容易与抗体发生非特异性结合而出现背景。

2. 外在因素

（1）组织损伤：其主要原因包括①机械性损伤；②电烙损伤；③组织变干，固定不及时或染色过程中组织变干。

（2）组织固定不理想：理想固定是制作良好染色的先决条件，固定的好坏直接与抗原的保存有关。组织固定不理想主要是由于①固定不及时；②固定液种类和浓度不恰当。

（3）组织处理不当，如切片进行血清封闭的时间过短。

（4）抗体和试剂质量问题：如抗体不纯或特异性不高等。

（四）染色结果的判断

待检片与阳性对照片和阴性对照片同步染色后，对染色结果可作出如下判断（表 12-1）。

参照阳性对照和阴性对照的结果，其中编号 3~5 的待检片可作结果判断，而编号 1 和 2 的待检片结果可能出现假阴性与假阳性。

表 12-1 对照与结果判断

编号	阳性片	待检片	阴性对照	结论
1	−	−	−	操作失误；抗体失效
2	+	+	+	非特异性着色
3	−	+	−	阳性片不含靶抗原
4	+	−	−	待检片不含定位抗原
5	+	+	−	待检片含定位抗原

1. 假阴性 表 12-1 中第一种情况中待检片的结果可能为假阴性。主要原因有：抗原丢失或减弱，抗体和检测试剂盒配对不合理；操作步骤不当；抗体失活或抗体浓度太低。抗体失效是一个逐渐的过程，要经常用阳性对照来证实抗体的效价有无下降，必要时可适当延长孵育时间。滴加抗体时，组织片上的水分不能太多，以免把抗体稀释，影响其浓度。加抗体时应对照抗体的标签，检查是否在有效期内，以及和所用的检测试剂是否配对。如单克隆抗体（多为鼠），其检测应该用鼠的试剂盒，多克隆抗体（多为兔），应该用兔的试剂盒。目前有广谱的检测试剂盒，可以避免由抗体检测试剂盒配对不合理引起的假阴性。

2. 假阳性 表 12-1 中第二种情况中待检片的结果可能为假阳性。导致假阳性的原因有：抗原弥散；抗原异位表达；瘤细胞吞噬抗原；病变中正常组织残留；抗体交叉反应；内源性物质着色等。

（五）染色失败原因及对策

1. 均为阴性 切片染色后无阳性信号，即是无色片。无色片结果分析有两种可能。①真阴性结果：组织或细胞确实不表达与抗体相关的抗原。②假阴性结果：即此阴性结果不是真实的反映，染色过程中的某一或某些环节出了问题（表 12-2）。例如，组织未进行抗原修复或修复不到位；一抗或酶标抗体失效，为了避免这种简单的错误，在酶标抗体孵育结束时，将切片上的抗体甩在一张白纸上，再将新配制的 DAB 滴在白纸的抗体上，如果出现了棕色显色，证明酶标抗体和 DAB 的配制过程无误，此时 DAB 滴到切片上若没有阳性信号，问题一定是出在酶标抗体以前；如果纸上无棕色反应，说明酶标抗体或 DAB 的配制有问题。解决阴性染色应该设立"阳性对照"，如果阳性对照有了表达，说明染色的全过程和所有试剂都没有问题，此时待检片的阴性便是真实的阴性，说明组织或细胞没有相应的抗原表达。

表 12-2 染色的假阴性及其对策

染色假阴性原因	对策
组织处理不当（固定、浸蜡）	改善条件，重新取材
一抗与二抗种属连接错误	确定抗体种属无误
抗体或酶标抗体失效	检测抗体效价，不得使用过期的试剂盒
显色系统不相适配	更换适配的显色系统
操作不当，遗漏重要步骤	严格遵守操作规程

2. 染色过弱（表 12-3） 如果阴性对照呈阴性，而阳性对照标本呈弱阳性，应注意：①抗原是否被破坏或抗原修复是否恰当，IHC 染色的成败很大程度上取决于组织内抗原的保存及暴露，最好应用加热抗原修复法；②检查抗体的稀释度及孵育时间是否合适；③切片上是否残留了过多的冲洗液，致使抗体被稀释。

表 12-3　染色过弱原因及其对策

染色过弱原因	对策
抗体浓度过低，孵育时间过短	提高浓度，延长时间
滴加试剂时缓冲液未沥干	滴加试剂前沥干多余水分
过度蛋白封闭	缩短封闭时间
抗原被破坏	新鲜组织及时固定，固定时间不要超过 24h
抗原修复方法不当	最好用加热抗原修复
室温太低（＜15℃）	适当延长孵育时间

3. 背景染色过深（全片着色）　出现全片着色现象的原因有：①抗体浓度过高；②抗体孵育时间过长或温度较高；③ DAB 变质或显色时间太长；④组织变干；⑤切片在缓冲液或修复液中浸泡时间太长（大于 24h）。防止全片着色的解决办法：①每次使用新抗体前应当对其工作浓度进行测试，使每一抗体个体化，找到适合自己实验的理想工作浓度；②严格执行操作规程，设置报时钟或计时器及时提醒，避免孵育时间超时；③ DAB 现用现配，因为即使在无酶的情况下，H_2O_2 也会游离出氧原子与 DAB 反应而降低 DAB 显色效力；④采用免疫组化笔（阻水笔）在组织周围画圈，可以有效避免液体流失，也能提高操作速度。

4. 切片边缘着色　产生原因主要有两种：

（1）组织边缘与载玻片粘贴不牢，边缘组织松脱而漂浮在液体中，为每次清洗不易将组织下面的试剂洗尽所致。解决的办法：制备防脱载玻片（APES 或多聚赖氨酸处理），切出尽量薄的组织切片，不厚于 4μm，组织的前期处理应规范，尽量避免选用坏死较多的组织。

（2）当切片上滴加的试剂未充分覆盖组织，边缘的试剂容易首先变干，浓度较中心组织高而致染色深。解决的办法：试剂要充分覆盖组织，应超出组织边缘 2mm。用免疫组化笔画圈时，为避免油剂的影响，画圈应距组织边缘 3～4mm。

5. "阴阳脸"着色　这是指组织一半着色一半未着色，形成交界清晰或不甚清晰的两种染色结果，其成因是试剂仅覆盖了部分组织而不是全部。解决的办法是均匀滴加已混匀的试剂，手法要轻，无气泡。

6. 灶片状着色　出现局部片状着色的原因有：①裱片时在局部有水分，使组织形成泡状突起，染色时试剂渗入后不易洗尽，显色过深所致。②坏死组织灶的影响。组织坏死后细胞破坏、酶的释放、蛋白游离与分解，复杂的肽链残段（如 Fc 片段）可能与一抗和（或）二抗结合导致最终着色。③用 APES 处理载玻片时，其浓度太高，玻片干燥后留下白色小点，显色时白色小点着色。解决的办法：①漂片盒里的气泡应去尽，晾片热台不能平放，应有 45° 左右的斜度，利于水流走和蒸发；②在选择染色切片时应避免选择坏死组织较多的切片；③按照标准的制备方法进行。

7. 间质着色　着色部位主要在间质，使细胞间质着色的原因有很多，如抗体与组织中的蛋白质因蛋白疏水基团相互作用形成非特异性的连接而着色，加一抗前的血清封闭这一步就是为了避免非特异性的结合。又如血清中 Ig 常常渗出到组织间质，很容易与抗体结合，造成间质着色。另外，抗体不纯或抗体被污染也可出现间质着色。

8. 非抗原表达部位的细胞质或细胞核着色　不适当的组织处理可以出现细胞核着色，如组织在二甲苯里浸泡时间太长、缓冲液中浸泡时间太长、组织变干、微波修复液的 pH 和修复时间不当或修复液未没过组织等。解决办法是严格按照标准操作进行。

内源酶造成的着色，如血红蛋白（红细胞）、肌红蛋白（肌细胞）、细胞色素（粒细胞、单核细胞）、过氧化氢酶（肝、肾），这些使细胞质着色可用过氧化氢进行封闭；巨噬细胞吞噬各种抗原物质或 Fc 片段而出现胞质着色，这种着色不易避免，但可以通过形态学辨认出巨噬细胞而区分；广泛地存在于组织细胞中内源性生物素的着色最具有欺骗性，其暴露的强弱与修复液有关。

二、IHC 在病理诊断及研究中的应用

近年来，随着抗原纯化和抗体标记技术的改进，特别是自 20 世纪 70 年代中期杂交瘤技术与单克隆抗体技术的引入，使制备的抗体具有高度的特异性。因此，简便而敏感的免疫酶标技术能够用于普通培养细胞（株）、常规甲醛固定与石蜡包埋的组织切片，甚至若干年前的存档标本等，使 IHC 技术在生物医学研究和临床病理学、微生物学诊断中，日益显示出巨大的实用价值。目前主要应用体现在以下几个方面。

（一）确定细胞类型

通过特定抗体标记出细胞内相应抗原成分，以确定细胞类型。如角蛋白是上皮性标记，前列腺特异性抗原仅见于前列腺上皮，甲状腺球蛋白抗体是甲状腺滤泡型癌的敏感标记，而降钙素抗体是甲状腺髓样癌的特有标记。有些细胞（如表皮内朗格汉斯细胞、黑色素细胞、淋巴结内指突状和树突状网织细胞）光镜下不易辨认，但 IHC 标记（S-100 蛋白等）能清楚显示其形态。利用 IHC 检测某些细胞特殊产物如激素，可鉴别内分泌细胞的类型。

（二）辅助疾病诊断、鉴别和分类

IHC 广泛应用于免疫性疾病及肿瘤的诊断、鉴别与分类中。

1. 人体免疫性疾病的辅助诊断 主要是自身免疫性疾病，如肾小球肾炎、皮肤自身免疫性疾病等，可用 IHC 方法对组织细胞内的 Ig、补体、免疫复合物等进行检测以辅助诊断。肾小球肾炎的免疫学分类亦需 IHC 鉴别。

2. 肿瘤的诊断、鉴别与分类

（1）鉴定病变性质：通过标记 Ig 轻链（κ、λ）可区分部分 B 细胞淋巴瘤（κ⁺或 λ⁺）与 B 细胞反应性增生（κ⁺和 λ⁺）；标记 Bcl-2 蛋白可用于区分滤泡型淋巴瘤和反应性滤泡增生：90% 以上滤泡型淋巴瘤滤泡细胞有 Bcl-2 的高表达；而在滤泡反应性增生的滤泡反应中心的细胞不表达 Bcl-2 蛋白，而套细胞则表达。

（2）用于肿瘤的分类分型：检测细胞特定分泌产物，可对内分泌肿瘤进行分类或检测分泌异位激素的肿瘤；内分泌肿瘤，如垂体前叶腺瘤，根据其分泌功能可分为生长激素腺瘤、催乳素腺瘤等 10 型；胰岛细胞瘤的分类为胰岛素瘤、高血糖素瘤等 6 种；恶性淋巴瘤根据瘤细胞表面标志不同可分为 T 细胞性、B 细胞性。

（3）辅助判断肿瘤起源或分化程度：①发现微小转移灶：某些癌的早期转移有时与淋巴结内窦性组织细胞增生不易区别。采用特定标志，如用上皮性标志的 IHC 方法检测，则十分有助于微小癌转移灶的发现；也利于寻找转移性肿瘤的原发瘤，如骨组织内有前列腺特异性抗原阳性细胞，提示前列腺癌转移。②判定肿瘤来源：一些不明来源的肿瘤最后判定的金标准是 IHC。如颗粒性肌母细胞瘤，该肿瘤肌源性标记阴性，而神经性标记阳性，证明为神经来源（可能来自神经鞘细胞）。③了解分化程度：大多数标记物都有其特定的分布部位，如上皮细胞膜抗原（EMA）着色部位在细胞膜上，但低分化乳癌胞质内也可出现阳性颗粒；角蛋白含量与分化程度有关，低分化或未分化癌含量较低、染色较弱。分化很差的肿瘤病理上常按细胞形态分为梭形细胞肿瘤、小圆细胞肿瘤等，通过多种标记的联合应用，也辅助确定其来源。

（4）确定肿瘤分期：判断肿瘤是原位还是浸润及有无血管、淋巴管侵袭与肿瘤分期密切相关。常规病理方法判断有时十分困难，可用 IHC 法获得明确结果。如采用层粘连蛋白和 IV 型胶原的单克隆抗体可清楚显示基底膜的主要成分，一旦证实上皮性癌突破了基底膜，就非原位癌，而定为浸润癌，其预后是明显不同的。用第 VIII 因子相关蛋白、荆豆凝集素等显示血管和淋巴管内皮细胞的标记物，则可清楚显示肿瘤对血管或淋巴管的浸润，对许多肿瘤的良恶性鉴别及有无血管或淋巴管浸润，这是主要的鉴别依据，同时也有治疗及预后意义。

（三）指导肿瘤预后判断和治疗

IHC 标记中与预后有关的标记大致可分为三类：①类固醇激素受体：如雌激素受体、孕激素受体等，它们与乳腺癌的关系已获公认。性激素受体阳性者内分泌治疗效果较好，预后也较好；相似的结果也见于子宫内膜癌和卵巢癌。②肿瘤基因标记：如癌基因 *c-erB-2* 及 *c-myc*、*p53* 等在肿瘤中高表达者，患者预后较差；而 *nm23* 高度表达者，肿瘤转移率较低，预后较好。③细胞增殖性标记：如表皮生长因子受体（EGFR）、PCNA、Ki-67 等，表达指数越高，表明其增殖越活跃，恶性程度越高，预后不良，其中以恶性淋巴瘤、乳腺癌较为明显。在乳腺癌的研究中发现 Ki-67、EGFR 阳性者，其淋巴结转移率高，并与激素受体的表达呈负相关。此外，免疫检测点标记物 PD1/PD-L1 蛋白阳性的恶性肿瘤患者适合于肿瘤的免疫治疗。

（四）寻找感染病因

人体疾病的致病微生物中有的在常规病理检查中不易发现，尤其是病毒性致病微生物，通过 IHC 则可明确发现病原体抗原部位并定量，如巨细胞病毒、人乳头状瘤病毒、单纯疱疹病毒、乙型肝炎病毒和 COVID-19 等，已有商品化标志物帮助解决病因诊断问题。

实验 12.1　S-P 法检测裸鼠大肠癌组织中细胞靶分子的表达

【原理】　免疫酶法中的 S-P 法是利用特异性抗体与抗原结合，以及链霉亲和素与生物素的特异性、高亲和力结合的原理，将辣根过氧化物酶（HRP）标记在链霉亲和素上，与生物素化的二抗结合形成复合物，HRP 催化 DAB 底物显色，可以检测待检组织细胞中特异抗原的表达。本实验以大肠癌裸鼠模型获得大肠癌组织标本，采用 S-P 法检测大肠癌细胞中细胞角蛋白（cytokeratin, CK）及增殖细胞核抗原（proliferating cell nuclear antigen, PCNA）的表达，呈色反应后，光学显微镜下可检测组织切片细胞内特定靶分子的原位分布和含量。

【主要试剂】

（1）S-P 法试剂盒：提供 0.3% 或 3% H_2O_2（试剂 A），正常羊血清（试剂 B）、生物素标记的二抗（试剂 C）以及链霉亲和素-HRP 复合物（S-P）溶液（试剂 D）。

（2）特异性一抗（市售的即用型抗 CK 抗体及抗 PCNA 抗体）。

（3）DAB 显色试剂盒。

（4）磷酸盐缓冲液（PBS, pH7.4）：取 0.27g 磷酸二氢钾（KH_2PO_4），1.42g 磷酸氢二钠（Na_2HPO_4），8g NaCl，0.2g KCl，加去离子水约 800ml 充分溶解，以浓盐酸调 pH 至 7.4，最后定容至 1L（可购买商品化的粉末，加水溶解定容）。

（5）柠檬酸-磷酸氢二钠抗原修复液（pH 6）：（有商品化的粉末，可加水溶解定容）①甲液：21g 柠檬酸或 19.2g 无水柠檬酸，加水溶解定容至 1L，置冰箱保存。②乙液：71.63g 磷酸氢二钠，加水溶解定容至 1L。

用时取上述甲液 61.45ml 与乙液 38.55ml 混合，摇匀即得。

（6）梯度乙醇溶液。

（7）盐酸乙醇溶液。

（8）苏木精染液：见实验 10.1。

（9）中性树胶。

【操作步骤】

（1）动物模型的建立

1）结肠癌细胞来源于病理确诊的杜克（Dukes）分期的 C 期结肠腺癌患者的癌细胞分离纯化传代，采用反复贴壁法和胰蛋白酶消化获得。

2）结肠癌细胞经常规胰蛋白酶消化传代后，用 PBS 重悬制成细胞悬液，于裸鼠左侧腋处皮下进行接种，8 天后在小鼠中的注射部位出现肉眼可见的移植瘤。取出移植瘤部分。

（2）组织取材、制片及切片：见第十章第二节。

（3）S-P 法检测组织细胞中特异性抗原的表达

1）石蜡切片 60℃烤片 30～60min，脱蜡 20～30min，常规梯度乙醇至水。

2）3% H_2O_2 溶液（试剂 A）常温孵育 15min，以灭活内源性过氧化物酶活性。

3）蒸馏水冲洗，PBS 洗 3min×3 次。

4）抗原修复：微波（中高火 15min）修复。自然冷却后，再用 PBS 洗 3min×3 次。

5）血清封闭：尽可能选择与二抗来源一致的动物血清，如羊血清（试剂 B），滴加在切片上，置于湿盒中 37℃温箱孵育 15～30min。倾去，勿清洗。

6）滴加约 50μl 适当比例稀释的一抗（阴性对照片此步用 PBS 代替一抗），37℃孵育 2h 或 4℃过夜（最好复温）。PBS 冲洗 3min×3 次。

7）滴加约 50μl 生物素标记的二抗（试剂 C），37℃孵育 30min。PBS 冲洗 3min×3 次。

8）滴加 S-P 溶液（试剂 D），室温或 37℃孵育 30min。PBS 冲洗 3min×3 次。

9）显色：避光环境中滴加 DAB 显色剂 1～3min（显微镜下控制显色，时间不宜过长）。自来水充分冲洗。

10）进行苏木精染液复染、脱水、透明、中性树胶封片。

11）结果观察：组织背景干净清晰，对比度好。CK 棕黄或棕褐色阳性信号定位于正常或癌组织上皮细胞胞质（彩图 12-9）；PCNA 棕黄或棕褐色阳性信号定位于上皮细胞胞核（彩图 12-10）。

【注意事项】

（1）正确设计阴、阳性对照。

（2）保存时间较久的石蜡标本或制作石蜡块过程中避免抗原成分丢失或被封闭的组织，酶的消化是非常重要的。应根据组织及抗原的情况选择适当的胰蛋白酶浓度进行消化。

（3）用 HRP 作为标记酶，要注意封闭内源性过氧化物酶，避免干扰。若封闭效果不理想，也可以将 H_2O_2 甲醇作用于切片的步骤移至特异性的抗体孵育之后进行，或在切片抗原修复之后和加酶标抗体之前进行两次封闭。

（4）各级抗体的稀释度是染色成败的关键。通常特异性一抗的稀释度应尽可能高，酶标抗体或抗酶抗体的稀释度要适中。

（5）加入抗体（一抗、二抗）时，应将切片上多余的 PBS 甩干，若存留过多会稀释加入的抗体浓度，可能产生假阴性结果；但若切片干涸，可产生非特异性染色。当擦干组织块周边 PBS，切片又保持一定湿润度时，滴加合适量的抗体均匀覆盖于切片上为宜。若切片未冲洗干净，抗体可能缩于切片一侧而不能够完全覆盖组织，建议重新用 PBS 彻底冲洗、甩干、擦干切片周边 PBS，再滴加抗体铺匀即可。过多加抗体则会造成浪费且效果不好。

（6）每步彻底清洗切片非常重要。每次采用新的 PBS（7.4～7.6）充分冲洗，并保证冲洗操作温和，防止切片脱落。这操作不到位常是染色失败或结果不理想的主要原因。

（7）为了长期保存，一般用中性树胶封片，操作时，先直接在载玻片组织上滴一滴封片液，用手拿住盖玻片的两端拐角，接近封片液近端的拐角先降低，直至接触到液体；当液体接触面在不断弥散时，则可以缓慢降低另一拐角，这样可以避免产生气泡。

（陈洪雷　薛敬玲）

第十三章 组织形态学的分析技术

组织切片样本中蕴含着丰富的信息。早期的组织化学只能利用普通光学显微镜对组织细胞内的化学成分进行定性和定位观察。随着电子、激光、自动检测及计算机等高新技术的快速发展，现代组织化学分析不仅从显微镜下直接或间接观察组织细胞的细微结构，而且利用显微分光光度计、图像分析仪等新技术、新仪器已能对组织细胞成分的分析提高到定量分析水平，形成了定量组织化学。随后的流式细胞仪、激光扫描共聚焦显微镜、体视学技术的发展和运用，定量组织化学分析的精确性和速度又得到进一步提高，尤其是对活细胞内化学成分的动态定位与定量。随着显微成像技术、数据定量分析软件和多标记免疫荧光染色技术的飞速发展。目前，高内涵筛选（high-content screening, HCS）或自动化成像分析能够完成高分辨率显微镜拍摄的组织细胞图像的自动提取、数字转化和定量分析，已广泛应用于细胞计数与状态分析、形态及亚细胞结构分析、组织切片病理定量分析、荧光原位杂交等多方面。

第一节 显微镜技术

显微镜是组织细胞形态学研究必不可少的工具，是由一个透镜或几个透镜的组合构成的一种光学仪器，能放大微小物体并直观呈现其结构特点。1665 年罗伯特·胡克利用自制的显微镜观察了软木薄片的细胞结构，奠定了现代组织形态学研究发展的基础。20 世纪 30 年代电子显微镜诞生了，使人们可以清晰看到细胞更细微的结构，20 世纪 80 年代又制造出激光扫描共聚焦显微镜，显微镜技术的不断进步以及新仪器的出现，使形态学研究技术的应用领域进入了一个崭新的时期。根据光源不同，显微镜可分为光学显微镜、电子显微镜和扫描隧道显微镜。下面简要介绍前两种显微镜的基本原理及应用。

一、光学显微镜术

光学显微镜（optical microscope, OM）是利用光学原理，把人眼所不能分辨的微小物体放大成像，以供人们提取微细结构信息的光学仪器。光学显微镜分为普通光学显微镜（简称光镜）、倒置显微镜、相差显微镜、暗视野显微镜、荧光显微镜、偏光显微镜、近场光学显微镜和激光扫描共聚焦显微镜等。近年来光学显微镜的设计和制作又有了很大的发展，在装配设计上趋于采用集普通光镜加相差、荧光、暗视野、摄影装置于一体的组合方式，操作灵活，使用方便。

（一）普通光学显微镜术

普通光学显微镜术（light microscopy）是最早用于研究生物体的显微镜技术，也是目前应用最广的显微镜技术。利用可见光观察微生物、细胞、细菌、活体组织培养、悬浮体、沉淀物、透明或者半透明物体以及粉末、细小颗粒等物体，但细胞内的各种组分对可见光的吸收程度差别很小，因此生物样品在观察前必须经过固定、包埋及切片（4～10μm），选择性进行相应的染色处理，使细胞内的各种组分对可见光的吸收程度差别明显，才可在普通光学显微镜下观察。

普通光学显微镜的结构主要由三部分组成：机械部分、光学部分和照明部分。

（1）机械部分：由镜座、镜臂、载物台、目镜镜筒、物镜转换器、粗/细调焦螺旋和推进器等组成。

（2）光学部分：包括目镜和物镜、光源、聚光器和滤光装置。目镜的放大倍数一般标刻在镜筒外侧，常用有 5×、10× 及 15× 的倍数，物镜一般标记有 4×、10×、20×、40×、60× 和 100× 等几种倍数，物镜按浸法特征可分为非浸式（干式）、浸式（油浸、水浸），其中 40 倍物镜可以为水浸，而 60 倍和 100 倍物镜通常为油浸。光镜的总放大倍数为物镜和目镜放大倍数的乘积。由于受光波衍射效应的限制，光镜的最高分辨率一般为 0.2μm。老式的光学显微镜常用反光镜采集光源，现在的显微镜均自带电光源；聚光器由透镜组和孔径光阑组成，可聚集光源光线，调节光线的强弱。滤光装置可通过滤色片达到校正像差、复消色差、减弱光源强度等的作用。

（3）照明部分：按照显微镜的照明光束的形成可分为透射照明和落射照明两类。透射照明是指光源的光线自标本的下面透过标本进入物镜，适用于透明或半透明的被检物体。落射照明是采用从侧面或者从上面进行照射，适用于检测不透明的物体。

普通光学显微镜的操作方式具有代表性，一般分五个步骤：①安放样本玻片，打开光源，调节光亮度；②调节低倍物镜对准通光孔，调节聚光器高度，孔径光阑调至最大使目镜视野明亮；③光轴调中：使聚光镜的主光轴、光阑和光源中心重合在一直线上；④观察标本：先用低倍镜观察，再转换为高倍物镜，转动微调螺旋至观察的物像清晰；⑤观察完毕，将高倍物镜移开，载物台下降，可用擦镜纸蘸二甲苯后擦拭清洁油浸物镜镜头，最后盖上防尘罩。

（二）倒置显微镜技术

倒置显微镜（inverted microscope）是把光源和聚光器安装在载物台的上方，物镜置于载物台下方，由光源发出的光线经反光镜反射，进入聚光器，再垂直落射到标本的上方，被检物经载物台下方的物镜成像。倒置显微镜装配有各种附件，如相差长焦距聚光器和物镜、暗视野聚光器、荧光显微镜光源和滤片以及电影摄像机等，可进行多种实验观察。

倒置显微镜的最大优点是载物台上可以放置培养皿或培养瓶，并安装有机玻璃保温罩和自动恒温调节器，直接观察培养中的细胞、微生物、悬浮体等，可对活细胞进行实验的连续观察和拍摄。倒置显微镜还可装配显微操作器，进行细胞内注射、吸引细胞内液、细胞切割及细胞核移植等操作，应用于细胞生物学、胚胎学以及遗传工程学等研究中。

（三）相差显微镜技术

1935 年诞生了第一台用于观察未染色标本的相差显微镜（phase contrast microscope），发明者泽尼克（Zernike）为此获得诺贝尔物理学奖。当光线通过活细胞和未经染色的生物标本时，光的波长和振幅变化不大，故普通光学显微镜无法观察到，但光线通过生物标本时可有相位的差异，将这种人眼无法分辨的相位差转变成可分辨的振幅（光强度）差时，就可在显微镜下观察到。相差显微镜就是通过在物镜里面增加一个相位板，并在聚光镜上增加一个环状光阑，利用光的衍射及干涉现象，将通过标本不同区域的光波相位差转变为振幅差，从而提高各种结构的对比度，使活细胞或未经染色的标本内各种微细结构出现清晰的反差而被观察到。

将倒置显微镜和相差显微镜结合在一起，形成倒置相差显微镜（inverted phase contrast microscope）。目前，这种显微镜最常用于观察贴附在培养瓶底壁活细胞的结构上。

（四）暗视野显微镜技术

暗视野显微镜（dark field microscope）是以胶体粒子的反射和散射现象（丁达尔光学效应）为基础设计的，在普通光学显微镜上加装暗视野聚光器而成。其原理是利用斜照明法，即在聚光镜中央有挡光片，进入物镜和目镜的并不是光源的照明光线，而是通过特殊的聚光器，使光束以一定角度斜射在标本上，光线经被检物发生衍射或反射，衍射的光线射入物镜内从而进行观察。

暗视野照明法是利用物体表面散射的光层来观察被检物，所以只能看到物体的大致轮廓及其运动情况，而不能分辨物体的微细结构，主要适用于观察液体介质中未染色的细菌、酵母、霉菌及血液中白细胞和血清中分子的布朗运动，以及细胞内线粒体的运动等。当被检物为非均质物体时，则各种衍射光线同时射入物镜，在某种程度上可观察物体的某些结构。暗视显微镜可以分辨直径为 0.004～0.2μm 的微粒子存在及其运动，分辨率比普通显微镜高 50 倍。

（五）荧光显微镜技术

荧光显微镜（fluorescence microscope）是以紫外光为光源来激发生物标本中的荧光物质，产生能观察到各种颜色荧光的一种光学显微镜。一般采用弧光灯或高压汞灯作为紫外线发生光源。在光源和反光镜之间放一滤光装置，目的在于吸收可见光，只让紫外线通过。另外在目镜前放置另一滤光片，只允许荧光及可见光通过，而阻挡紫外线，避免观察者眼睛受紫外线照射。

荧光显微镜可用于研究荧光物质、能被荧光染料染色的物质或能与荧光标记物结合的物质在组织和细胞内的分布。生物样品中某些细胞内的天然物质如叶绿素，经紫外线照射后能发出自发荧光，另一些细胞内成分经紫外线照射不发荧光，但若用荧光染料进行活体染色或对固定后的切片进行染色，则在荧光显微镜下可观察到诱发的荧光，荧光显微镜就是利用这种继发荧光对组织细胞内的物质进行定性、定位与定量分析。如吖啶橙可对细胞 DNA 和 RNA 同时染色，DNA 可呈绿色荧光，而 RNA 呈红色荧光。同样原理，荧光染料和抗体能共价结合，被标记的抗体和相应抗原结合形成抗原抗体复合物，经激发后发射荧光，可观察了解抗原在细胞内的分布。

荧光显微镜按激发光路不同可分为落射荧光显微镜和透射荧光显微镜，目前多为落射荧光显微镜，可适用于透明或非透明的标本观察；按结构不同，也可分为正置式荧光显微镜和倒置式荧光显微镜。荧光显微镜和暗视野聚光器联合应用，可在黑暗视野内，获得鲜艳清晰的荧光图像。

（六）激光扫描共聚焦显微镜技术

激光扫描共聚焦显微镜（laser scanning confocal microscope, LSCM）是 20 世纪 80 年代初发明的一种高光敏度、高分辨率的新型生物学仪器。LSCM 将激光、显微镜和计算机结合在一起，利用激光扫描进行"光学切片"，利用显微镜进行微观检测，利用计算机对资料高速储存和分析。LSCM 可对细胞多种结构和功能进行快速、高效的微量荧光定性定量及活细胞动态荧光监测，如细胞的膜电位变化、受体移动、酶活性和物质转运的测定，细胞内 Ca^{2+}、pH 等的动态分析测定，细胞内各种荧光标记物的微量分析测定等，还可用于组织细胞断层扫描、三维图像重建、共聚焦图像分析、荧光光漂白恢复、激光显微切割手术等。由于 LSCM 具有高灵敏度和能观察空间结构的独特优点，有利于立体、断层扫描、动态及全面观察被检测的生物样品，从而使其在生命科学中细胞生物学研究领域得到迅速而广泛的应用。

LSCM 主要由激光光源系统、电子光学系统、共聚焦成像扫描系统、显微镜系统和计算机图像分析系统五部分组成。此外，还附有外接探测器、高分辨率的彩色显示器、图像打印机和高分辨率的 CCD 照相装置等。①LSCM 通常以氦氖激光管、氦镉激光管或氩离子激光管发出的激光束作为光源，激光束通过扫描器和柱状透镜到达物镜，光束能被准确聚焦成束斑落在样品平面上；②激光又是一种高能量密度的相干光，光敏度高，光电倍增管可检测出样品内微弱的荧光物质并细分成不同强度的光；③共聚焦成像系统通过改变聚焦平面，可直接进入切片标本的不同深度，在不同平面上进行扫描和聚焦，得到一系列不同层次的清晰图像，最薄的平面间隔为 600～800nm；④利用计算机可以将多层次图像叠加成一张全聚焦图像，能清楚地显示样品凹凸不平的细节；⑤LSCM 通过扫描台系统进行自动化机械扫描，从而减少了图像内晕影的作用，提高了图像反差，并可以对样品进行多种方式的扫描，包括明视野、荧光、偏光、微分干涉、光束感应电流和共焦扫描等，可快速对活细胞进行动态分析和检测。

二、电子显微镜技术

电子显微镜（electron microscope, EM）简称电镜，具有与光学显微镜相似的基本结构特征，但它对被观察物具有超高的放大倍数及分辨率，分辨率可达到 0.14nm，是光镜的 1000 倍，因此，电镜可观察细胞超微结构的变化。电镜主要有透射电镜和扫描电镜两种。

（一）透射电镜技术

1. 原理　透射电镜（transmission electron microscope, TEM）由三大系统组成：真空系统、电子线路系统和镜体系统。它是在加速电压下形成的极细电子束穿透样品，经聚合放大后显像于荧光屏上进行观察和摄片。当电子束的电子碰到样品的原子核时，电子轨道的角度偏斜，这种相互作用的过程称为弹性散射。弹性散射的强度与样品元素的原子序数成正比，原子序数越高，对入射电子的散射能力就越大，这样就被"标上"了样品的信息。在电镜的物镜后焦面上装有一个接地光阑，散射角度大的电子被光阑截获并除去，仅让透射电子和散射角度小的电子通过光阑参与成像，从而形成一定的反差。光阑的孔越小（通常为 $20\sim30\mu m$），被截的散射电子越多，像的反差就越好。

透射电镜的电子枪加速电压一般为 $40\sim100kV$，电子束的穿透能力比较弱，要求切片厚度不超过 100nm。当电子枪的加速电压超过 500kV 时，称为超高压电镜，其电子束的穿透能力很强，因而可观察 $0.5\sim10\mu m$ 的厚标本，可观察和研究细胞内部的立体超微结构，如细胞骨架等。此外，还有组装有图像电子能光谱仪的透射电镜，显著提高对 $1\mu m$ 厚的生物学切片以及未染色薄标本的反差和分辨率，并可获得各种元素分布的图像，还可利用电子能量损失光谱法进行样品化学组成微量分析等，使某些物质在超微结构的基础上，可直接进行定量分析，开辟了获得超微结构信息的新途径。

2. 超薄切片技术 在电镜下观察的标本称超薄切片，制备电镜标本的技术又称超薄切片技术。制备超薄切片的程序与制备石蜡切片基本相仿，但由于观察工具与观察目的不同，其制备过程更为复杂和精细：①材料要求新鲜，组织尽量保持或接近生活状态，避免细胞因缺血或缺氧所产生的变化；②新鲜组织要及时用戊二醛、锇酸等固定剂进行浸透固定，某些组织也可先采用戊二醛或多聚甲醛与戊二醛混合液等醛类固定液进行灌流，待组织硬化后易于切取及再固定；③需用脱水剂乙醇或丙酮等递增浓度脱水方式将组织内游离的水分除去，保证环氧树脂类等包埋介质均匀地渗透到组织内部；④包埋剂成为组织的支架，可加入硬化调节剂增加包埋块硬度，有利于超薄切片承受各种力的作用；⑤超薄切片前一般先做半薄预切片确定观察部位，再用玻璃刀切成 $50\sim80nm$ 的超薄切片置于铜网上，进行重金属的电子染色；⑥所用的试剂品种多且质量要求高。

电镜下观察标本在荧光屏上呈黑白反差的结构影像，被重金属浸染呈黑色的结构，称电子密度高；反之，浅染部分称电子密度低，这种染色称正染色（positive staining）。若被染结构着色浅淡，而其周围部分染成黑色，则称为负染色（negative staining）。应用电镜观察细胞化学染色标本，称电镜细胞化学技术；观察免疫细胞化学染色标本，称免疫电镜技术。

（二）扫描电镜技术

扫描电镜（scanning electron microscope, SEM）由电子枪内阴极加热后产生电子束流，经过栅极和阳极得到加速和会聚，再经过几组电磁透镜将电子束缩小为约 10nm 的电子探针并冲击样品表面，激发出次级电子，即二次电子。二次电子的信号被收集、转换和放大后送至阴极射线管，在某一点上成像。在电子束行进的途中有一组电子偏转系统，可使电子探针在样品表面按一定顺序扫描，这一扫描过程与阴极射线管的电子束在荧光屏上的移动是同步的。因此，当电子探针沿着标本表面一点挨着一点移动时，标本表面各点发射的二次电子所带的信息量加在阴极射线管的电子束上，在荧光屏上就扫描出一幅反映样品表面形态的图像，通过照相可把图像记录下来。

扫描电镜主要用于观察组织和细胞表面的立体结构。因此，扫描电镜标本不是切片而是组织块，其制备步骤包括取材、固定、脱水、干燥及喷镀等几个过程。如何保持样品表面不皱缩、不塌陷是标本样品制作的关键。一般采用较高浓度的戊二醛、多聚甲醛或锇酸固定剂进行较长时间的固定，以增加组织的硬度；其后脱水也须用较长的时间，并置于真空镀膜仪内干燥；最后在组织表面施敷一薄层（约 10nm）导电物质（金、银、铂等），样品表面的金属膜可提高其导电性和图像反差，以利于在扫描电镜下进行观察富有立体感的表面图像。

（三）X 射线显微分析技术

电镜 X 射线显微分析技术，是一种电子显微分析技术。其利用高速细电子束，轰击固体标本表面的微小区域，使该区域所含的元素发射 X 射线，通过检测发射 X 射线的波长和强度，便可了解该微小区域所含元素的种类及含量，因此又称作电子探针 X 射线显微分析技术，用于探测不同结构内的元素分布。

　　这种分析方法结合拍摄透射或扫描图像，可在形态观察的同时对一定结构内的元素进行测量；由于分析过程不破坏样品的结构，可保持各元素原有分布的情况下对生物细胞内多种元素进行分析，获知超微结构的变化与其组成元素变化的关系。随着生物样品制备技术的发展，这种微量元素分析技术在生物医学各学科研究中得以应用。

第二节　组织学研究的定量分析技术

　　以往我们对组织化学和 IHC 等反应产物的量化通常采用目测的方法，用"–"和"+"表示。"–"代表阴性，"+"代表阳性，"+"越多，表示阳性产物的量越多。这种分级方法靠主观目测，没有明确的客观标准，极不准确。组织和细胞化学定量技术是采用特定的仪器设备和定量分析软件，对组织和细胞的形态结构及化学成分进行测定，以获得相应的数据，然后分析这些数据的变化，用数字语言来阐述组织与细胞内某种化学物质或其反应产物的量的改变，从而了解细胞的生长、分化、代谢和功能状态。由于该技术有较为客观、准确的标准，其所得出的量化结果也就更加客观、可靠。

一、显微分光光度术

　　显微分光光度术（microspectrophotometry）是应用显微分光光度计（microspectrophotometer, MSP）测定组织化学和 IHC 染色等标本的反应强弱，进行化学成分的定量分析。此方法可以用来测量组织切片中酶的活性、各种化学物质的含量、血管组织的光学密度、细胞生物性发光和细胞荧光等。

（一）基本原理

　　显微分光光度术的基本原理是根据生物化学中测定溶液内有色物质时广泛应用的朗伯-比尔（Lambert-Beer）定律：物质的消光度与一定厚度和面积的该物质浓度成比例，以及细胞内某种物质的含量不同，其染色反应的深浅不一，对一定波长的光吸收也就不同。其工作原理是通过光电组合自动控制系统将消光度转换为电信号，即可得出光密度（optical density, OD）值，从而进行定量分析比较。

（二）显微分光光度计的基本结构和应用

　　显微分光光度计以荧光显微镜为基础，辅以单色光装置，其主要部件有：一台显微镜，一台计算机及一组光电组合件。常用的测量方法有吸光光度测量法和荧光度法。吸光度测量法又分双波测量法和扫描测量法。

　　荧光素染色标本、酶和核酸组织化学染色标本、放射自显影和原位杂交标本均可用显微分光光度计进行定量分析，但用于测定的标本不能重染色。

二、细胞形态计量术

（一）基本原理

　　细胞形态计量术（morphometry）是通过显微图像分析系统，应用数学和统计学原理对组织和细胞及其结构成分进行定量分析。图像中包含着极其丰富的内容，是人们从客观世界中获得信息的重要途径。形态学的计量分析包括二维平面测量和三维结构重建，测量的内容包括细胞及其微细结构成分的数量、体积、表面积、周长等相对或绝对值。

　　三维立体结构的重建研究又称体视学（stereology），其基本原理是：根据细胞形态或细胞成分测出各种数据，运用几何学概率论和数理统计等进行推论，然后得出结论。因此，二维图像的定量测量是体视学推论的基础。

（二）显微图像分析系统的基本结构

显微图像分析系统（microscope image analysis system）是光学、电子学和计算机结合的高技术产品，它将切片或照片图像通过摄像机显示于监视器屏幕上并根据不同结构颜色深浅及各像点的大小、位置快速准确地得出所需的各种形态数据，使我们对微观领域的研究和探索可以从粗略测量跨越精细测量、定量分析、准确评价的科技新境界。

显微图像分析系统由硬件和分析软件两部分构成。硬件由显微镜、图像采集装置、计算机、图像输出设备等部件组成。

（三）常用测量方法

显微图像分析处理的图像来源广泛，主要有显微图像、X射线片、电镜照片以及图片等。显微图像包括透射光、反射光和荧光图像。

1. 灰度参数的测量　灰度（grey level）是指图像各种成分颜色的深浅程度，灰度值参数的测量就是测量物质颜色深浅的表达程度。比较高级的图像分析仪可将灰度分为256级，也有的只能将灰度分为64级。如组织化学和IHC标本上反应产物的染色深浅即可用灰度来表示。

2. 密度值参数的测量　测量物的面积密度（面积百分比）和数量密度（数量百分比），常用于分析待测物质的阳性表达率，可用于标记、原位杂交分析等。

3. 组织和细胞的几何形态测量　细胞的面积、周长、长短轴、直径、形态因子和核质比等可多参数同时检测。即使是极不规整的结构，用显微镜分析法也能很容易地算出其面积；形状不规则的线形组织结构，显微图像分析也可测其周界线的长度。

4. 精确的定量分析　显微图像分析在生物医学应用领域中已开发了多种应用软件，如Image J、HALO等，在组织或细胞经荧光素标记或IHC特殊染色后，可测定其DNA、RNA、蛋白质和钙离子等的相对含量和准确含量。

三、流式细胞术

流式细胞术（flow cytometry, FCM）是近年来建立的细胞分类和细胞化学定量分析技术，通过流式细胞仪（flow cytometer）或称荧光激活细胞分选仪（fluorescent activated cell sorter, FACS），可以快速测量、储存和显示悬浮在液体中分散细胞的重要生物物理和生物化学方面的特征参量，并可以根据预选的参量范围把指定的细胞亚群从中分选出来。

（一）工作原理

将被检测的细胞制成悬液，并进行荧光染色或标记，使单细胞液流快速通过流式细胞仪激光照射分析区，被检细胞产生的不同荧光信号改变为电脉冲，分别输入计算机内储存，并显示在波器屏幕上，即可获得该细胞群体中不同类型细胞的有关数据，如不同细胞数量、荧光强度、细胞体积和内部结构等参数。单细胞通过快速激光照射分析区还可以使细胞被赋予不同的电荷，分类收集各类细胞。

（二）流式细胞仪的基本结构和应用

流式细胞仪主要以光学、液流系统、电子系统、检测系统及分析系统等组成。流式细胞仪作为一种重要的研究手段，广泛应用于细胞动力学、遗传学、免疫学和肿瘤学研究，如细胞DNA、RNA或某种蛋白质的含量分析，单个染色体DNA含量及分选、淋巴细胞抗原或受体的分析及细胞亚群分选、杂交细胞等的分选等，也用于肿瘤的临床诊断以及疗效和预后分析等。

1. 细胞形态结构的测定　包括细胞大小、细胞粒度、细胞表面积、核质比例等。

2. 细胞生物活性的测定　细胞的生物活性包括细胞是否存活以及活细胞生物功能发挥的强弱程度。FCM常用荧光素有两大类：一类是能透过活细胞的细胞膜进入细胞内而发出荧光的物质，如二乙酸荧光素（fluorescein diacetate, FDA），它能使活细胞发出黄绿色荧光；另一类是不能透过活细胞膜的荧光物质，但它能对固定的细胞以及膜有破损的细胞核进行染色，如碘化丙啶（PI）和溴化乙锭（EB）等。

FCM 用来测定活细胞生物功能强弱的指标有很多，如可测细胞膜电位、细胞内 pH 和细胞内钙离子浓度等，这些都与细胞的激活密切相关。

3. 蛋白总量的测定　可以测定细胞中蛋白的总含量，以检测一个细胞群体生长和代谢的状态或区别具有不同蛋白含量的细胞亚群，如血液中白细胞的分类、T 细胞亚群的分类等。检测总蛋白的常用荧光素为 FITC。

4. DNA 和 RNA 的测量　DNA 和 RNA 的含量可以用多种荧光素标记后进行检测。常用的荧光素有吖啶橙（acridine orange, AO）、派洛宁（pyronin）、HO（Hoechst）系列和色霉素 A3（chromomycin A3, CA3）等。DNA 碱基的组成可利用 HO/CA3 双染色检测。细胞 DNA 合成的速率可用结合 5-溴脱氧尿嘧啶核苷（bromodeoxyuridine, BrdU）单克隆抗体的免疫荧光来测定；还可通过测定每个细胞的 DNA 含量来分析细胞周期，测出细胞周期中各时期细胞的百分比。

5. 特殊配体的测定　配体是能与不同的细胞结构特异性结合的物质，通过对特异荧光素标记配体的测定可以获得不少有关结构参量和功能参量的信息。例如，用标记抗体可测细胞的表面抗原；用标记的外源凝集素、激素、生长因子和神经递质等可检测细胞的受体；用标记多聚阳离子可检测细胞的表面电荷；用标记的大分子和微生物等可检测细胞的吞噬作用；用荧光素标记的 DNA 探针和靶细胞的 DNA 杂交能够检测原位的基因等。常用荧光素主要有 FITC、罗丹明系列（如四甲基异硫氰酸罗丹明、异硫氰基罗丹明）和藻胆蛋白系列等。

（三）检测标本的制备

用于 FCM 检测的标本包括外周血、骨髓穿刺液、培养细胞以及实体组织等。可以是新鲜组织，也可以是石蜡包埋的组织，但必须保证单细胞悬液，细胞浓度以 $2×10^6 \sim 5×10^6$/ml 为宜。

四、多光谱成像技术

单色成像在组织学研究中存在明显的局限性，多光谱成像（multispectral imaging, MSI）能够将多种染料标记的生物分子的光谱信号彼此分离开来，去除光谱重叠的干扰，同时标记多个生物分子，达到清晰直观的检测，是生物医学可视化方面的一种新的分析技术。可以对生物体内复杂的物质代谢、信号转导等生物过程进行实时监测，可应用于细胞生物学、临床前药物开发和临床病理学等。

（一）MSI 的基本原理

MSI 结合了两个已建立光学模块：成像学和光谱学。当多种荧光同时标记时，虽然单色光的激发使多种荧光信号混杂在一起，但通过液晶可调谐滤光片（liquid crystal tunable filter, LCTF）对所需波长的光进行滤过和电荷耦合器件（charge coupled device, CCD）相机的采集，然后经信号解混系统将采集到的多种混杂的光解混（unmixed），经过信号输出和显示，从可见光到近红外波长（400～970nm）区域获取多光谱图像，可直观地观察到不同颜色标记的生物样品的不同成分或定位。

LCTF 由一组连续的滤光片组成，它和 CCD 相机等设备用于成像可以很好地配合。LCTF 通过对滤光片的连续调节，可允许很窄（10～20nm）光谱范围的光线通过相机，很快获取不同波长的光谱数据，建立一个三维的"cube"。在这个"cube"里，每种光谱对应一个像素点，然后在不同波长处检测荧光探针或染料在细胞或组织中的分布，快速和精确地进行光谱分类和分离，去除样本的自发荧光，从而显著地改善成像过程，并且同时适合于明视野和荧光的多靶点成像，具备完美的共定位分析功能，而且通过计算纯光谱方法学（compute pure spectrum, CPS）定量更加准确。

（二）MSI 的成像特点

组织的自发荧光限制了荧光染料在体内成像的应用，而通过 MSI 可以消除自发荧光的影响，使得其在多荧光标记和混合标记方面有很好的应用。

MSI 技术可以适用于各种染料如传统的荧光染料（荧光蛋白），明视野下的苏木精、二氨基联苯胺等。新型的荧光探针如量子点尤其适用于 MSI 系统。可很理想地用于多光谱荧光分子成像。

（三）MSI 在生物医学中的应用

MSI 技术在基础研究和临床应用等相关研究中为我们提供了一种高效直观的研究方法。该技术可以对生物组织内的发色团的空间分布进行成像，也可以同时进行多种蛋白的体外成像研究，如利用 MSI 结合量子点免疫荧光技术检测了肺癌组织中 EMMPRIN 和 P53 蛋白的共表达；MSI 可以同时检测石蜡包埋组织中三种不同蛋白质是否共定位，有利于在组织和细胞中完成多重分析；MSI 还可以去除组织的自发荧光，提高了图像的信噪比，还能得到每个蛋白质表达的定量结果，这种成像方法有利于在组织和细胞中完成多重分析。此外，MSI 技术还用于研究蛋白分子的折叠和结合过程，进一步拓宽了其应用范围。

最近，MSI 技术结合图像处理软件可同时检测 4~8 个蛋白标志物，在肿瘤早期诊断和免疫治疗中得到广泛应用，可以用于肿瘤如癌的活检、放疗、外科手术定位及对肿瘤的病程监测。总之，MSI 技术在生物医学领域的应用日趋广泛和深入，大大地推动了生物医学的发展。

（汪　琳　陈洪雷）

参考文献

陈浩峰, 2016. 新一代基因组测序技术. 北京: 科学出版社.

陈继冰, 穆峰, 王雪莹, 2021. 干细胞临床应用. 广州: 中山大学出版社.

陈誉华, 陈志南, 2018. 医学细胞生物学. 6版. 北京: 人民卫生出版社.

邓宁, 2021. 动物细胞工程. 2版. 北京: 科学出版社.

方瑾, 黄东阳, 2019. 医学细胞生物学实验指导与习题集. 4版. 北京: 人民卫生出版社.

高绍荣, 2020. 干细胞生物学. 北京: 科学出版社.

谷鸿喜, 张凤民, 凌虹, 2012. 细胞培养技术. 北京: 北京大学医学出版社.

韩骅, 高国全, 2020. 医学分子生物学实验技术. 4版. 北京: 人民卫生出版社.

何庆瑜, 2012. 功能蛋白质研究. 北京: 科学出版社.

华进联, 2016. 干细胞研究与应用. 北京: 中国农业科学技术出版社.

李和, 周德山, 2021. 组织化学与细胞化学技术. 3版. 北京: 人民卫生出版社.

李志勇, 2019. 细胞工程学. 2版. 北京: 高等教育出版社.

刘玉琴, 2021. 组织和细胞培养技术. 4版. 北京: 人民卫生出版社.

刘志刚, 2016. 基因工程原理和技术. 3版. 北京: 化学工业出版社.

庞希宁, 徐国彤, 付小兵, 2017. 现代干细胞与再生医学. 北京: 人民卫生出版社.

药立波, 2020. 医学分子生物学实验技术. 北京: 人民卫生出版社.

殷红, 2016. 细胞工程. 北京: 化学工业出版社.

D. 邦德, 2020. 基因工程. 徐婧, 沈静毅译. 广州: 广东科技出版社.

J. E. 科林根, 2010. 精编蛋白质科学实验指南. 李慎涛, 张富春, 等译. 北京: 科学出版社.

M. R. 格林, J. 萨姆布鲁克, 2017. 分子克隆实验指南. 4版. 贺福初译. 北京: 科学出版社.

M. R. 威尔金斯, R.D. 阿佩尔, K.L. 威廉斯, 等, 2010. 蛋白质组学研究——概念、技术及应用. 张丽华, 梁振, 张玉奎译. 北京: 科学出版社.

R. R. 伯吉斯, M P. 多伊彻, 2011. 蛋白质纯化指南. 2版. 陈薇译. 北京: 科学出版社.

R. I. 费雷谢尼, 2008. 动物细胞培养基本技术指南. 章静波, 等译. 北京: 科学出版社.

STARKEY M, ELASWARAPU R, 2015. 基因组学: 核心实验方法. 于军译. 北京: 科学出版社.

COLE I, 2017. Essentials of stem cell biology. New York, NY: Larsen & Keller.

DEY P, 2018. Basic and advanced laboratory techniques in histopathology and cytology. Singapore: Springer Publishers Inc.

FRAMPTON J, CLARKE M, 2020. Stem cells: biology and application. Boca Raton: CRC Press, Taylor & Francis Group.

HAO J W, WANG J, GUO HL, et al, 2020. CD36 facilitates fatty acid uptake by dynamic palmitoylation-regulated endocytosis. Nat Commun, 1(1): 4765-4781.

PEPINO M R, KUDA O, SAMOVSKI D, et al. 2014. Structure-function of CD36 and importance of fatty acid signal transduction in fat metabolism. Annu Rev Nutr, 34: 281-303.

CHEN R, 2012. Isolation and culture of mouse bone marrow-derived macrophages (BMM'phi'). Bio-protocol, 2(3): e68.

TAN W C C, NERURKAR S N, CAI H Y, et al, 2020. Overview of multiplex immunohistochemistry /immunofluorescence techniques in the era of cancer immunotherapy. Cancer Commun, 40(4): 135-153.

WAKAYAMA T, YOKOTA S, NOGUCHI K, et al, 2022. Quantitative evaluation of spermatogenesis by fluorescent histochemistry. Histochem Cell Biol, 157(3): 287-295.

索　引

其　他